全国中医药行业高等教育“十四五”创新教材

经方教学案例

（供中医学、针灸推拿学、中西医临床医学等专业用）

主　编　卞　华（南阳理工学院）

全国百佳图书出版单位
中国中医药出版社
·北　京·

图书在版编目（CIP）数据

经方教学案例 / 卞华主编 . -- 北京：中国中医药出版社，2023.8

全国中医药行业高等教育“十四五”创新教材

ISBN 978 – 7 – 5132 – 8194 – 2

Ⅰ . ①经…　Ⅱ . ①卞…　Ⅲ . ①经方—中医学院—教材 ②医案—中医学院—教材　Ⅳ . ① R289.2 ② R249.1

中国国家版本馆 CIP 数据核字（2023）第 101822 号

中国中医药出版社出版

北京经济技术开发区科创十三街 31 号院二区 8 号楼

邮政编码　100176

传真　010–64405721

保定市西城胶印有限公司印刷

各地新华书店经销

开本 787×1092　1/16　印张 20.25　字数 453 千字

2023 年 8 月第 1 版　2023 年 8 月第 1 次印刷

书号　ISBN 978 – 7 – 5132 – 8194 – 2

定价　68.00 元

网址　www.cptcm.com

服 务 热 线　010–64405510

购 书 热 线　010–89535836

维 权 打 假　010–64405753

微信服务号　zgzyycbs

微商城网址　https://kdt.im/LIdUGr

官 方 微 博　http://e.weibo.com/cptcm

天猫旗舰店网址　https://zgzyycbs.tmall.com

如有印装质量问题请与本社出版部联系（010–64405510）

全国中医药行业高等教育“十四五”创新教材

《经方教学案例》编委会

主　编　卞　华（南阳理工学院）

副主编　曹灵勇（浙江中医药大学）
王庆胜（甘肃中医药大学）
陈丽平（南阳理工学院）
吴范武（华北理工大学）

编　委　林连美（湖北中医药大学）
徐　强（广州中医药大学）
张　楠（河南中医药大学）
肖碧跃（湖南中医药大学）
师建平（内蒙古医科大学）
张瓅方（南阳理工学院）
杨淑慧（南阳理工学院）
刘银伟（南阳理工学院）
肖　啸（南阳理工学院）
丁吉善（南阳理工学院）

编写说明

当前医者常称之“经方”者，多以仲景方为是。仲景之方，盖因其药味之精，配伍之巧，桴鼓之效，而受到历代医家的推崇和阐扬。如晋·皇甫谧在《针灸甲乙经·序》中云:“仲景论广伊尹汤液为数十卷，用之多验。”元·朱丹溪在《局方发挥》中说:“仲景诸方，实万世医门之规矩准绳也，后之欲方圆平直者，必于是而取则焉。”明·徐春甫《古今医统大全》中亦云:“张机……一百一十三方，为诸方之祖，凡移治诸证如神……”故而历来研究仲景学术，其重要内容就在于经方的理解和应用。

习近平总书记在党的二十大报告中强调:“促进中医药传承创新发展。”这体现了党中央对中医药事业的高度重视。中共中央 国务院发布的《关于促进中医药传承创新发展的意见》中提出“强化中医思维培养，改革中医药院校教育……提高中医类专业经典课程比重”，彰显了在中医药人才培养过程中，中医经典课程的重要性。然仲景之书行文简略，义理深邃，其注释者不下百十家，间或有发挥奥义者。但注家愈多，各逞己见，莫衷一是，反致仲景之学，愈加隐晦。后世学者，难以卒解，遑论登堂入室。而考经方临床应用，虽诸家之指导思想略有不同，如或从六经，或从脏腑，或从八纲，或从方证等，但是重视“证”的思想是一致的。此“证”即用方的思路和指征。正如徐灵胎在《金匮要略心典·序》中所言:“仲景之方犹百钧之弩也，如其中的，一举贯革，如不中的，弓劲矢疾，去的弥远。”所谓抓主证、辨兼证、析类证等都是厘清用方思路的过程。故而本教材之编写，不在于纂集群说，相互攻讦，而是以经方应用为核心，从临床实效处着手，搜采名医大家之经方医案以为示例，旨在侧重总结用方指征及分析用方思路，裨益于培养学生的中医思维能力和经方的临床应用能力，以期提升中医人才培养质量。本教材可供中医学、针灸推拿学、中西医临床医学等专业使用。

本教材第一章绪论部分，主要介绍经方的源流及经方医案的特点、学术价值、书写形式、学习要点等内容。第二章至第二十九章经方案例部分，以经方为目，以仲景原书之分篇为纲，并将原书中各篇章之方分以原文、病机、应用指征、临床应用、典型病案、辨证思路解析、参考病案等细目，以求与现行《伤寒论》及《金匮要略》教材相互呼应，互为补充。

本教材的编写分工如下：第一章绪论由卞华编写；第二章太阳病、第三章阳明病、第四章少阳病由陈丽平编写；第五章太阴病、第六章少阴病、第七章厥阴病由卞华编写；第八章霍乱病由肖碧跃编写；第九章阴阳易差后劳复病由丁吉善编写；第十章痉湿暍病由林连美编写；第十一章百合狐惑阴阳毒病由刘银伟编写；第十二章疟病由王庆胜编写；第十三章中风历节病、第十四章血痹虚劳病、第十五章肺痿肺痈咳嗽上气病、第十六章奔豚气病、第十七章胸痹心痛短气病、第十八章腹满寒疝宿食病由卞华编写；第十九章五脏风寒积聚病由徐强编写；第二十章痰饮咳嗽病由张楠编写；第二十一章消渴小便不利淋病由师建平编写；第二十二章水气病由吴范武编写；第二十三章黄疸病由肖啸编写；第二十四章惊悸吐衄下血胸满瘀血病由张瓅方编写；第二十五章呕吐哕下利病由曹灵勇编写；第二十六章疮痈肠痈浸淫病由杨淑慧编写；第二十七章妇人妊娠病、第二十八章妇人产后病、第二十九章妇人杂病由陈丽平编写。

本教材承蒙国医大师唐祖宣审阅，特致谢意！在本教材编写过程中，我们充分汲取同类教材的精华及相关文献，在此谨向原作者表示崇高的敬意和真诚的感谢！

本教材编委会全体成员秉承认真负责、严谨求实的态度，虽屡经修改，数易其稿，但难免有不足之处，尚祈诸师生贤达惠以教正，以期再版时完善提高。

《经方教学案例》编委会

2023 年 4 月

目 录

第一章 绪 论

中医医案，又称脉案、方案、病案、诊籍等，是医家综合运用中医理法方药诊治疾病的真实记录，反映了医家临床辨证、立法、处方用药的临床经验和思维过程。中医医案记录患者症状、病因、脉象、舌象、病机、诊断、转归、治则、注意事项、处方、剂量、药物炮制方法、煎服法等内容。对中医医案的分析研究也是中医后学登堂入室之津梁，正如近哲章太炎指出："中医之成绩，医案最著。欲求前人之经验心得，医案最有线索可寻，循此钻研，事半功倍。"清代医家周学海也曾言："宋以后医书，唯医案最好看，不似注释古书之多穿凿也。每部医案中，必有一生最得力处，潜心研究，最能汲取众家之所长。"可见，要挖掘中医宝库，总结前人临床经验及学术思想，提高自身中医理论与临床水平，深入医案的学习与研究是一条捷径。

中医医案的产生发展有着悠久的历史，完整且明确的医案记载，最早见于司马迁所著的《史记·扁鹊仓公列传》。其中详细记载了仓公淳于意在回答汉文帝所询问诊疗情况时，以自己的25则医案作答。这些医案，称之为"诊籍"，被学术界认为是早期医案的代表。而自《伤寒论》《金匮要略》广泛传播以来，许多医家开始重视仲景之学，如宋代许叔微的《伤寒九十论》，是一部对《伤寒论》的研究著作，也被誉为我国现存最早的医案专著，其中主要是以张仲景经方医案为主。书中以《黄帝内经》《难经》《伤寒论》等医籍为基础，结合作者个人见解对所选录之医案加以剖析，论述其中精要。清末名医曹颖甫《经方实验录》亦以经方治疗众多疾病，所录验案92例，体现了曹氏对于仲景之学的继承与阐扬，其中辨证之巧、用药之当、议论之精妙值得后学效法。

第一节 经方医案的特点及学术价值

1. 经方概念的演变

《汉书·艺文志·方技略》将当时的中医学术典籍分为"医经""经方""房中""神仙"四类，这是"经方"的最早记载。其曰："经方者，本草石之寒温，量疾病之浅深，假药味之滋，因气感之宜，辨五苦六辛，致水火之齐，以通闭解结，反之于平。"由此可知"经方"是论述疾病的病位深浅与病势轻重，主要运用草木矿物的药性治疗疾病。而后"经方"成为古代经验方的总称，如孙思邈《备急千金要方》卷一"大医习业"记载："凡欲为大医，必须谙《素问》《甲乙》《黄帝针经》《明堂流注》、十二经脉、三部九候、五脏六腑、表里孔穴、本草药对、张仲景、王叔和、阮河南、范东阳、张苗、靳邵等诸部经方。"孙氏认为古代张仲景、王叔和、阮河南、范东阳等医家之方均为“经方”。宋臣孙兆在校正《外台秘要方》时论曰：“唐王焘台阁二十余年，久知弘文馆，得古今方，上自神农下及唐世无不采摭，集成经方四十卷，皆诸方秘密枢要也。”在孙兆看来，王焘的《外台秘要方》可视为经方集大成者。可见，唐宋医家认为经方是广义上的经验方。

及至后世，随着张仲景著作的流传及官刻本的出版，研究者、实践者渐多，而伤寒学逐渐兴起，仲景方也受到前所未有的推崇。如南宋许叔微在《伤寒百证歌》的序言中云：“论伤寒而不读仲景书，犹为儒不知本有孔子六经也。”将张仲景与孔子等量齐观。南宋郭雍在《伤寒补亡论》指出：“要之仲景规矩准绳明备，足为百世之师。”随后金代成无己《伤寒明理论》则更加褒赞，其云：“惟张仲景方一部，最为众方之祖。是以仲景本伊尹之法，伊尹本神农之经，医帙之中，特为枢要，参今法古，不越毫末，实乃大圣之所作也。”元代朱丹溪在《局方发挥》中说：“仲景诸方，实万世医门之规矩准绳也，后之欲方圆平直者，必于是而取则焉。”张仲景地位不断提高，仲景方逐渐成为“医门准绳”。明代新安医家徐春甫的《古今医统大全》中首次直接称其为“医圣”，其云：“张机，字仲景，南阳人……著论二十二篇，合三百九十七法，一百一十三方，为诸方之祖。凡移治诸证如神，后人赖之为医圣。又有《金匮方》，亦其遗意。”随着张仲景“医圣”地位的确立，《伤寒论》中仲景方药亦逐渐“圣化”。大约在清代中叶（1732—1764），仲景方独占“经方”之名。在这一过程中，医家徐灵胎着力尤多，其在所著的《金匮要略心典》中云：“惟仲景则独祖经方而集其大成，远接轩皇近兼众氏。”又云：“《金匮》诸方非南阳所自造，乃上古圣人相传之方，所谓经方是也，此乃群方之祖，神妙渊微不可思议。”自此，张仲景的《伤寒论》及仲景方，不断受到推崇，如清代徐彬云：“张仲景者，医家之周孔也；仲景之《伤寒论》《金匮要略》，医家之六经也。”张仲景成为“医圣”，仲景书成为“经书”，而“经方”则成为仲景方专属的“代称”。其他诸家的方书不得与经方并列。

现在，医者常称之“经方”者，多以仲景方为是。仲景之方，受到历代推崇和发扬，盖因其药味之精，配伍之巧，桴鼓之效。研习仲景之方最能启迪思维，堪为后学之捷途。

2. 经方医案的特点

经方医案，即历代医家应用经方治疗疾病所记载的医案。纵观历史上有成就的医家，无不对仲景著作有深入的研究，因此，对于经方的理解和应用也最为精当。经方医案不仅在数量上远胜其他，而且运用之巧妙、论述之详尽，也是历代医案之最。可以说经方医案在中医医案学术史上具有突出的地位。经方医案以其数量庞大，且不同医家、不同学术流派，对经方的理解和应用也有很大区别，或加减化裁，师其法而不泥其方，或谨遵古训，以原方为主，不擅作加减。综合而言，经方医案有如下特点。

（1）*经方医案数量众多，应用广泛*：由于历代医家对仲景著作及经方的推崇，在浩如烟海的古代医学文献中，经方的应用占有相当大的部分。在中医史上卓有成就的医家，大多善用经方，这些医家不分学派、不分地域、不分时代，均习用仲景之法。因此，绝大多数医案专著均录有相当数量的经方医案，如许叔微《伤寒九十论》被认为是

第一部医案专著，就以经方医案为主，活用仲景心法。孙一奎《孙文垣医案》载经方医案51则，辨证明确，常以经方屡起沉疴。喻嘉言《寓意草》录经方医案18则，其治验以层层设问的方式，阐明治疗中的关键和难点，尤其在辨证论治方面，有许多独到精辟的见解。叶天士《临证指南医案》虽不著方名，但观其处方法度，多从仲景经方变化而来。叶氏虽被认为是温病大家，但亦是经方活用高手，值得后世效法。另外，在一些本草类著作、医话类著作、综合类著作及临床内、外、妇、儿、五官等专科著作中均有经方应用的相关医案记载。如朱丹溪为滋阴派代表医家，其所著《格致余论》中载经方小柴胡汤案1则;《本草衍义补遗》载经方理中汤案1则。其门人整理的《丹溪心法》录有经方医案2则;《丹溪治法心要》录有经方医案12则。钱乙在《小儿药证直诀》中以经方白虎汤治疗吐泻案，还以经方肾气丸化裁为六味地黄丸治疗“肾怯失音，囟开不合，神不足，目中白睛多，面色㿠白等”，可谓是对经方的灵活化裁。陈自明《妇人大全良方》中虽以妇科疾病为主，但亦录有经方医案5则，涉及附子理中汤、小续命汤、大柴胡汤、小柴胡汤、五苓散等。可见自古迄今，经方都是医家所习用之方，而经方医案也在中医医案中占有重要地位。

（2）经方医案体现医家思想、学派特色：医家对经方的理解与选用存在重大的差异。大到学术流派，小到医家个人经验，除了按仲景所论用方之外，多倾向于使用能够体现自身学术特点或学派特色的方剂。南宋医家窦材所著《扁鹊心书》中强调温养阳气，禁戒寒凉，治疗上多用温热之艾灸、丹药等，处方多以姜附为主。书中记载经方医案3则，其中黄芪建中汤案2则，当归建中汤案1则，体现了医家崇尚温补的学术特点。张子和为攻邪派代表性医家，所著《儒门事亲》录有经方医案31则，以瓜蒂散和承气汤的应用最多，其他如五苓散、白虎汤、白虎加人参汤等亦有应用，充分体现了医家力主祛邪的学术特点。明代温补学派崛起，如薛己重视元气，善补肾气，其常用之八味丸即是由经方肾气丸化裁而来，其所著《内科摘要》中以十全大补汤、补中益气汤、八味丸等补益方应用为多，内有经方医案19则，其中肾气丸案7则，理中丸案3则，小柴胡汤案3则，亦反映了其长于补益的学术特点。周慎斋《慎斋遗书》系其门人整理而成，其中录有医案155则，常用六味、八味、补中益气等方，且能变化心裁，不拘泥于成方。其中载有经方医案9则，选方亦多用温补，如理中汤案3则，黄芪建中汤案2则，肾气丸案1则。胡慎柔著有《慎柔五书》，论述着重虚损、痨瘵之疾，全书67案，多以顾护脾胃为指导思想，经方医案6则，亦以补益居多，如用理中汤3则，小建中汤1则。明末吴又可著《温疫论》，录有医案10则，多为温疫暴发之疾，热毒传变迅速，故经方多用大承气汤，强调攻邪外出，截断病传，是其特点。可见，经方的选方应用不但是对仲景之学的传承，也体现了医家自身的学术特点。

（3）经方医案多药简力宏，效如桴鼓：经方药味数甚少，《伤寒论》《金匮要略》中，1味药的有15方，2味药的有40方，3味药的有45方，4味药的有30方，5味药的有28方，合起来160余方。而两书除去重复之方，共有方281首，可见5味以下小方已经占总数的半数以上。用经方的医家，临证处方不过寥寥数味，只要方证相应，往往能取得卓越的疗效。绝不似所谓时方、套方，杂药乱投，毫无法度。如清代经方大家舒驰远临床擅用六经辨证，其医案中有用麻黄汤催生；用白虎汤安胎；四逆汤调经。一方面用药不过数味，另一方面所治病证远非一般医家所能及，可见其卓识超群。曹颖甫《经方实验录》载录验案92个，“用经方取效者十常八九”（《经方实验录·自序》）。如其用麻杏甘石汤治喉痧；小青龙汤治肺风；栀子厚朴汤治湿温；大黄牡丹皮汤治肠痈；十枣汤治悬饮等，皆借仲景学验，用药简略，亦能取效于临床，挽救了当时不少重危病例，显示出曹氏对仲景之学的深邃见识和灵活应用。张锡纯《医学衷中参西录》中录有经方医案84则，对仲景经方的理解与应用多有创新发挥之处，如用白虎汤、白虎加人参汤治疗热证，加减化裁灵活，皆不过一二味的变异，则主治病证大不相同，如治疗温疹喉证，以大剂白虎汤加连翘、薄荷，托疹外出；治疗胃热气逆，以白虎加人参汤加赭石；治疗温病内有伏热，以大剂白虎汤佐鲜茅根、青连翘生津宣散。清末名医范文甫用药亦不过五六味，少则二三味，却每有良效，以其得益于仲景之学，如用麻杏甘石汤治疗久泻；小青龙汤小量泡茶治疗失音；四逆散加薤白治疗腹痛下痢；白虎汤治疗伤寒耳聋谵语等。其处方若方证完全相应者，径用原方原量，即使加减变化亦不过一二味之间。

（4）经方医案叙述大都简明直率，不事修饰：经方医案的记述大都也颇类张仲景在《伤寒论》《金匮要略》中的行文，质朴直率，有话则长，无话则短，无空话套话，不做表面文章。如叶天士《临证指南医案》录经方医案357则，其深研《伤寒》，善用经方，多有创新发挥。其医案多由门生弟子搜集，记述简洁明晰，不尚华丽辞藻，先简述病因，再论症状表现，后出方药，不做过多分析。其文字流畅，下笔自然，其中颇多警句要言，如“暑必夹湿”“久病入络”等，叶氏之案是学习中医理论，揣摩临床思维规律，训练辨证论治技能极好的参考资料。晚清名医余听鸿所著《诊余集》，录医案百余则，其中经方医案30则。余氏临证态度严谨，辨察精细，更可贵者，其医德高尚，不流于世俗，强调治病以识证为要务，每能以大剂重剂起危证、愈沉疴。其医案多为回忆式记述，行文详细而不繁杂，能使读者有亲临现场之感，其文笔朴实，如老医灯下长谈，娓娓道来，十分亲切。曹颖甫医案，案语简明，仅列主证主脉，不事修饰。论病尤恶用五行生克之套语，有仲景笔法风格。范文甫医案，不拘格式，随笔写就，如人说话，不硬做文章。有时只书一二字者，点到病机即止，有时走笔疾书，瞬息数百言者，其中嬉笑怒骂，皆成文章。更载误治病例，一无掩饰，尤为难能可贵。这些都体现了经方家与经方医案的古朴直率的特点。

3. 经方医案的学术价值

经方医案是经方在临床具体应用的记录，是仲景学术思想在临床的体现，具有极高的学习和研究价值。古今医家或施用原方而起沉疴，或巧加减而疗顽疾，或师其法而挽垂危，或合数方而攻一病，或执一方而应百证。各个时期，众多医家不同风格的经方医案，不仅是前人学经方、用经方的宝贵文字资料，也是理论联系实际的真实写照，并且还反映了医家的临床经验及辨证思维模式，其中又包括了对经典的阐发、具体疾病的辨证分析、经方的加减应用、药物性味功效的认识等诸多方面的内容。故而，经方医案的学习研究是深入理解中医基本理论、临床辨证思维、历代名医学术思想的关键。

（1）经方医案是对仲景学说的阐扬和发挥：张仲景的著作一直以来为习医者必读之书，为后世所推崇，甚至奉为临床之圭臬。但是仲景行文简略，义理深奥，《伤寒论》与《金匮要略》的后世注家不下百十家。尽管一定程度上对于其中奥义有所发挥，但是注家愈多，各逞己见，莫衷一是，故而争议愈多，导致仲景之学愈加隐晦。而经方医案，则摒弃理论上的说教，而从临床实效处入手，更为直观明了地阐释经文，发明隐奥，对于仲景学术思想的理解及经方的临床应用均有重要的指导意义。正如著名中医学家姜春华在《姜春华经方发挥与应用》中所言："前人颂仲景方'效如桴鼓'，又说方证相对，覆杯而愈。盖经数千年亿万人次使用之积累，后人对仲景方不从实效推广应用处着手，唯从文字考订条文注释，以意推求，自谓复其原貌，而今之注解者又多引古注，使古人聚讼一室，相互非难，于是舍经方不议，专议后人之注。"确如姜氏所言，学习研究仲景思想当从临床实际出发，而少空论臆测。经方医案则是联系理论与临床的桥梁。中医生命力在于临床，而经方疗效的强有力的佐证就是历代的经方医案。

经方医案对于仲景学说也多有发挥，如大量医家使用经方突破了经典运用范围，如喻嘉言《寓意草》以理中汤治愈疟疾、痢疾、痞块、溺水等病证，以桃核承气汤加附子、肉桂治愈伤寒坏证两腿偻废等。余听鸿《诊余集》中记载以黄连汤治疗噎膈反胃呕吐，真武汤治疗肾虚痰升气喘，乌梅丸治疗肝气厥逆、久痢、呕吐，桂枝加龙骨牡蛎汤治疗久疟寒热往来和自汗、盗汗，五苓散治疗湿疝脚气等。更有甚者，将六经辨证理论运用于专科，如四川名医陈达夫著《中医眼科六经法要》，运用六经理法辨治眼科疾病。其中用经方加减者几占一半，如用葶苈大枣泻肺汤治疗气轮肿胀，炙甘草汤加柴胡治疗视物易色，旋覆代赭汤加减治疗视物颠倒、视正反斜等，均卓有特色。

（2）经方医案有助于培养中医思维与用方思路：经方医案来源于临床实际，是宝贵的第一手临床资料。研习经方医案不论是初入临床的新人，还是久经战阵的老手，都有助于锻炼辨证思维能力和用方思路。中医基础理论及方药学知识系统而庞杂，抽象且主观，因而运用于临床颇有龃龉不合之处。中医之基础理论犹规矩也，临床应用之圆机活法犹巧也。医者往往感到病证千变万化，几乎少有像书本讲的那么规范，症状也不像书本描述的那么典型，原方抄录，与临床病证难以吻合，甚至从事临床多年的人，有的也胶柱鼓瑟，疗效欠佳。因此，医案的学习则有助于加深对中医理论及辨证处方全过程的理解与认识。清代名医俞震云"闻之名医能审一病之变与数病之变，而曲折以赴之，操纵于规矩之中，神明于规矩之外，靡不随手而应，始信法有尽，而用法者之巧无尽也。成案甚多，医之法在是，法之巧亦在是，尽可揣摩"（《古今医案按·自叙》）。近代名医余听鸿也认为"医书虽众，不出二义。经文、本草、经方，为学术规矩之宗，经验、方案、笔记，为灵悟变通之用，二者皆并传不朽"（《外证医案汇编·序》）。

经方医案为医家使用经方的真实示例，足以为后世学者所效法。尽管历代医家使用经方的指导思想略有不同，有从六经辨证的角度，有从原文方证的角度，还有从脏腑的角度等，但是其重视"证"的思想是一致的。此"证"即用方的思路与指征。正如徐灵胎在《金匮要略心典·序》中所言："仲景之方犹百钧之弩也，如其中的，一举贯革，如不中的，弓劲矢疾，去的弥远。"所谓抓主证、辨兼证、析类证等都是厘清用方思路的过程。因此，注重这方面的训练，可以使临床思维更为细腻、绵密，对于训练辨证论治的能力，培养知常达变的本领，是大有好处的。正如清代医家柯韵伯在《伤寒来苏集》中所说："仲景之道，至平至易；仲景之门，人人可入。"把握经方临床使用指征是仲景之学的重要内容。

（3）经方医案是中医科学研究的资料库：经方医案卷帙浩繁，体现了历代医家使用经方的辨证思维。而中医科学研究就是从文献或数据中，找出客观事实之间的内在的、本质的、必然的联系。医案是临床实践的记录，相对客观地反映了中医治病的事实。什么临床表现，用什么处方药物，取得了什么疗效，这些是事实。从某种意义上说，医案比中医理论性著作的价值更大些。近代医学家恽铁樵在当年激烈的中西医论争中，曾清楚地认识到整理医案的重要性。他说："我国汗牛充栋之医书，其真实价值不在议论而在方药，议论多空谈，药效乃事实。故选刻医案乃现在切要之图"（《清代名医医案大全·序》）。而经方医案就是经方研究者必须占有的文献资料。经方的有关研究都可以从古今经方医案中搜寻检索，尤其是研究经方的应用范围、应用指征、加减变化、配伍、剂量、剂型等方面的内容，医案往往能发挥较大的作用。

第二节　经方医案的书写形式

因医家的师承、学识、习惯等不同，医案的记述方式亦有较大的差异。总体而言，经方医案按照写作格式的不同，可分为实录式医案、追忆式医案与病历式医案 3 类。

1. 实录式医案

实录式医案即通常所称的"脉案"，为医家门诊或出诊当场留下的文字资料。其格式多比较固定，前为案语，后为药物，一般写在处方笺上。这种医案的特点：病情记录比较真实，药物、剂量、炮制等项目亦多详细，能忠实反映医家诊疗的原貌。实录式医案在清代比较风行，著名的如《临证指南医案》《柳选四家医案》《丁甘仁医案》《清代名医医案精华》等，均是这类格式。根据各家案语写法的不同，可分为以下 5 种类型。

（1）先述症状，后分析病因病机，然后下诊断、出治法，如《柳选四家医案·曹仁伯医案》云："身热，手心热，少力，神倦，澼利，脉濡。此脾阳下陷，阳火上乘。甘温能除大热，正为此等证设也。补中益气汤加鳖甲。"

（2）先述病机，后述症状，再定治法，如《临证指南医案·调经》云："顾三十一，潮热经阻，脉来弦数，营血被寒热交蒸，断其流行之机，即为干血痨瘵，非小恙也，桂枝三分，白芍一钱半，阿胶一钱半，生地三钱，炙草四分，麦冬一钱半，大麻仁一钱。"

（3）重在分析病状之所以然，抓住主因，从而得出结论，如《柳选四家医案·尤在泾医案》云："真阳气弱，不荣于筋则阴缩，不固于里则精出，不卫于表则汗泄。此三者，每相因而见，其病在三阴之枢，非后世方法可治，古方八味丸，专服久服，当有验也。"

（4）症状、病因、病机、诊断、治法等结合在一起，夹叙夹论者，如《临证指南医案·呕吐》云："蔡妪：凡论病，先论体质、形色、脉象，以病乃外加于身也。夫肌肉柔白属气虚，外似丰溢，里真大怯。盖阳虚之体，为多湿多痰。肌疏汗淋，唇舌俱白，干呕胸痞，烦渴引饮，由乎脾胃之阳伤触，邪得僭踞于中，留蓄不解，正衰邪炽。试以脉之短涩无神论之，阳衰邪伏显然。况寒凉不能攻热，清邪便是伤及胃阳之药。今沓不纳谷，大便渐稀，若不急和胃气，无成法可遵。所谓肥人之病，虑虚其阳。参拟一方，仍候明眼采择：人参、半夏、生于术、枳实、茯苓、生姜。"

（5）简单数语，道出主证主脉及治法方药，多为门诊方案，没有过多论述，如《曹颖甫先生医案》中云："西门陈左，痰饮咳嗽，脉双弦，十枣汤主之。制甘遂一钱，炙芫花一钱，大戟末一钱，大黑枣十枚。"

2. 追忆式医案

追忆式医案为医者诊后追忆诊疗的过程与效果，然后笔之于书的文字资料。由于已经经过作者本身的消化与加工，故又称之为医话性医案。其特点是诊疗过程及疗效比较清楚。有的医案有医家的辨证用药体会，文字较为生动，易读好懂。这种医案多是医家总结整理的平时所遇的比较有学术价值或体会较深的病例，故常常作为作者论著的佐证或从中阐述作者的某一个学术观点。这类医案除单独出版外，更多地散见于医论医著中。根据写作的风格区分，这类医案可分为以下 2 种。

（1）简略记叙疾病治疗的过程，较少议论，多为治验，宋、金、元、明时期的医著中多见此类医案。如许叔微《普济本事方》中记载"乡里有姓京者，以鬻绳为业，子年三十。初得病身微汗，脉弱恶风，医以麻黄药与之，汗遂不止，发热，心多惊悸，夜不得眠，谵语不识人，筋惕肉瞤，振振动摇。医者又进惊风药，予曰：此强汗之过也。仲景云：脉微弱汗出恶风者，不可服大青龙汤，服之则筋惕肉瞤，此为逆也。唯真武汤可救，进此三服，佐以清心丸、竹叶汤送下，数日愈"。

（2）详细记述医者辨证论治过程和经验体会，如余听鸿《诊余集》中记载："人言医不认错，医岂有不错之理？错而合于理，情犹可恕；错而不合于理，不徒不自知其错，反自信其不错，斯终身陷于错中而不悟，其罪尚可问乎？余治常熟水北门叶姓妇，素有肝气胸痹，发时脘痛，屡进瓜蒌、薤白、半夏、枳实，一剂更衣即平，屡治屡验。是年夏杪，此妇雇船下乡，回城受暑湿而见寒热，胸脘阻格作呕。戴姓医进以胃苓汤，加藿香、苏梗。此方亦属不错，而服之反甚。邀余诊之，脉滞而沉，汗冷作哕，脘中作硬，按之甚痛而拒按。余视此证乃热邪夹湿内陷，为小陷胸证无疑，进小陷胸汤法一剂，明日更重，诊脉仍滞不起，舌灰润，作哕频频，汤液不入，胸中格如两截，拒按作痛，且谵语、言涩不出、汗冷撮空。余竟不解，问病家曰：大便何如？曰：大便已溏数日。余思小陷胸汤已错，又属太阴证矣，即进四逆加人参。余思此证下利虚痞，作哕肢寒，显然浊阴上犯，虽不中病，谅亦不远，即将此方与服。余归即细心思之，因忆《温病条辨·下焦篇》中，有暑邪深入厥阴，舌灰，心下板实，呕恶，寒热下痢，声音不出，上下格拒者，有椒梅汤法，此证颇切。黄昏，病家至寓云：服药似乎肢温汗少，神识仍蒙，作哕，便溏不止。余曰：将二次药煎好，以仲景乌梅丸四钱，将药汁煎化灌之。服后胸膈渐开，利止哕平，而能安寐。明午复诊，神清言爽。余即将乌梅丸原方改作小剂，服两剂痊愈。医学一道，岂易谈哉。戴姓之胃苓汤，似未必错，胸中拒按，余之小陷胸，亦切病情，乃皆不合。四逆加参，似错而反不远，合以乌梅丸，竟两剂而痊。药不中病，百剂徒然，药能中病，一剂而安，仲景书岂可不读哉。”

3. 病历式医案

近代一些中医仿照西医病历的格式，分项记述患者一般情况、症状、病理、诊断、疗法、处方、效果等，分类清楚，记载较为全面。这种医案，称之为病历式医案。由于采取分项记述，故医案中“辨”与“论”的比重有所下降，可读性受到一定影响。现代书刊杂志上刊载的不少验案，大多有西医学的检查诊断以至治疗措施，格式与病历档案差别无几，故这些医案应归属“短篇报道”或“个案报道”。现在中医门诊病历及住院病历均是此类医案。何廉臣编《全国名医验案类编》中大都采用此种编写方式，如其中所载高玉峰医案如下。

病者：杨子荣，年逾四十，黑龙江人，住省城。

病名：太阴伤寒。

原因：赴城外戚家助忙，事繁食少，中虚受寒。

证候：脘腹大痛，吐水不止，四肢厥逆，舌苔边白，中灰滑。

诊断：脉左手弦大，右关弦迟，脉症合参，断为太阴伤寒。《伤寒论》云：“太阴之为病，腹满而吐，食不下，自利益甚，时腹自痛。”适合杨君之病状矣。

疗法：用附子理中汤加味。以附、姜、桂、椒、吴萸温寒降逆，人参、甘草补中益气，白术、云苓去湿燥土，庶冰熔土燠，中宫自无疼痛之虞矣。

处方：黑附块一两，炒干姜六钱，紫瑶桂三钱，炒川椒三钱，吴茱萸四钱，吉林参三钱，炙甘草五钱，云茯苓六钱，炒白术五钱。水煎服。

效果：服药 2 剂，厥疾顿瘳。

廉按：寒伤太阴，必其人脾阳素弱，故邪直入阴经，对症处方，附子理中加味，固属正治，妙在姜、桂、椒、萸，善止寒吐冷痛，故能二剂而收功。

第三节　如何学习经方医案

经方医案是古今医家在临床使用经方的真实记录，其中饱含了医家个人的辨证思维方式、处方用药特点和学术特色。因此，学习经方医案也要把握医案的要点，掌握一定的研习医案的方法，用心揣摩，细细体会，含英咀华，理出思路和头绪。

1. 经方医案的学习要点

医案作为医者诊疗过程的记录，每位医者往往都有自己的观察角度和论述方式，故而在学习医案中需要重点关注以下内容。

（1）辨明病机：是在辨证基础上，纵观全局，通过分析疾病的病邪、病性、病位、病势，辨清疾病的发病形式、正邪消长、主次因果、动态变化、发展转归等系统、多元、深刻的思维过程。辨明病机是临床治疗的基础和关键。只有准确识证明机，立法和处方才有针对性，“方从法出，法随证立”，此之谓也。正如华岫云所言：“医道在于识证、立法、用方。此为三大关键，一有草率，不堪司命。”（《临证指南医案・凡例》）

辨明病机的关键，在于反映病证本质特征的症状和体征。比如桂枝汤证的脉浮弱、自汗出，四逆汤证的脉微细、肢冷、但欲寐，等等。要抓住这些识证明机的关键，必须经过一番由此及彼、由表及里、去伪存真的识证过程，最终使这些症状和体征逐渐清晰，从而达到正确诊断和正确治疗的目的。历代名医在识证明机方面往往有独到的经验和思路，特别是在寒热错杂、虚实疑似之际，能识燠于寒，辨实于虚。如《医宗必读》云："社友韩茂远，伤寒九日以来，口不能言，目不能视，体不能动，四肢俱冷，众皆曰阴证。比余诊之，六脉皆无，以手按腹，两手护之，眉皱作楚，按其趺阳，大而有力。乃知腹有燥屎也，欲与大承气汤。家属惶惧不敢进。余曰，吾郡能辨是证者，唯施笠泽耳。延至诊之，与余言若合符节。遂下之，得燥屎六七枚，口能言，体能动矣。故按手不及足者，何以救此垂绝之证耶？"此案给人两点启发：其一，通体皆现虚象，一二处独见实证，则实证最为吃紧。此案六脉俱无，而趺阳脉大而有力，正是张景岳所谓的"独处藏奸"，辨证时当加注意。其二，李士材（李中梓）谓："大概证既不足凭，当参之脉理，脉又不足凭，当取之沉候。"而此案李氏更进一层，又能从足背的趺阳脉而断胃家实否，实为可贵之经验。可见改进诊察的方法与范围，是提高辨证准确率的重要条件。

（2）治病变法：徐灵胎说过，"凡述医案，必择大症及疑难症，人所不能治者数则，以立法度，以启心思，为后学之所法"（《临证指南医案》咳嗽门批语）。江瓘编辑《名医类案》的重要原则是"变法稍有出奇者采之，诸庸常者不录"。因而，对于那些久病顽疾、疑难怪症，前人医案中每有不少独到的治疗经验，正是初学者所应努力汲取的。读案时，要对立法之理细细研究，否则，得其皮毛而已。

《王旭高医案》中载："左寸关搏指，心肝之阳亢，右脉小紧，脾胃之虚寒。是以腹中常痛，而大便不实也。病延四月，身虽微热，是属虚阳外越，近增口舌碎痛，亦属虚火上炎，津液消灼，劳损何疑？今商治法，当以温中为主，稍佐清上，俾土厚则火敛，金旺则水生。古人有是论，幸勿为世俗拘也。党参、于术、茯苓、甘草、炮姜、五味子、麦冬、灯心。"《柳选四家医案·尤在泾医案》中亦有相似医案："中气虚寒，得冷则泻，而又火升齿衄。古人所谓胸中聚集之残火，腹内积久之沉寒也。此当温补中气，俾土厚则火自敛。四君子汤加益智仁、干姜。"口舌碎痛、齿衄，多责之阴虚火旺，而两案却以四君子汤加姜治之，是属"厚土敛火"法。此证脾胃虚寒为本，所谓"腹内积久之沉寒"，故见腹中常痛、大便不实或得冷则泻等症；虚火上炎为标，所谓"胸中聚集之残火"，故见口舌诸症。厚土即温中散寒，脾胃强健，水谷精气游溢，浮火自敛。

（3）经方运用：所谓经方，主要指仲景方。仲景方的学术价值已为千百年的临床实践所证实，被后世奉为"医方之祖"。朱丹溪说："仲景诸方实万世医门之规矩准绳也。后之欲为方圆平直者，必于是取则焉。"然而，由于原方叙证简略，且某些经方药性峻猛，如何正确而灵活地运用古方，发挥古方的更大作用，实是中医学术探讨的一大课题。历史上许多名医在经方运用方面积累了宝贵的经验，这些经验绝大部分保留在他们的医案中。因而，揣摩学习前人运用古方的经验，也是读案的主要内容。一般来说，应注意两方面的内容，一是如何把握用方指征，从而可推测方证的病机；二是如何加减化裁，从而可了解方药的变化。

如《临证指南医案》中运用黄芪建中汤加减颇多，举例如下：①“某，内损虚症，经年不复，色消夺，畏风怯冷，营卫二气已乏，纳谷不肯充养肌肉，法当建立中宫，大忌清寒理肺，希冀止嗽，嗽不能止，必致胃败减食致剧。黄芪建中汤去姜”。②“某，由阴损及乎阳，寒热互起，当调营卫。黄芪建中汤去姜糖”。③“吕，脉左细，右空搏，久咳吸短如喘，肌热日瘦，为内损怯症。但食纳已少，大便亦溏，寒凉滋润，未能治嗽，徒令伤脾妨胃。昔越人谓上损过脾，下损及胃，皆属难治之例。自云背寒忽热，且理心营肺卫，仲景所云：元气受损，甘药调之。二十日议建中法。黄芪建中去姜”。④“任，劳力伤阳，自春至夏病加，烦倦，神羸，不食，岂是嗽药可医？《内经》有‘劳者温之’之训，东垣有甘温益气之方，堪为定法。归芪建中汤”。⑤“冯，产后两月，汗出身痛。归芪建中汤”。⑥“李，久嗽经年，背寒足跗常冷，汗多，色白，嗽甚不得卧，此阳微卫薄，外邪易触，而浊阴夹饮上犯。议和营卫，兼护其阳。黄芪建中汤去饴糖加附子、茯苓”。

黄芪建中汤为仲景治虚劳里急、诸不足之方。叶天士亦擅用此方理虚。从上面六案可见，叶氏多用于形瘦神倦、时寒时热、自汗、畏风背寒、饮食减、色白、脉虚细或空大等症，究其病机，不外肺脾两虚，营卫交损。若身痛，为营血不足，故加当归；足跗清冷，肾阳亦见虚象，故加附子；去姜者，缘气阴不足，恐姜耗气伤阴。

（4）转方思路：病证有简杂、兼夹、真伪之别，治法也就有常变之分，或常中有变，或变中有常，故读案应当知常通变，以识各种变通之法，从而提高自己的辨证水平。转方是中医临证的重要环节，不但可以反映前诊的诊察效果，更重要的是医家对疾病传变规律的掌握程度和应变能力，每通过转方反映出来，而读者通过揣摩名医的转方之法，也能提高临床应变能力。正如清人陆九芝在《世补斋医书》中所说：“书本不载接方，以接方之无定也，然医则全在接方上见本领。”秦伯未先生也说：“凡医案现其变化处，最耐寻味。”所以，读案时，对医案中治法的变更和药物的增减，皆应细心体会，以追寻名医的思路。

一般来说，医案中转方不外是更方或不更方，而诊疗效果不外是效与不效，所以就出现效不更方、效亦更方、不效更方、不效亦不更方 4 种情况。

其一，效不更方：前诊取效以后，为巩固疗效，常常不更前方，或照方再抄，或略事加减，医案中经常有“药即中的，勿庸更方”“既获效机，仍宗原意出人”等语。效不更方的依据，一般是正邪对比的状态尚无质的变化，病机也没有根本的变化，故不能因某些症状的改善，认为疾病已经痊愈而更改治法方药。

其二，效亦更方：取效之后，病机变化，或标去而本显，或热去而湿存，或邪去而正伤，故转方对应当更改治法之方药。

其三，不效更方：服药不效，原因很多，有辨证不当者，有药力不够者，也有病家本身的原因，或服法不当，或护理不当。如不效的原因是辨证失误，药不对证的话，应当更方。

其四，不效亦不更方：这种情况多见于病根深伏，或病程较长的疾病。病根深伏不易数剂即见功效，故虽辨证无误，方药对证，也常可出现症状无改善的情况，此时宜守方不变。病程较长的疾病由于自身演变的特点，不可能在短期内立即停止传变，只要理法方药正确，即使暂未取效，也宜守方不变。如湿温病，湿热互结，缠绵难愈，前人每以抽丝剥茧来形容，故宜守住分消湿热之法，不可以因风寒一汗可解、火热一清可平，而遽用发汗与苦泄。

以上可见，更方与否与效与不效之间，并没有必然的联系，也不是更方与否的依据。决定更方与否还是着眼于病机的变化，具体情况具体分析，辨证论治即“证随机转，方随证变”。所以，在读医案时对于转方之法的学习，不外是加深对辨证论治的理解，读案以入细为要，于细微处见精神。

（5）误诊误治：读前人医案，成功的案例固可取，而误治或治误的案例更当重视。此类误治医案，多系初诊为医者所误，尔后为他医救治，即救治前医之误；亦有初诊自误于辨证，复诊能及时改正，自误自救者。对于这类医案，读者能深究其失误之因、救误之理，对于提高辨证论治的水平，培养缜密细致的诊疗作风，均有帮助。正如张仲景《伤寒论》《金匮要略》中论及误治及救误之法颇多，旨在告诫后学，辨证务必精准，处方务必合于法度。

凡在读及初治辄剧或久治无效的案例时，除应排除正常的“反跳”现象（如服用活血化瘀方药可使因瘀所致疼痛症状呈现暂时性加剧）和“瞑眩”反应（如服用白术附子汤与乌头桂枝汤两方可分别出现“如冒”“如醉”之反应）之外，都须尽力找出和阐明可能存在的失误及其原因、环节等，以便从中吸取教训，引以为鉴。如《重印全国名医验案类编·梁右斋医案》记载“中风脱证案”如下。

病者：姚家瑞妻徐氏，住阳门前。

病名：中风脱证。

病因：产后血虚，误于前医不问病之虚实，遽以产后普通方芎归汤，加疏风发散药治而剧。

证候：产经十点钟，孩提包衣方全下，恶露过于常胎，头晕呕吐，憎寒壮热，舌苔浊腻，面色秽垢，头不能举，汗出不止。医投以芎归汤加发散一剂，未完，汗出如雨，大气欲脱，神识时愦。

诊断：六脉浮大鼓指，重按空而无力，确系阴血骤虚，内风暗动，孤阳上越之危候。

疗法：遵仲景桂枝加龙骨牡蛎汤增损。

处方：川桂枝一钱，杭白芍五钱，炙甘草钱半，左牡蛎五钱（生打），龙骨三钱（生打），西潞党钱半，黑附片六分，明天麻钱半，红枣肉六枚，生姜二片。

二剂，汗收热除。第三天买药，遇其同姓药店官，谓其生产未过三天，这医生方内都不用当归、川芎以去瘀血，诚属怪医。如果纯粹服此补涩药，恐怕将来汝妻要被这药补到瘀血，就要肚胀而死。遂于方内加当归、川芎各钱半。煎服一头煎，霎时间前症完全复作。夜半又来特招，询问始知其故。噫，医药岂可儿戏乎？

二方：前方加酸枣仁三钱，日进两剂。

效果：半月后诸症悉除，进以血属补品二十天，躯干精神始完满。

本病产后感风，前医仅视其憎寒壮热，舌苔浊腻，便投辛散，不知病者产后正气大伤，不耐辛散香窜，以致阴血下亏，虚阳上越，正气欲脱之势，是前医误于不辨虚实也。可见脉象不能不详审。而药肆中人，但知产后宜活血祛瘀之常法，不知桂枝加龙牡汤为调和营卫、回阳防脱之变法，任意背加药品，是误于不识病有常变也。

总之，读案之要绝非学习和效仿案中所使用的华丽辞藻，甚或故弄玄虚之做法，应立足于发掘和掌握案中所蕴藏的正反两方面的经验。

（6）医训医论：医案中多有议论，或针砭时弊，或训导后学，或阐发古义，犹如一篇篇小论文。这对初学者来说，无疑可以加强医学理论及医德修养。如余听鸿《诊余集》："丹阳贡赞溪在琴开豆腐店，始以温邪，有王姓医专以牛蒡、豆豉、柴胡、青蒿等，已服十余剂，阴液已尽，阳气欲脱，狂躁咬人，神识昏愦，痉厥皆至，舌黑而缩，牙紧不开，病已阴绝阳亡。余即进以复脉法去姜桂，加鸡蛋黄大剂灌之。不料明晨反目瞪口张，面青肉僵，脉沉而汗出如珠，四肢厥冷。余曰：阴回战汗，阳不能支，欲脱矣，不必诊脉，先炊炉燃炭。急以桂枝、龙骨、牡蛎各一两，淮小麦一两，红枣三钱，茯神二钱，煎之，先灌以粥汤，含不能咽，即将药煎沸灌之稍能咽，缓缓尽剂。不料至晡汗收，而遍体灼热，狂躁昏厥，舌黑津枯。余曰：阳回则阴液又不能支矣。仍进复脉去姜桂法：生地一两，阿胶三钱，麦冬五钱，白芍三钱，炙草二分，麻仁四钱，鸡蛋黄二枚。服后至明晨，依然汗冷肢厥脉伏，目瞪口张不言语。余曰：阴回则阳气又欲脱矣。仍服前方桂枝救逆汤，至晡依然舌黑短缩，脉数灼热，仍用复脉去姜桂法。如是者三日，症热方定。此症阴脱救阴，阳脱救阳，服药早温暮凉。若护阴和阳并用，亦属难救，故不得不分治也。所服甘凉养胃二十余剂而愈。治此症余挖尽心思，余素性刚倔，遇危险之症，断不敢以平淡之方，邀功避罪，所畏者苍苍耳。"

此病甚险急，余氏用方亦不同寻常，早温暮凉，非随心所欲，而乃随证而变。复脉去姜桂法即《温病条辨》复脉汤，为养阴主方，桂枝救逆汤为护心阳主方。案末之言，为医者当共勉。

（7）医案注按：出版的医案大部分经过医家本人或旁人的整理，加有评注或按语，以补充说明诊疗的情况或效果，或揭示案中辨证立法的关键和医家的独到经验，或旁征博引，加以发挥。这些内容，也是读案所应了解的。

除了以上学习要点外，如还要思考医家处方中改换经方剂型（如汤、散、丸、酒、膏等），用药剂量，以及加减经方药味的原因。经方的灵活化裁需要有对仲景之学的深刻理解和经方应用的丰富经验，如叶天士《临证指南医案》中大量处方均以经方为基础进行灵活变通，叶天士虽被誉为温病学鼻祖，但亦是经方大家，值得效法。

2. 经方医案的学习方法

经方医案数量众多，掌握正确的学习方法，往往能起到事倍功半的作用。现择要介绍几种阅读经方医案的方法。

（1）顺读法：即依照医案书写的顺序，先读按语，了解症状、病因病机、诊断、治法以后，再看处方用药。此法适宜于读理法方药较严谨的实录式医案及追忆式医案。

如《丁甘仁医案》："张右，寒邪外束，痰饮内搏，支塞肺络，清肃之令不行，气机窒塞不宣，寒热无汗，咳嗽气喘，难于平卧。胃有蕴热，热郁而烦躁，脉浮紧而滑数，舌苔薄腻而黄。宜疏外邪以宣肺气，化痰饮而清胃热，大青龙加减。蜜炙麻黄四分，云苓三钱，橘红八分，炙款冬二钱，川桂枝六分，象贝母三钱，半夏二钱，旋覆花二钱，石膏二钱，杏仁三钱，生甘草六分。"顺序读下，因、机、证、治悉备，能够较好地分析医家诊治的思路。

（2）逆读法：即先看处方用药，以方测证，以药测证，即以方药测病证。因在古代医案的记述中，有些医案是随诊纪实，时间仓促，记述古朴简洁，言少意赅，往往记录不十分全面。在病案中，或少脉症，或少方药，或少治法，或无病因病机分析。对于这类医案，研究起来往往给学者增加了困难。为了总结前人的经验，更好地为今日的临床服务，对这类医案也不应轻易放弃，而应当运用中医理论，对医案的不足加以补充和完善，并通过临床加以进一步验证，这样就能更好地吸取前人的成功经验。这种方药、脉症、病机、治法互测的方法，也是学习研究医案的一种常用方法。

如《范文虎医案》："孙荣亚，三月初九丁巳，脉紧舌淡，伤寒之轻者，尚在太阳之间。桂枝一钱五分，麻黄一钱，白芍二钱，甘草一钱五分，川朴一钱，杏仁三钱，生姜一钱五分，红枣六枚。"分析其处方，类桂枝汤合麻黄汤加厚朴，虽症状未详加说明，但以药测证，当有表证发热、恶寒、无汗、骨节疼痛、喘咳痰白等太阳表证之表现。

（3）理读法：按照中医理论，从案中记载的病名、病机、治法等来推测主证、主法，以揣摩医家辨证论治、处方用药的思考与经验。前人医案的写法和现在的病历记载有所不同，主要是根据现有症状抓住辨证立法的关键，虽然记载较简略，但有理论依据可循。尽管历代医家医案的书写方法不同，各有学术观点，在诊治疾病中又各有独到之处与个人的经验，但均不离以中医理论作为指导。其分析病机、辨别证候、诊断疾病、选择处方、加减用药，总不离中医的基本理论认识。因此，《黄帝内经》《伤寒论》《金匮要略》等经典著作中的理、法、方、药内容，以及后世诸家在理论上的发明、在方药中的见解，往往贯穿在医案中。如在《伤寒九十论》中记载，许叔微治士人陈彦夫病伤寒八九日，身热无汗，善饮，时时谵语，因下利后，大便不通三日，非烦非躁，非寒非痛，终夜不得眠，但心没晓会处，或时发一声如叹息之状，医者不晓是何证，但以宁心宽胸等药不效，两手关脉长，按之有力，乃懊憹怫郁症也。此胃中有燥屎，宜与承气汤，服之下燥屎二十枚，次复下溏粪，得利而解。

在《伤寒论》中有关懊憹的条文有几条，其中以栀子豉汤证为多见。其一云："发汗吐下后，虚烦不得眠，若剧者，必反复颠倒，心中懊憹，栀子豉汤主之。"这是由于伤寒治疗后余热留扰胸膈所致。其二云："阳明病，脉浮而紧，咽燥口苦，腹满而喘，发热汗出，不恶寒反恶热，身重，若发汗则躁，心愦愦，反谵语……若下之，则胃中空虚，客气动膈，心中懊憹，舌上胎者，栀子豉汤主之。"这亦是无形邪热乘虚入于胸膈而致。其三云："阳明病，下之，其外有热，手足温，不结胸，心中懊憹，饥不能食，但头汗出者，栀子豉汤主之。"这是由于早下之后，邪热乘虚留于胸膈所致。以上三条，均是邪热在胸膈，故均以栀子豉汤主治。

在《伤寒论》中还有一条云："阳明病，下之，心中懊憹而烦，胃中有燥屎者，可攻。腹微满，初头硬，后必溏，不可攻之，若有燥屎者，宜大承气汤。"这一条之懊憹证不属邪热留于胸膈，而是胃中燥屎上扰之故。此外，《伤寒论》中还记载："阳明病，无汗，小便不利，心中懊憹者，身必发黄。"此又是由于湿热熏蒸而致。可见，懊憹之产生不仅仅是热扰胸膈，可由多种原因导致。结合本案，初见身热谵语，喜饮，且病有八九日，证属阳明无疑。下利后大便不通，而关脉长有力，更说明阳明实邪未去，热邪上扰，故见懊憹，绝非栀子豉汤证。病人又无小便不利，更非湿热熏蒸，符合"阳明病，下之，心中懊憹而烦，胃中有燥屎者，可攻"的病机，故服用承气汤而愈。再结合大承气汤之主治，可知病人还可以见有腹满、痞硬、腹痛、舌苔黄燥等。若对《伤寒论》不甚熟悉，仅知懊憹当用栀子豉汤，则对该案难以理解。

（4）比较法：是建立联系、鉴别差异的方法之一。读案中的比较法，即通过两个以上的同类医案在主证、治法、方药上的相互比较，从而揭示作者辨证立法用药的主要经验与学术思想。各案的具体内容是千差万别的，但是医案出于医家一人之手，医家的学术观点、治疗经验，必然反映在医案中；即便不是出于一时一人之手的同类医案，但只要是同一种疾病、同一张方剂、同一治法，其中也必然有着或多或少的联系。因而，当读案中见到个别医案记录分析欠详时，运用比较的方法，就能使散在于医案中的辨证、立法、处方、用药的点滴经验系统起来，加深认识；同时，也能比较客观地掌握某些疾病的变化规律，研究探讨名医的学术思想与用药特点。华岫云曾将比较法作为读《临证指南医案》的重要方法加以介绍，他在《临证指南医案·凡例》中说："就一门而论，当察其病情、病状、脉象各异处，则知病虽同而源不同矣。此案查用何法，彼案另有何法；此案用何方，彼案另有何方，从其错综变化处，细心参玩……切勿草率看过，若但得其皮毛，而不得其神髓，终无益也。"

运用比较法的关键，是注意医案间的可比性。按照中医的特点，一般可从病证、症状、治法、方药及医家等方面进行比较和分类。现以《未刻本叶氏医案》举例如下：①阳微，阴浊泛逆，先为咳喘，继而腹满便溏，所谓喘必生胀是也。真武汤。②脉歇，阳伤阴干，便泄腹膨，宜节食物。真武汤。③脉微阳作，三疟形浮。真武汤。④阳微饮逆，咳嗽呕恶。真武汤。⑤阳微，阴浊上干，脘闷，气冲至咽，大便溏泄，议用真武法。⑥本为少阴夹邪下利，但舌苔浊腻，脘闷不爽，太阴亦伤矣，症势最险。真武汤。⑦哮喘遇劳即发，发则大便溏泄，责在少阴阳虚。真武汤。

以上七案，叶天士将真武汤用治咳喘、疟疾、痰饮、泄泻等病之属于太阴、少阴阳微者，症见便溏、脘闷、呕恶、腹膨、足肿、舌苔浊腻、脉微歇止等，是阳气式微，水气不化而泛滥使然。真武汤温阳化水，正应此证。叶氏深得仲景心法，于此可见一斑。

（5）统计法：中医药经历数千年的发展，已积累了大量数据，但这些数据因没有用现代信息手段收集、整理，而未能为中医药的科学研究提供支持。传统的线性数据库，如中草药数据库、方剂数据库等，只有查询功能，没有分析功能，不能成为真正意义上有科学研究价值的数据。而经方医案数据库更具特殊性和复杂性，要求数据库在架构组织方面更严谨、更周密，从而有利于大量数据的分析和挖掘，能找到其中的规律，使中医应用经方的经验成分变得客观化、规律化。

（6）评读法：即阅读时加以批注，或画画符号，或三言两语直接写在书上。其内容为提要、钩玄、补充、引申、批驳、质疑、发挥、心得等。这种边读边画、边写边想的方法，是提高读案效率和效果、提高读案能力的有效方法。

（7）学以致用法：在选定医家医案之后，要读深读透，在充分了解这位名医的学术特点、诊疗风格、医案特点以后，结合临证，多实践。医案本是前人实践的记录，读案的最终目的还是为了提高临证水平，所以，只在书斋里读案是不行的。前人医案中许多辨证立法、处方用药的特点需经亲自实践才能悟出。读案可以提高临证水平，而临证水平的提高又可以促进读案能力的提高。

综上所述，在阅读经方医案中，往往要认真思考分析案中医家的思路及处方法度，不可流于表面文章。这就需广大后学潜下心来，切磋琢磨，方能学有所得。若饱食终日，虚度光景，泛泛而谈，则终会落于庸常，学者戒之。

第二章 太阳病

太阳病为外感热病的初期阶段，外邪侵袭人体，正邪交争于肌表，故以营卫功能失调为主要特点。太阳病的病性属阳属实，病位在表。

太阳，包括足太阳膀胱和手太阳小肠。足太阳膀胱经，起于目内眦，上额，交颠，络脑，下项，夹脊抵腰，络肾属膀胱，下行至足；手太阳小肠经，起于手小指外侧，循臂至肩，下行络心属小肠。由于经络的相互络属，太阳与少阴互为表里。

太阳的生理功能特点可概括如下：①阳气较多，正气旺盛：太阳又称“巨阳”“三阳”，阳气旺盛，抵抗力强。②职司卫外，统摄营卫：足太阳的经络由头经背至足，且与督脉同行身后，故为阳经之长，为诸阳主气，其阳气充盛而能卫护体表。太阳统摄体表营卫二气，具有防止外邪入侵的重要作用，故《灵枢·营卫生会》说：“太阳主外。”值得提出的是，由于肺合皮毛，故太阳病也与手太阴肺经的病变有密切关系。③六经藩篱，受邪首当：由于太阳居六经之首，主一身之表，故外邪侵袭，太阳首当其冲，发病最早。④藏蓄津液，主司气化：手足太阳经外布于体表，内属于小肠及膀胱之腑。小肠主分清别浊，而膀胱则是主持人体水液代谢的重要器官之一。《素问·灵兰秘典论》说：“膀胱者，州都之官，津液藏焉，气化则能出矣。”膀胱位于下焦，内藏津液，依赖于肾中阳气的资助，蒸化膀胱所藏之津液，形成一种雾露之气，达于体表，行于其经，称太阳之气。《灵枢·本脏》说：“肾合三焦膀胱，三焦膀胱者，腠理毫毛其应。”说明温煦毫毛腠理之卫气，与肾、膀胱及三焦的气化功能有关。⑤内应少阴，表里互通：太阳与少阴互为表里，经气互通，功能互依，太阳主表有赖于少阴里实，而少阴主里，又有赖于太阳表固。太阳失固，就会导致邪传少阴，而少阴里虚，又可导致太阳虚馁，易受外邪。

正是由于太阳的如上功能特点，当病邪侵袭人体之时，正气奋起抗邪，首先表现出来的是太阳病。太阳病以“脉浮，头项强痛而恶寒”为辨证提纲，反映了太阳受邪，卫外失职，正邪交争于表，太阳经气不利的基本病理机制。太阳病可分为经证、腑证两类。由于感邪性质和体质差异，太阳经证又可分为中风、伤寒、温病 3 种类型，但在《伤寒论》中详于寒而略于温。由于体质强弱、腠理疏密、感邪程度、病情轻重、病理变化之不同，太阳病经证属风寒性质的又有 3 种证候类型：其一，以头痛、发热、汗出、恶风、脉浮缓等为基本表现，其病理特点是腠理疏松，营卫不和，卫强营弱，称太阳中风证；其二，以恶寒、无汗、身体骨节疼痛、脉浮紧为基本表现，其病理特点是腠理致密，卫阳被遏，营阴郁滞，称太阳伤寒证；其三，以太阳表证日久，不得汗解，邪气渐轻，正气渐复，以发热恶寒、热多寒少、呈阵发性发作为基本表现，其病理特点是微邪束表，营卫不和，称表郁轻证。太阳腑证因表邪不解，随经入腑而成，分为两类。邪与水结，膀胱气化不利者，为蓄水证，以小便不利、渴欲饮水、少腹里急为主要临床表现；若邪热与瘀血结于下焦，则为蓄血证，以其人如狂或发狂、少腹急结或硬满、小便自利为主要临床表现。

太阳病虽多轻浅，但若失治误治，则变化迅速，其中在病变的过程中表邪不解又兼有其他证候，或在发病之初其人素有宿疾，复感外邪，形成兼夹者，称太阳病兼证；若因失治误治，或疾病的自然发展，太阳表证已罢，出现了新的病证，称太阳变证。《太阳病篇》有较多内容是讨论变证的，变证已不具备太阳病的特征，不属太阳病的范畴，将其放入《太阳病篇》，意在指出太阳病变证有其复杂多变的一面，同时也强调对太阳表证要早期正确治疗，以防发生传变。

此外，某些疾病本属杂病，但在其发病过程中，有时出现一些似太阳病的表现，其本身不是太阳病，如十枣汤证、瓜蒂散证等，称之为太阳病类似证。将其列于《太阳病篇》，是为了与太阳病进行鉴别。

太阳病经证的治疗，应据《黄帝内经》“其在皮者，汗而发之”之旨，以解表祛邪为原则。太阳中风证治以解肌祛风、调和营卫，方用桂枝汤。太阳伤寒证治以辛温发汗、宣肺平喘，方用麻黄汤。表郁轻证治以小发其汗，方用桂枝麻黄各半汤、桂枝二越婢一汤等。而太阳腑证则分别选用化气行水的五苓散，或是活血逐瘀的桃核承气汤、抵当汤等。太阳病兼证的治疗原则为在主治方中随证进行加减。太阳变证的治疗，则应依据变化了的病情，采取“观其脉证，知犯何逆，随证治之”的原则，重新辨证，然后依证定法选方。

太阳病的转归，大要有 3 种：①痊愈：此为大多数太阳病的转归。一般情况下，太阳表证，汗之得法，多表解而愈。②传经：若太阳表邪不解，可传入他经，既可传阳明，也能传少阳，至于先传阳明，或先传少阳，并无固定局势。太阳也可直接传入三阴，其中以传入少阴者为多见，特别是少阴心、肾虚衰之人，外邪陷入少阴，病多险情，故前贤有“实则太阳，虚则少阴”之论。③变证：由于失治误治，或因于体质的盛衰等原因，以致证候发生错综复杂的变化，又称坏病。

桂枝汤

【原文】太阳中风，阳浮而阴弱，阳浮者，热自发，阴弱者，汗自出，啬啬恶寒，淅淅恶风，翕翕发热，鼻鸣干呕者，桂枝汤主之。（12）

太阳病，头痛，发热，汗出，恶风，桂枝汤主之。（13）

太阳病，下之后，其上冲者，可与桂枝汤，方用前法；若不上冲者，不得与之。（15）

若酒客病，不可与桂枝汤，得之则呕，以酒客不喜甘故也。（17）

凡服桂枝汤吐者，其后必吐脓血也。（19）

太阳病，初服桂枝汤，反烦不解者，先刺风池、风府，却与桂枝汤则愈。（24）

服桂枝汤，大汗出，脉洪大者，与桂枝汤，如前法。（25）

太阳病，外证未解，脉浮弱者，当以汗解，宜桂枝汤。（42）

太阳病，外证未解，不可下也，下之为逆，欲解外者，宜桂枝汤。（44）

太阳病，先发汗不解，而复下之，脉浮者不愈，浮为在外，而反下之，故令不愈。今脉浮，故在外，当须解外则愈，宜桂枝汤。（45）

伤寒不大便六七日，头痛有热者，与承气汤。其小便清者，知不在里，仍在表也，当须发汗。若头痛者，必衄，宜桂枝汤。（56）

病常自汗出者，此为荣气和，荣气和者，外不谐，以卫气不共荣气谐和故尔。以荣行脉中，卫行脉外，复发其汗，荣卫和则愈，宜桂枝汤。（53）

病人脏无他病，时发热自汗出而不愈者，此卫气不和也，先其时发汗则愈，宜桂枝汤。（54）

伤寒发汗已解，半日许复烦，脉浮数者，可更发汗，宜桂枝汤。（57）

太阳病，发热、汗出者，此为荣弱卫强，故使汗出。欲救邪风者，宜桂枝汤。（95）

阳明病，脉迟，汗出多，微恶寒者，表未解也。可发汗，宜桂枝汤。（234）

太阳病，脉浮者，可发汗，宜桂枝汤。（276）

吐利止而身痛不休者，当消息和解其外，宜桂枝汤小和之。（387）

桂枝汤方 桂枝三两（去皮） 芍药三两 甘草二两（炙） 生姜三两（切） 大枣十二枚（擘）

上五味，㕮咀三味，以水七升，微火煮取三升，去滓，适寒温，服一升。服已须臾，啜热稀粥一升余，以助药力。

【病机】风寒外袭，卫阳浮盛以抗邪，卫外不固，营阴外泄，营卫失调。

【应用指征】汗出，发热，恶风，头痛，舌苔薄白，脉浮缓。

【临床应用】①原治太阳中风表虚证。②现代本方常用于感冒、呼吸道炎症、胃炎、消化性溃疡、慢性肠炎、心律不齐、痛经、冻疮、慢性疲劳综合征、过敏性鼻炎属卫强营弱，营卫失调，或脾胃阴阳不和者。

【典型病案】李某，女，53岁。患阵发性发热汗出1年余，每天发作二三次。前医按阴虚发热治疗，服药20余剂罔效，问其饮食，二便尚可，视其舌淡苔白，切其脉缓软无力。方用桂枝汤加减。处方：桂枝9g，白芍9g，生姜9g，炙甘草6g，大枣12枚。日服2次，早晚各1次，分10日服完。服药后，啜热稀粥，覆取微汗。陈明，刘燕华，李芳. 刘渡舟临证验案精选［M］. 北京：学苑出版社，2021.

【辨证思路解析】

病证辨析：该患者阵发性汗出1年余且每日皆发作，二便及饮食尚可，与《伤寒论》第54条所述颇为相似，当诊为营卫不和证。问其现病史可知前医按阴虚发热治疗无效，且该患者舌淡苔白，脉缓软无力，与阴虚证舌红少苔、脉细数有明显区别，故可排除阴虚发热致汗出的证型。

病因病机分析：患者为营卫不和之证。夫营卫者，人体之阴阳也，宜相将而不宜相离也。营卫谐利则阴阳协调，卫为之固，营为之守。若营阴济于卫阳，热则不发，卫阳外护营阴，汗则不出。营卫不和，两相悖离，阴阳互不维系，患者才会表现为时发热而自汗出一年有余。

治法与方药分析：病属营卫不和以致汗出之证。治当宣通阴阳、调和营卫为主。方用桂枝汤。方中桂枝辛温，解肌祛风，温通卫阳，以散卫分之邪。芍药酸苦微寒，敛阴而和营。桂枝配芍药，一散一收，一开一阖，于发汗之中寓有敛汗之意，于和营之中又有调卫之功。生姜辛散止呕，佐桂枝发散风寒以解肌。大枣甘平补中，助芍药益阴而和营。桂芍相配，姜枣相得，顾及表里阴阳，和调卫气营血。炙甘草甘平，调和诸药，且配桂、姜辛甘化阳以助卫气，伍芍、枣酸甘化阴以滋营阴。五药相合，共奏解肌祛风、调和营卫、敛阴和阳之效。

【参考病案】兰某，女，31岁，1993年5月8日初诊。产后一月，身痛，腰痛，两脚发软如踩棉花，汗出恶风，气短懒言而带下颇多。曾服用生化汤5剂，罔效。视其舌体胖大，切其脉沉缓无力。方取桂枝新加汤加味。处方：桂枝10g，白芍16g，生姜12g，炙甘草6g，大枣12g，党参20g，桑寄生30g，杜仲10g。服药5剂，身痛止，汗出恶风已愈，体力有增，口干，微有腰部疼痛，乃于上方加玉竹12g，再服3剂而愈。陈明，刘燕华，李芳.刘渡舟临证验案精选［M］.北京：学苑出版社，1996.

桂枝加葛根汤

【原文】太阳病，项背强几几，反汗出恶风者，桂枝加葛根汤主之。（14）

桂枝加葛根汤方 葛根四两 麻黄三两（去节） 芍药二两 生姜三两（切） 甘草二两（炙） 大枣十二枚（擘） 桂枝二两（去皮）

上七味，以水一斗，先煮麻黄、葛根，减二升，去上沫，内诸药，煮取三升，去滓。温服一升，覆取微似汗，不须啜粥，余如桂枝法将息及禁忌。

【病机】风寒外束，营卫不和，经输不利，筋脉失养。

【应用指征】发热，汗出，恶风，项背拘紧固缩、转动不灵，舌苔薄白，脉浮。

【临床应用】①原治太阳中风兼经气不利。②现代本方可用于感冒、颈椎病、落枕、肩周炎、病毒性痉挛性斜颈、菱形肌综合征、颈心综合征、冠心病、脑动脉硬化、脑震荡、血管神经性头痛、雷诺病等辨证属于营卫失和，气血阻滞，筋脉失养者。

【典型病案】张某，男，48岁。患者项背拘紧而痛，几几然已限制活动，并见汗出恶风，脉浮弦，舌苔薄白而润。方用桂枝加葛根汤。处方：桂枝15g，白芍15g，生姜10g，炙甘草10g，大枣12g，栝楼根30g（此处疑为葛根，但剂量不详）。服药后，覆取微汗。日服2次，早晚各1次，分10日服完。二诊诉左侧项部仍时发疼痛，并见体疲肢倦，少气无力，切其脉软大无力。辨为正虚邪留，清阳之气不能上升。处方：党参15g，黄芪15g，白术10g，炙甘草10g，当归12g，陈皮10g，升麻3g，柴胡3g，葛根6g，生姜3片，大枣7枚。方服至6剂，以上诸症，霍然而瘳。陈明，刘燕华，李芳.刘渡舟临证验案精选［M］.北京：学苑出版社，1996.

【辨证思路解析】

病证辨析：患者初诊表现为项背拘紧而痛，几几然已限制活动，并见汗出恶风。脉浮弦，舌苔薄白而润，与《伤寒论》第 14 条所述颇为相似，当诊为太阳中风，经输不利之证。

病因病机分析：患者因风寒外束而导致营卫不和，营卫不和则经输不利，经脉失养，从而患者出现项背拘紧而痛、几几然，并见汗出恶风的症状。患者外感风寒，营卫不和，阴阳不调，经脉缺少营阴濡养、卫阳温煦，故经输不利，从而导致筋脉失养。因太阳经循行项背，故表现为项背拘紧而痛，几几然。又因外感风邪，故有汗出恶风、脉浮等征象。

治法与方药分析：病属风寒外束，营卫不和，经输不利，筋脉失养之证。治当解肌祛风，调和营卫，升津舒经。方用桂枝加葛根汤。方中桂枝汤解肌祛风，调和营卫。葛根甘辛而平，在此方中一则能升阳发表，解肌祛风，助桂枝汤发表解肌；二则可宣通经气，解经脉气血之郁滞；三则生津液，起阴气，以缓解经脉之拘急。

【参考病案】张某，女，26 岁。时值炎夏，乘长途汽车返乡，面朝敞窗而坐，疾风掠面，当时殊觉凉爽，抵家却发觉左侧面部肌肉拘急不舒，口眼㖞斜。视舌苔白而润，切其脉浮，辨为风中阳明经络，正邪相引所致，治当疏解阳明之风邪，兼以缓急解痉为法。方取桂枝加葛根汤加减。处方：桂枝 9g，白芍 9g，生姜 9g，大枣 12 枚，炙甘草 6g，葛根 15g，白附子 6g，全蝎 6g。仅服 2 剂，汗出邪散而病愈。陈明，刘燕华，李芳．刘渡舟临证验案精选［M］．北京：学苑出版社，1996.

桂枝加厚朴杏子汤

【原文】喘家，作桂枝汤，加厚朴杏子佳。（18）

太阳病，下之微喘者，表未解故也，桂枝加厚朴杏子汤主之。（43）

桂枝加厚朴杏子汤方 桂枝三两（去皮） 甘草二两（炙） 生姜三两（切） 芍药三两 大枣十二枚（擘） 厚朴二两（炙，去皮） 杏仁五十枚（去皮尖）

上七味，以水七升，微火煮取三升，去滓，温服一升，覆取微似汗。

【病机】风寒在表，营卫不和，肺气上逆。

【应用指征】发热恶风，汗出头痛，咳喘气逆，苔白，脉浮。

【临床应用】①原治太阳中风兼肺气不利。②现代本方用于急慢性支气管炎、肺炎、过敏性哮喘、过敏性鼻炎等出现太阳中风证，兼肺气不利者。

【典型病案】刘某，男，42 岁，手工业者。素有痰喘之疾，发作较频。春日伤风，时发热，自汗出，微恶风，头痛，且引动咳喘，发作甚于前，胸闷而胀，气喘倚息，痰白稠量多，咳喘之时则汗出更甚，不思食，舌苔白腻，脉浮缓，关滑有力。方用桂枝加厚朴杏子汤加减。处方：桂枝 6g，白芍 6g，生姜 2 片，炙甘草 4.5g，厚朴 9g，杏仁 9g，麻黄 1.5g，贝母 9g，苏子 9g，炒枳壳 9g。日服 2 次，早晚各 1 次，分 10 日服完。高德．伤寒论方医案选编［M］．长沙：湖南科学技术出版社，1981.

【辨证思路解析】

病证辨析：患者有发热、自汗出、恶风、头痛、咳嗽、舌苔白腻、脉浮缓等中风表虚证的临床症状，且发作甚于前，胸闷而胀，气喘倚息。因有痰喘的病史，且舌苔白腻，脉浮缓，关滑有力，可知患者体内有痰饮停聚，咳喘发作系新感引动宿疾喘咳所致，与《伤寒论》第18条所述颇为相似。该患者咳喘时不思食，应属肺胃气逆不降所致。综上，该病当属风邪伤表引动痰喘复发，外风夹痰浊壅滞胸脘，肺胃气逆不降之证。

病因病机分析：患者因外感风寒，故风寒迫肺，肺寒气逆，宣降失常而作喘。又因体内素有伏痰，故系新感引动宿疾而喘咳。患者外感风寒，卫外不固，营阴外泄，营卫不和，寒气壅塞毛窍，肺寒气逆，故有时发热、自汗出、微恶风、头痛、咳嗽，苔白脉浮等太阳中风证的症状。风寒之邪在表，壅塞皮毛，患者素有喘症及伏痰，故舌苔白腻，脉浮缓，关滑有力。又因喘家每感外邪，势必作喘，又因该病不从肌腠而入于胃中，则闭拒皮毛而为喘。夫喘家肺气之不利，由于脾气之不输所致，故发作时有胸闷而胀、气喘倚息、痰白稠量多、咳喘之时则汗出更甚、不思食等症状。

治法与方药分析：病系新感引动宿疾喘咳之证。治当解肌祛风，降气平喘。方用桂枝加厚朴杏子汤加味。方中以桂枝汤解肌祛风，调和营卫。厚朴苦辛而温，下气消痰，降逆平喘。杏仁苦温，止咳定喘。全方表里同治，标本兼顾，所加四味药为化痰、降气、定喘止咳之品，颇合方义。唯麻黄一味，用量极轻，意在定喘，但症见有汗，以另选他药为佳。

【参考病案】戊申正月，一武弁被虏，日夕置舟中艎板下，数日得脱，乘饥恣食，良久解衣扪虱，次日遂伤寒，自汗而膈不利。一医作伤食而下之，一医作解衣外感而汗之，杂治数日，渐觉昏困，上喘息高。许诊之曰：太阳病下之，表未解，微喘者，桂枝加厚朴杏仁汤，此仲景法也。指令医者用此药治，一啜喘定，再啜热缓微汗，至晚身凉而脉和矣。医曰：某平生未尝用仲景方，不知其神捷如此。李景超，李具双．许叔微医学全书［M］．北京：中国中医药出版社，2019.

桂枝加附子汤

【原文】太阳病，发汗，遂漏不止，其人恶风，小便难，四肢微急，难以屈伸者，桂枝加附子汤主之。（20）

桂枝加附子汤方　桂枝三两（去皮）　芍药三两　甘草三两（炙）　生姜三两（切）　大枣十二枚（擘）　附子（炮，去皮，破八片）

上六味，以水七升，煮取三升，去滓，温服一升。本云桂枝汤，今加附子。将息如前法。

【病机】表证未除，阳气虚弱，阴亦不足。

【应用指征】恶风发热、头痛、汗漏不止、四肢拘急不适、小便不利等。

【临床应用】①原治太阳病发汗太过致阳虚漏汗。②现代本方多用于阳虚感冒及由阳虚所致的精、津、血的外泄，如遗精、遗尿、鼻衄、带下等；也可用于阳虚气血运行不畅所致的心悸（室性期前收缩、病态窦房结综合征、更年期综合征）、痹证等。

【典型病案】黄某，女，23岁，矿区搬运工人。据代诉，头痛，恶寒发热，身痛呕逆，手足拘急、厥冷。其夫认为病势甚急……邀我往诊。视其舌，质嫩色淡，微罩白苔。诊其脉，沉而弱，汗出肢厥。忖思汗出恶风、头痛发热、呕逆等，为桂枝汤证，手足拘急、肢厥，属阳虚征象。脉证符合，遂予桂枝加附子汤（桂枝后下、杭芍、生姜、熟附片各三钱，甘草两钱，大枣四枚，水二碗，煎至一碗）。嘱温服后静卧，当晚1剂服完，次晨步行前来就诊，自云证已减半，唯头痛身倦，原方再服2剂而愈。吴秋平. 运用桂枝加附子汤治验二例［J］. 江西中医药，1958（6）：39.

【辨证思路解析】

病证辨析：汗出恶风、头痛发热、呕逆等，为太阳中风的桂枝汤证之征象；手足拘急、厥冷，加之舌质嫩色淡，微罩白苔，诊其脉沉而弱，属一派阳虚征象。综上之临床表现，与《伤寒论》第20条所述颇为相似，当诊为太阳中风表虚兼素体阳虚之证。

病因病机分析：太阳病因外感风寒，遂头痛发热；素体阳气不足，又因外感寒邪，损伤营卫，卫阳益虚，而皮腠不固，故导致恶寒；里阳亏损，故脾脏虚寒而呕逆；阳气者，柔则养筋，液脱者，骨肉屈伸不利，四肢为诸阳之本，今阳亡液脱，故四肢微急，厥冷而不能屈伸。

治法与方药分析：病属太阳中风兼阳虚导致的阴阳两虚之证。治当扶阳解表。方用桂枝加附子汤。方中用桂枝汤调和营卫，附子温经复阳，固表止汗。桂、附相合，温煦阳气，卫阳振奋，则漏汗自止，恶风亦罢。阳复汗止，则阴液始复，小便自调，四肢亦柔，诸症自愈。

【参考病案】王某，男，29岁，农民，住院号4572，1952年10月12日入院。患者因慢性骨髓炎住院两月余。一天下午感到怕冷、头痛，医者给予非那西汀0.2g，匹拉米酮0.2g，一次服下，约半小时许，大汗不止，恶风，尿急而无尿液，急邀中医会诊。检查：形体消瘦，面色萎黄，表情惶恐，全身大汗淋漓，四肢拘急，坐卧不宁，状甚危笃，脉沉微而数。诊为大汗亡阳。证属表证未除，阳衰阴厥。治宜解表回阳救逆。方取桂枝加附子汤。处方：桂枝10g，甘草6g，白芍10g，附子10g，生姜1片，大枣3枚水煎服……当即配药煎服，服1剂汗止而愈。于鹄忱. 大汗亡阳［J］. 山东中医学院学报，1979（3）：59.

桂枝去芍药汤

【原文】太阳病，下之后，脉促胸满者，桂枝去芍药汤主之。（21）

桂枝去芍药汤方　桂枝三两（去皮）　甘草二两（炙）　生姜三两（切）　大枣十二枚（擘）

上四味，以水七升，取三升，去滓，温服一升。本云桂枝汤，今去芍药。将息如前法。

【病机】胸阳不振，表邪未解。

【应用指征】胸满、脉促、恶风寒、发热、汗出或不汗出等。

【临床应用】①原治太阳病误下后胸阳不振。②现代本方多用于心、肺、脾阳不足之呃逆、水肿、咳嗽、呕吐、哮喘、痞证、心悸、鼓胀、心痹、胁痛等多种内科杂证，还有用本方治疗胃下垂、支气管哮喘伴肺心病、肺源性心脏病、扩张型心肌病者。

【典型病案】李某，女，46岁。因患心肌炎而住院治疗，每当入夜则胸中憋闷难忍，气短不足以息，必须靠吸氧才能得以缓解。舌质淡，苔白，脉弦而缓。方用桂枝去芍药汤。处方：桂枝10g，生姜10g，大枣12枚，炙甘草6g。共研为末，日服2次，早晚各1次。分5日服完。刘渡舟，王庆国，刘燕华．经方临证指南［M］．北京：人民卫生出版社，2013.

【辨证思路解析】

病证辨析：患者有心肌炎的既往史，且主诉入夜则胸满憋闷，气短不足以息，当属邪陷胸中，胸阳被遏所致；舌质淡，苔白，脉弦而缓，说明阳气不足，内有郁结，与《伤寒论》第21条所述颇为相似，当诊为胸阳不振之证。

病因病机分析：患者既往有心肌炎病史，现又有胸闷症状，且脉弦缓，可辨为大病过后，邪气始终在里伏于胸中，郁遏阳气，导致正邪相争，胸阳不振，胸闷气短。夜晚发作则是夜晚阴寒之气较盛，胸阳被郁更甚，正邪交争加剧。

治法与方药分析：病属胸阳不振之证。治当解肌祛风，宣通阳气为主。方用桂枝去芍药汤。鉴于其病情较重而且顽固，故将原汤剂改作散剂，以便于坚持服药。该方即桂枝汤去芍药而成。桂枝合甘草辛甘化阳，为温通心阳之佳品。生姜合桂枝，辛温发散，以除表邪。大枣佐甘草以补中州，益中气。四药合用，辛甘发散为阳，既可解表邪，又可通心阳。芍药阴柔，有碍宣通阳气，故去之。

【参考病案】王某，男，36岁。自述胸中发满，有时憋闷难忍，甚或疼痛。每逢冬季则发作更甚，兼见咳嗽、气短、四肢不温、畏恶风寒等症。脉来弦缓，舌苔色白。参上述脉证，辨为胸阳不振，阴寒上踞，心肺气血不利之证。治当通阳消阴。方取桂枝去芍药汤加味。处方：桂枝9g，生姜9g，炙甘草6g，大枣7枚，附于9g。服5剂，胸满、气短诸症皆愈。陈明，刘燕华，李芳．刘渡舟临证验案精选［M］．北京：学苑出版社，1996.

桂枝加芍药生姜各一两人参三两新加汤

【原文】发汗后，身疼痛，脉沉迟者，桂枝加芍药生姜各一两人参三两新加汤主之。（62）

桂枝加芍药生姜各一两人参三两新加汤方 桂枝三两（去皮） 芍药四两 甘草二两（炙） 人参三两 大枣十二枚（擘） 生姜四两

上六味，以水一斗二升，煮取三升，去滓，温服一升。本云桂枝汤，今加芍药、生姜、人参。

【病机】营卫不和，气营不足，经脉失养。

【应用指征】身疼痛，汗后身痛不减，甚或加重，脉沉迟，可伴有恶风寒、发热、汗出等。

【临床应用】①原治汗后气营不足身痛。②现代用本方不仅可治疗体虚感冒、产后身痛、自汗及多种虚性身痛之证，而且可治疗缓慢性心律失常、消化性溃疡、糖尿病周围神经病变、肩关节周围炎、失血性贫血及不安腿综合征等属营卫不和兼气营两虚者。

【典型病案】兰某，女，31岁，1993年5月8日初诊。产后一月，身痛，腰痛，两脚发软如踩棉花，汗出恶风，气短懒言而带下颇多。曾服用生化汤5剂，罔效。视其舌体胖大，切其脉沉缓无力。方用桂枝加芍药生姜各一两人参三两新加汤加味。处方：桂枝10g，白芍16g，生姜12g，炙甘草6g，大枣12枚，党参20g，桑寄生30g，杜仲10g。日服2次，早晚各1次，分10日服完。服药5剂，患者身痛止，汗出恶风已愈，体力有增，口干，微有腰部疼痛，乃于上方加玉竹12g，再服3剂而愈。陈明，刘燕华，李芳．刘渡舟临证验案精选［M］．北京：学苑出版社，1996.

【辨证思路解析】

病证辨析：患者产后身痛，腰痛，两脚发软如踩棉花，汗出恶风，气短懒言而带下颇多，舌体胖大，脉沉缓无力，与《伤寒论》第62条所述颇为相似，当诊为产后气血两虚兼营卫不和之证。此外，该患者的临床症状如身痛、腰痛、两脚发软如踩棉花、汗出恶风、气短懒言而带下颇多、舌体胖大、脉沉缓无力，为产后气血两虚兼营卫不和之证的明显症状，与产后素体虚寒血瘀表现的产后恶露不行、小腹冷痛、阴道流血过多、冷汗、乏力、宫缩乏力、面色苍白、苔薄白、脉沉细或沉缓，有较明显的差异，且该患者曾服用生化汤疗效不显，故可排除虚寒血瘀所致。

病因病机分析：本案患者的身痛、腰痛，并非外受邪气所致，乃是由于产后气血不足，经脉失养，故亦可见两脚发软、脉来沉而不浮、舌体胖大。气血不足，气不温煦而血不济润，则见身痛、汗出恶风等气血双虚之候。气虚则失其统摄，故带下偏多。

治法与方药分析：本案病属产后气血两虚兼营卫不和之证。治当调和营卫、益气和营为主，以桂枝加芍药生姜各一两人参三两新加汤为主方。方用桂枝汤调和营卫，重用芍药以养营阴，滋润经脉；加党参以益气补卫；妙在加重生姜之剂量，一方面能鼓舞营阴外达，与卫相和；另一方面借其辛散之力将益气养营补养之功达于体表，使其更直接地发挥治疗作用，可谓一举而数得，有调中有补且补而不滞的效果。

【参考病案】张某，女，30岁。产后3天发热，体温40.2℃，头痛，恶寒，有汗，舌苔薄微腻，脉象浮小数。证属产后气阴两亏，风邪乘虚外袭，以致营卫不和。治当调和营卫，补虚退热。方取桂枝加芍药生姜各一两人参三两新加汤加味。处方：川桂枝3g，杭白芍10g，炙甘草3g，生姜1片，大黑枣4枚，太子参15g，嫩白薇10g，香青蒿5g。服2剂，体温降至正常，余症消失。张圣德，时永华．异病同治案三则　加味桂枝汤的应用体会［J］．江苏中医药，1979（1）：43.

麻黄汤

【原文】太阳病，头痛发热，身疼腰痛，骨节疼痛，恶风无汗而喘者，麻黄汤主之。（35）

太阳病，十日以去，脉浮细而嗜卧者，外已解也。设胸满胁痛者，与小柴胡汤，脉但浮者，与麻黄汤。（37）

太阳病，脉浮紧，无汗，发热，身疼痛，八九日不解，表证仍在。此当发其汗。服药已微除。其人发烦，目瞑，剧者必衄，衄乃解。所以然者，阳气重故也。麻黄汤主之。（46）

脉浮者，病在表，可发汗，宜麻黄汤。（51）

脉浮而数者，可发汗，宜麻黄汤。（52）

伤寒，脉浮紧，不发汗，因致衄者，麻黄汤主之。（55）

脉但浮，无余证者，与麻黄汤。若不尿，腹满加哕者，不治。（232）

阳明病，脉浮，无汗而喘者，发汗则愈，宜麻黄汤。（235）

麻黄汤方　麻黄三两（去节）　桂枝二两（去皮）　甘草一两（炙）　杏仁七十个（去皮尖）

上四味，以水九升，先煮麻黄，减二升，去上沫，内诸药，煮取二升半，去滓，温服八合。覆取微似汗，不须啜粥，余如桂枝法将息。

【病机】风寒外束，卫阳被遏，营阴郁滞，肺气失宣。

【应用指征】恶寒，发热，无汗而喘，头痛，周身疼痛，脉浮紧。

【临床应用】①原治太阳伤寒表实证。②现代临床除将本方应用于呼吸系统疾病如上呼吸道感染、急性支气管炎、支气管哮喘之外，还广泛应用于其他疾病，如无汗证、类风湿关节炎、缓慢性心律失常、肾病综合征、腹水等。

【典型病案】汪某，以养鸭为业，残冬寒风凛冽，雨雪交加，整日随鸭群蹀躞奔波，不胜其劳。某晚归时，感觉不适，饮冷茶一大钟，午夜恶寒发热，咳嗽声嘶，既而语言失音。曾煎服姜汤冲杉木炭末数钟，声亦不扬。晨间，其父伴来就诊，代诉失音原委。方用麻黄汤。处方：麻黄 9g，桂枝、杏仁各 6g，甘草 3g。服后复温取汗，换衣两次。翌日外邪解，声音略扬，咳仍有痰，胸微胀。又于前方去桂枝，减麻黄为 4.5g，加贝母、桔梗各 6g，白蔻 3g，细辛 1.5g，以温肺化痰。续进 2 帖，遂不咳，声音复常。赵守真．治验回忆录［M］．北京：人民卫生出版社，2020.

【辨证思路解析】

病证辨析：因知患者寒袭肺金，闭塞空窍，故咳嗽声哑。按脉浮紧，舌上无苔，身疼无汗，与《伤寒论》第 35 条所述颇为相似，当诊为太阳表实证。此外，其声喑者，非肺气虚导致的金破不鸣，而是风寒袭肺，肺失清肃导致的金实不鸣。

病因病机分析：该患由于外感风寒，风寒外束，卫阳被遏，营阴郁滞，导致恶寒发热，肺气失宣。《素问·咳论》云："皮毛者，肺之合也。"又《灵枢·邪气脏腑病形》

云："形寒寒饮则伤肺。"由于贼风外袭，玄府阻闭，饮冷固邪，痰滞清道，则治节失职。《灵枢·忧恚无言》说："人卒然无音者，寒气客于厌，则厌不能发，发不能下至，其开阖不致，故无音。"今患者外感风寒，复饮冷茶，寒饮相搏，阻塞肺窍会厌，故致音哑，所谓"金实不鸣"也。

治法与方药分析：病属外感风寒表实证。治当辛温发汗、宣肺平喘为主。方用麻黄汤。麻黄汤方由麻黄、桂枝、杏仁、炙甘草组成。方中麻黄为主药，微苦辛温，发汗解表，宣肺平喘。桂枝辛甘温，解肌祛风，助麻黄发汗。杏仁宣肺降气，助麻黄平喘。炙甘草甘微温，一者调和诸药，二者可缓麻桂之性，防过汗伤正。全方为辛温发汗之峻剂。

【参考病案】张某，女，47岁，1983年4月1日来诊。患者于两日前突患急性结膜炎而来诊治，见双目红赤而暗，微痒不灼痛，脸浮而苍，微发寒热，口和不渴，头昏胀，二便自调。观其舌正苔滑，切其脉缓而滑。证属风寒客于太阳目系之候，治宜辛温发散，方取麻黄汤加味。处方：生麻黄12g，桂枝3g，炙甘草6g，杏仁12g，细辛12g，川芎10g。水煎服。2剂后，目赤退去大半，余症亦减，4剂后病愈。陈明，张印生.伤寒名医验案精选［M］.北京：学苑出版社，2018.

葛根汤

【原文】太阳病，项背强几几，无汗，恶风，葛根汤主之。（31）

葛根汤方　葛根四两　麻黄三两（去节）　桂枝二两（去皮）　生姜三两（切）　甘草二两（炙）　芍药二两　大枣十二枚（擘）

上七味，以水一斗，先煮麻黄、葛根，减二升，去白沫，内诸药，煮取三升，去滓，温服一升。覆取微似汗，余如桂枝法将息及禁忌。诸汤皆仿此。

【病机】风寒之邪束表，太阳经输不利。

【应用指征】恶寒（风），发热，头痛，无汗，项背拘急不舒，脉浮紧。

【临床应用】①原治太阳伤寒兼经输不利。②本方的现代应用涉及多个系统、多个病种，包括流行性感冒、急性支气管炎、肺炎、过敏性鼻炎、慢性副鼻窦炎、痢疾、肠炎、胃肠型感冒、颈椎病、肩周炎、周围面神经麻痹、各类神经性疼痛、纤维性肌痛、紧张性头痛、急性腰扭伤、踝关节扭伤、腰肌劳损等。

【典型病案】李某，男，38岁，住北京朝阳区。患顽固性偏头痛两年，久治不愈，经友人介绍，请刘老诊治。主诉：右侧头痛，常连及前额及眉棱骨，伴无汗恶寒，鼻流清涕，心烦，面赤，头目眩晕，睡眠不佳。诊查之时，见病人颈项转动不利，问之，乃答曰：颈项及后背经常有拘急感，头痛甚时拘紧更重。方用葛根汤。处方：麻黄4g，葛根18g，桂枝12g，白芍12g，炙甘草6g，生姜12g，大枣12枚。麻黄、葛根两药先煎，去上沫，服药后覆取微汗，避风寒。日服2次，早晚各1次，分10日服完。3剂药后，脊背有热感，继而身有小汗出，头痛、项急随之而减，原方再服，至15剂，头痛、项急诸症皆愈。陈明，刘燕华，李芳.刘渡舟临证验案精选［M］.北京：学苑出版社，1996.

【辨证思路解析】

病证辨析：患者头痛伴有无汗恶寒、鼻流清涕、项背拘急与脉浮等症，与《伤寒论》第31条所述颇为相似。此外，患者为右侧头痛，常连及前额及眉棱骨，尤其伴无汗恶寒、鼻流清涕、心烦、面赤、头目眩晕、睡眠不佳等症状，故当辨为寒邪客于太阳经脉，经气不利之证，与属少阳经头痛常伴有眼睛发花、早起口苦等的两侧头痛；与属太阴脾湿的头痛而重，同时还伴有四肢酸疼、呕吐的症状；与属少阴心肾的头痛咽干，常伴小便发红、少气懒言、皮肤干燥等症状；与属厥阴肝的头顶痛，常伴干呕、手指甲和嘴唇发青、四肢冰冷、腹痛的症状；与属血虚头痛，伴有习惯性摇头的以上症状，明显有别。

病因病机分析：患者因感受寒邪，营卫失调，故无汗恶寒，鼻流清涕，舌淡苔白，脉浮略数；风寒客于太阳经输，津液不得濡润，则心烦，面赤，脉略数；太阳与阳明经脉气血不利，则右侧头痛，常连及前额及眉棱骨，头目眩晕，睡眠不佳，颈项及后背经常有拘急感。

治法与方药分析：病属寒邪客于太阳经脉，经气不利之证。治当发汗解表，升津舒筋为主。方用葛根汤。本案所用葛根汤，由桂枝汤减轻桂、芍用量，加葛根、麻黄而成。方中葛根为主药，加葛根并且重用至18g，在于其既能散太阳经邪，又能疏通经络，并能启动津液以濡润经脉；桂枝汤减少桂、芍而加麻黄者，一则解肌发表，调和营卫，再则欲发汗解表，以治恶风无汗之表实。本方既能发汗升津，又无麻黄汤过汗之虞，且方中芍药、生姜、大枣、炙甘草又可补养阴血，助津液升发之源。本方服药后不必啜粥，只需温覆取微汗出，余遵桂枝汤调护之法。现代研究亦证明，葛根有扩张血管、改善血液循环的作用，服用本方可使寒邪散、经脉通、津液升、荣卫和，则头痛、项强诸症自愈。

【参考病案】章某，男性，74岁，当地服装四厂退休技师，1985年11月9日初诊。患者于同年7月底行前列腺摘除术后外感发热，经用中西药后寒热退，同时出现双下肢痿软疼痛，行走须人搀扶，双侧颈项牵强疼痛，在外院用中西药两月余，下肢症状渐好转，颈项诸症却有增无减。现症见身体清瘦，头项左倾，两侧颈项和后枕部僵硬麻木，牵强疼痛，转侧时疼痛益剧，头似不在脖子上，二便自调。舌质淡红，苔薄白，脉细弦。观前医处方多为羌防一类祛风湿止痛或夹通络养血之品，然患者颈项诸症实属仲圣所谓“强几几”也，其太阳经证已跃然眼前，遂处以《伤寒论》葛根汤原方：葛根40g，生麻黄10g，桂枝10g，赤白芍各30g，生甘草10g，生姜3g，大枣12枚。2剂。嘱药后稍加被覆以取小汗。二诊患者诉头颈已复端正，精神振奋，谓当日药后略有汗出，颈项部隐感热辣，诸症明显减轻，颈项大松，如释重负。次日药后并无汗出，颈项症豁然若失，转侧裕如，稍感头晕，病既愈，未再处方。一月后门诊遇之，谓一切良好。陈明，张印生．伤寒名医验案精选［M］．北京：学苑出版社，2018.

葛根加半夏汤

【原文】太阳与阳明合病，不下利但呕者，葛根加半夏汤主之。(33)

葛根加半夏汤方 葛根四两 麻黄三两(去节) 甘草二两(炙) 芍药二两 桂枝二两(去皮) 生姜二两(切) 半夏半升(洗) 大枣十二枚(擘)

上八味，以水一斗，先煮葛根、麻黄，减二升，去白沫，内诸药，煮取三升，去滓，温服一升。覆取微似汗。

【病机】风寒束表，内犯阳明。

【应用指征】发热恶寒，头身疼痛，无汗，下利或呕逆，舌苔白，脉浮或浮紧。

【临床应用】①原治太阳阳明合并下利、呕吐。②现代本方应用于急性胃肠炎、胃肠型普通感冒及胃肠型流行性感冒，常出现下利、呕吐、恶心等症状，这些症状有同时出现者，亦有先见恶心、呕吐，随之而来下利者，与本证相似，治疗方法可视呕吐轻重、出现时间不同，选用葛根汤或葛根加半夏汤。

【典型病案】陈某，男，45岁，1979年8月17日初诊。患者项背强痛、胃痛呕吐已5年。5年以来患者时常胃痛，每年春秋发病，去年经某院钡剂造影诊断为十二指肠球部溃疡。近来胃脘偏右部疼痛较剧，反酸纳呆，饭后1时许出现呕吐，并有项强，恶风无汗，脉浮紧，苔白腻。方用葛根加半夏汤。处方：葛根12g，麻黄9g(去节)，甘草6g(炙)，芍药6g，桂枝6g(去皮)，生姜6g(切)，半夏9g(洗)，大枣12枚(擘)。日服2次，早晚各1次，分10日服完。服6剂，痛呕皆止，饮食如常。陈明，张印生.伤寒名医验案精选[M].北京：学苑出版社，2018.

【辨证思路解析】

病证辨析：患者时常胃痛日久，反酸纳呆，饭后1时许出现呕吐，并有项强、恶风无汗，脉浮紧，苔白腻，与《伤寒论》第33条所述颇为相似，当诊为风寒束表，内犯阳明导致胃脘疼痛之证。

病因病机分析：患者项强、恶风、无汗、脉浮紧、苔白，为邪在太阳导致营卫不和，经输不利；胃痛、呕吐、纳呆、反酸、苔腻，为内迫阳明，所谓邪气外甚，阳不主里，里气不和，气下而不上者，但下利而不呕，气上逆而不下者，但呕而不下利。风者阳也，阳性上行，故合阳明胃中之水饮而上逆。

治法与方药分析：病属表邪不解，内迫阳明证。治当散寒解表、降逆和胃为主。方用葛根加半夏汤。该方即葛根汤加半夏而成。葛根汤，升剂也。半夏辛散，芍药收阴，降药也。以葛根汤外散风寒，发汗解表；加用半夏，合方中的生姜，为小半夏汤，意在和胃降逆。太阳、阳明两经皆病，开阖失机，故以升降法治之。麻黄、葛根、生姜、桂枝其性皆升，唯其升极即有降，理寓于其中。又有芍药、甘草奠安中焦，再加半夏以通阴阳，而气遂下、呕亦止，是先升后降之制也。

【参考病案】任某，女，21岁，1965年12月21日初诊。昨日感冒，头痛头晕，身疼腰痛，恶心呕吐，恶寒，并素有腹痛大便溏泄，浮数，苔白。证属太阳阳明合病，治宜散寒解表，降逆和胃。方取葛根加半夏汤。处方：葛根 12g，麻黄 10g，桂枝 10g，生姜 10g，白芍 10g，大枣 4 枚，炙甘草 6g，半夏 12g。服 1 剂症大减，2 剂证已。陈明，张印生．伤寒名医验案精选［M］．北京：学苑出版社，2018.

大青龙汤

【原文】太阳中风，脉浮紧，发热，恶寒，身疼痛，不汗出而烦躁者，大青龙汤主之；若脉微弱，汗出恶风者，不可服之，服之则厥逆，筋惕肉瞤，此为逆也。（38）

太阳中风，脉浮缓，身不疼，但重，乍有轻时，无少阴证者，大青龙汤发之。（39）

病溢饮者，当发其汗，大青龙汤主之；小青龙汤亦主之。（《金匮要略·痰饮咳嗽病脉证并治第十二》）

大青龙汤方 麻黄六两（去节） 桂枝二两 甘草二两（炙） 杏仁四十枚（去皮尖） 生姜三两（切） 大枣十枚（擘） 石膏如鸡子大（碎）

上七味，以水九升，先煮麻黄，减二升，去上沫，内诸药，煮取三升，去滓，温服一升。取微似汗，汗出多者，温粉扑之，一服汗者，停后服。若复服，汗多亡阳遂虚，恶风烦躁，不得眠也。

【病机】风寒外束，兼阳郁内热。

【应用指征】恶寒，发热，身痛（或重），无汗，烦躁，脉浮紧（或浮缓）。

【临床应用】①原治太阳伤寒兼阳郁内热证。②现代本方应用于流感发热、支气管哮喘、慢性支气管炎合并感染、汗腺闭塞症、荨麻疹、痤疮等疾病。

【典型病案】程某，60 岁。一日忽发寒热无汗，精神疲倦，神志较模糊。家人屡问所苦，才勉强答以自觉心烦，全身疼痛，难以转侧，有人认为是少阴证，须急用姜、附回阳。家属犹豫不决，请我诊治。该患者脉象浮而微数，两足胫热。方用大青龙汤。处方：生石膏 30g，麻黄、桂枝、杏仁、生姜各 9g，炙甘草 6g，大枣 5 枚。水煎服。嘱其将药分 3 次温服，每 2 小时服 1 次，如得汗出，即停服。杜同仿．沈炎南医论医案集［M］．北京：科学出版社，2013.

【辨证思路解析】

病证辨析：患者恶寒发热，无汗，脉浮数，两足胫热，与《伤寒论》第 38 条所述颇为相似，当诊为大青龙汤证。此外，虽然精神疲倦呈嗜睡状态和大青龙汤证的烦躁不得眠有异，但这是老年患病，精神不支的缘故，故患者外表虽无烦躁现象，但却自觉心烦。本病容易被认为少阴病，除上述精神疲倦可被误认为少阴证之“但欲寐”外，尚有身体疼痛难以转侧的症状；但脉象浮而不微细，足胫温而不冷，则和少阴病有很大区别。

病因病机分析：因风寒外袭，卫闭营郁，故寒热无汗，身疼不能转侧，脉象浮。毛窍郁闭，阳热内郁，故发热而烦，两足胫热，脉象微数；老年患病，精神不支，故患者外表虽无烦躁现象，但却自觉心烦，精神疲倦，神志较模糊。

治法与方药分析：病属风寒外束，兼阳郁内热证。治当外散风寒、内清郁热为主。

方用大青龙汤。鉴于考虑患者年老体虚，发汗太过，可能导致虚脱，故如得汗出，即停服。该方由麻黄汤倍用麻黄，减杏仁剂量，加石膏、姜、枣而成。原方中麻黄六两，较麻黄汤增一倍，故为发汗重剂，重用麻黄，佐桂枝、生姜辛温发汗，外散风寒，以开祛邪之路；加石膏辛寒，以清郁闭之热，使郁热除，则烦躁止；炙甘草、大枣和中以滋汗源。诸药合之，既能发汗解表，又可清热除烦，为表里双解之剂。药后当以汗出表解而效，犹如龙升雨降，郁热顿除之意。

【参考病案】曾治一人冬日得伤寒证，胸中异常烦躁。医者不识大青龙证，竟投以麻黄汤。服后分毫无汗，胸中烦躁益甚，自觉屋隘莫能容。诊其脉洪滑而浮，治以大青龙汤加天花粉24g，服后5分钟，周身汗出如洗，病若失。刘越．张锡纯医案［M］．北京：学苑出版社，2010.

小青龙汤

【原文】伤寒表不解，心下有水气，干呕，发热而咳，或渴，或利，或噎，或小便不利，少腹满，或喘者，小青龙汤主之。(40)

伤寒，心下有水气，咳而微喘，发热不渴。服汤已，渴者，此寒去欲解也。小青龙汤主之。(41)

病溢饮者，当发其汗，大青龙汤主之，小青龙汤亦主之。(《金匮要略·痰饮咳嗽病脉证并治第十二》)

咳逆倚息，不得卧，小青龙汤主之。(《金匮要略·痰饮咳嗽病脉证并治第十二》)

妇人吐涎沫，医反下之，心下即痞，当先治其吐涎沫，小青龙汤主之。涎沫止，乃治痞，泻心汤主之。(《金匮要略·妇人杂病脉证并治第二十二》)

小青龙汤方 麻黄(去节) 芍药 细辛 干姜 甘草(炙) 桂枝各三两(去皮) 五味子半升 半夏半升(洗)

上八味，以水一斗，先煮麻黄，减二升，去上沫，内诸药，煮取三升，去滓，温服一升。若渴，去半夏，加栝楼根三两；若微利，去麻黄，加荛花，如一鸡子，熬令赤色；若噎者，去麻黄，加附子一枚，炮；若小便不利，少腹满者，去麻黄，加茯苓四两；若喘，去麻黄，加杏仁半升，去皮尖。且荛花不治利，麻黄主喘，今此语反之，疑非仲景意。

【病机】风寒束表，水饮内停。

【应用指征】恶寒，发热，咳嗽，气喘，呕恶，脉浮紧(或浮滑)，或兼见其他水饮内停的症状。

【临床应用】①原治太阳伤寒兼水饮内停。②现代本方应用于呼吸系统疾病如慢性气管炎、肺气肿、肺心病、咳嗽变异性哮喘、支气管哮喘、支气管炎、支气管肺炎、大叶性肺炎、结核性胸膜炎、慢性鼻炎，也应用于水邪内停所引起的胃病、肠易激综合征、病态窦房结综合征、类风湿关节炎、红斑狼疮及其他过敏性疾病。

【典型病案】柴某，男，53岁，1991年2月3日就诊。患咳喘10余年，冬重夏轻，经过许多大医院均诊为慢性支气管炎或慢支并发肺气肿，选用中西药治疗而效果不显。就诊时，患者气喘憋闷，耸肩提肚，咳吐稀白之痰，每到夜晚则加重，不能平卧，晨起则吐痰盈杯盈碗，背部恶寒，视其面色黧黑，舌苔水滑，切其脉弦，寸有滑象。方用小青龙汤。处方：麻黄 9g，桂枝 10g，干姜 9g，五味子 9g，细辛 6g，半夏 14g，白芍 9g，炙甘草 10g。日服 2 次，早晚各 1 次，分 10 日服完。陈明，刘燕华，李芳．刘渡舟临证验案精选［M］．北京：学苑出版社，2021.

【辨证思路解析】

病证辨析：患者气喘憋闷，耸肩提肚，咳喘吐痰，痰色清稀，背部恶寒，舌苔水滑，与《伤寒论》第 40 条所述颇为相似，当诊为寒饮内伏，上射于肺之证。此外，水饮内停，往往随气机运行而变动不居，出现许多兼证，如水寒阻气，则兼噎；水寒犯胃，则兼呕；水寒滞下，则兼小便不利；水寒流溢四肢，则兼肿；若外寒不解，太阳气郁，则兼发热、头痛等症。

病因病机分析：寒饮内扰于肺，肺失宣降之职，故患者咳喘吐痰；肺寒金冷，阳虚津凝，成痰为饮，痰色清稀；外感寒邪客于督脉，则背部恶寒；肺寒气冷，水饮凝滞不化，故舌苔水滑；寒饮为阴邪，易伤阳气，胸中阳气不温，使荣卫行涩，不能上华于面，故患者可见面色黧黑。

治法与方药分析：病属寒饮内伏，上射于肺之证。治当辛温解表、温化水饮为主，兼以养阴清热。方用小青龙汤。方中麻黄、桂枝发散寒邪，兼以平喘；干姜、细辛温肺胃，化水饮，兼能辅麻、桂以散寒；半夏涤痰浊，健胃化饮；五味子滋肾水以敛肺气；芍药养阴血以护肝阴，而为麻、桂、辛三药之监，使其祛邪而不伤正；炙甘草益气和中，调和诸药。服用本方可使寒邪散，水饮去，肺气通畅，则咳喘自平。

【参考病案】李某，男，63 岁，1966 年 1 月 4 日初诊。咳嗽吐黄白色痰已 4 个月，自去年 10 月患咳嗽、吐痰、咽痛，一直服汤药治疗，咳嗽不减反又加上喘。患者很细心，把服过药的处方都带来了，其主要处方是桑杏汤加减，患者自己说吃川贝母有 500g。刻下症状：咳嗽，吐黄白色痰，量多，心烦胸满，背恶寒，口干思饮，但饮水后胃脘不适，苔黄腻，舌尖红，脉弦滑细。予小青龙加石膏汤。处方：麻黄 9g，桂枝 9g，细辛 6g，干姜 6g，白芍 9g，炙甘草 9g，五味子 9g，半夏 15g，生石膏 45g。冯德华．国医圣手胡希恕经验良方赏析［M］．北京：人民军医出版社，2013.

桂枝麻黄各半汤

【原文】太阳病，得之八九日，如疟状，发热恶寒，热多寒少，其人不呕，清便欲自可，一日二三度发。脉微缓者，为欲愈也；脉微而恶寒者，此阴阳俱虚，不可更发汗、更下、更吐也；面色反有热色者，未欲解也，以其不得小汗出，身必痒，宜桂枝麻黄各半汤。（23）

桂枝麻黄各半汤方 桂枝一两十六铢（去皮） 芍药 生姜（切） 甘草（炙） 麻黄（去节）各一两 大枣（擘）四枚 杏仁二十四枚（汤浸，去皮尖及两仁者）

上七味，以水五升，先煮麻黄一二沸，去上沫，内诸药，煮取一升八合，去滓，温服六合。本云：桂枝汤三合，麻黄汤三合，并为六合，顿服。将息如上法。

【病机】表郁日久，邪轻证轻。

【应用指征】表证日久，发热恶寒如疟状，一日二三度发，或伴面红、身痒。

【临床应用】①原治太阳病日久不愈的三种转归及表郁轻证。②现代本方应用于外感病之风寒外感，日久邪微，表郁不解者，也可加减应用于杂病之皮肤瘙痒、荨麻疹、变态反应性微血管炎症性疾病、甲状腺炎、便秘、神经官能症等。

【典型病案】某女，47岁，1978年3月10日初诊。恶寒发热已9日。患者因三叉神经痛自服单方山茱萸汤，时痛时止，尚未停药，又于熟睡时受凉，症见每日午后3时许微恶寒并发热，入夜体温38.5℃左右，随后汗出热退，如是发作已9天。体检、血象、胸透均无异常，服用一般解表剂、APC（复方乙酰水杨酸片）及抗生素无效。苔白，脉弦细。方用桂枝麻黄各半汤。处方：麻黄3g，桂枝10g，杏仁10g，白芍10g，生姜10g，炙甘草6g，大枣10枚。共2剂。陆鸿滨．对《伤寒论》六经气化学说的实践体会［J］．贵阳中医学院学报，1979（2）：5.

【辨证思路解析】

病证辨析：患者患外感9日，曾服补敛剂，使邪郁不退，症见恶寒发热、呈阵发性等特点，与《伤寒论》第23条所述颇为相似，当诊为表郁日久，邪轻之证。

病因病机分析：证属太阳伤寒，因病初误服补敛之剂山茱萸汤，有碍“太阳为开”，以致邪留不退，故有脉弦细等症状；而又外感风寒，故有微恶寒并发热、苔白等症状。

治法与方药分析：病属表郁日久，邪轻证轻。治当辛温解表、小发其汗为主。方用桂枝麻黄各半汤。该方为桂枝汤与麻黄汤各取1/3量，按1∶1比例合方，或将两方各三合煎液合并。两方为小剂组合，旨在使桂枝汤调和营卫而不留邪，麻黄汤解表发汗而不伤正。刚柔相济，剂量虽小，实为发散邪气，扶助正气，属发汗轻剂。

【参考病案】患者于半年前因病服用“复方新诺明”发生过敏，周身皮肤发红，瘙痒不已。西医诊为大疱性表皮松解萎缩型药疹，多方医治罔效，患者特别痛苦，经他人协助，从四川辗转来京请刘老诊治。现全身皮肤通红、灼热，瘙痒难耐，表皮片片脱落，每日可盈一掬，面色缘缘正赤，目赤羞明，不愿睁视，口干鼻燥，咽痛，月经半年未行，小便色黄，大便质软，一日两行，舌绛，苔白腻，脉滑。初辨为热毒深入营血，用“清营汤”“犀角地黄汤”等清营凉血解毒等法，疗效不明显。刘老综合脉证思之良久，顿悟此证为热毒郁于阳明之经。阳明主肌肉，故见皮肤发红、瘙痒，其面缘缘正赤，反映了阳明经中邪气未解之象，治以升散阳明经中久蕴之邪，方用升麻葛根汤。药服5剂。面赤、身痒减轻，患者信心倍增。由于近日感冒，微发热恶寒，为太阳表邪之象，阳郁在表，“以其不得小汗出”，则更助其身之痒，乃用桂枝麻黄各半汤为疏：麻黄3g，桂枝10g，杏仁10g，白芍10g，生姜10g，炙甘草6g，大枣10枚。3剂。服药后微微汗出，已不恶寒，食眠均佳。昨日月经来潮，经量、经色正常，此表邪已解，续用升麻葛根汤，以清阳明热毒。经治月余，患者皮肤颜色渐退为淡红色，已不脱屑，诸症遂安，欣然返乡。陈明，刘燕华，李芳．刘渡舟临证验案精选［M］．北京：学苑出版社，1996.

桂枝二麻黄一汤

【原文】服桂枝汤，大汗出，脉洪大者，与桂枝汤，如前法。若形似疟，一日再发者，汗出必解，宜桂枝二麻黄一汤。(25)

桂枝二麻黄一汤方 桂枝一两十七铢（去皮） 芍药一两六铢 麻黄十六铢（去节） 杏仁十六个（去皮尖） 甘草一两二铢（炙） 生姜一两六铢（切） 大枣五枚（擘）

上七味，以水五升，先煮麻黄一二沸，去上沫，内诸药，煮取二升，去滓，温服一升，日再服。本云：桂枝汤二分，麻黄汤一分，合为二升，分再服。今合为一方，将息如前法。

【病机】表郁日久，证微邪微。

【应用指征】恶寒发热如疟状，一日发作两次，或伴汗出、身痒。

【临床应用】①原方用于服桂枝汤大汗出后的两种不同转归。②现代本方主要应用于外感病之风寒外感，日久邪微，表郁不解者，也可加减应用于杂病之皮肤瘙痒、荨麻疹、变态反应性微血管炎症性疾病、甲状腺炎、便秘、神经官能症等。

【典型病案】王右。寒热往来，一日两度发，仲景所谓宜桂枝二麻黄一汤之证也。前医用小柴胡，原自不谬，但差一间耳。方用桂枝二麻黄一汤。处方：桂枝 15g，白芍 12g，生草 9g，生麻黄 6g，光杏仁 15g，生姜 3 片，红枣 5 枚。日服 2 次，早晚各 1 次，分 10 日服完。曹颖甫．经方实验录［M］．北京：中国中医药出版社，2019.

【辨证思路解析】

病证辨析：患者寒热往来，一日两度发，但服小柴胡汤不愈，与《伤寒论》第 25 条所述颇为相似，当诊为表郁日久之桂枝二麻黄一汤，予此方获效。可见投小柴胡汤，原自不谬，实为误也。

病因病机分析：患者寒热往来呈阵发性，但服小柴胡汤不愈，可知非少阳证，而为汗不得法而太阳邪郁未解，当诊为表郁日久之桂枝二麻黄一汤证。

治法与方药分析：病属表郁日久，邪郁未解之证。治当辛温轻剂、微发其汗为主。方用桂枝二麻黄一汤。方中桂枝汤与麻黄汤按 2∶1 比例组方，与桂枝麻黄各半汤药味相同，但药量更轻，系桂枝汤取原剂量 5/12，麻黄汤取原剂量 2/9。由于桂枝汤量较桂枝麻黄各半汤的比例增加，麻黄汤用量较之减少，故其发汗力量更小，可称微发其汗。

【参考病案】刘某，女，12 岁。初春感受风寒邪气，头痛发热，家人自购“平热散”，服药后汗出较多，随后发热消退。但第二天发热恶寒如疟疾之发作，上午 1 次，下午 2 次。脉浮略数，舌苔薄白而润。究其原因，属于发汗太过，在表之邪气反而稽留不解，当用桂枝二麻黄一汤小汗之法治疗。桂枝 5g，白芍 5g，生姜 5g，大枣 3 枚，麻黄 3g，杏仁 3g，炙甘草 3g，1 剂。药后得微汗出而解。陈明，刘燕华，李芳．刘渡舟临证验案精选［M］．北京：学苑出版社，1996.

桂枝二越婢一汤

【原文】太阳病，发热恶寒，热多寒少，脉微弱者，此无阳也，不可发汗。宜桂枝二越婢一汤。(27)

桂枝二越婢一汤方 桂枝（去皮） 芍药 麻黄 甘草各十八铢（炙） 大枣四枚（擘） 生姜一两二铢（切） 石膏二十四铢（碎，绵裹）

上七味，以水五升，煮麻黄一二沸，去上沫，内诸药，煮取二升，去滓，温服一升。本云：当载为越婢汤、桂枝汤合之，饮一升。今合为一方，桂枝汤二分，越婢汤一分。

【病机】表郁邪轻，外寒内热。

【应用指征】发热恶寒如疟状，身痒，发热多，恶寒少，口微渴，心烦。

【临床应用】①原治表郁内热轻证。②现代临床本方主要应用于外感病之风寒外感，日久邪微，表郁不解者，也可加减应用于杂病之皮肤瘙痒、荨麻疹、变态反应性微血管炎症性疾病、甲状腺炎、便秘、神经官能症等。其临证应用以《伤寒论》中所述寒热如疟、身痒为辨证要点，以外邪不解、表闭邪轻为病机。抓住这一关键，可灵活运用于各种疾病。

【典型病案】董某，女，54岁，1995年2月16日诊。患者经常感冒，服药则症状消除，停药则症状又出现，感冒药无论是中西成药，还是汤剂屡屡服用，但都未取得预期治疗效果。经朋友介绍，前来就诊。刻诊：轻微发热，啬啬恶寒，略微头痛，全身不舒，口干欲饮水，经常大便干，二三日一行，小便略黄，舌质红而干，尤其舌尖红明显，苔薄略黄，脉浮。方用桂枝二越婢一汤加减。处方：桂枝6g，芍药6g，麻黄6g，炙甘草6g，大枣8枚，生姜9g，石膏30g，连翘15g，薄荷10g。3剂，每日1剂，水煎服。王付，石昕昕．仲景方临证应用指导［M］．北京：人民卫生出版社，2001.

【辨证思路解析】

病证辨析：患者轻微发热，啬啬恶寒，略微头痛，全身不舒，口干欲饮水，经常大便干，二三日一行，小便略黄，舌质红而干，苔薄略黄，脉浮，与《伤寒论》第27条所述颇为相似，当诊为表郁邪轻，外寒内热之证。

病因病机分析：患者过往经常易患感冒，汤药未见成效，可知该患者阳气必然不足。太阳之邪郁闭腠理毛窍，营卫不和，争于体表，故有发热恶寒、头痛、脉浮的症状。内有郁热，灼伤津液，故该患者口干欲饮水，经常大便干，二三日一行，小便略黄，舌质红而干，苔薄略黄。

治法与方药分析：病属风热袭表，卫热营灼证。治当疏散风热、解表散邪为主。方用桂枝二越婢一汤加减。桂枝二越婢一汤为桂枝汤与越婢汤之合方。取桂枝汤原方剂量的1/4，越婢汤原方剂量的1/8而成，两方之比为2∶1。越婢汤载于《金匮要略》，由麻黄、石膏、生姜、大枣、炙甘草组成辛凉之剂。本方组方之意，系以桂枝汤外散风寒，越婢汤发越郁热。二者合方，量小而力轻，为解表清里之轻剂，属小汗范畴。

【参考病案】刘某，女，10岁。深秋感受寒凉之气，发热恶寒，每日发作好几次，拖延数月未愈，脉浮无力，舌质红，苔薄白，饮食及大小便基本正常。此乃风寒郁表，日久不解，寒将化热之轻证。治用桂枝二越婢一汤加减：麻黄3g，桂枝5g，白芍5g，生姜3g，大枣4枚，生石膏6g，炙甘草3g，玉竹3g。共服2剂，得微汗出而解。陈明，刘燕华，李芳．刘渡舟临证验案精选［M］．北京：学苑出版社，1996.

栀子豉汤

【原文】发汗后，水药不得入口为逆，若更发汗，必吐下不止。发汗、吐下后，虚烦不得眠，若剧者，必反复颠倒，心中懊侬，栀子豉汤主之；若少气者，栀子甘草豉汤主之；若呕者，栀子生姜豉汤主之。（76）

栀子豉汤方 栀子十四个 香豉四合（擘，绵裹）

上二味，以水四升，先煮栀子，得二升半，内豉，煮取一升半，去滓。分为二服，温进一服，得吐者，止后服。

【病机】热郁胸膈。

【应用指征】心烦不得眠，心中懊恼，反复颠倒，或胸中窒，或心中结痛。

【临床应用】①原治热扰胸膈。②现代临床本方主要应用于内科之自主神经功能紊乱、神经官能症、胃炎、肝炎、胆囊炎、肠伤寒、副伤寒、病毒性心肌炎等；外科之痤疮；妇科之经前鼻衄、妊娠恶阻；儿科之夜啼等，辨证属于热扰胸膈，或余热未清，热势不甚，以心烦不寐、心中懊恼为主症者。

【典型病案】袁某，男，24岁。患伤寒恶寒，发热，头痛，无汗，予麻黄汤1剂，不增减药味，服后汗出即瘥。历大半日许，患者即感心烦，渐渐增剧，自言心中似有万虑纠缠，意难摒弃，有时闷乱不堪，神若无主，辗转床褥，不得安眠，其妻仓惶，恐生恶变，乃复迎余，同往诊视。见其神情急躁，面容怫郁。脉微浮带数，两寸尤显，舌尖红，苔白，身无寒热，以手按其胸腹，柔软而无所苦，询其病情，曰：心乱如麻，言难表述。余曰无妨，此余热扰乱心神之候。方用栀子豉汤。处方：栀子9g，淡豆豉9g。先煎栀子，后纳豆豉。一服烦稍安，再服病若失。湖北省卫生厅．湖北中医医案选集［M］．武汉：［出版者不详］，1965.

【辨证思路解析】

病证辨析：患者患伤寒，有恶寒、发热、头痛、无汗等症状，还有心中似有万虑纠缠、意难摒弃、有时闷乱不堪、神若无主、辗转床褥、不得安眠、神情急躁、面容怫郁等症状，且自觉心乱如麻。与《伤寒论》第76条所述颇为相似，当诊为热郁胸膈之证。此外，伤寒发汗后出现心烦，可有两种情况，一种是表邪仍不解，表证仍在，可改用桂枝汤调和营卫之法，如《伤寒论》第57条“伤寒发汗已解，半日许复烦，脉浮数者，可更发汗，宜桂枝汤”；另一种是汗后邪去，表证已解，但有余热留扰胸膈，则用栀子豉汤以清热除烦。

病因病机分析：该患恶寒，发热，头痛，无汗，为外邪袭表，营卫失和所致。汗后心烦，而身无寒热，舌尖发红，为邪气入里化热之象；寸脉为上焦，故寸脉浮数为上焦有热之象。热郁胸膈，阳气失宣，故患者自觉心乱如麻。

治法与方药分析：病属热郁胸膈证。治当清宣郁热为主。方用栀子豉汤。该方由栀子、香豉组成，和降胃气于中。栀子苦寒，清透郁热，解郁除烦；香豉气味轻薄，既能解表宣热，载栀子于上，又可和降胃气。二药相伍，清中有宣，宣中有降，是清宣胸中郁热，治虚烦懊恼之良方。

【参考病案】郑某，胃脘疼痛，医治之，痛不减，反增大便秘结，胸中满闷不舒，懊烦欲呕，辗转难卧，食少神疲，历七八日。适我下乡防疫初返，过其门，遂邀诊视。按其脉沉弦而滑，验其舌黄腻而浊，检其方多桂附、香砂之属。此本系宿食为用，初只需消导之品，或可获愈，今迁延多日，酿成“夹食致虚”，补之固不可，下之亦不宜。乃针对“心中懊烦”“欲呕”二症，投以栀子生姜豉汤：栀子 9g，生姜 9g，香豉 15g。分温作二服，若一服吐，便止后服。病家问价值，我说：一角左右足矣。病家云：前方每剂均一元以上，尚未奏效，今用一角之药，何足为力？请先生增药。我笑答云：姑试试，或有效。若无效再议未迟。病家半信半疑而去。服后，并无呕吐，且觉胸舒痛减，遂尽剂。翌日，病家来谢，称服药尽剂后，诸症均瘥，昨夜安然入睡，今晨大便已下，并能进食少许。俞白帆．俞长荣临床经验集［M］．北京：科学出版社，2013.

麻黄杏仁甘草石膏汤

【原文】发汗后，不可更行桂枝汤，汗出而喘，无大热者，可与麻黄杏仁甘草石膏汤。(63)

麻黄杏仁甘草石膏汤方　麻黄四两（去节）　杏仁五十个（去皮尖）　甘草二两（炙）　石膏半斤（碎，绵裹）

上四味，以水七升，煮麻黄，减二升，去上沫，内诸药，煮取二升，去滓，温服一升。

【病机】邪热壅肺。

【应用指征】①外邪在表，无汗而喘者，五虎汤，即本方加细茶。②咽喉肿痛，因于风火者；麻疹不透，毒热内攻迫肺闷喘者；风温初起，无汗而喘者。

【临床应用】①原方用于表邪入里化火，壅遏于肺。②现代临床主要将本方应用于呼吸系统疾病如肺炎、急性支气管炎、慢性支气管炎合并感染、上呼吸道感染、支气管哮喘、喘息性支气管炎、肺脓肿、非典型性肺炎；皮肤科疾病如急性荨麻疹、玫瑰糠疹、风疹、接触性皮炎、银屑病；鼻窦炎等。

【典型病案】周某，女，57 岁，1989 年 9 月 6 日初诊。咳嗽 20 余日，痰多而黏稠，汗出微喘。患者平素大便偏干，四五日一行，今咳甚之时反见大便失禁自遗。问小便则称频数而黄。舌红苔黄，脉来滑数。证属热邪犯肺，肺与大肠相表里，下连于肠，迫其津液，使其传导失司，则见失禁之象。方用麻杏甘石汤加减。处方：麻黄 5g，杏仁 10g，炙甘草 6g，生石膏 30g，芦根 30g，葶苈子 10g，枇杷叶 15g，竹茹 15g，薏苡仁

30g。服药 7 剂，咳喘之症大减，遗矢之症已愈，口又见干渴，大便转为秘结，乃与宣白承气汤。3 剂而病愈。陈明，刘燕华，李芳 . 刘渡舟临证验案精选［M］. 北京：学苑出版社，1996.

【辨证思路解析】

病证辨析：患者症见咳喘及大便失禁。初诊时痰多而黏稠，汗出微喘，小便黄，舌红苔黄，多有蕴热。诊为肺热壅盛，肺宣降失司。

病因病机分析：患者平素大便不行，热结肠道，多有蕴热。又因邪热壅肺，导致肺失宣降，肺气上逆，而见咳逆。肺合皮毛，热壅于肺，热迫津泄，则汗出而喘。而肺与大肠相表里，肺失宣降，影响大肠的传导功能，故咳甚时可见大便失禁。

治法与方药分析：病属热邪犯肺，而致肺失宣降，咳逆并大肠传导不利而失禁。治当清泄肺热，肺气平则大肠不受其扰。方用麻黄杏仁甘草石膏汤加减。方中麻黄辛温宣肺定喘，石膏甘寒直清里热，麻黄配石膏，清宣肺中郁热而定喘逆，而且石膏用量多于麻黄 6 倍，故借石膏辛凉之性，以监制麻黄辛温发散之力，并使其转为辛凉清热之用，又能外透肌表，使邪不复留。杏仁宣降肺气而治咳喘，协同麻黄更增平喘之效。甘草和中缓急，又可调和诸药。四药相合，共奏宣肺泄热、平喘之功。芦根清热泻火，生津止渴；枇杷叶清肺止咳，降逆止呕；竹茹清热化痰。

【参考病案】郭某，女，76 岁，医案编号 093Q114，2009 年 2 月 20 日初诊。咳嗽、喘息、憋气反复发作 15 年，加重 1 周。患者咳嗽、喘息、憋气反复发作，每年冬天加重，痰多，色黄，曾反复使用抗生素，效果不佳，故转为中医治疗。现双下肢轻度水肿，纳可，眠差，二便正常，舌质淡暗，苔黄腻，脉弦紧。中医诊断为咳嗽，证属风寒外束，肺热郁闭。拟方麻杏甘石汤加减。处方：炙麻黄 6g，杏仁 9g（打碎），生石膏 30g（打碎），黄芩 9g，生甘草 6g，沙参 15g，川贝母 9g，前胡 9g，荆芥 15g，防风 15g。水煎服，日 1 剂，连服 4 天。

2 月 24 日二诊，患者诉服药后咳嗽明显减少，痰量减少、色黄，口咽干燥较为明显，余无明显不适，舌淡红，苔薄黄，脉弦。以麻杏甘石汤加减。处方：炙麻黄 6g，杏仁 9g（打碎），生石膏 30g（打碎），黄芩 9g，生甘草 6g，北沙参 15g，百合 15g，川贝母 9g，石斛 12g，前胡 9g。水煎服，日 1 剂，连服 5 天。3 月 1 日三诊，患者诉服药后，偶有咳嗽，无痰，口咽干燥，眼睛干涩，余无明显不适，舌红，苔薄黄少津，脉弦细。以沙参麦冬汤加减。处方：北沙参 12g，麦冬 12g，玉竹 9g，桑叶 9g，桑白皮 9g，天花粉 10g，荆芥 6g，百合 12g，生甘草 6g，川贝母 9g。水煎服，日 1 剂，连服 5 天。姚乃礼，王思成，徐春波 . 当代名老中医典型医案集 . 第 2 辑，妇科分册［M］. 北京：人民卫生出版社，2013.

葛根黄芩黄连汤

【原文】太阳病，桂枝证，医反下之，利遂不止，脉促者，表未解也，喘而汗出者，葛根黄芩黄连汤主之。（34）

葛根黄芩黄连汤方 葛根半斤 甘草二两（炙） 黄芩三两 黄连三两

上四味，以水八升，先煮葛根，减二升，内诸药，煮取二升，去滓，分温再服。

【病机】热迫大肠，兼表证不解。

【应用指征】下利不止，利下臭恶稠黏，肛门灼热，小便黄赤，喘而汗出，或兼表证，舌红，苔黄，脉数。

【临床应用】①原治里热夹表邪的下利。②现代临床本方主要应用于急性消化道感染如急性胃肠炎、细菌性痢疾、非特异性溃疡性结肠炎、出血性肠炎、轮状病毒性肠炎、婴幼儿秋季腹泻、食物中毒；多种病毒性疾病如流感、流脑、病毒性脑炎、乙脑、流行性腮腺炎、麻疹合并肺炎；某些细菌性疾病如支气管肺炎、大叶性肺炎、肺脓疡。还有将本方加减应用于消渴、淋证、口疮、鼻窦炎等。

【典型病案】方某，女，39岁。昨日发热39℃，头痛，恶风，四肢疼痛，伴有腹痛，急性腹泻，一日5次，今日腹泻里急后重，见黏冻样大便、有血，经检查为细菌性痢疾。舌质红，苔黄腻，脉弦数。方用葛根黄芩黄连汤加减。处方：葛根24g，黄芩9g，黄连4.5g，木香6g，铁苋菜30g，芍药15g，甘草5g。3剂。姜春华，戴克敏.姜春华经方发挥与运用［M］.北京：中国中医药出版社，2012.

【辨证思路解析】

病证辨析：患者恶风发热，四肢、头部疼痛，舌红苔黄腻，脉弦数，证属外感风热。同时泄泻不止，里急后重，见黏冻样大便，诊为身热下利。

病因病机分析：患者病初发热，头痛恶风，四肢疼痛，且舌红苔黄腻，脉弦数，为太阳病。患者表证未解，外邪内迫肠道而下利，导致患者发病时伴有腹痛腹泻，里急后重，见黏冻样大便，每日多次。

治法与方药分析：病属热迫大肠，兼表证不解。治当清热止利，兼以解表。方用葛根黄芩黄连汤加减。方用葛根轻清升发，升津止利，又可透邪；黄芩、黄连苦寒清热，厚肠胃，坚阴止利；甘草甘缓和中，调和诸药。木香、铁苋菜止泻；芍药行气止痛。诸药配伍，清热止利，坚阴厚肠，兼以透表。

【参考病案】李孩，疹发未畅，下利而臭，日行20余次，舌质绛，而苔白腐，唇干，目赤，脉数，寐欠安，宜葛根芩连汤加味。粉葛根18g，细川连3g，淮山药15g，生甘草9g，淡黄芩6g，天花粉18g，升麻4.5g。李孩服后，其利渐稀，疹透有增无减，逐渐调理而安。又有溏泄发于疹后者，亦可以推治。曹颖甫.经方实验录［M］.北京：人民军医出版社，2010.

黄芩汤

【原文】太阳与少阳合病，自下利者，与黄芩汤。（172）

黄芩汤方 黄芩三两 芍药二两 甘草二两（炙） 大枣十二枚（擘）

上四味，以水一斗二升，煮取三升，去滓，温服一升，日再夜一服。

【病机】少阳邪热内迫阳明，胃肠升降功能失职。

【应用指征】①太阳与少阳合病自下利者。②治湿热泄泻、大便不畅、身热口苦之证。

【临床应用】①黄芩芍药汤，治鼻衄，即用本方去大枣。②黄芩汤治泻痢腹痛，或里急后重，身热久不愈，脉洪疾，以及下痢脓血稠黏。

【典型病案】吴某，女，24岁。下痢红白，腹部挛急而痛，里急后重已2天。身热，舌红苔黄，脉弦数。证属大肠湿热下注，治拟清热燥湿，方取黄芩芍药汤加味。处方：黄芩9g，赤白芍各12g，甘草5g，广木香6g，大腹子、皮各9g，白头翁9g。3剂。连服3剂则下痢止，腹痛除。姜春华，戴克敏．姜春华经方发挥与运用［M］．北京：中国中医药出版社，2012.

【辨证思路解析】

病证辨析：患者下痢红白，腹部拘挛疼痛，里急后重，多为大肠传导不利所致。身热，舌红苔黄，表明患者受热邪所扰，而致泻痢。

病因病机分析：患者少阳邪热内迫大肠，大肠传导失职而致下利，且多因少阳热郁，泻痢呈里急后重等特点。同时热邪对津液有一定损伤，使得肠胃筋脉拘挛而致腹痛。

治法与方药分析：病属热痢腹痛。治当清热止利。方用黄芩芍药汤加味。方中以黄芩为主药，佐白头翁及赤芍清热解毒，凉血消炎。加大白芍剂量与甘草配伍，治腹痛。广木香与大腹子、皮同用，有理气消滞作用，本"气调则后重自止"的原则。

【参考病案】沈某，学生，男，13岁。腹痛下利，日三五行，有红白黏液，脉弦，舌红苔薄。诊为少阳胆热乘于肠胃，迫其阴液下注。为疏：黄芩三钱，白芍六钱，甘草二钱，大枣四枚。服两剂而下利与腹痛俱除。刘渡舟．伤寒挈要［M］．北京：人民卫生出版社，2006.

黄芩加半夏生姜汤

【原文】太阳与少阳合病，自下利者，与黄芩汤；若呕者，黄芩加半夏生姜汤主之。(172)

黄芩加半夏生姜汤方　黄芩三两　芍药二两　甘草二两（炙）　大枣十二枚（擘）　半夏半升（洗）　生姜一两半（一方三两，切）

上六味，以水一斗，煮取三升，去滓，温服一升，日再夜一服。

【病机】少阳邪热内迫阳明，胃肠升降功能失职。

【应用指征】①黄芩汤证兼呕者。②亦治胆咳，咳呕苦水如胆汁。

【临床应用】①原治太阳少阳合病。②现代本方主要用治细菌性痢疾、阿米巴痢疾、小儿秋季腹泻、慢性结肠炎、肺炎、传染性单核细胞增多症、妊娠恶阻、带状疱疹、痤疮、鼻窦炎等，病机与本证相符者。

【典型病案】王某，男，28岁。初夏迎风取爽，而头痛身热，医用发汗解表药，热退身凉，头痛不发，以为病已愈。又三日，口中甚苦，且有呕意，而大便下利黏秽，日四五次，腹中作痛，且有下坠感。切其脉弦数而滑，舌苔黄白相杂。辨为少阳胆热下注于肠而胃气不和之证。方用黄芩加半夏生姜汤。处方：黄芩 10g，白芍 10g，半夏 10g，生姜 10g，大枣 7 枚，甘草 6g。服 3 剂而病痊愈。刘渡舟．新编伤寒论类方［M］．太原：山西人民出版社，1984.

【辨证思路解析】

病证辨析：患者起病是由于外感风寒，但外邪未解，又患口苦发呕，大便黏着臭秽、频多，且腹部坠胀疼痛，可诊为风寒之邪入体，郁而化火，热迫大肠而致泻痢。

病因病机分析：患者外感风邪，入体郁而化火，邪热内迫大肠，大肠失司而致气血运行不利，故胆气郁滞，横犯肠胃，上逆于胃则呕吐，伴有口苦，下迫于肠则下利，里急后重。

治法与方药分析：病属少阳疏泄不利，胃肠升降功能失职。治当清热止利，兼和胃降逆。方用黄芩加半夏生姜汤。本方的药物组成为黄芩、芍药、半夏、生姜、大枣、甘草，实为小柴胡汤去柴胡、人参加芍药而成。本方乃小柴胡汤加减变法之一。小柴胡汤用柴胡，其意在解少阳在经之邪；黄芩汤及黄芩加半夏生姜汤去柴胡而留黄芩，其意在泄少阳在腑之热。

【参考病案】吕某，男，52 岁，因饮食过度发生吐利之证，初起时腹部剧痛，继发吐利，气势汹涌，吐利无度。家人认为霍乱送医院治疗。经过详细检查确认为急性胃肠炎，服西药效果不明显。及余诊查尚不断作呕，大便隔 20 ～ 30 分钟泄泻一次，口干饮水即吐，脉象弦滑，舌苔黄腻。心中烦热，小便赤，系时值夏令饮食不节伤及胃肠。而脉象弦滑，心中烦热，为热邪内犯所致。宜黄芩加半夏生姜汤为主镇呕及止泻。处方：黄芩 12g，杭芍 15g，枳壳 10g，半夏 10g，泽泻 10g，生姜 6g，藿香 10g，佩兰 6g，猪苓 10g，厚朴 6g，甘草 3g。服 3 剂呕止，而泄泻减轻，心烦宁，小便顺利，后以和胃理肠止泻之剂调理而愈。邢锡波．伤寒论临床实验录［M］．北京：中医古籍出版社，2004.

桂枝甘草龙骨牡蛎汤

【原文】火逆下之，因烧针烦躁者，桂枝甘草龙骨牡蛎汤主之。（118）

桂枝甘草龙骨牡蛎汤方　桂枝一两（去皮）　甘草二两（炙）　牡蛎二两（熬）　龙骨二两

上四味，以水五升，煮取二升半，去滓，温服八合，日三服。

【病机】心阳虚烦躁。

【应用指征】①烦躁是本证的主要征象。因心阳虚损，心神不但失于温养，而又不能潜敛于心，以致心神浮越于外，发生烦躁。②本证的机理与第 64 条大体相同，唯证候有轻重之别。彼为发汗过多，损其心阳所致，以“心下悸，欲得按”为主症，故以温通心阳为治；本证则由火疗致误，致心阳虚损，心神浮越，以“烦躁”为主症，病情重，故主以温通心阳、潜镇安神，于桂枝甘草汤中加入龙骨、牡蛎为宜。

【临床应用】①原治心阳虚烦躁。②现代临床本方主要应用于心律失常、精神分裂症、神经衰弱、癔症、眩晕、心脏神经官能症、不寐、震颤、雷诺病、遗尿症、前列腺炎，以及儿科之常见病如汗证、心悸、夜啼、尿频、过敏性鼻炎等，均取得了较为满意的效果，但其取效的关键仍在于抓住心阳虚弱之病机。

【典型病案】高某，女，31岁。患神经衰弱、失眠1年以上，服过多种安神镇静药罔效，现头昏、失眠、心悸、怔忡、面色苍白虚浮，脉弱，舌胖有齿印。方用桂枝甘草龙骨牡蛎汤加减。处方：桂枝6g，炙甘草9g，牡蛎30g（先煎），龙骨15g（先煎），黄芪9g。7剂。服上方后失眠症状有改善，但心悸、怔忡等症状依旧。前方再加淮小麦30g，大枣7枚，续方7剂。姜春华，戴克敏．姜春华经方发挥与运用［M］．北京：中国中医药出版社，2012.

【辨证思路解析】

病证辨析：患者长期患有神经衰弱，失眠1年以上，服用大量镇心安神药均无效果。长期精神状况和睡眠状况不得改善而导致患者心神失养，继而出现头昏、失眠、心悸、怔忡等症状；面色无华、脉弱、舌有齿痕且胖大均是阳虚证的外在表现。

病因病机分析：患者长期失眠，服镇静药罔效。因心神被扰，可产生类似阳明里热之证。长期的精神衰弱、失眠导致心阳虚损，心神不但失于温养，且又不能潜敛于心，故致心神浮越于外。心阳虚亦可致血不上荣，心脉失于温养，故患者面色无华，甚则出现心悸、怔忡，皆是心功能失于温煦所致。

治法与方药分析：病属心阳虚弱，心神不敛。治当温补心阳，潜镇安神。方用桂枝甘草龙骨牡蛎汤加减。方中由小剂量的桂枝甘草汤加龙骨、牡蛎及黄芪组成。方中桂枝甘草汤温补心阳，甘草多于桂枝，因心神浮动，用药宜甘缓，不宜过于辛散之故也；龙骨、牡蛎镇敛心神以治烦躁；黄芪补气固表，气行推动血行，有助于温补心阳。全方相配，标本同治，则可达安神除烦之效。

【参考病案】李某，男，40岁。项部自汗，竟日淋漓不止，频频作拭，颇感苦恼，要求中药治疗。诊其脉浮缓无力，汗自出。分析病情：项部是太阳经脉所过，长期汗出，系经气向上冲逆，持久不愈，必致虚弱。因投以仲景之桂枝甘草龙骨牡蛎汤，和阳降逆，协调营卫，收敛浮越之气。先服4剂，自汗止。再服4剂，以巩固疗效。中国中医研究所．岳美中医案集［M］．北京：人民卫生出版社，2006.

桂枝加桂汤

【原文】烧针令其汗，针处被寒，核起而赤者，必发奔豚。气从少腹上冲心者，灸其核上各一壮，与桂枝加桂汤更加桂二两也。（117）

桂枝加桂汤方 桂枝五两（去皮） 芍药三两 生姜三两（切） 甘草二两（炙） 大枣十二枚（擘）

上五味，以水七升，煮取三升，去滓，温服一升。本云：桂枝汤今加桂满五两。所以加桂者，以泄奔豚气也。

【病机】心阳亏虚，下焦阴寒，乘虚上逆。

【应用指征】阵发性气从少腹上冲心胸，伴心悸等。

【临床应用】①原治心阳虚的奔豚。②现代临床本方主要应用于外感、充血性心力衰竭、高血压、房室传导阻滞、心脏神经官能症、梅尼埃病、血管神经性头痛、偏头痛、坐骨神经痛、眩晕、腹痛、奔豚症、头晕耳鸣、神经官能症、膈肌痉挛等，辨证属于心阳虚者。

【典型病案】丁某，男，54 岁，农民，1998 年 5 月 13 日初诊。3 年前曾患慢性胃炎，经用中药治疗后病情明显好转。1 月前因恣食生冷食物后出现胃脘胀闷不适，不欲饮食，并感到有一股气从腹部上冲至胸咽，痛苦难忍，时发时止，服西药罔效。查其面黄，形体消瘦，精神疲惫，舌淡，苔薄白，脉沉弦。此病符合仲圣所说的奔豚气，证属胃寒气逆。治宜温胃散寒降逆。方用桂枝加桂汤加减。处方：桂枝 15g，白芍 9g，炙甘草 6g，厚朴 15g，吴萸 10g，干姜、生姜各 10g，大枣 6 枚。水煎服。服 4 剂，奔豚发作减少，诸症缓解，继服 6 剂而愈。姜春华，戴克敏．姜春华经方发挥与运用［M］．北京：中国中医药出版社，2012.

【辨证思路解析】

病证辨析：患者在服用生冷食物后胃部胀闷不适，且感上腹部有一股气直冲胸咽，时发时止，发时痛苦异常，故此证为奔豚。

病因病机分析：患者原有慢性胃炎病史，平素脾胃虚寒，又被寒冷饮食所伤，以致胃中更寒，胃失和降而气上逆，有如豚上奔之状，即仲圣所说的奔豚气。

治法与方药分析：病属胃寒气逆。治以桂枝加桂汤加味。重用桂枝平冲降逆散寒以泄奔豚，白芍协助桂枝以降逆，甘草、姜、枣益脾胃，加干姜、吴茱萸、厚朴以暖胃散寒，消胀满。

【参考病案】周某，住浦东。初诊，气从少腹上冲心，一日四五度发，发则白津出，此作奔豚论。肉桂心一钱，川桂枝二钱，大白芍二钱，炙甘草二钱、生姜三片，大红枣八枚。二诊，投桂枝加桂汤后，气上冲减为日二三度发，白津之出亦渐稀，下泻矢气，此为邪之去路，佳。肉桂心一钱，川桂枝三钱，大白芍三钱，炙甘草三钱，生姜三片，红枣十枚，厚朴五钱，半夏三钱。曹颖甫．经方实验录［M］．北京：人民军医出版社，2010.

茯苓桂枝甘草大枣汤

【原文】发汗后，其人脐下悸者，欲作奔豚，茯苓桂枝甘草大枣汤主之。（65）

茯苓桂枝甘草大枣汤方　茯苓半斤　桂枝四两（去皮）　甘草二两（炙）　大枣十五枚（擘）

上四味，以甘澜水一斗，先煮茯苓，减二升，内诸药，煮取三升，温服一升，日三服。作甘澜水法：取水二升，置大盆内，以杓扬之，水上有珠子五六千颗相逐，取用之。

【病机】上焦心阳不足，下焦寒饮欲动。

【应用指征】治伤寒发汗后，其人脐下悸动，奔豚上迫心胸短气者。

【临床应用】①原治心阳虚欲作奔豚。②现代本方通治胃有水饮身微肿者，辨证以有水饮而动悸为主。

【典型病案】张某，男，54岁。脐下跳动不安，小便困难，有气从小腹上冲，至胸则心慌气闷，呼吸不利而精神恐怖，每日发作四五次，上午轻而下午重。切其脉沉弦略滑，舌质淡，苔白而水滑。乃水停下焦之苓桂枣甘汤证，方用茯苓桂枝甘草大枣汤加减。处方：茯苓30g，桂枝10g，上肉桂6g，炙甘草6g，大枣15枚。用甘澜水煮药。仅服3剂，则小便畅通而病愈。姜春华，戴克敏．姜春华经方发挥与运用［M］．北京：中国中医药出版社，2012.

【辨证思路解析】

病证辨析：患者肚脐以下有跳动的感觉，小便排出不畅，有气从小腹上冲，欲为“奔豚”。患者同时脉沉弦略滑，舌淡苔白，证属寒水上冲即将发作奔豚。

病因病机分析：患者此证气从少腹上冲于胸，名曰“奔豚”，乃因心阳上虚，坐镇无权，使下焦之邪得以上犯。患者心脏阳气不足，心火减少，不能温补肾水，久之则肾水寒而不化，水不化气，继而水饮凌心。当下面寒水即将蠢蠢欲动上冲时，往往就会在肚脐下出现跳动的感觉，伴有小腹发凉发胀，由于寒水在下，影响了膀胱的气化功能，多会出现小便不利的现象。

治法与方药分析：病属心阳虚，下焦寒饮欲动。治当温通心阳，化气行水。方用茯苓桂枝甘草大枣汤加减。方中重用茯苓，取其利小便、伐肾邪而宁心，与桂枝相配，则通阳化气利水，使寒水之气从下而利，以防水邪上逆，而欲作奔豚之势；桂枝、甘草相合，辛甘化阳以温通心阳，心阳一复，下蛰于肾，蒸腾化气，自无下焦寒水之患，且桂枝降逆平冲，可防奔豚于未然；大枣伍甘草，培土健脾以利于水气的运化；肉桂补元阳。全方合用，共奏补心阳、利水气、平冲降逆之功，使奔豚止于萌动阶段。本方以甘澜水煎煮，前人有甘澜水“去其水性，以不助肾邪”之说。原文将茯苓先煎，用量独重，意在加强利水排邪之力。

【参考病案】黄某，男，43岁，木工。患者3个月以前因劳动汗出受风后，即感身痛心悸，经服感冒清热冲剂，身痛缓解，但心悸日益加重，气短乏力，多汗，以致不能劳动。经某医院内科诊为冠状动脉供血不足。患者诉发作之前，自觉有一股凉气从少腹上冲至胸，随之心悸不休，坐卧不安，需手按心胸部始舒。症见面色苍白，精神不振，喜暖恶寒，口不渴，舌淡红，苔薄白而润滑，脉象沉细小数而无力。辨为心阳不足，水气上乘证。治以温通心阳，化气行水。处方用茯苓桂枝甘草大枣汤：茯苓24g，桂枝12g，炙甘草6g，大枣15枚。嘱1剂3煎，每日3次。服药2剂，症大减，继服2剂，病即痊愈。黄卿发．伤寒六经病证治验选录［M］．上海：上海中医学院出版社，1990.

茯苓桂枝白术甘草汤

【原文】伤寒若吐若下后，心下逆满，气上冲胸，起则头弦，脉沉紧，发汗则动经，身为振振摇者，茯苓桂枝白术甘草汤主之。(67)

茯苓桂枝白术甘草汤方 茯苓四两 桂枝三两(去皮) 白术 甘草各二两(炙)

上四味，以水六升，煮取三升，去滓，分温三服。

【病机】脾虚水停，水气冲逆。

【应用指征】心下逆满，气上冲胸，心悸头眩，脉沉紧。

【临床应用】①原治脾虚水停。②现代临床本方可用于充血性心力衰竭、小儿哮喘、慢性支气管炎、胆汁反流性胃炎、胃脘痛、肠易激综合征、胃下垂、尿路结石、慢性肾小球肾炎、肾病综合征、梅尼埃病、脑积水、椎-基底动脉缺血性眩晕、老年单纯收缩期高血压、盆腔积液、急性羊水过多等属脾阳虚水气内停者。

【典型病案】姜某，男，49岁。初诊：形体消瘦，素有慢性胃炎，纳差，咳嗽，痰多胸闷，舌苔白腻而润，脉弦滑。方用苓桂术甘汤加减。处方：茯苓12g，桂枝9g，白术9g，炙甘草3g，半夏9g，陈皮6g。7剂。二诊痰少，但纳差。原方加砂仁1.5g，续方7剂。姜春华，戴克敏.姜春华经方发挥与运用[M].北京：中国中医药出版社，2012.

【辨证思路解析】

病证辨析：患者初诊时形体消瘦、有慢性胃炎病史、纳差，表明患者脾阳不振。舌苔白腻，盖因脾失健运而致水饮内停，且咳嗽痰多，上逆至胸，导致胸闷。

病因病机分析：患者脾胃有所伤，中阳不足，运化无力，导致水饮内停，又随咳嗽逆而上冲，故见心下逆满，气上冲胸，出现咳嗽时伴有胸闷症状。

治法与方药分析：病本为中阳不运，水饮内停。治当温阳健脾，利水降冲。方用苓桂术甘汤加减。方中茯苓健脾养心，利水渗湿；桂枝温阳化水，降逆平冲；白术、甘草补脾益中，培土强源；且茯苓、白术相配，又能增加健脾利水之力，桂枝、甘草相伍，更可发挥温通阳气之功；半夏、陈皮和胃降逆。全方充分体现了仲景“病痰饮者，当以温药和之”的思想。

【参考病案】卢某，身体矮瘦，患心下水饮已数年。平日心下觉寒，稍胀满，西医确诊为幽门狭窄。积五六日，则头晕呕吐清水，吐尽方休。如此反复数年，愈演愈重，近又犯病而住院，服中西止呕药无效。余虑其胃寒积饮而吐，且心下有时逆满，颇与苓桂术甘汤证相近，此证非温阳涤饮莫治，因久病寒甚，稍加干姜。拟方：茯苓30g，桂枝10g，焦白术24g，炙甘草10g，干姜5g。嘱服3剂。时隔10余日，其夫告余：仅服2剂呕吐立止，近2日仅有泛酸感。拟前方量减半并加吴萸，水炒黄连少许，煅牡蛎12g，常服。中国中医研究院.岳美中医案集[M].北京：人民卫生出版社，2006.

厚朴生姜半夏甘草人参汤

【原文】发汗后，腹胀满者，厚朴生姜半夏甘草人参汤主之。(66)

厚朴生姜半夏甘草人参汤方　厚朴半斤（炙，去皮）　生姜半斤（切）　半夏半升（洗）　甘草二两　人参一两

上五味，以水一斗，煮取三升，去滓，温服一升，日三服。

【病机】脾虚失运，气机阻滞。

【应用指征】腹胀满，午后为甚，食入则剧，食消则减，喜温不喜按，舌淡苔白腻。

【临床应用】①原治汗后脾气虚，痰湿阻滞的腹胀。②现代临床本方多应用于具有腹胀表现的一些疾病，如肝硬化、肝癌、肝炎、肠梗阻术后、食物中毒、胃肠神经功能紊乱、慢性肠炎等，属脾虚气滞湿阻者；对充血性心肌病、妇科带下属于本证者也可应用。

【典型病案】黄某，男，49岁。自去年二月起，咽部有紧窄感，似物梗阻，剧则胸痛，颈脊骨轻度退行性变，咽部充血，苔白根厚湿润，脉弦细。方用厚朴生姜半夏甘草人参汤加减。处方：川朴9g，姜半夏9g，蒌皮9g，嫩苏梗9g，竹茹9g，陈皮6g，玄参9g，马勃3g，党参9g，甘草6g。方5剂。药后，咽部觉通畅，诸症减轻，续方3剂。姜春华，戴克敏．姜春华经方发挥与运用［M］．北京：中国中医药出版社，2012.

【辨证思路解析】

病证辨析：患者咽中如物梗阻，咯吐不出，吞之不下，有明显疼痛感，诊断为梅核气。舌苔白厚，脉弦细，表明患者脾胃运化不畅。

病因病机分析：患者诊断为梅核气，中脘气滞不运，运化无力则痰湿内生，上阻气机而致咽部梗阻。

治法与方药分析：病属脾虚失运，而致气机受阻产生的梅核气。治当温运健脾，消除胀满。方用厚朴生姜半夏甘草人参汤加减。方中厚朴苦温，下气除湿，消胀除满；姜半夏辛散和胃，降逆化浊，厚朴、姜半夏合用，辛开苦降，宣通气机。党参、甘草补益脾胃，以助运化。因喉部充血，故用玄参、马勃利咽，嫩苏梗、陈皮、竹茹理气畅中，与厚朴、蒌皮配伍，治胸满胀痛。诸药相伍，补而不滞，泻而不伤，补泻兼施，标本同治。

【参考病案】周某，男46岁，1984年10月20日就诊。患慢性支气管炎近10年。4天前受寒而发作，症见咳嗽，痰白稀，胸闷，微恶寒，纳差，神疲，舌质暗红，苔白滑，脉弦紧。处方：厚朴、法夏、生姜各15g，党参12g，炙甘草6g。每日1剂，水煎温服。3剂药后，咳嗽、胸闷减轻，精神好转。上方加五味子6g，茯苓15g，继服4剂，诸症若失。陈明，张印生．伤寒名医验案精选［M］．北京：学苑出版社，1998.

小建中汤

【原文】伤寒二三日，心中悸而烦者，小建中汤主之。（102）

小建中汤方 桂枝三两（去皮） 甘草二两（炙） 大枣十二枚（擘） 芍药六两 生姜三两（切） 饴糖一升

上六味，以水七升，煮取三升，去滓，内饴，更上微火消解，温服一升，日三服。呕家不可用建中汤，以甜故也。

【病机】中焦虚寒，气血亏虚，复被邪扰。

【应用指征】心中悸而烦，腹中急痛，喜温喜按，或伴轻微恶寒发热。

【临床应用】①原治里虚伤寒而见心悸而烦。②本方在现代临床应用非常广泛，如胃炎、消化性溃疡、慢性非特异性结肠炎、慢性乙型肝炎、血管神经性腹痛、病毒性心肌炎、咳嗽、痛经、崩漏、产后癫狂、恶露不尽、先兆流产、产后和术后腹痛、小儿腹痛、便秘、失眠、男性不育、贫血、皮肤科之荨麻疹等属于中焦阳虚者。

【典型病案】陈某，女，24岁。产后半月，面色青白，腹痛绵绵喜按，得热则减，四肢欠温，脉细而迟，舌质淡，苔白。证属血虚兼寒引起腹痛，宜养血散寒。方用小建中汤加减。处方：芍药18g，桂枝9g，甘草9g，生姜3片，大枣7枚，当归9g，饴糖30g。方7剂。姜春华，戴克敏．姜春华经方发挥与运用［M］．北京：中国中医药出版社，2012.

【辨证思路解析】

病证辨析：患者产后半月，气血亏虚，此时面色青白，腹痛喜按，得热则减，四肢冰冷，说明患者由于气虚而致身体虚寒。舌淡苔白，脉细迟，说明产后失血。

病因病机分析：患者腹中痛，是由于产后气血不足，兼脾胃虚寒，经脉失于温养所致，故腹痛喜温喜按。

治法与方药分析：病属产后失血，脾胃虚寒而致腹痛。治当建中补虚，调养气血。方用小建中汤加减养血祛寒。芍药与甘草配伍，治疗腹痛有效，特别加大芍药剂量时，镇痛作用才显著。当归养血，配芍药相须为用，养血作用加强，与桂枝、饴糖相配，共具温中补虚功效，故可治疗产后腹痛。

【参考病案】张某，男，42岁，1966年6月10日就诊。胃脘隐痛反复发作已5年，经检查诊断为胃黏膜脱垂。经常饿时胃脘痛，恶寒怕冷，口中和，不思饮，大便微溏，日行二次，下肢瘫软。先与附子理中汤治之不效，后细问症，据有汗出恶风、脉缓，知为表虚中寒之证，故予小建中汤：桂枝10g，白芍18g，生姜10g，大枣4枚，炙甘草6g，饴糖45g（分冲）。自服6剂后胃脘痛已，但饿时仍不适，大便溏好转，但仍日二行，再服上方。7月1日复诊，除大便微溏外，余无不适。段治钧，冯世纶，廖立行．胡希恕医论医案集粹［M］．北京：中国中医药出版社，2014.

桂枝人参汤

【原文】太阳病，外证未除，而数下之，遂协热而利，利下不止，心下痞硬，表里不解者，桂枝人参汤主之。（163）

桂枝人参汤方　桂枝四两（别切）　甘草四两（炙）　白术三两　人参三两　干姜三两

上五味，以水九升，先煮四味，取五升，内桂，更煮取三升，去滓，温服一升，日再夜一服。

【病机】脾阳不足，兼有表邪。

【应用指征】下利不止，心下痞硬，兼发热恶寒。

【临床应用】①原治太阳病误下伤脾，脾虚下利而表邪不解。②现代临床本方主要应用于消化系统疾病，如小儿秋季腹泻、消化性溃疡、慢性萎缩性伴浅表性胃炎、贲门失弛缓症、胃食管反流病、慢性阑尾炎、慢性胃肠炎、食管癌术后呕吐等。对化疗引起的胃肠道毒副反应也可辨证使用。

【典型病案】陈某，头痛身痛，发热恶寒，大便作泻，每日 4 ～ 5 次，无肛门黏液，腹中绵绵作痛，切其脉浮弦而缓，舌苔薄白而润。前医用藿香正气散未能取效。余辨为表里皆寒的协热利证，遂用桂枝人参汤。处方：先煮理中汤，后下桂枝，日夜服之，2 剂而愈。陈明，刘燕华，李芳．刘渡舟临证验案精选［M］．北京：学苑出版社，1996.

【辨证思路解析】

病证辨析：患者头身疼痛，发热恶寒，为外感表邪的症状。兼有大便作泻，腹痛，说明患者脾失健运，运化失常。脉浮弦，舌苔薄白，症见虚寒。

病因病机分析：患者病起时，始为外感表邪，然医生误用药，致中阳损伤，脾失运化，清阳不升而精微下趋，故利下不止，中焦气机运转不及。同时表邪未解，由外及里，而致脾胃虚寒，腹痛喜温。

治法与方药分析：病属表邪未解兼有脾胃虚寒。治当温中解表。方用桂枝人参汤。桂枝人参汤为理中汤加桂枝而成。方中以理中汤温中焦之虚，而散寒止利；桂枝解肌表之邪，并助理中以散寒，共成表里双解之剂。本案理中汤先煎，意在发挥其温中散寒、补益脾胃的作用；桂枝后下，意在使其气锐而解表。

【参考病案】谭某，男，36 岁。素患胃痛，反复发作，经胃肠钡餐检查，诊为十二指肠球部溃疡。近月来胃脘隐隐作痛，经常发作，以饭后二三小时及夜间尤甚。右上腹部有明显压痛及痞闷感，口淡无味，时泛清水，胃纳欠佳，神疲乏力，大便正常，小便较多，脉迟弱，舌质淡白，苔薄白。此为胃虚气寒，拟温中散寒。方用桂枝人参汤：党参 15g，白术 15g，干姜 9g，炙甘草 9g，桂枝 12g（后下）。3 剂，每日 1 剂。服上药后，胃痛减轻，纳食稍增，时觉脘闷欲吐，脉舌如前。照上方加法半夏 9g 以温胃止吐。又服 3 剂，胃痛已止，饮食如常。但停药后胃痛又复发，痞闷喜按，小便较多，脉迟细，舌淡，苔薄白，第一方减桂枝 3g，服药 3 剂后痛止，继服至胃痛消失，不再复发。

刘赤选.刘赤选医案医话[M].广州：广东科技出版社，1979.

干姜附子汤

【原文】下之后，复发汗，昼日烦躁不得眠，夜而安静，不呕，不渴，无表证，脉沉微，身无大热者，干姜附子汤主之。(61)

干姜附子汤方 干姜一两 附子一枚（生用，去皮，切八片）

上二味，以水三升，煮取一升，去滓，顿服。

【病机】阳气暴虚，阴寒内盛。

【应用指征】昼日烦躁不得眠，夜而安静，脉沉微，身无大热。

【临床应用】①原治肾阳虚的烦躁。②现代临床本方主要应用于各种疾病后期的虚脱者，也可用于心衰水肿、肝硬化腹水、肾炎浮肿、感染性休克而有肾阳虚者。

【典型病案】李某，男，40岁。6天前患风寒感冒，经治诸症悉减，但遗留咽痛，曾口服红霉素及肌注青霉素，咽痛不但不减，反而加重，甚至不能进食及讲话。刻见面色皖白，身冷恶寒，口淡不渴，不思饮食，微有咳嗽，咳吐少许白色痰液。查咽峡部不红不肿，扁桃体不大，咽后壁无滤泡增生。舌淡苔白，脉沉紧。证属阳虚外感寒邪，滞结于咽部所致。法当温阳散寒，投干姜附子汤为治。处方：熟附子15g，干姜19g。2剂，久煎频服。药后咽痛大减，已能进食、言谈。嘱其将原药服完，遂告痊愈，随访至今未复发。陈明，张印生.伤寒名医验案精选[M].北京：学苑出版社，1998.

【辨证思路解析】

病证辨析：患者就诊前6天外感风寒，但病未去，遗留至咽喉疼痛，甚则进食、言语困难。患者面色皖白，咳白色痰，无扁桃体发炎，多为寒邪客于咽喉所致。舌淡苔白，脉沉紧，多由寒邪侵犯人体所致。

病因病机分析：患者由于外感风寒未愈，以咽部不红不肿、不渴不热为主症，多由风寒之邪侵犯人体，阻滞咽部，经络受阻，阳气不展所致，故可以诊断为寒性咽痛。

治法与方药分析：病属寒邪入体，阻滞咽喉。治当温经散寒、止痛。方用干姜附子汤。本方用辛散温通之干姜、附子通经络、散寒湿、止疼痛，则病愈。

【参考病案】许叔微医案：一妇人，得伤寒数日，咽干，烦渴，脉弦细。医者汗之，其始衄血，继而脐中出血，医者惊骇而遁。予曰：少阴强汗之所致也。盖少阴不当发汗，仲景云少阴强发汗，必动其血，未知从何道而出，或从口鼻，或从耳目，是为下厥上竭，此为难治。仲景云无治法，无药方，予投以姜附汤数服，血止。后得微汗愈。许叔微.伤寒九十论[M].北京：商务印书馆，1955.

茯苓四逆汤

【原文】发汗，若下之，病仍不解，烦躁者，茯苓四逆汤主之。(69)

茯苓四逆汤方 茯苓四两 人参一两 附子一枚（生用，去皮，破八片） 甘草二

两（炙） 干姜一两半

上五味，以水五升，煮取三升，去滓，温服七合，日二服。

【病机】少阴阳虚，阴液不足。

【应用指征】烦躁，肢厥，恶寒，脉微细。

【临床应用】①原治汗下后阴阳两虚烦躁。②现在临床本方主要用于心力衰竭、心肌病、冠心病、风湿性心脏病、难治性雷诺病、血栓闭塞性脉管炎、急性单纯性胃炎、即刻型倾倒综合征、肠道易激综合征、慢性腹泻、肾盂肾炎；也有报道使用本方治疗急性脑血管病、交通事故后遗症、肺心病、震颤性麻痹、急性胆囊炎、癫痫、尿路结石等，均取得满意疗效。

【典型病案】张某，男，79岁。形体消瘦，面色㿠白，畏寒肢冷，两下肢俱凹陷性浮肿，舌淡苔薄白，伸舌颤抖，脉濡弱。辨证为阳虚水肿，拟以茯苓四逆汤合当归补血汤加减。处方：茯苓12g，附片3g，干姜3g，甘草4.5g，党参9g，黄芪9g，当归6g，白术9g。方7剂。姜春华，戴克敏.姜春华经方发挥与运用［M］.北京：中国中医药出版社，2012.

【辨证思路解析】

病证辨析：患者年龄较大，素体阳虚。形体消瘦，面白肢冷，是因患者体内气血亏虚兼脾肾阳虚。下肢浮肿，多为“阴水”所致。舌淡苔白，颤动舌，脉濡弱，更显患者肾阳虚衰。

病因病机分析：患者因年龄较大而致脾肾阳虚，气血亏虚，导致水液运化和排泄功能减弱，故水湿内停。脾肾阳虚也会导致患者体内血脉运行不畅，血不上荣，阳虚浮越，因而面白肢冷；寒饮停于下焦，导致浮肿。

治法与方药分析：病属阳虚浮肿。治当温阳利水。方用茯苓四逆汤合当归补血汤加减。方中附片与当归同用，能温通血脉，温阳益气药，与茯苓、白术同用，能温阳利水。

【参考病案】齐某，男，49岁。3个月前，因天气炎热而服生冷，致泄泻、腹痛，曾用中药治疗后痊愈。后又食生冷，再度出现泄泻。经用中西药治疗，无明显疗效，病程迁延至今。症见泻下清水，每日4～6次，脐周疼痛，喜温喜按，畏冷，气短，口干，唇舌色淡，苔薄白，六脉沉弱。证属肾阳虚弱兼气液不足。治宜温补肾中元阳，兼养气液。方药：茯苓12g，条参、制附片（先煎）各15g，炮姜6g，炙甘草10g。水煎服。服5剂泻止，继服10剂而愈。刘惠生，刘绍武.刘绍武医案选［M］.山西：太原市中医研究所，1984.

甘草干姜汤

【原文】伤寒脉浮，自汗出，小便数，心烦，微恶寒，脚挛急，反与桂枝欲攻其表，此误也。得之便厥，咽中干，烦躁，吐逆者，作甘草干姜汤与之，以复其阳；若厥愈足温者，更作芍药甘草汤与之，其脚即伸。（29）

甘草干姜汤方 甘草四两（炙） 干姜二两

上二味，以水三升，煮取一升五合，去滓，分温再服。

【病机】阳气不足。

【应用指征】肢厥，烦躁，吐逆。

【临床应用】①原治伤寒兼阴阳两虚误汗的变证。②现代临床本方应用于遗尿、肺寒咳嗽、晚期肺癌咯血、过敏性鼻炎、肺炎重症、胃中虚冷所致之反酸、寒性胃脘痛、顽固性口中多涎唾、眩晕、虚寒性崩漏、内耳眩晕症，也可以治疗花粉症、鹅口疮、慢性咽痛等属于中阳不足者。

【典型病案】钱某，男，35岁。常患吐血，前医投四生丸无效，频吐清涎，口淡，纳差，舌润苔白，脉细弦。此出血既非热证，又非元阳虚损，附桂亦属不宜，咳频吐涎，乃属脾寒肺冷，拟温摄法，投以甘草干姜汤。药后吐血全止。处方：炙甘草15g，炮姜9g。方5剂。姜春华．姜春华论医集［M］．福州：福建科学技术出版社，1986.

【辨证思路解析】

病证辨析：患者经常吐血，口吐清涎，口淡，纳差，舌润苔白，脉细弦，可能为脾阳不足而致中焦虚寒引起的出血。

病因病机分析：患者虽有出血症状，但口吐清涎、苔白、脉细弦，说明并非由于血热迫血外行而致的出血，而是脾阳不足，中焦有寒导致中焦阳气不能上升而致肺冷，故患者出血是脾寒肺冷所致。

治法与方药分析：病属脾寒肺冷所致的出血。治当温中复阳。方用甘草干姜汤。方由甘草、炮姜组成，甘草味甘而补中气，炮姜味辛而温中阳。二药相配，辛甘化阳，以恢复中焦阳气。本案用炮姜而不用干姜，因炮姜止血效果较好。

【参考病案】戴某，端阳节伤于饮食，晚间又受风寒，翌日发作恶寒，腹痛泄泻。服发表消导药，表解而泻未止，今来就诊，腹鸣，日泻5～6次，不胀不痛，口淡乏味，舌苔薄白、不干，脉弱无力。归纳分析病情，乃胃寒而脾未大虚，不宜参术之补，非肠热胃寒，不合三泻心汤寒热杂进之药。然对此胃寒脾弱之证，在理中汤的原则下舍参术而用姜草，则成甘草干姜汤，具有温胃阳、补脾虚之效。方药：炙甘草24g，干姜9g（不炮）。温煎频服，1日2剂，泻减效著。连服2日，泻全止，用异功散调理而安。赵守真．治验回忆录［M］．北京：学苑出版社，2009.

芍药甘草汤

【原文】伤寒脉浮，自汗出，小便数，心烦，微恶寒，脚挛急，反与桂枝欲攻其表，此误也。得之便厥，咽中干，烦躁，吐逆者，作甘草干姜汤与之，以复其阳；若厥愈足温者，更作芍药甘草汤与之。（29）

芍药甘草汤方 白芍药 甘草各四两（炙）

上二味，以水三升，煮取一升五合，去滓，分温再服。

【病机】阴液不足，筋脉失养。

【应用指征】脚挛急或经脉挛急。

【临床应用】①原治伤寒兼阴阳两虚误汗的变证。②现代临床本方应用于支气管哮喘、百日咳、溃疡性结肠炎、中老年慢性结肠炎、慢性萎缩性胃炎、胃及十二指肠溃疡、气血虚弱型便秘、胆囊炎、急腹症、胃脘痛、尿毒症末梢神经病变、糖尿病神经病变所致疼痛麻木、脑血管意外后遗症所致疼痛麻木、肝病腿痛、顽固性膈肌痉挛、足跟痛、急性腰扭伤、筋膜病、泌尿系结石、肾绞痛、小儿遗尿症、痛经、黄体囊肿、初发劳力性心绞痛等；对皮肤科、骨伤科、妇科之多种疼痛、拘挛等，证属阴血不足，筋脉失养拘急者皆可应用。

【典型病案】杨某，男，33岁。病始右腿髋关节疼痛、行走困难，两个月后，左腿亦开始疼痛，不能步行。腿部肌肉有明显萎缩现象，并伴有两腿抽搐拘挛。经某医院检查，诊断为双侧股骨头缺血性坏死，建议手术治疗。患者顾虑重重，经人介绍请刘老诊治。视舌质红绛，脉来弦细。刘老辨为阴血虚少，筋脉失养，血脉不利之证。治以养血柔筋，缓急止痛。方用芍药甘草汤。处方：白芍24g，炙甘草12g。3剂后，疼痛、拘急大减。转方用仙方活命饮疏通经络血脉，并解毒止痛。处方：当归10g，赤芍10g，花粉10g，甘草节10g，丹皮10g，乳香6g，没药6g，双花12g，川芎10g，浙贝6g，陈皮9g，炒山甲珠10g，皂刺6g。服7剂，疼痛进一步减轻，刘老又改用赤小豆当归散与芍药甘草汤两方交替服用。多月后，患者再诊，已能弃杖行走。医院复查X线片显示两侧股骨头血流运行通畅，恢复正常。陈明，刘燕华，李芳．刘渡舟临证验案精选［M］．北京：学苑出版社，1996.

【辨证思路解析】

病证辨析：患者下肢拘急疼痛，且舌质红绛，脉弦细，诊为阴液不足，失于濡养；患者体内阴液不足，不能够濡养筋脉，故筋脉拘急，不得屈伸。

病因病机分析：患者舌质红绛，为体内热盛之象；热邪损伤津液，导致体内阴液不足，不能够濡养筋脉，兼体内由于阴液不足，气血通行不畅，因而出现下肢拘急之状。

治法与方药分析：病属阴血亏虚，筋脉失濡。治当滋养阴血，缓急止痛。首方用芍药甘草汤。芍药甘草汤由芍药、甘草组成，芍药养血敛阴，柔筋止痛；甘草甘缓补中。二药相伍，酸甘化阴，滋阴养血，缓急止痛，如此则阴液得复，筋脉得养，挛急自除。

【参考病案】郭某，男，54岁。32岁时因肝硬变退休，20余载边治疗边休养，虽时有骨蒸潮热、胁痛泄泻等症，然调治几日，便可康复。常相遇于街头，见其摆地摊做小商。日前午后下棋时，觉左侧腿股微有疼痛，未予介意，当晚子夜因痛而醒，抽掣于腹股沟及承山穴处，不得穿裤，难以行立，彻夜不寐。服去痛片、芬必得可得暂缓，医时由其家属搀扶而至。视其痛肢皮色正常，亦不肿胀，推拿、按摩疼痛可减，身无寒热，纳便正常。舌淡红，苔薄黄，脉象弦细。仲圣于汗后脚挛急，立芍药甘草汤以治，以其汗后络脉空虚，筋肉失养也。本案虽未经汗，然肝病年久，津血不足，脉络痹阻，筋肉失养，亦必然也。拟赤白芍各15g，炙甘草15g。2剂。1剂痛减，2剂痛失，行立自如，独步来诊。询知腿仍发僵，此筋急不舒也，原方加苡米30g，木瓜10g，3剂善后。闫云科．经方躬行录［M］．北京：学苑出版社，2009.

芍药附子甘草汤

【原文】发汗病不解，反恶寒者，虚故也，芍药甘草附子汤主之。(68)

芍药甘草附子汤方 芍药三两 甘草三两（炙） 附子一枚（炮，去皮，破八片）

上三味，以水五升，煮取一升五合，去滓，分温三服。疑非仲景方。

【病机】阴阳两伤，肌肤失温，筋脉失养。

【应用指征】恶寒，汗不止，四肢不温，小腿挛急，脉微细。

【临床应用】①原治过汗、误下之后的阴阳俱虚之证。凡属于肝阴不足，肾阳亏虚，筋脉既不得阴血滋养又不得阳气温煦，且虚实夹杂者，均可使用。②现代临床本方主要用于阳虚外感汗多恶寒，风寒湿痹阳气虚之关节疼痛、周身恶寒汗出者；亦可以用于汗后亡阳，腰痛、偏头痛、痛经、肠痉挛、腓肠肌痉挛等。若以附子温经回阳，用量可达 3 ～ 6g，若止痛可增大剂量至 9 ～ 12g。

【典型病案】许某，女，65 岁，住城内周家巷。暑天大热，饮冷过多，病头痛发热（体温 39℃）。自服 APC 4 片，致大汗淋漓，热虽解，而汗出不止，神疲乏力。因循迁延 20 余日，始找予就诊。患者现面色萎黄，倦怠头晕，汗出如泉，拭之复涌，身不热，体不痛，畏寒唇冷若冰霜，手足不温，胃纳呆钝，口渴欲饮，二便如常。舌淡红润，脉沉细略数。处方：白芍 10g，附子 10g，炙甘草 10g。1 剂症减，2 剂痊愈。闫云科．临证实验录［M］．北京：中国中医药出版社，2005.

【辨证思路解析】

病证辨析：患者因为暑天饮冷过多，导致头痛发热，随后其自服 APC 解热药致大汗淋漓，理应病解，但却出现热退、汗不止、畏寒唇冷若冰霜，与《伤寒论》中芍药甘草附子汤证所述相似，当诊为此病。此外，还见病患面色萎黄，胃纳呆钝，汗出如泉，口渴欲饮水，脉沉细但数，可知其为过汗伤阴，阴损及阳，阴阳两虚。

病因病机分析：患者起初因暑天饮冷过多，导致头痛发热之表证，病人自服 APC 解热药，致大汗淋漓。伤寒发汗，汗出病解，必不恶寒，也不恶热，始可为愈，而此时热虽已退，但导致汗出不止、神疲乏力，为发汗太过，过汗伤阳。一则因卫阳不固，不能摄纳阴液，导致汗出，且过汗不唯伤阳，亦复伤阴，更加见汗出不止，津液亡失，则成阴阳两虚之证；二则因阳伤失于温煦，故恶寒不但未解反而加重，可见畏寒唇冷若冰霜且手足不温。另外，患者虽见面色萎黄，倦怠头晕，手足不温，脉沉细，但并不是单纯的“少阴之为病，脉微细，但欲寐”，因还兼见汗出不止、口渴思饮之证；患者虽有汗出如泉、拭之复涌之证，但也并不是“太阳病，发汗，遂漏不止。其人恶风，小便难，四肢微急，难以屈伸”的桂枝加附子汤证，因此时表证已除，且二便如故。本案病机为汗后阴阳两虚，故用此方。

治法与方药分析：病属汗后阴阳两虚证。治当益阳复阴。方用芍药甘草附子汤。正如陈修园所说：“未发汗而发热恶寒，宜汗之。既汗而表证仍在者，宜再汗之。今发汗后反恶寒，此因汗而亡阳也。然亡气中之阳，用四逆汤；亡血中之阳，用此汤。恶寒而

厥，宜四逆汤；寒而不厥，宜此汤。”方中芍药、甘草，酸甘化阴，主补营阴。附子大辛大热，补火助阳，通经实卫，得甘草之甘，辛甘化阳，主补卫阳，且附子性猛，得甘草而缓；芍药性寒，得附子而和。三药相配，奏阴阳双补之功。

【参考病案】张某，男，56 岁，1978 年 1 月 27 日初诊。1 年前因防震露宿，右腿关节疼痛，遇冷加剧，得热可减，诊为风湿性关节炎，转诊四川、甘肃等地，中西医多方治疗效果不佳，病情逐渐加重。现有腿强直冷痛，运动障碍，弯腰跛行，形寒肢冷，疲乏无力，面色苍白，口淡无味，食欲不佳，舌苔白腻，六脉濡弱。本案属寒痹，乃营卫不和，阴寒凝滞所致，故用调和营卫、温经止痛之芍药甘草附子汤治之。钱潢云：“芍药酸收，敛汗液而固营阴；附子辛热，补真阳以强卫气；甘草扶植中州，调和营卫。所谓温经复阳之治也。”处方：赤芍、白芍、甘草各 30g，附子 15g。3 剂，水煎服。服后诸症逐渐减轻，服药期间曾自觉右腿肌肉跳动掣痛，后自行缓解。原方附子量新增至 30g，又服药 10 余剂，病愈八九，经善后调理痊愈。追访数年，未再复发。刘定西．芍药甘草附子汤治疗寒痹［J］．国医论坛，1991（5）：17.

炙甘草汤

【原文】伤寒，脉结代，心动悸，炙甘草汤主之。（177）

《千金翼》炙甘草汤（一云复脉汤）：治虚劳不足，汗出而闷，脉结悸，行动如常，不出百日，危急者十一日死。（《金匮要略·血痹虚劳病脉证并治第六》）

《外台》炙甘草汤：治肺痿涎唾多，心中温温液液者。（《金匮要略·肺痿肺痈咳嗽上气病脉证治第七》）

炙甘草汤方　甘草四两（炙）　生姜三两（切）　人参二两　生地黄一斤　桂枝三两（去皮）　阿胶二两　麦门冬半升（去心）　麻仁半升　大枣三十枚（擘）

上九味，以清酒七升，水八升，先煮八味，取三升，去滓，内胶烊消尽。温服一升，日三服。一名复脉汤。

【病机】心阴阳两虚。

【应用指征】心动悸，汗出，胸闷，心中温温液液，脉结代。

【临床应用】①原治阴血阳气虚弱，心脉失养证；虚劳汗出胸闷；肺痿涎唾多，心中烦躁。②现代临床本方主要应用于各种心律失常、病毒性心肌炎、扩张型心肌炎、萎缩性胃炎、小儿秋季迁延性腹泻、复发性口疮、白塞病、小儿汗证、白细胞减少症、季节性低血压、特发性血小板减少性紫癜、更年期综合征、妇科出血、妇科崩漏等，辨证属于心阴阳气血不足者。

【典型病案】李某，女，28 岁。患者外感后出现明显心悸、胸闷、乏力，四肢发凉，并在家中晕厥 1 次，住我科后做相关检查，动态心电图提示 24 小时均为结性心律，最长 RR 间期达 3 秒，24 小时心搏总数仅 6 万余次；心肌酶谱增高。诊断为病毒性心肌炎（重症），病态窦房结综合征。对症治疗基础上曾建议起搏器治疗，但患者无力承担高昂费用，遂请中医会诊。患者现心悸，脉迟缓而齐整，又见乏力、四肢发凉、面色㿠白，舌淡苔白。处方：炙甘草 18g，人参、桂枝各 15g，麦冬、生地各 20g，阿胶、麻子仁各 10g，生姜 10g，大枣 10 枚，制附子 15g，白酒半两。服方共 15 剂，同时建议中药治疗期间，可密切观察，先不用专门改善心律之西药，患者自觉症状明显改善，未再出现晕厥。复查动态心电图：24 小时内大多为窦性心律，少部分为结性逸搏律，最长 RR 间期 115 秒，24 小时心搏总数 9 万余次。好转出院。后随访半年，患者症状未反复。王阶，张允岭，何庆勇．经方名医实践录［M］．北京：科学技术文献出版社，2009.

【辨证思路解析】

病证辨析：患者外感后出现明显心悸、胸闷的主症，脉迟缓而齐整，与《伤寒论》中“伤寒，脉结代，心动悸”不谋而合，可诊为此病。此外，又见乏力、四肢发凉、面色皖白、舌淡苔白，为阳气虚衰不能达于四肢，且脉缓慢为心阴虚，当诊断为心之阴阳不足之炙甘草汤证，但此患者以阳虚为主。

病因病机分析：患者外感后出现明显心悸、胸闷、乏力、四肢发凉，并在家中晕厥 1 次，说明病始于外感而渐内累于心。患者不见发热恶寒，且脉不浮而见结代，说明外邪已罢，仅存里虚之证。因太阳与少阴相表里，如果心主素虚，复感外邪，则病邪每每深入少阴，使心脏受邪。又心主血脉，赖阳气之温煦，阴血之滋养，心之阴阳气血不足，则见心动悸；心阳虚鼓动无力，心阴虚脉道不充，则有结代之脉。柯雪帆教授认为：炙甘草汤所治脉结代、心动悸，是外感病所引起，非泛指一切原因所致之脉结代、心动悸，对病毒性心肌炎后遗症之心律不齐疗效佳。本案患者的西医诊断为病毒性心肌炎正符合炙甘草汤证。因病毒性心肌炎多属正气内虚，外邪入侵，导致心气阴两虚，气血运行不畅。方证对应即可选用炙甘草汤。

治法与方药分析：病属心之阴阳不足之炙甘草汤证，但以阳虚为主。治当通阳复脉，滋阴养血，重以回阳。方用炙甘草汤加味。炙甘草汤以补血为主，促血运为辅，故曰：“阴药七，阳药三。”若病见心血不足之炙甘草汤证，又偏阳虚者，可适当减少阿胶、麦冬之量，增加桂枝、人参之量，兼加炙附子、白酒以温阳。方中重用炙甘草补中益气，以充气血生化之源，合人参、大枣补中气，滋化源，气足血生，以复脉之本；生地黄、麦冬、阿胶、麻仁养心阴，补心血，以充血脉；岳美中先生说：“阴则主静，无力自动，必凭借阳药主动者，以推之挽之而促激之，才能上入于心，推动血管以血行，使结代之脉去，动悸之症止。”故用桂枝、生姜宣阳化阴，且桂枝、甘草相合，辛甘化阳，温通心阳，加清酒振奋阳气，温通血脉。诸药合用，峻补其阴以生血，通阳行脉以缩摄微阴，全方阴阳双补，通经脉、利血气，挽真气于将绝之候，而避中寒于脉弱之时。

【参考病案】常熟西弄徐某，金陵人，年五十余。因子不肖，动怒兼郁，咳嗽吐痰，延某医治之，进以木香、厚朴、豆豉、牛蒡等，咳更甚，面红，痰沫频吐，起坐不安。前医见其面红烦躁，进以鲜生地、鲜石斛、栀、翘、芩、连等，更甚。吾友仲鸣徐君，偕余往诊之。脉虚大无力，烦躁面赤，舌白底绛，频频吐痰，满地白腻如米饮，虽臭不甚。余曰：燥伤肺金，再进苦寒，中阳阻遏不能，肺无肃化之权，清阳不能上升，肺将痿矣。即用《千金》炙甘草汤原方，取姜、桂之辛散，开中宫阻隔之阳，引酸咸柔润之药下行，化津液，救上之燥；取参、草、枣培土壮气，使土气可以生金；麦冬、麻仁润肺而柔阳明燥金；加薏仁泄上蓄之水下行，肺气清肃下降，津液方能上承。此方为《千金》治肺痿屡效之方，故补入《金匮》。后人用此方，每去姜、桂，畏其辛热也，不知大雨雪之前，必先微温，一派柔腻阴药，赖辛甘之味可能通阳，藉其蒸化之权，下焦津液上腾，肺之精气自可下降，云蒸雨施，始有效耳。照方服两帖，痰沫已尽，咳嗽亦止，后服甘凉清润，生黄芪、北沙参、百合、玉竹、川贝枇杷膏、甘草壮气润肺清热，10余剂而痊愈。今已五六年，强健逾昔。古人之方，不耽后学，人言将古方治今病，如拆旧屋造新房，使后人拟古酌今，非使后学不用古方也。余听鸿．诊余集［M］．北京：学苑出版社，2008.

五苓散

【原文】太阳病，发汗后，大汗出，胃中干，烦躁不得眠，欲得饮水者，少少与饮之，令胃气和则愈。若脉浮，小便不利，微热消渴者，五苓散主之。（71）

发汗已，脉浮数，烦渴者，五苓散主之。（72）

伤寒汗出而渴者，五苓散；不渴者，茯苓甘草汤主之。（73）

中风发热，六七日不解而烦，有表里证，渴欲饮水，水入则吐，名曰水逆，五苓散主之。（74）

病在阳，应以汗解之，反以冷水潠之，若灌之，其热被劫不得去，弥更益烦，肉上粟起，意欲饮水，反不渴者，服文蛤散；若不差者，与五苓散。（141）

本以下之，故心下痞，与泻心汤。痞不解，其人渴而口燥烦，小便不利者，五苓散主之。一方云，忍之一日乃愈。（156）

太阳病，寸缓关浮尺弱，其人发热汗出，复恶寒，不呕，但心下痞者，此以医下之也。如其不下者，病人不恶寒而渴者，此转属阳明也。小便数者，大便必硬，不更衣十日，无所苦也。渴欲饮水，少少与之，但以法救之。渴者，宜五苓散。（244）

霍乱，头痛，发热，身疼痛，热多饮水者，五苓散主之。寒多不用水者，理中丸主之。（386）

假令瘦人脐下有悸，吐涎沫而癫眩，此水也，五苓散主之。（《金匮要略·痰饮咳嗽病脉证并治第十二》）

脉浮，小便不利，微热消渴者，宜利小便发汗，五苓散主之。（《金匮要略·消渴小便不利淋病脉证并治第十三》）

渴欲饮水，水入则吐者，名曰水逆，五苓散主之。（《金匮要略·消渴小便不利淋病脉证并治第十三》）

五苓散方　猪苓十八铢（去皮）　泽泻一两六铢　白术十八铢　茯苓十八铢　桂枝半两（去皮）

上五味，捣为散，以白饮和服方寸匕，日三服。多饮暖水，汗出愈。如法将息。

【病机】水液代谢失常，气不化水，水停蓄水。

【应用指征】小便不利，渴欲饮水，苔滑，脉浮；水肿，泄泻，霍乱；脐下动悸，吐涎沫，头眩短气。

【临床应用】①原治蓄水证；水湿内停；痰饮证。②现代临床本方主要用于泌尿系统疾病，如急性肾炎、肾性高血压、遗尿、输尿管结石、肾盂肾炎等属阳虚气化不利，伴见小便不利、口渴欲饮者；生殖系统疾病，如睾丸鞘膜积液、卵巢囊肿、乳腺小叶增生、闭经、带下辨治属本方证病机者；用本方加减可以治疗神经精神性疾病，如脑积水、顽固性偏头痛、精神性尿频等；用本方加减可以治疗五官科疾病，中耳炎、过敏性鼻炎、假性近视、中心性视网膜炎等；用本方合麻黄附子细辛汤加椒目、石菖蒲、牛膝等治疗心包积液有效。

【典型病案】患者，女，45 岁，1995 年 4 月初诊。自述患梅尼埃病已 6 年，眩晕时作时止，每次发作多服用西药及输液治疗，此次发作已 6 天，输液及口服西药不见好转。现症见闭目静卧，视物旋转，如坐舟车，频频呕吐痰涎，面色苍白，心悸汗出，小便短少，舌淡胖，苔白滑，脉弦。处方：猪苓 15g，泽泻 20g，白术 15g，茯苓 15g，桂枝 10g，代赭石 30g（布包先煎），生姜 3 片，大枣 4 枚。3 剂，水煎服。

5 月 1 日二诊，头晕大减，呕吐已止，心悸停，小便增多。效不更方，原方 3 剂，水煎温服。5 月 4 日三诊，诸症消失，病已痊愈，为防复发，嘱其继服香砂六君子汤 6 剂，以资巩固。随访 2 年未再复发。王阶，张允岭，何庆勇．经方名医实践录［M］．北京：科学技术文献出版社，2009.

【辨证思路解析】

病证辨析：患者自述梅尼埃病已 6 年，且发作时需要闭目静卧，视物旋转，如坐舟车，甚至频频呕吐痰涎，与《金匮要略》“脐下有悸，吐涎沫而癫眩，此水也”所描述的症状相类似，再结合患者实际情况，可诊为痰饮病之眩晕。再加上患者有面色苍白、心悸汗出、舌淡胖、苔白滑、脉弦等阳虚水停之象，当诊断为饮邪内停，清阳被遏之痰饮眩晕证。

病因病机分析：梅尼埃病是由于内耳迷路积水所致眩晕。患者自述梅尼埃病已 6 年，可见此病扰其之久，素体虚弱，伏痰已深。患者小便短少，则是由于痰饮结于下焦，导致膀胱气化不利。水无去路，反而上逆，上犯于胃则呕吐涎沫，上凌于心则见心悸；湿困清阳，致清阳不升，浊阴上蒙，导致头晕目眩。而对于水气病患者，舌象也很重要，应见舌胖苔白水滑之象，与该患者舌苔之象符合。痰邪壅滞，阻遏阳气，可见脉弦。该病之重点在于内饮为患，与梅尼埃病由内耳迷路积水所致眩晕的病机不谋而合。

治法与方药分析：病属饮邪内停，清阳被阻所致之痰饮内停，治以通阳化饮、降逆和胃为主。方以五苓散加减。因见本案患者眩晕证严重，可加重镇之代赭石。《本草汇言》记载猪苓为“渗湿水，利水道，分解阴阳之药也”，“甘淡能渗利走散，升而能降，降而能升，故善开腠理，分理表阳里阴之气而利小便”；泽泻有“固肾治水之功，然与猪苓又不相同者，盖猪苓利水，能分泄表间之郁，泽泻利水，能宣通内脏之湿”。二者利水之力甚。再者，脾胃乃气血、水谷津液化生之所，脾胃健则津液输布有常；再合茯苓，一则健脾化湿，二则白色入肺，可使金气清降，宣水之上源，还可以入肾、膀胱经以利水道。桂枝中量，取其助阳温中，推动脾胃运化之力。正如《长沙药解》言："五苓之利水，有白术之燥土，桂枝之达木也。"方中生姜、大枣和胃止呕。诸药合用，使气化行，阳气通，水饮去而小便自利，眩晕自止。

【参考病案】患者，女，56岁，2018年12月24日初诊。自述口干舌燥半年余，不欲饮水，口中黏滞不爽，纳欠佳，眠可，大便溏，每日1次，小便可。舌淡红，苔白腻，脉细滑。曾在多家医院治疗，口干缓解不明显。为进一步诊治，遂来我院中医门诊就诊。观其之前所服中药处方，多以清热养阴为主，偶涉及除湿之法，仅两三味淡渗之品，实力不足也。当下以健脾除湿、温阳化气升津为治法，口干责之于脾不布津，而不是津液不足，切不可过用滋腻之品，碍脾之运化，壅滞气机。处方：猪苓15g，茯苓20g，泽泻20g，桂枝5g，白术15g，苍术15g，黄柏10g，薏苡仁30g，麦冬15g，五味子8g，北沙参15g。5剂，水煎服，每日1剂，每日3次，每次100mL。

2018年12月30日二诊，患者自述口干减轻，服药后小便增多，上方加葛根20g生津止渴，5剂，煎服法同上。2019年1月6日三诊，患者自述口干已基本消失，继服上方5剂巩固治疗。杨娅青，刘英，东方湘云，等．刘英辨治湿浊困脾型口干症经验［J］．中国民间疗法，2022，30（1）：30.

茯苓甘草汤

【原文】伤寒，汗出而渴者，五苓散主之；不渴者，茯苓甘草汤主之。（73）

伤寒，厥而心下悸，宜先治水，当服茯苓甘草汤，却治其厥。不尔，水渍入胃，必作利也。（356）

茯苓甘草汤方 茯苓二两 桂枝二两（去皮） 甘草一两（炙） 生姜三两（切）

上四味，以水四升，煮取二升，去滓，分温三服。

【病机】胃阳不足，水停中焦。

【应用指征】四肢厥，心下悸，按推可闻及水声，汗出口不渴，舌苔白滑，脉弦。

【临床应用】①凡属于发汗不当或者饮水过多，损伤胃中阳气，致使水饮不化，停蓄为患即可用之。②现代临床本方主要用于治疗急性胃肠炎、充血性心力衰竭、心律失常、肺心病、产后尿潴留等疾患，以心下悸、口不渴、手足不温等为辨证要点。

【典型病案】陈某，男，26岁。暑夏抗旱，挑水浇地，酷日之下劳动，汗出特别多，口中干渴难忍，因而俯首水桶暴饮，当时甚觉凉爽，但不多时则感到心下胃脘部位筑筑然悸动不安，入夜亦不得安寐。经多方诊治，不见功效。来诊时，令其仰卧床上，用手按其心下，悸动应手；又用手震颤上腹部，可清晰地闻到胃中辘辘作响，其人小便尚利，舌苔水滑，脉弦。处方：茯苓20g，桂枝10g，炙甘草6g，生姜汁1酒盅。2剂。先煮前三味药，待药成后，以姜汁兑药服。患者服药1剂后，自觉热辣气味直抵胃中，而胃中鸣响悸动为甚，不多时，忽觉腹中疼痛，欲作泻利，急忙登厕更衣，泻出水液甚多，随之而悸动明显减轻。2剂服尽则全安。刘渡舟，王庆国，刘燕华．经方临证指南［M］．北京：人民卫生出版社，2013.

【辨证思路解析】

病证辨析：患者因烈日汗出暴饮，而致心下胃脘部位筑筑然悸动不安，且能听闻胃中辘辘作响。正如《金匮要略》中所指出“凡食少饮多，水停心下，甚者则悸，微者短气”，当诊为水饮病。此外，水饮停于胃中，最突出的临床表现就是心下悸，且该患者小便尚利、舌苔水滑、脉弦等症状，与明显的热象有别，故当辨为水饮停于胃中，阻遏胃阳之水饮病，即胃阳不足，水停中焦的茯苓甘草汤证。

病因病机分析：患者因于烈日酷暑之下挑水浇地，辛苦劳作，导致大汗出，是大量汗出后，津液损伤，影响脾胃之阳升降运化，津液耗伤，不能荣于口，故见口渴。但此患者在大渴之际，俯首水桶“暴饮”，使外来之水聚于胃中而不化。至此内外合邪，导致水饮内停于胃，胃阳不足，不能且不足以运化，水气凌心，故见心下胃脘部位筑筑然悸动不安，且能听闻胃中辘辘作响。外来之饮邪，往往是疾病发生的主要原因。水饮属阴，入夜阴气旺盛，阴得阴助而发作，故夜不能寐。因饮停中焦，未影响膀胱气化功能，故小便尚利。其舌脉之象显然为水饮内盛之外显。本案病因病机即为汗后津伤胃阳，暴饮水饮内滞。

治法与方药分析：病属于胃阳不足，水停中焦之茯苓甘草汤证，治以和胃散饮，行气升阳。方用茯苓甘草汤。且因“伤寒，厥而心下悸，宜先治水”，本案水饮内盛，故可重用茯苓。茯苓甘草汤是由苓桂术甘汤去白术加生姜而成，故又称为“苓桂甘姜汤”。去白术加生姜，是因生姜有温中散寒以治胃阳不足的作用，故常用来治疗饮气在胃中的病证。方用茯苓甘淡渗湿，使饮邪得出。甘草以甘补其中，使土厚以制水。桂枝平冲降逆，辛甘发散，卫阳得以宣发，且桂枝在临床上也有健脾温中的作用。全方使胃阳得以温养，水饮得以散去，则悸动自平，夜自能寐。其中为了防止外来之饮的损伤，《伤寒论》曾言：“欲得饮水者，少少与饮之，令胃气和则愈。”因此，不论是在何时，切不可暴饮，以免伤其胃气。

【参考病案】韦某，女，36岁，已婚，工人，2001年9月17日初诊。因头面及下肢反复浮肿4年余，加重伴眩晕心悸1天而前来就诊。自述于2001年4月间，正值经期被雨淋透全身而引起喷嚏流涕、畏寒发热、头痛、咳嗽、全身痛楚不适等症，当时自服多种抗感冒类药，上症渐觉好转。兹后每有晨起颜面浮肿，午后双下肢浮肿，踝部尤甚。曾赴多家地、市级医院诊治，检查血、尿、便、肾功能、肝功能、胸部X线摄片、心电图均无异常，诊为特发性水肿。经服西药治疗，症状时轻时重，屡治不愈。近2天因行经，量多色淡红，眩晕心悸，腰膝酸软，头面及双下肢浮肿加重而来就诊。查血压16/8kPa（120/60mmHg），神清，形体肥胖，面色少华，面浮肢肿，踝部肿甚，按之没指，手足欠温，舌淡苔白，舌边有齿印，脉沉细而弱。证属脾肾阳虚，水湿内阻。治以温阳补肾，健脾利水。方用茯苓甘草汤加味：茯苓15g，桂枝10g，炙甘草6g，生姜3g，炒白术10g，续断10g。3剂，水煎服，日1剂。服药3剂后，浮肿减轻。效不更方，守上方再进15剂，诸症消失。随访2年，未见复发。胡振斌，胡俊杰．茯苓甘草汤加味治疗疑难病2则［J］．安徽中医临床杂志，2003，15（5）：437.

桃核承气汤

【原文】太阳病不解，热结膀胱，其人如狂，血自下，下者愈。其外不解者，尚未可攻，当先解其外；外解已，但少腹急结者，乃可攻之，宜桃核承气汤。(106)

桃核承气汤方 桃仁五十个（去皮尖） 大黄四两 桂枝二两（去皮） 甘草二两（炙） 芒硝二两

上五味，以水七升，煮取二升半，去滓，内芒硝，更上火，微沸下火。先食温服五合，日三服。当微利。

【病机】血热互结于下焦。

【应用指征】神志失常，下腹部拘急硬痛，舌红苔黄或有瘀斑，脉沉涩。

【临床应用】①原治太阳蓄血证。②现代临床本方用于治疗周期性精神分裂症、脑外伤后遗症、缺血性中风、慢性肾炎、慢性盆腔炎、糖尿病、高脂血症、前列腺炎等，以少腹急结、神志改变、小便自利、舌质紫暗或有瘀斑为辨证要点。

【典型病案】向某，教师，20多岁，未婚。每到月经来潮时即成癫狂状态，妄见妄言，哭笑无常，夜寐不安，月经过后不治自愈，数月以来皆是如此。经患者的母亲回忆，患者有痛经史，曾于数月前患重感冒1次，那时正是月经期，以后即患此病。患者来就诊时，正是发病的时候，也就是正在月经期。虽然胡言乱语，嬉笑无常，但在问诊时还能够控制，准确地回答。经服桃核承气汤加减4剂而愈。随访数月，概未复发。赵明锐.经方发挥[M].北京：人民卫生出版社，2009.

【辨证思路解析】

病证辨析：患者因之前正值经期患重感冒，导致之后每次月经来潮之际出现癫狂状态，妄见妄言，哭笑无常，夜寐不安，月经过后不治自愈，如此反复。这与《伤寒论》第106条“太阳病不解，热结膀胱，其人如狂，血自下，下者愈”所述一致，当诊为太阳蓄血症，往往由感受实热之邪而发。

病因病机分析：患者的母亲述患者平时有痛经史，结合患者当时的症状，可知经期瘀血阻滞胞宫，不通而痛。正值经期，患者罹患重感冒，外邪侵袭，不能从外而解，入里化热，侵入下焦血分，故致下焦血分血热搏结，可见少腹硬痛之类的症状。徐灵胎《伤寒论类方》中言：“热甚则血凝而上干心包，故神昏如狂。”瘀血不与火热相结，仅能为癥积，不能发狂。只有热与瘀相夹，瘀浊才能上行清道而扰其神明。因此，患者体内热邪在经期每每与瘀血搏结，扰乱心神，出现躁动不安等表现。但是该患者在面对门诊医生提问时，可控制情绪，准确地回答，可见其扰神明的程度不深，即条文所言“如狂”的状态。当经期过去，瘀血自断，邪热随瘀而去，病证又可自愈，但体内热邪不去，每到经期又将会出现“癫狂”之状。因此，其病机为下焦蓄血，邪热与瘀血相结。

治法与方药分析：病属血热互结于下焦的太阳蓄血证，治当泄下瘀热。方用桃核承气汤加减。桃核承气汤为调味承气汤加桂枝、桃仁而成。汪昂曰：“大黄、芒硝荡热去实，甘草和胃缓中，此为调味承气汤也。热甚血搏，血聚则肝燥，故加桃仁之苦甘，以润燥而缓肝，加桂枝之辛热，以调营而解外，直达瘀所行之也。”方中桃仁活血化瘀为主药；大黄苦寒清泄热邪，祛瘀生新；芒硝咸寒，软坚散结；炙甘草调和诸药。诸药合用，为泄热逐瘀轻剂。其中值得注意的是，桂枝其意不在解表，而在理气通阳，通阳即可行阴，理气能行血，血行结散则病自解。在寒凉药中酌加温热药，在血分药中酌加气分药，确实有其妙用。结合该患者痛经史，本案虽没有具体的药物，但可以猜测，其中可以酌加一些止痛药。

关于本方的服药方法，《伤寒论》中强调“先食温服”，也就是在饭前空腹温服此药，这是因为病位在下焦，且桃核承气汤又是攻下瘀血的方剂，空腹服药，则有利于攻下瘀热。再结合该患者月经期复发的症状来看，经期前服用本方效果更佳。

【参考病案】患者，男，76 岁，2017 年 8 月 19 日初诊。患有前列腺增生 5 年、糖尿病 15 年、血栓性浅静脉炎 3 年。家属代述，患者平素急躁易怒，多年来以拾荒为生，所捡废旧物品堆积在居住之所，每当家人与之理论，则情绪激动甚或破口怒骂。2017 年 8 月 5 日因头胀痛、面色暗红而就诊，处以血府逐瘀汤而愈。现双下肢红丘疹成片，伴渗出或水疱，瘙痒异常，自觉灼热感，触之亦觉肤热。左脉细数、右脉弦滑数，舌暗红，苔薄黄腻。证属血热互结兼湿热下注。治当清热凉血，开结化瘀，兼利湿止痒。方用桃核承气汤、犀角地黄汤合方加减：生桃仁 9g，酒大黄 9g，生甘草 10g，水牛角丝 40g（先煎），牡丹皮 15g，生地黄 30g，赤芍 15g，滑石粉 20g（包煎），薏苡仁 60g，紫草 15g，凌霄花 15g，龙胆 6g，川牛膝 15g，白鲜皮 15g。7 剂，水煎服，每日 1 剂，分 3 次饭后半小时温服。8 月 24 日，家属打电话告知，服药 5 剂，下肢红丘疹、灼热、瘙痒感均大减，渗出消失，但新增一患，即从服药第 3 天起，小便不利，渐至癃闭不出，现小腹憋胀难以忍受，求问如何能处理。告知可服用通利小便之品。家属恐中药起效缓慢，少腹胀满难以忍受，无奈用导尿以求速效也。8 月 26 日，家属来电话，经导尿后小便排出，现少腹已不憋胀，但多次试图拔掉导尿管，均未获成功。求问能否中药辅助，处以五苓散加减而成功拔管。张玉鑫，周冉冉，陶晓华，等 . 谈桃核承气汤的方证要义与临床应用［J］. 世界中医药，2020，15（14）：2175.

抵当汤

【原文】太阳病六七日，表证仍在，脉微而沉，反不结胸，其人发狂者，以热在下焦，少腹当硬满，小便自利者，下血乃愈。所以然者，以太阳随经，瘀热在里故也，抵当汤主之。（124）

太阳病身黄，脉沉结，少腹硬，小便不利者，为无血也。小便自利，其人如狂者，血证谛也，抵当汤主之。（125）

阳明证，其人喜忘者，必有蓄血。所以然者，本有久瘀血，故令喜忘。屎虽硬，大便反易，其色必黑者，宜抵当汤下之。（237）

病人无表里证，发热七八日，虽脉浮数者，可下之。假令已下，脉数不解，合热则消谷喜饥，至六七日不大便者，有瘀血，宜抵当汤。（257）

妇人经水不利下，抵当汤主之。（亦治男子膀胱满急有瘀血者）（《金匮要略·妇人杂病脉证并治第二十二》）

抵当汤方 水蛭（熬） 虻虫各三十个（去翅足，熬） 桃仁二十个（去皮尖） 大黄三两（酒洗）

上四味，以水五升，煮取三升，去滓。温服一升。不下更服。

【病机】瘀热互结于下焦。

【应用指征】少腹硬满，小便自利，其人如狂，喜忘，大便虽硬而易出，其色必黑，脉沉涩或沉结，舌质紫或有瘀斑。

【临床应用】①原治太阳或阳明蓄血证；妇人闭经。②现代临床本方用于治疗缺血性中风、中风后遗症、脉管炎、子宫肌瘤、急性尿潴留、精神分裂症、脑外伤后遗症、血管性痴呆等病证。

【典型病案】宗某，女，18岁。于1970年8月患癫证，目光异常，时而若有所思，时而若有所见，时而模仿戏剧人物，独自动作吟唱，入夜尤剧，妄言躁狂欲走，中西医多方治疗未效。病至半月，势渐重笃，卧床不起，饮食不进有数日，邀衣宸寰老医师诊视。脉之，六部数疾，尺滑有力；按之，少腹上及脐旁坚硬急结。询其经事，家人回答初得病时正值经期。大便周余未解，小溲尚通，舌暗红干燥。处方：桃仁25g，大黄10g，水蛭10g，虻虫10g。适缺虻虫，嘱先服下看。翌日诊视，药后大便得通，证无进退。曰：证属瘀热发狂无疑，抵当何以不效？殆缺虻虫之故。仍用前方，亟令觅得虻虫。时值夏月，家人乃自捕虻虫20余枚合药。服后3时许，果从前阴下瘀血紫黑，夹有血丝血块，大便亦解胶黑之屎。令以冰糖水饮之，沉沉睡去，嘱勿扰唤。翌晨，神清索食，唯觉困乏。疏方：生地、白薇、丹参、莲心、荷叶、琥珀调之，竟愈。愈后询之，自言先因郁怒，经期复受惊恐，遂血阻不行，继乃发病。现已婚生子，未再复发。何任，张志民，连建伟.金匮方百家医案评议［M］.杭州：浙江科学技术出版社，1991.

【辨证思路解析】

病证辨析：患者一则患癫证，以至于到了妄言躁狂欲走的地步，存在精神情志上显著的变化；二则少腹上及脐旁坚硬急结，结合舌脉象可辨为瘀血证。二则符合《伤寒论》中蓄血证所提及“其人发狂”“少腹硬”等症状，可诊断为蓄血证。王叔和《脉经》说：“尺脉滑，血气实，妇人经水不利……宜下去经血。”脉证合参，属瘀热发狂。

病因病机分析：患者家人述初得病时正值经期，盖因外邪入里化热伤及血分，血热互结，上扰心神，则出现一系列的精神神经症状，再加上其舌质暗红，脉“尺滑有力”，为“妇女经水不利”有瘀血之象，但其瘀血阻滞于下焦膀胱之分野，阻滞于胞宫，故亦见少腹硬满。“硬”是客观体征，触按时有坚硬抵触的感觉；“满”为自觉症状，指患者自觉胀满不适，是由于瘀血与热相搏结于下焦所致。其病在血分，不碍膀胱气分之气化功能，故小便自利。热扰胃气，则不欲饮食；热困脾气，则腹胀、大便干结。随着病程的推进，瘀热互结日久，程度更深，以致“卧床不起，饮食不进有数日”。因此，本案病机为瘀热互结于下焦发狂。

治法与方药分析：病属于瘀热发狂，故治以泄热破瘀。方用抵当汤。柯韵伯曰："此皆瘀血之征兆，非至峻之剂，足以抵其巢穴，而当此重任，故立抵当汤。"可见抵当汤泄热破瘀之力强。其中大黄入血分，泄热逐瘀，推陈致新；桃仁活血化瘀；水蛭、虻虫为虫类药，药性峻猛，善于破瘀积恶血。尤在泾曾经说："抵当汤中，水蛭、虻虫食血祛瘀之力倍于芒硝，而又无桂枝、甘草之甘缓，视桃仁承气汤为较峻矣。盖血自下者，其血易动，故宜缓剂，以去未尽之邪；瘀热在里者，其血难动，故须峻药，以破固结之势也"。该患者瘀血痼结，其血热亦盛，故使用泄热破瘀之重剂，即抵当汤。如果先用抵当汤已经取得效果，恐续用伤其正气，可改用桃核承气汤。

【参考病案】吕某，男，39岁。经B超检查确诊为肝实质弥漫性损伤，几经治疗，谷丙转氨酶和谷草转氨酶仍在200单位/升以上，黄疸指数也常在120μmol/L以上。刻诊：腹胀，不欲饮食，大便干结，胁痛固定不移，夜间疼痛加重，烦闷郁热，面目身黄且鲜明，神疲乏力，舌红边紫，苔黄腻，脉细沉数。辨为瘀热发黄证，遂用抵当汤加味：桃仁12g，大黄9g，水蛭10g，虻虫10g，茵陈30g，栀子15g，黄芪15g，白芍15g，柴胡15g，炙甘草10g。6剂，1日1剂，水煎2次合并分三服。

二诊诉腹胀有好转，面目身黄均减轻，又以前方治疗15剂，复查转氨酶及黄疸指数恢复正常。为了巩固疗效，又以前方每周5剂，连续治疗月余，至今已2年，病证未再复发。王付．抵当汤临床应用［J］．中医药通报，2008（2）：43.

抵当丸

【原文】伤寒有热，少腹满，应小便不利，今反利者，为有血也，当下之，不可余药，宜抵当丸。（126）

抵当丸方 水蛭二十个（熬） 虻虫二十个（去翅足，熬） 桃仁二十五个（去皮尖） 大黄三两

上四味，捣，分四丸。以水一升，煮一丸，取七合服之。晬时当下血，若不下者，更服。

【病机】瘀血内结，病势较缓。

【应用指征】少腹满，小便自利，或有发热，舌紫暗，脉沉涩或沉结。

【临床应用】①原治病势较缓之蓄血证。②现代临床将本方用于治疗缺血性中风、中风后遗症、脉管炎、子宫肌瘤、急性尿潴留、精神分裂症、脑外伤后遗症、血管性痴呆等。

【典型病案】王某，男，24岁，工人，1994年9月18日初诊。患者在本所病房住院，脐左侧有一块状物，大如鞋底，有明显压痛，痞而不舒，午后潮热盗汗。经西医诊断为结核性腹膜炎（干性），历经抗结核药治疗无效，脉象弦滑。本症坚硬而不移位，当属积证，以消坚化积为主治。观其人体质尚健，初用三棱、莪术、鸡内金等数剂，积块不缩，症状不减。因思此属陈久积血，营阴气血受阻，非寻常化积药所能治，必须用峻剂方能取效。用生水蛭25g研面，每次25g，日2次。服药后自觉腹部有气体向下移

动，硬痛减轻，继用前药，硬块明显缩小，但连续按常规服用此药，则效不著。处方：水蛭 25g，虻虫 15g，桃仁 20g，大黄 15g。研面蜜丸为梧桐子大，每次服 10g。服药后硬块逐渐缩小，从 10 月 16 日服本方，至 11 月 8 日硬块完全消失而痊愈。崔喜山，贾丽红．抵当丸治疗积聚举隅［J］．吉林中医药杂志，1997（1）：34.

【辨证思路解析】

病证辨析：患者脐周出现鞋底般大小的块状物，经过抗结核药物治疗后无效，中医诊断为积证，坚硬而不移位。患者还有午后潮热盗汗的表现，知其为阴虚。后用生水蛭 25g 研面，服药后症状有明显好转的倾向，可知其确实为陈久积血，营阴气血所伤，故辨为陈久瘀血与热相结于少腹下焦。

病因病机分析：患者脐左侧有块状物，有明显压痛，痞而不舒，并伴有午后潮热盗汗等表现，但使用抗结核药无效，排除结核病的可能性。因其块状物坚硬有压痛、不移动，辨为积证，因积血已久，损伤营阴化热，两者搏结积于下腹而成，致痞而不舒。初用三棱、莪术、鸡内金等数剂，积块不缩，症状不减，属于药轻病重，故病机为瘀血日久，与营阴所化之热相结于少腹下焦。

治法与方药分析：此病属于瘀热内结之积证。初用三棱、莪术、鸡内金等数剂，积块不缩，症状不减，考虑属药轻病重，须水蛭与虻虫合用方能进一步收效，遂拟抵当丸方。本案患者瘀热在里，蓄血既重且急，攻逐之法不可稍缓，亦为里证急者，先治其里以为重，以汤为丸，峻药以缓图之。抵当丸由水蛭、虻虫、桃仁和大黄组成，正如柯琴所述："水蛭，虫之巧于饮血者也；虻，飞虫之猛于吮血者也。兹取水陆之善取血者攻之，同气相求耳。更佐桃仁之推陈致新，大黄之苦寒以荡涤邪热。"方中水蛭、虻虫为虫类破血药，破血逐瘀之力峻猛，配大黄、桃仁加强活血清热之力。以本方原药原量治疗积聚，辨证以瘀热蓄血聚而成积，大胆投以抵当丸，收到较好疗效。

【参考病案】常熟鹿苑钱某之妻，经停九月，腹中有块攻痛，自知非孕。医予三棱、莪术多剂，未应。当延陈葆厚先生诊。先生曰：三棱、莪术仅能治血结之初起者，及其已结，则力不胜矣。吾有药能治之。顾药有反响，受者幸勿骂我也。主人诺。当予抵当丸三钱，开水送下。入夜，病者在床上反复爬行，腹痛不堪，果大骂医者不已。天将旦，随大便下污物甚多，其色黄白红夹杂不一，痛乃大除。次日复诊，陈先生诘曰：昨夜骂我否？主人不能隐，具以情告。乃予加味四物汤调理而瘥。曹颖甫．经方实验录［M］．福州：福建科学技术出版社，2004.

大陷胸丸

【原文】病发于阳，而反下之，热入因作结胸；病发于阴，而反下之（一作汗出），因作痞也。所以成结胸者，以下之太早故也。结胸者，项亦强，如柔痉状，下之则和，宜大陷胸丸。（131）

大陷胸丸方 大黄半斤 葶苈子半升（熬） 芒硝半升 杏仁半升（去皮尖，熬黑）

上四味，捣筛二味，内杏仁、芒硝，合研如脂，和散，取如弹丸一枚，别捣甘遂末一钱匕，白蜜二合，水二升，煮取一升。温顿服之，一宿乃下。如不下，更服，取下为效。禁如药法。

【病机】水热互结，病位偏上。

【应用指征】胸膈心下硬痛，颈项强，头汗出，发热，短气，脉沉紧。

【临床应用】①原治水热互结之结胸证。②现代临床本方主要应用于渗出性胸膜炎、支气管肺炎及心衰、肺水肿、急性呼吸窘迫综合征等，以胸痛、短气、汗出、项部拘紧不柔和为主要临床表现者。

【典型病案】罗某，男，45岁。罗君素有茶癖，每日把壶长饮，习以为常。其人身体肥硕，面目光亮，常以身健而自豪。不料冬季感受风寒，自服青宁丸与救苦丹后，不但无效，反而转为胸中硬痛，呼吸不利，项背拘急，俯仰困难。脉弦有力，舌苔白腻而厚。处方：大黄6g，芒硝6g，葶苈子9g，杏仁9g，甘遂末1g（冲服）。用水二碗，蜂蜜半碗，煎成半碗，纳入甘遂末。服1剂后，大便泻下2次，胸中顿爽，再服1剂，泻下4次，邪气尽出而病愈。刘渡舟，王庆国，刘燕华．经方临证指南［M］．北京：人民卫生出版社，2013.

【辨证思路解析】

病证辨析：患者在冬季感受风寒，却自服青宁丸与救苦丹，青宁丸与救苦丹为典型的清热通便、破气消积之药。症状反不解，而转为胸中硬痛。与《伤寒论》中“病发于阳，而反下之，热入因作结胸”相似，当诊为结胸病。此外还见病患呼吸不利，项背拘急，俯仰困难，与“结胸者，项亦强，如柔痉状，下之则和，宜大陷胸丸”表述相似，故当辨为水热互结之结胸证。

病因病机分析：该患者素来爱饮茶，致其身体肥硕，面目光亮，再加上舌苔白腻而厚，为典型的水饮内盛之体质。而其后感受风寒，自服清热泄下的青宁丸与救苦丹，为误治，导致风寒邪气内陷，化热入里，热与水结于上而成结胸。与“病发于阳，而反下之，热入因作结胸”相似。因为水热相结于胸膈上焦，导致心下硬满疼痛。邪结偏上，使得颈项部经气运行受阻，津液凝聚不布，经脉失去濡润而转动不利，而致项背拘急。邪热壅滞于胸膈，肺气不利，导致患者呼吸困难，俯仰不能。其病机当为水热互结，病位偏于上焦。

治法与方药分析：病属水热互结之结胸证。治当泄热逐水，破结缓下。方用大陷胸丸加减。大陷胸丸用于病位偏上者，恐汤剂力峻而速，药力直达下焦而不能驱在上之邪，故用丸不用汤，变峻药以缓用。本案结胸证已具，若制丸药，恐病情急迫，延误治疗；若用汤剂，又与仲景法相违，故师仲景之法，重用白蜜半碗，取其甘缓之性，使药力留恋于上焦，不致有下之过急而伤正留邪之弊。方中大黄、芒硝泄热破结，甘遂攻逐水饮，葶苈子、杏仁泻肺行水，使肺气宣达而水之上源通畅，则凝结于高位之邪必将随之而下。本方可逐水泄热，开水热之结，使津液通达，水津四布，如此则项部经脉筋肉得以濡养，心下硬痛可除，呼吸自平，以达到“下之则和”。

【参考病案】马某，女21岁，农民，滑县赵营乡新庄村人，1980年元月2日就诊。因受精神刺激而突然失语，在本乡卫生院针灸、药物治疗（药名不详）3天不效，求余诊治。症见面色潮红，头汗微出，烦躁易怒，手捶胸腹，上腹部拒按，喘急气短，坐卧不宁，问之以手势对答，舌边尖红，苔黄腻，两寸脉浮弦滑，关脉沉。辨证为痰气热郁，凝结于胸胁，壅塞肺气，治宜泄热涤痰，宽胸降逆，大陷胸丸加减主治。大黄 20g，芒硝 20g，杏仁 12g，葶苈子 12g，醋制甘遂末 0.5g（冲服），瓜蒌 60g，半夏 12g，代赭石 60g（先煎），水煎服。剂后泻黏粪液 100mL 有余，语言恢复，嘱原方剂量减半续服 2 剂，诸症皆愈。郭训礼．大陷胸丸治验三则［J］．河南中医药学刊，1994（5）：61.

大陷胸汤

【原文】太阳病，脉浮而动数，浮则为风，数则为热，动则为痛，数则为虚。头痛发热，微盗汗出，而反恶寒者，表未解也，医反下之，动数变迟，膈内拒痛（一云，头痛即眩），胃中空虚，客气动膈，短气躁烦，心中懊憹，阳气内陷，心下因硬，则为结胸，大陷胸汤主之。若不结胸，但头汗出，余处无汗，剂颈而还，小便不利，身必发黄。（134）

伤寒六七日，结胸热实，脉沉而紧，心下痛，按之石硬者，大陷胸汤主之。（135）

伤寒十余日，热结在里，复往来寒热者，与大柴胡汤；但结胸，无大热者，此为水结在胸胁也。但头微汗出者，大陷胸汤主之。（136）

太阳病，重发汗而复下之，不大便五六日，舌上燥而渴，日晡所小有潮热（一云日晡所发，心胸大烦），从心下至少腹硬满而痛不可近者，大陷胸汤主之。（137）

伤寒五六日，呕而发热者，柴胡汤证具，而以他药下之，柴胡证仍在者，复与柴胡汤。此虽已下之，不为逆，必蒸蒸而振，却发热汗出而解。若心下满而硬痛者，此为结胸也，大陷胸汤主之。但满而不痛者，此为痞，柴胡不中与之，宜半夏泻心汤。（149）

大陷胸汤方 大黄六两（去皮） 芒硝一升 甘遂一钱匕

上三味，以水六升，先煮大黄取二升，去滓，内芒硝，煮一两沸，内甘遂末。温服一升，得快利，止后服。

【病机】水热互结于心下胸胁。

【应用指征】心下硬痛拒按，甚则从心下至少腹硬满而痛不可近手，可伴见心烦、口渴、潮热、头汗出、不大便等，脉沉紧。

【临床应用】①原治热实结胸证。②现代临床本方主要应用于急性腹膜炎、急性胰腺炎、急性胆囊炎、急性胆管炎、急性肠梗阻、溃疡病穿孔、继发性胰腺炎、结核性渗出性胸膜炎等，辨证属于水热互结者。

【典型病案】宋某，女，56 岁，农民，2008 年 6 月 12 日初诊。患者于 6 年前感受时邪而致发热恶寒，头疼，周身不适，数日后突然出现腹满硬痛，由县人民医院 120 接诊，诊断为急性胆囊炎、阑尾炎、腹膜炎，经住院保守治疗好转。后反复发作，经多方治疗，效欠佳。半月前因劳累加之饮食不节，上症复见，求治于余。刻下：精神萎靡，步履蹒跚，头痛，眩晕，心慌气短，满腹胀甚，疼痛拒按，日晡潮热；诉全身如裹；舌质暗有瘀点，舌体胖边有齿印，苔厚微黄且燥，脉沉而紧。查体：T36.5℃，R20 次 / 分，P89 次 / 分，P130/60mmHg。腹肌紧张，满腹均有压痛及轻度反跳痛，胆囊区及右下腹压痛明显。纵观前医方选大柴胡汤、大黄牡丹汤、大承气汤之属，药有柴胡、黄芩、大黄、芒硝、厚朴、枳壳、桃仁、牡丹皮、冬瓜仁、白芍、甘草之类无效。处方：大黄 12g，芒硝 9g，甘遂 2g。嘱大黄先煎 30 分钟，再下甘遂末和匀，分两次温服。患者当晚服 1 次，安然入睡，次晨服第二次后自觉腹中热气盘旋，似煮米粥，疼痛难以忍受，急来复诊。见状如醉酒，腹满硬痛加剧。随即腹部听诊，肠鸣音极度亢进，暗思乃甘遂使然。后患者如厕，水与大便齐下甚多，腹满胀痛顿消，腹肌变软。再投香砂六君子汤调和而愈，随访 2 年未发。郭长河，苏金忠．经方治验一则［J］．河南中医，2011（1）：1.

【辨证思路解析】

病证辨析：患者因 6 年前感受风寒，辗转而成满腹胀甚，疼痛拒按，脉沉紧，符合“伤寒六七日，结胸热实，脉沉而紧，心下痛，按之石硬者，大陷胸汤主之”。大结胸三证皆具，当诊为结胸证。此外，患者还见日晡潮热、舌体胖边有齿印、苔厚微黄且燥一派热象；且脉沉而紧，脉沉主里又主水，脉紧主邪实又主痛，可知此为水饮内结而又疼痛之证，即水热互结之大结胸证。

病因病机分析：6 年之前患者感受时邪而致发热恶寒，头疼，周身不适，数日后突然出现腹满硬痛，可知此为外感风寒不解，入里化热。且此腹满硬痛为疼痛拒按，可知此无形之热已与体内有形之邪相结于腹中。邪正相争见发热，但因水邪郁遏而里热不得蒸腾，故见日晡潮热，不见蒸蒸大热之势。湿邪重浊，困遏身阳，见全身如裹，精神萎靡，舌体胖边有齿印。邪阻气机而短气，热扰胸膈则烦躁，再加上患者半月前因劳累加之饮食不节，造成满腹胀痛，可知本病病机为水热互结于胸膈兼阳明腑实，影响全腹。

治法与方药分析：本病属于水热互结于胸膈兼阳明腑实，影响全腹。治当泄热逐水，兼攻腑实。方用大陷胸汤。其中甘遂辛苦而寒，泻水逐饮又泄热，长于泻胸腹之积水，如《本草崇原》记载“水道利，则水气散；谷道利，则宿积除。甘遂行水气而通宿积，故利水谷道”。大黄苦寒，泄热，荡实。芒硝软坚，破水热之结。大黄配甘遂，能清热泻下，峻逐水饮；芒硝助甘遂，能逐水荡涤邪热。三药合用，泄热逐水之力迅猛，可使水热之结从大便而泻。

【参考病案】患者，男，34 岁，2017 年 2 月 25 日就诊。因突发腹部剧痛 4 小时入院。平素嗜好烟酒，有十二指肠溃疡病史，此次发病前已咳嗽 1 月未愈。入院查患者神清，精神差，疼痛难忍，大声呻吟不止，被动蜷缩位，板状腹，腹膜刺激征阳性。舌质暗红，苔黄腻，脉沉滑数。急行上、下腹部 CT 平扫示膈下少量游离气体影，考虑腹部空腔脏器穿孔；腹腔少量积液。血细胞分析示白细胞计数 15×10^9/L；中性粒细胞百分比 87.21%。诊断为急性空腔脏器穿孔。因患者家属要求保守治疗、拒绝手术，故给予禁食及胃肠减压、抗炎、制酸、补充水电解质等西医保守治疗。经与患者家属沟通后于 2 月 26 日下午同意使用中药，给予大陷胸汤原方治疗，取生大黄 45g，芒硝 60g，甘遂末 3g。生大黄加水 1200mL，大火煮取汁 200mL，纳芒硝继煮一两沸，取汁，入甘遂末，分 2 次温服（服中药时关闭胃肠减压管 1 小时）。从初次服药后至 2 月 28 日早上 8

点 30 分查房，患者腹痛及腹部板硬感基本消除，查胃脘偏右侧按之稍硬、轻压痛，余腹软，患者无乏力等不适，舌质仍红，脉沉滑数。考虑水热之邪未完全消除，继续给予小剂大陷胸汤 1 剂治疗。具体方药如下：生大黄 20g，芒硝 20g，甘遂末 1.5g，煎服法同前。服此剂药后，患者上述症状消失。随访至 2017 年 9 月，患者腹部无不适，无腹膜粘连体征，患者正常工作和生活，并因工作关系时有饮酒，无不适。苏绍永．大陷胸汤临床应用体会［J］．中医临床研究，2018，10（16）：70.

小陷胸汤

【原文】小结胸病，正在心下，按之则痛，脉浮滑者，小陷胸汤主之。（138）

小陷胸汤方　黄连一两　半夏半升（洗）　栝楼实大者一枚

上三味，以水六升，先煮栝楼，取三升，去滓，内诸药，煮取二升，去滓。分温三服。

【病机】痰热互结，正在心下。

【应用指征】心下硬满，按之疼痛，苔黄腻，脉浮滑。

【临床应用】①原治小结胸证。②现代临床主要将本方加减应用于急慢性胃炎、急性胆囊炎或慢性胆囊炎急性发作、食管炎、胃食管反流病、慢性肝炎、急慢性支气管炎、肺气肿、肺心病缓解期，以及胸膜粘连、肋间神经痛、流行性出血热初期等，辨证属于痰热郁结于中上焦者。

【典型病案】患者，女，50 岁。咳嗽、气喘 2 年余，逢劳累或受凉即发，近半年出现咳嗽、气喘、胸闷加重。3 天前患者胸脘硬满、胀痛，拒按明显，遂入院就诊。症见端坐呼吸，活动受限，自觉胸闷有阻塞感，时有心慌咳嗽，咳白色泡沫痰，饮食正常，口唇紫暗。舌尖红，苔黄腻，脉弦滑有力。处方：黄连片 6g，法半夏 10g，瓜蒌实 10g，薤白 6g，枳壳 10g，桑白皮 10g，茯苓 10g，炙甘草 6g。5 剂。每日 1 剂，早晚饭后温服。患者服药 5 剂后胸闷减轻，气喘明显减轻。复诊后继续服用 5 剂。两周后电话随访，患者已好转，能够做日常家务劳动。林云鑫，黄慈辉，刘韵韵，等．小陷胸汤加减治疗结胸证验案 1 则［J］．中国民间疗法，2018，26（10）：56.

【辨证思路解析】

病证辨析：患者见脘腹硬满、胀痛，且拒按明显，再加上脉弦滑有力，与《伤寒论》第 138 条“小结胸病，正在心下，按之则痛，脉浮滑者”描述相符，可诊断为小结胸证。此外，患者既见舌尖红、苔黄等热象，又见胸闷有阻塞感，心慌吐白色泡沫痰，苔腻，脉滑，当辨为湿聚生痰，痰热互结之小结胸证。

病因病机分析：患者苔腻、脉滑，为典型的痰湿之舌脉。因湿聚生痰，阻遏气机，肺气升降失常，导致咳嗽、气喘。肺主通调水道，失于运化，故咳吐白色泡沫痰。痰阻胸阳，自觉胸闷有阻塞感，见端坐呼吸。患者每逢劳累、受凉即发咳嗽、气喘，再加上舌尖红、苔黄腻、脉弦滑有力，可知为表证入里化热。无形之热同有形之痰相结于胸膈，则见患者胸脘硬满、胀痛，拒按明显。因此，本病病机为痰热之邪互结胸脘，阻遏胸阳气机。

治法与方药分析：病属结胸证，辨证为湿聚生痰，痰热互结。治当清热涤痰，降气开结。方用小陷胸汤加味治疗。方中法半夏辛温，可涤痰化饮，宽胸利肠，并可疏通血脉；瓜蒌味甘而性寒，能开胸胃之热痰；黄连苦寒，可泄心胃之热。以上三药合用，则痰热分消，去其结滞。在小陷胸汤的基础上，加用薤白、枳壳增其行气降气之功，桑白皮、茯苓利水湿以遏生痰之源。桑白皮配法半夏，有急则治其标之意，以收平喘之功。甘草调和诸药。诸药合用，辛开苦降之药味相合，宽胸散结之效显，痰去则热无所依。

【参考病案】孙某，女，58 岁。胃脘作痛，按之益甚。痛处鼓起一包，如鸡卵大小，按之不固而软。患者忧心忡忡，乃急到医院检查。而放射科 X 线片钡餐造影须一月后始能进行，不得已，乃延中医治疗。切其脉弦滑有力，舌苔白中带黄，问其二便，称正常，而饮食亦无倒饱吞酸等象。证属痰热内凝，胃中络脉瘀滞，正如陈修园所谓“络脉凝邪心下成”之证是也。方药：瓜蒌 30g，黄连 9g，半夏 10g。此方共服 3 剂，大便解下黄色黏液，从此疼止而心下之包亦消。王阶，张允岭，何庆勇．经方名医实验录［M］．北京：科学技术文献出版社，2009.

三物白散

【原文】病在阳，应以汗解之，反以冷水潠之，若灌之，其热被劫不得去，弥更益烦，肉上粟起，意欲饮水，反不渴者，服文蛤散；若不差者，与五苓散。寒实结胸，无热证者，与三物、小陷胸汤，白散亦可服。（141）

三物白散方 桔梗三分　巴豆一分（去皮心，熬黑，研如脂）　贝母三分

上三味为散，内巴豆，更于臼中杵之，以白饮和服。强人半钱匕，羸者减之。病在膈上必吐，在膈下必利。不利，进热粥一杯。利过不止，进冷粥一杯。身热，皮粟不解，欲引衣自覆，若以水潠之、洗之，益令热却不得出，当汗而不汗则烦。假令汗出已，腹中痛，与芍药三两，如上法。

【病机】寒水痰实，结于胸膈。

【应用指征】胸胁心下硬满疼痛，无热证，脉沉实。

【临床应用】①原治寒实结胸证。②现代临床本方主要用于呼吸系统疾病如支气管炎、支气管哮喘、肺炎及肺痈、喉痹，辨证属于寒实内结者。此外，对于冷痰蕴伏所致的痫病狂乱或寒实性胃痛、肠梗阻、腹水肿胀等，亦可用本方加减治疗。

【典型病案】任某，男，25 岁。患者素嗜烟酒，并有胸膜炎病史，其人痰湿素盛。时值寒冬，劳动后汗出脱衣受凉而病，遂发胸胁胀痛，痛甚如锥刺，咳嗽痰多，泛恶欲呕，伴有头晕目眩，纳食不馨，大便未行，无发热气急，曾用中西药治疗十余日，无明显好转而住院治疗。症如上述，舌淡红，苔白厚，脉弦滑有力。处方：巴豆霜 5g，贝母 15g，桔梗 15g。上三味共研末，每次 1.5g，温开水调服。病人当日服 1.5g，腹泻稀溏便 4 次。次日上、下午各服 1.5g，先腹痛灼热，肠中鸣响，继之泻下稀水便中夹有痰涎样白冻 6 次后，头晕目眩、泛恶欲呕消失，胸痛好转，咳痰减少。观患者，病邪尚

盛，正气未伤，舌脉同前，故继用散剂 3 日，腹泻 30 余次之多。患者泻后虽觉乏力，但食欲增加，胸部仍有隐痛，白苔转薄，脉细缓，即停服散剂，投以六君子汤善后。共住院 13 天，诸症消除，痊愈出院。王志强，包高文，丁春年，等．三物白散治疗寒实结胸 1 例［J］．中医杂志，1982（7）：7.

【辨证思路解析】

病证辨析：患者因劳动后受凉发病，后出现胸胁胀痛，痛如锥刺，且无发热气急，与《伤寒论》第 141 条“寒实结胸，无热证者”相印证，当诊为结胸病。此外，患者还见舌淡红、苔白厚，脉弦滑有力，无明显的热象，再加上其人痰湿素盛，故当辨为寒水痰实，结于胸膈之寒实结胸证，而与热象明显有别。

病因病机分析：患者体内素有痰湿，时值冬季，易感风寒。患者于劳动汗出后脱衣，此时汗出腠开，腠理疏松，风寒之邪于皮肤肌腠入侵，与痰相搏结于胸膈。寒痰阻滞胸膈，导致胸胁气机失于宣降而胸胁胀痛。病性属实，故胸膈疼痛如锥刺且拒按。其人痰湿素盛，可知其脾运化水湿之力低弱，此时寒痰搏结于胸膈，上逆犯胃，故致泛恶欲呕，纳食不馨。气机受阻，导致清阳不升，浊阴不降，而见头晕目眩。阴寒凝结，气滞不通时，亦见不大便。脉来弦滑有力既反映了患者寒湿阻经脉，血行不畅，也反映了其正气并不亏虚。因此，本病病机为素体痰盛，风寒入侵，寒气与痰搏结于胸膈。

治法与方药分析：证属寒实结胸，治当温下寒实，涤痰破结，方用三物白散。对寒实凝聚之证，非热药不足以驱其寒，非峻药不足以破其结滞。三物白散为温下寒实、涤痰破结之峻剂。散中以巴豆霜为主药，性味极辛极烈，攻寒逐水，破结搜邪，力量峻猛；桔梗开提肺气，《神农本草经》谓其主治胸痛；贝母能消郁结之痰。服药后，寒水之邪结于上者，可吐之而出，结于下者，可泻下而去。应用本方时必遵“大毒治病十去其六”“衰其大半而止，过者死”之训，当照顾患者正气，密切注意病情变化。本案患者尽管一日泻下数次，但正气尚盛，故续用之；根据脉证，判断邪去大半，即可停用，故而改用六君子汤以善其后。

【参考病案】郑某，70 余岁。素嗜酒，并有气管炎，咳嗽痰多，其中痰湿恒盛。时在初春某日，大吃酒肉饭后，即入床眠睡，翌日不起，至晚出现昏糊，询之瞠目不知答。因不发热，不气急，第三天始邀余诊，手脉滑大有力，满口痰涎粘连，舌苔厚腻垢浊，呼之不应，问之不答，两目呆瞪直视，瞳孔反应正常，按压其胸腹部，则患者蹙眉，大便不行，小便自遗，因作寒实结胸论治。用三物小白散五分，嘱服三回，以温开水调和，缓缓灌服。两次药后，呕吐黏腻胶痰，旋即发出长叹息及呻吟声。3 次服后，腹中鸣响，得泻下 2 次，患者始觉胸痛、发热、口渴、欲索饮等。继以小陷胸汤 2 剂而愈。叶橘泉，徐焙．对巴豆剂的一些经验和体会［J］．江苏中医药杂志，1961（8）：40.

大黄黄连泻心汤

【原文】心下痞，按之濡，其脉关上浮者，大黄黄连泻心汤主之。（154）

伤寒大下后，复发汗，心下痞，恶寒者，表未解也，不可攻痞，当先解表，表解乃

可攻痞。解表宜桂枝汤，攻痞宜大黄黄连泻心汤。(164)

心气不足，吐血，衄血，泻心汤主之。(《金匮要略·惊悸吐衄下血胸满瘀血病脉证治第十六》)

妇人吐涎沫，医反下之，心下即痞，当先治其吐涎沫，小青龙汤主之；涎沫止，乃治痞，泻心汤主之。(《金匮要略·妇人杂病脉证并治第二十二》)

大黄黄连泻心汤方 大黄二两 黄连一两

上二味，以麻沸汤二升渍之，须臾绞去滓，分温再服。(臣亿等看详，大黄黄连泻心汤，诸本皆二味。又后附子泻心汤，用大黄、黄连、黄芩、附子，恐是前方中亦有黄芩，后但加附子也，故后云附子泻心汤，本云加附子也)

《金匮要略》中大黄黄连泻心汤的煎煮法：上三味，以水三升，煮取一升，顿服之。

【病机】无形邪热，痞塞心下。

【应用指征】心下痞，按之濡，心烦，口渴，吐血，衄血，舌红苔黄，关脉浮。

【临床应用】①原治热痞；吐血、衄血。②现代临床主要将本方应用于急慢性胃肠炎、细菌性痢疾、胆囊炎、高血压病、高脂血症、肺炎、急性支气管炎、肺性脑病，以及某些五官科疾患如口鼻生疮、针眼、眼痈、鼻衄、齿衄、唇肿、牙痛，辨证属于无形热邪壅聚者。

【典型病案】贺某，男，26岁，工人，1980年9月10日初诊。患者鼻衄已20余年，自4岁开始，每年春季流鼻血，出血前先头痛，全身不适，胃脘懑闷，每次流血40～50mL，每二三日流血1次，一两个月后缓解。自今年以来，症状加剧，不分季节经常发作，屡经中西医治疗无效，大便干，有下坠感。舌苔白，脉左右关上滑。处方：黄连3g，黄芩9g，大黄6g，生地24g，侧柏叶30g。服3剂，鼻衄止，又服6剂，痊愈。刘景祺.经方验[M].呼和浩特：内蒙古人民出版社，1987.

【辨证思路解析】

病证辨析：患者鼻衄已经20余年，每年春季即发，今年来不分季节经常发作，可诊断为鼻衄出血；且出血前先有头痛，全身不适，符合“心气不足，吐血、衄血”。脉滑可主痰饮、食滞、实热，此处无痰饮与食滞之临床表现，再加上其人大便干，故当辨为实热之衄血。

病因病机分析：心藏神、主血脉。患者鼻衄已20余年，可知其心气不足。尤在泾云：“心气不足者，心中之阴气不足也，阴不足则阳独盛，血为热迫则妄行不止矣。”并且火热有余，壮火食气，故令心气不足。心火亢盛，则扰乱心神于内，迫血妄行于上，出现衄血。火热之邪侵犯血分，血热上冲头部，侵扰清空，气血逆乱，故见头痛。邪热影响全身之气机，故见全身不适。无形邪热痞塞心下，导致胃脘懑闷，这种懑闷是软可按的。心肾相交，肾水上济则能制心火，心火下炎则能制肾水。此时心火亢盛，则表现为肾水的相对不足。无形邪热影响至膀胱，故见大便干，有下坠感。

治法与方药分析：病属心火亢盛，迫血妄行之衄血。治当泻心止血。方用大黄黄连泻心汤加减。“心为君火，化生血液，是血即火之魄，火即血之魂，火升故血升，火降即血降也。知血生于火，火主于心，则知泻心即泻火，泻火即是止血”。对于大黄黄连泻心汤，唐容川说：“此为吐衄之神方也。妙在以芩连之苦寒，泻心之邪热，即所以补心之不足。尤妙在大黄之通，止其血，而不使其稍停余瘀，致血瘀后，酿成咳嗽虚劳之根，且釜下抽薪，而釜中之水自无沸腾之患。”方中黄连长于泻心火，黄芩泻上焦火，大黄苦寒降泄。三药合用，直折其热，使火降则血亦自止。且泻心汤亦可泻脾胃之热，患者服后，胃脘会立觉舒适。

【参考病案】王某，女，42岁。患者心下痞满，按之不痛，不欲饮食，小便短赤，大便偏干，心烦，口干，头晕耳鸣。西医诊为自主神经功能紊乱。其舌质红，苔白滑，脉来沉弦小数。此乃无形热邪结于心下之证。治当泄热消痞。方用大黄黄连泻心汤之法：大黄3g，黄连10g，沸水浸泡片刻，去滓而饮。服3次后，则心下痞满诸症爽然而愈。陈明，刘燕华，李芳.刘渡舟临证验案精选［M］.北京：学苑出版社，1996.

附子泻心汤

【原文】心下痞，而复恶寒汗出者，附子泻心汤主之。（155）

附子泻心汤方 大黄二两 黄连一两 黄芩一两 附子一枚（炮，去皮，破，别煮取汁）

上四味，切三味，以麻沸汤二升渍之，须臾绞去滓，内附子汁，分温再服。

【病机】无形邪热，痞塞心下，兼卫阳不足。

【应用指征】心下痞，按之濡，恶寒汗出，脉浮。

【临床应用】①原治热痞兼表阳虚。②现代临床主要将本方应用于胃及十二指肠溃疡、结肠炎、胃脘痛、下利、热厥、慢性痢疾、便秘、高血压病、脑血管意外（中风）、慢性肾功能衰竭（尿毒症）等，辨证属于中焦热邪内盛兼阳气不足者。

【典型病案】挽某，男，72岁。半月前受凉后脘腹疼痛，不欲饮食，小便短少，下肢浮肿，某医院诊断为胃炎，治疗未效。近日心下痞闷，胀痛轻微，干呕心烦，大便已3日不解，口苦，畏寒，多汗，四肢不温。舌淡胖，苔黄腻，脉濡数。处方：附片6g，黄芩6g，黄连4.5g，大黄6g，黄芪15g，白术9g，茯苓12g，薏苡仁9g。进2剂药后，诸症若失，继用香砂六君子汤善后。姜春华，戴克敏.姜春华经方发挥与应用［M］.北京：中国中医药出版社，2012.

【辨证思路解析】

病证辨析：患者见心下痞闷，又见畏寒、多汗，与《伤寒论》第155条所述病证相同，可诊断为痞证。且不仅出现大便秘结、口苦、苔黄腻、脉濡数一派热象，还出现了畏寒、多汗、四肢不温、舌淡胖等一派寒象，当辨为寒热错杂之痞。

病因病机分析：患者因半月前受凉，外感之邪入里化热，痞塞心下，则见心下痞闷，影响脾胃，使得脾胃化生湿热，故患者不欲饮食，且见口苦、苔黄腻。但患者已高龄，脾肾阳虚，邪热阻于中焦，使得上下气机不得以升降，胃气不得肃降，则见心下胀痛，出现干呕。肾阳虚且不得上焦阳气之温煦，机体失于阳气温煦，则见畏寒，四肢不温；气化无力，水液输布失常，则见水肿，少尿。脉濡数既与湿阻经脉，血行不畅有关，也是邪热内蕴所致。其病机为肾阳虚弱，脾胃湿热。

治法与方药分析：病属肾阳虚弱，脾胃湿热之痞证。治以温肾回阳，清热泻痞。方用附子泻心汤加减。《素问·阴阳应象大论》说："壮火之气衰，少火之气壮。壮火食气，气食少火；壮火散气，少火生气。"这段话为理解邪气与阳气的关系提供了理论依据。"少火"是周身阳气产生的根源，是足以维持人体正常生理活动的基本保证，故说"少火生气"。而"壮火"则是"少火"的克星，不但能"食气"，而且能"散气"。在邪火内盛的病理情况下，如果"壮火"不断地蚕食人体的"少火"，就会逐渐导致阳气虚衰。阳愈衰则火愈盛，火愈盛则阳愈衰，形成了一个不良的循环体。而在这个循环体中，邪火旺盛是最为关键的因素。如果要打破这个循环体，恢复人体的阳气，单用扶阳的方法显然是达不到目的的，只有在消除邪火的同时，采用温补阳气的方法，双管齐下，才能收到良好的效果。所以，方用附子助血运，使内外温而发热恶寒、汗出自止，生发少阳；加黄芪温阳益气；三黄合用，则消除邪热而痞自消。

【参考病案】林某，女，35岁，2015年9月21日初诊。反复性口腔溃疡5年，每月发作20天以上，痛苦不堪。2015年3月经北京医院诊为白塞病，治疗后效果不明显。刻诊口腔多个部位（上颚、舌尖、口腔两侧等）出现白色或黄色溃疡，且溃疡面较深，疼痛不已，影响进食，伴两眼干涩，头汗较多，时感咽痛，平素饮食稍有辛辣则上症加重，稍偏寒凉则胃脘不适或隐痛不已，自觉胃脘部及下肢发凉，尤以脚凉明显，大便溏；舌质暗红，舌尖红赤，苔白微腻，脉弦滑微数。证属上热下寒，予附子泻心汤。药用大黄、黄连、黄芩各10g（此三味药开水渍浸15分钟），熟附子10g（单味煎煮40分钟），将二汁混合，分2次服用。5剂，每日1剂。

9月28日二诊，患者服药2剂后，口疮已不觉疼痛。5剂之后口腔溃疡基本愈合，眼干及胃脘、下肢发凉明显减轻，大便细软且成形。继用上方6剂，间隔1天服用。10月12日三诊，口疮及口腔糜烂未作，仍有轻微咽干、头汗及下肢发凉。继用原方6剂，隔日1剂。10月26日四诊，无明显自觉症状，嘱其仍用原方6剂，隔2日1剂。3月后随访，未见复发。柴馥馨，柴瑞霁．柴瑞霁运用附子泻心汤验案［J］．山西中医，2017，33（4）：46.

半夏泻心汤

【原文】伤寒五六日，呕而发热者，柴胡汤证具，而以他药下之，柴胡证仍在者，复与柴胡汤。此虽已下之，不为逆，必蒸蒸而振，却发热汗出而解。若心下满而硬痛者，此为结胸也，大陷胸汤主之。但满而不痛者，此为痞，柴胡不中与之，宜半夏泻心汤。（149）

呕而肠鸣，心下痞者，半夏泻心汤主之。（《金匮要略·呕吐哕下利病脉证治第十七》）

半夏泻心汤方 半夏半升（洗） 黄芩三两 干姜三两 人参三两 甘草三两（炙）

黄连一两　大枣十二枚（擘）

上七味，以水一斗，煮取六升，去滓再煎，取三升，温服一升，日三服。

【病机】寒热错杂，中焦痞塞。

【应用指征】心下痞满，呕恶，肠鸣下利，舌红苔腻。

【临床应用】①原治寒热错杂痞证。②现代临床主要将本方用于急性胃炎、慢性胃炎、功能性消化不良、肠易激综合征、小儿暑泻、小儿消化不良、慢性胆囊炎、高血压病、病毒性心肌炎、心律失常、妊娠恶阻、梅尼埃病、肾病综合征或肾功能衰竭等，辨证属于中焦寒热错杂，升降失职者。

【典型病案】林某，男，30岁。患疟疾3天，经内服奎宁片后，疟疾虽止，但觉胸中痞闷，食后欲呕，但又不得呕，尤其见到油腻食物即生恶心感。甲医认为疟后余邪未解，与小柴胡汤2剂，未见减轻；乙医认为疟后脾虚，进以六君子汤2剂，痞闷更甚。患者脉弦，舌苔白，自述除胸痞、恶心欲呕外，并无其他痛苦。处方：半夏9g，黄芩6g，潞党参9g，干姜4.5g，黄连4.5g，甘草3g，大枣3枚。服1剂后，恶心全除，胸痞大减，食欲稍振。次日照原方再服1剂而愈。俞长荣．伤寒论汇要分析［M］．福州：福建人民出版社，1964.

【辨证思路解析】

病证辨析：患者自述除胸痞、恶心欲呕外，并无其他痛苦，可诊为痞证。而患者之前患有疟疾，为疟邪伏于少阳，出入营卫，邪正交争，引起发作。现虽服奎宁片，疟疾止，但并有寒热之邪互结于内未尽去。这从疟后服用小柴胡汤及六君子汤病情都无好转可得到印证。

病因病机分析：证虽为疟后余邪未解，但无往来寒热于外及其他小柴胡汤证，故非小柴胡汤所主。而其后乙医疑为脾虚而用六君子汤，服用六君子汤后无效且加重，似嫌过早，反而又使得邪正交争，故见痞闷更甚。本病虽无往来寒热于外，但仍有寒热互结于中焦，影响中焦气机宣降，致食后欲呕但又不得呕。因此，其病机为疟疾病后，气机未得恢复，寒热互结于中焦。

治法与方药分析：此病属寒热互结于内之痞证。治以寒热消补。方用半夏泻心汤。半夏泻心汤是由小柴胡汤变方而来，仍不离和解少阳之意。以小柴胡汤去柴胡，加黄连，以干姜易生姜而成，方以半夏为君，故名半夏泻心汤。方中以半夏降逆止呕，消痞散结，半夏、干姜辛温散结，黄芩、黄连苦降泄热以和阳，姜夏与芩连相配，既可平调寒热，又可辛开消痞以和阴，消痞散结；佐以人参、甘草、大枣等甘温之品，扶助正气，益气健脾。本方立法，旨在苦辛并用以顺甚升降，甘温相伍以调补中州，补泻同施以扶正祛邪，共奏和胃降逆、开结除痞之功。

【参考病案】周某，女，44岁，2001年2月初诊。患者恶心呕吐，因郁而发，伴脘腹胀满3年余，前日因情志不遂再作。恶心呕吐，食后尤甚，嗳气肠鸣，脘腹胸胁皆感胀满，纳呆食少，面色萎黄，身倦乏力，舌质淡，苔薄黄，脉细弱。服止呕西药不效。治应宣通郁滞，消痞除塞。方用半夏泻心汤加减。半夏15g，黄芩、黄连、干姜、炙甘草各9g，党参15g，郁金、石菖蒲各12g，槟榔15g，大枣3枚。日1剂，水煎2次，早、中、晚3次空腹服。服药期间，调畅情志，禁食发物。6剂后呕吐止，时有恶心，纳食增加，嗳气肠鸣偶作，脘腹胸胁胀满感基本消失，气力稍复。继服9剂，症状、体征消失。后用人参健脾丸合逍遥丸调理月余告愈。王阶，张允岭，何庆勇．经方名医实践录［M］．北京：科学技术文献出版社，2009.

生姜泻心汤

【原文】伤寒汗出，解之后，胃中不和，心下痞硬，干噫食臭，胁下有水气，腹中雷鸣，下利者，生姜泻心汤主之。（157）

生姜泻心汤方　生姜四两（切）　甘草三两（炙）　人参三两　干姜一两　黄芩三两　半夏半升（洗）　黄连一两　大枣十二枚（擘）

上八味，以水一斗，煮取六升，去滓，再煎取三升，温服一升，日三服。

【病机】寒热错杂，中焦痞塞，兼水饮食滞。

【应用指征】心下痞硬，干嗳食臭，胁下有水气，腹中雷鸣，下利。

【临床应用】①原治胃虚不化水气致痞。②本方的现代临床应用范围与半夏泻心汤相似，若其证属寒热错杂，中焦痞塞，而兼水饮食滞者，考虑使用本方。

【典型病案】潘某，女，49岁，湖北潜江人。心下痞满，噫气频作，呕吐酸苦，小便少而大便稀溏，每日三四次，肠鸣辘辘，饮食少思。望其人体质肥胖，面部浮肿，色青黄而不泽。视其心下隆起一包，按之不痛，抬手即起。舌苔带水，脉滑无力。处方：生姜12g，干姜3g，黄连6g，黄芩6g，党参9g，半夏10g，炙甘草6g，大枣12枚，茯苓20g。连服8剂则痞消，大便成形而愈。陈明，刘燕华，李芳．刘渡舟临证验案精选［M］．北京：学苑出版社，1996.

【辨证思路解析】

病证辨析：患者心下痞满，噫气频作，呕吐酸苦，大便稀溏，肠鸣辘辘，与“心下痞硬，干噫食臭，胁下有水气，腹中雷鸣，下利”条文所述相合，可诊为痞证。此外还见患者出现面部浮肿、色青黄不泽、舌苔带水、脉滑无力等一派脾胃气虚，水湿内盛之象，故当辨为脾胃之气不和，中夹水饮之水气痞。

病因病机分析：体质肥胖、舌苔带水、脉滑等象，皆说明了患者体内水湿内盛。溢于肌表，则见面部浮肿。患者面部色青黄而不泽，则是由于脾胃之气不和，湿滞于中焦，使得气血不得上荣于面。气机阻滞于中焦，使得上下之气不得相融，寒热错杂于中，则见心下痞满。脾气失运，胃气上逆，水食停滞于胃，则见干嗳食臭。水湿内生，水气走于肠间，则见肠鸣辘辘。脾气失于运化，使得水分偏渗大肠，则见大便稀溏。气聚不散则心下隆起，然按之柔软无物，但气痞耳。遵仲景之法，为疏生姜泻心汤加茯苓。其病机即为脾胃之气不和，以致升降失序，中夹水饮，而成水气痞。

治法与方药分析：病为脾胃气不和之水气痞。治以消水散饮，行气和胃。方用生姜泻心汤加味。生姜泻心汤即半夏泻心汤加生姜并减少干姜的用量而成。其组方原则亦属辛升苦降甘调之法。但本方重用生姜，加强了消水散饮的作用，治疗重点在于胃中不和而夹水饮，故以生姜为主药，辅以半夏，宣泄胁下之水气，加用参、草、枣补益脾胃。本病属胃热痞闷，故用苦寒的芩、连以清降之。但湿浊久积之邪，又非单用苦降所能去，故又佐干姜之辛热以开发之。一苦一辛，一降一开，相互制约又相互促进，以收和胃散痞之功。患者体内水气较为明显，则在方中加入茯苓，以增强健脾利水的功能。药证相符，其病速愈。

【参考病案】黄某，男，40岁。患者发病前晚饮冰冻啤酒，又食生冷海鲜，次日呕吐痰涎清水，发作频频，伴有心下痞硬，腹中肠鸣，但无泄泻，口苦且微渴，舌淡，苔黄白厚腻，脉弦而滑。西医诊断为急性胃炎；中医诊断为呕吐，证属寒热错杂，互阻中焦。法当散饮和中，降逆消痞。其饮食生冷不洁，损伤中阳，脾失健运，痰饮由生，饮邪内停，郁而化热，寒热错杂，互阻中焦，脾胃升降失调，胃失和降，反上逆而成呕吐。治疗：①足三里（双侧）穴位注射青霉素8万U，维生素B650mg，每穴各注射一半量。②中药处方：生姜15g，半夏15g，干姜10g，黄芩8g，黄连3g，人参10g，甘草10g，大枣4枚，木香10g，砂仁10g（后下）。2剂。嘱患者第1剂药量频服，以防食入即吐。第3天复诊，呕吐已止，余症减轻，但大便3天未行，食欲不佳。后改用陈夏六君汤加生白术、杏仁、白芍。2剂便通症除。林再政，张伟．生姜泻心汤的临床应用［J］．安徽中医临床杂志，2003，15（4）：333.

甘草泻心汤

【原文】伤寒中风，医反下之，其人下利，日数十行，谷不化，腹中雷鸣，心下痞硬而满，干呕，心烦不得安。医见心下痞，谓病不尽，复下之，其痞益甚。此非结热，但以胃中虚，客气上逆，故使硬也。甘草泻心汤主之。（158）

狐惑之为病，状如伤寒，默默欲眠，目不得闭，卧起不安，蚀于喉为惑，蚀于阴为狐，不欲饮食，恶闻食臭，其面目乍赤、乍黑、乍白。蚀于上部则声喝（一作嗄），甘草泻心汤主之。（《金匮要略·百合狐惑阴阳毒病脉证治第三》）

甘草泻心汤方 甘草四两（炙） 黄芩三两 干姜三两 半夏半升（洗） 大枣十二枚（擘） 黄连一两

上六味，以水一斗，煮取六升，去滓，再煎取三升，温服一升，日三服。（臣亿等谨按：上生姜泻心汤法，本云理中人参黄芩汤，今详泻心以疗痞，痞气因发阴而生，是半夏、生姜、甘草泻心三方，皆本于理中也，其方必各有人参，今甘草泻心中无者，脱落之也。又按《千金》并《外台秘要》，治伤寒食用此方皆有人参，知脱落无疑）

【病机】寒热错杂，中焦痞塞，脾胃虚甚。

【应用指征】心下痞硬而满，干呕，心烦不得安，谷不化，下利日数十行。

【临床应用】①原治脾胃气虚痞利俱甚；狐惑病。②本方的现代临床应用范围也基本同于半夏泻心汤，但由于重用炙甘草补中，故其更适宜于脾胃虚弱者。

【典型病案】陈某，男，45岁。患慢性肠炎两年余，每日腹泻五六次。自觉腹中痞胀不舒，肠鸣有声，所泻皆为不消化之食物。曾服多种止泻药，皆不效。后又服某中医之中药20余剂，亦不见效。又更医，以消化不良论治，改服山楂、麦芽、槟榔片等，病更剧。诊其脉沉而弱，更见面容憔悴、色黄、无神，舌上黄白苔，舌体胖大，触其腹胀满，按之痞硬，不痛。处方：炙甘草30g，党参30g，干姜15g，黄芩10g，川黄连3g，清半夏10g，大枣4枚。4剂，水煎服，日服2次。二诊诉利已止，腹胀消，脉仍沉弱。处方：党参30g，白术10g，炙甘草30g，茯苓20g，桂枝10g，白芍6g，生姜10g，大枣4枚。4剂，水煎服，日服2次。服后病愈。贾秀林．六经辨证实用解［M］．北京：人民卫生出版社，2002.

【辨证思路解析】

病证辨析：患者腹中痞胀，腹泻，且泻下皆为不消化的食物，肠鸣有声，可诊为痞证。且患者在服用山楂等消食药之后更见面容憔悴、无神，脉沉而弱，舌上黄白苔等脾胃气虚之症状，故当辨为脾胃虚弱之气痞。

病因病机分析：患者患有慢性肠炎两年余，每日皆腹泻五六次，可见其人脾运化水湿的功能异常，而脾胃虚弱则容易造成胃肠道功能的异常，水分偏走大肠，则见肠鸣辘辘有声。脾主运化水谷，胃主腐熟受纳，脾胃虚弱则造成机体无法吸收食物中的精微物质，故见完谷不化之症。脾主升清，胃主肃降，现气机失调，则见腹中痞闷。后患者以消化不良论治，改服山楂、麦芽、槟榔片等，更伤脾胃之气，病则剧。水谷精微不得上输头面，则见面容憔悴、无神。胃肠水湿日久化热，蒸腾于舌，故见黄白苔。气聚不散则见腹胀，然按之柔软无物，但气痞耳。因此，辨证为脾胃虚甚，中焦痞塞之证。

治法与方药分析：此病为脾胃虚甚，中焦痞塞之证。治以益气和胃，消痞止利。方用甘草泻心汤加味。甘草泻心汤即半夏泻心汤重用甘草而成，主治寒热错杂痞，中伤尤甚，客气上逆，痞利俱甚。本证见“心下痞硬而满”，并非实邪内结，泻下不尽所致，因复用攻下之故，脾胃之气大伤，使虚者益虚，气逆者愈逆，心下痞满不但不减，反而更加严重，说明心下痞硬并非肠胃实热阻结，而是脾胃气虚，气虚上逆所致，故又称“虚气痞”。以半夏泻心汤重用甘草为君，故名甘草泻心汤，取其补益中气，以缓客气之逆，寓有强主弱客的辨证思想。另用大枣、党参、干姜助甘草温中培土；半夏、干姜散寒；黄芩、黄连清热，辛开苦降，和胃消痞止利。

【参考病案】徐某，男，42岁。2019年6月22日初诊。患者诉全身反复起风团3年余，于3年前受凉后出现全身皮肤瘙痒，搔抓后出现红斑、风团。曾口服氯雷他定等抗组胺药治疗，症情时轻时重，反复发作，既往有口腔溃疡病史。刻诊见四肢胸腹部泛发皮疹，色微红，眼睑充血，食欲可，下唇内侧有一溃疡，色红，大便日2～3次，吃凉食易腹泻，大便黏，夜寐差，舌红苔腻，脉弦。诊为瘾疹（荨麻疹），证属湿热证，治以清热凉血，祛风止痒。方用甘草泻心汤加味。生甘草15g，黄连5g，黄芩15g，姜半夏15g，干姜6g，党参15g，大枣15g。7剂，水煎服，日1剂。

2019年6月29日二诊，皮疹较前明显减少，色泽变淡，新发皮疹已很少，二便调，夜寐安，舌红苔薄，脉弦。原方续服7剂。2019年7月7日三诊，皮疹基本消退，二便调，舌红苔薄，脉弦。继服上方7剂以兹巩固。高立珍，孟彪．甘草泻心汤治疗杂病验案举隅［J］．中国中医药现代远程教育，2020，18（24）：63.

赤石脂禹余粮汤

【原文】伤寒服汤药，下利不止，心下痞硬。服泻心汤已，复以他药下之，利不止，医以理中与之，利益甚。理中者，理中焦，此利在下焦，赤石脂禹余粮汤主之。复不止者，当利其小便。（159）

赤石脂禹余粮汤方　赤石脂一斤（碎）　太一禹余粮一斤（碎）

上二味，以水六升，煮取二升，去滓，分温三服。

【病机】下元不固，滑脱不禁。

【应用指征】心下痞硬，下利不止，滑脱不禁。

【临床应用】①原治痞证误下后的下利证。②现代临床主要将本方应用于下元不固之久泻不止、滑脱不禁，如慢性肠炎、炎症性肠病或慢性痢疾、消化不良等久泄滑脱者；亦可应用于崩中漏下、带下、脱肛属滑脱不固者。

【典型病案】患者，男，36岁，1994年10月2日初诊。因在外地打工，调护不慎，以致腹泻4月余，初自服氟哌酸、黄连素等治疗，病未痊愈，时轻时重，轻则每日2～3次，重达每日7～8次，肠鸣，排泄物不臭秽、无脓血、松散不聚、如鹜溏之状，便时不痛，无肛坠之感，形体消瘦，困倦乏力，面黄少华。辨为久泻脾虚，运化不健，治用健脾止泻之法。处方：党参10g，炒白术10g，炒山药15g，茯苓12g，干姜2g，泽泻15g，诃子肉10g，炒薏苡仁15g，炙甘草5g。4剂。

药后症状如前。处方：赤石脂10g，禹余粮15g，诃子肉10g，煨葛根10g，炒白术10g，炙升麻5g，炒白芍15g，石榴皮10g，金樱子10g，炒扁豆15g，荷叶10g，炮姜2g，甘草5g。3剂。药后便次骤减，每日只行2～3次，便质亦稍稠。再予3剂，便行每天只1次，精神转佳，胃纳转香，连服2周病痊愈。濮文渊，周春祥，唐存祥，等.全国名中医单兆伟教授运用张仲景思想诊治内科疾病举隅［J］.中国中西医结合消化杂志，2021，29（7）：512.

【辨证思路解析】

病证辨析：由病案分析可知，患者病属腹泻。其因调护不慎，导致腹泻4月余，自服氟哌酸、黄连素等清热解毒止泻药无果。其腹泻的特点是排泄物不臭秽、无脓血、松散不聚、如鹜溏之状，便时不痛，无肛坠之感，再加上形体消瘦、困倦乏力、面黄少华的兼症，皆是一派脾虚之象。而在使用了健脾止泻之药方后无效，可知其证不仅在于中焦，更多的在于下元不固，故当辨为肠气不固之下利。

病因病机分析：患者因调护不当导致腹泻长达4个多月，再加上自服氟哌酸、黄连素，以至于久泻伤阳脾虚，失其固摄，则其腹泻特点为松散不聚、如鹜溏之状。脾阳虚则水湿、水谷等运化失司，无以濡养四肢筋肉，上荣于面，故见形体消瘦、困倦乏力、面黄少华等。体内并无积热，故其排泄物不臭秽、无脓血。且其病腹泻并非因为体内实邪，故便时不痛，无坠胀之感。因服用补益中焦、健脾止泻的药物无效，可知其病不单单在于脾阳不足、运化不健之泄泻，而是由此转变而来，发展成为肠气不固之滑泄证，故患者并无明显的肾气虚之症状，可知其亦非全为肾气虚损所致。因此，其当辨为由脾虚泄泻转变而来的肠气不固之滑泄之证。

治法与方药分析：病属肠气不固之滑泻之证。治宜温中固脱，予以仲景赤石脂禹余粮汤加味。此案乃肠气不固之滑泄证，由脾虚泄泻转变而来。肠气不固之下利，既不同于脾阳不足、运化不健之泄泻，亦非全为肾气虚损所致，故涩肠固脱止泻为首要之治，肠固则滑泄之势方能控制。然究其病由，温中健脾、益肾固元方从本图，当务之急应标本同治，侧重于治标，在于固摄肠气，则脾气健、肾元复而病愈。《伤寒论》赤石脂禹余粮汤甚合病机，故收效甚佳。方中赤石脂甘温酸涩，禹余粮甘涩性平，二药皆具有收涩固脱的功能，善治久泻久利、滑脱不禁之证。再加上葛根、白术等健脾补虚、升阳止泻之药，标本同治。

【参考病案】陆某，女，48岁，1986年11月7日初诊。患者停经两年后，于1个月前复潮，经量时多时少，绵如漏卮不辍，西医诊为功能性子宫出血，用止血、清宫诸法不效。刻诊量多成流，站立则顺腿而下，动则益甚，伴见神疲乏力，眩晕心悸，腰膝酸软，舌淡少苔，脉沉细弱。证系脾肾虚匮，冲任失固。先拟塞流以救标之急。赤石脂、禹余粮各90g，苎麻根30g，党参、炒杜仲各15g。3剂。二诊：经崩已止，唯有少量血渗染裤。遂加熟地15g，续服5帖。药尽血宁，再以归脾丸、补中益气丸朝暮交替吞服，以善其后。张建明．赤石脂禹余粮汤临床应用摭零［J］．湖北中医药杂志，1991，13（1）：29.

旋覆代赭汤

【原文】伤寒发汗，若吐若下，解后心下痞硬，噫气不除者，旋覆代赭汤主之。（161）

旋覆代赭汤方　旋覆花三两　人参二两　生姜五两　代赭一两　甘草三两（炙）　半夏半升（洗）　大枣十二枚（擘）

上七味，以水一斗，煮取六升，去滓，再煎取三升，温服一升，日三服。

【病机】胃虚痰阻气逆。

【应用指征】心下痞硬，噫气不除，呕吐恶心。

【临床应用】①原治胃气虚弱，痰浊内结，胃失和降之证。②现代临床主要将本方应用于顽固性呃逆、贲门痉挛、食管贲门失弛缓症、胃肠神经官能症、食管梗阻、十二指肠壅积症、胃食管反流病、梅尼埃病、神经官能症、癔症、小儿咳嗽，以及肿瘤放疗或化疗之胃肠反应、眩晕、呕吐等。

【典型病案】黄某，女，12岁。曾患脑膜脑炎，经治疗后已愈，遗有呃逆一症，伴不欲饮食。前医以为温病伤阴，用五汁饮及叶氏益胃汤等，反添胃中发凉之症。舌苔白略腻，脉弦无力。处方：旋覆花9g，代赭石6g，生姜15g，党参6g，半夏9g，大枣7枚，炙甘草6g。服药3剂后，呃逆止，胃冷除而饮食增。方中又加茯苓15g、陈皮9g调治，4剂而安。刘渡舟，王庆国，刘燕华．经方临证指南［M］．北京：人民卫生出版社，2013.

【辨证思路解析】

病证辨析：患者患有脑膜脑炎后治愈，现存呃逆之症。医者以其温病伤阴，但用五汁饮及叶氏益胃汤无效，反增添胃中发凉之症，可知该患者并非是温病伤阴导致的后遗症，又见其不欲饮食、舌苔白腻、脉弦无力等兼症，可知其为阳虚之证，责之于脾胃，故辨证为脾胃阳虚之呃逆。

病因病机分析：一般来说，温热病后期以伤阴多见。该患者虽经脑膜脑炎后治愈，遗有呃逆一症，但服用五汁饮及叶氏益胃汤后，反添胃中发凉之症，可知其并非为热病伤阴所致，而是由于胃气受损所致。胃气虚弱而上逆，则见呃逆。而医者不察，反用五汁饮、益胃汤等甘寒之品，徒伤中气，使胃气更虚，伤及其阳，无以温煦，故增添了胃中发凉之症。中气受损，水湿运化失常，津聚成饮，上现于舌，可见舌苔白腻；气机升降失序，内夹肝气上逆，则见气滞，呃逆不解，脉弦而无力。因此，其病机为胃脘阳虚，津聚为饮，内夹肝气上逆。

治法与方药分析：此属胃脘阳虚，津聚为饮，内夹肝气上逆所致之呃逆。治当调和脾胃，降逆平冲，消散痰饮。方用旋覆代赭汤。方中旋覆花苦辛而咸，主下气消痰，降气行水，主治心下痞满，噫气不除；代赭石苦寒，重镇降逆，轻用，防寒凉之弊而取降逆之性。二者相合，下气消痰，和胃降逆。半夏与生姜为伍，和胃降逆化痰；人参、甘草、大枣补中益气，扶脾胃之虚。诸药配合，除痰下气，使脾胃复常，以达到一方面调和脾胃，一方面消散痰饮，一方面镇肝降逆的目的。

【参考病案】吕某，男，53岁。2010年5月20日初诊。3个月前因食管低分化鳞状细胞癌行手术治疗，术后常规予DFT方案（紫杉醇、顺铂和氟尿嘧啶）化疗，化疗2个疗程后患者出现呕吐频作，以痰涎为主。西医予格拉司琼及胃复安止吐，效果不佳，遂求助于中医。刻诊呕吐频作，呕出黄白色痰涎，乏力，气短，消瘦，面色无华，纳差，便溏，舌质红，苔黄腻，脉弦滑。辨证属脾胃虚弱，痰浊内阻，胃失和降。治以和胃消痰，降逆止呕。处方：旋覆花10g（包），代赭石30g（先煎），党参15g，半夏10g，陈皮10g，茯苓15g，竹茹10g，生姜10g，大枣5枚，炙甘草3g。药服3剂，呕吐减轻，再进7剂，呕吐未作。缪春润．旋覆代赭汤临床治验4则［J］．江苏中医药，2011，43（3）：57.

黄连汤

【原文】伤寒胸中有热，胃中有邪气，腹中痛，欲呕吐者，黄连汤主之。（173）

黄连汤方 黄连三两 甘草三两（炙） 干姜三两 桂枝三两（去皮） 人参二两 半夏半升（洗） 大枣十二枚（擘）

上七味，以水一斗，煮取六升，去滓，温服，昼三夜二。疑非仲景方。

【病机】上热下寒之腹痛欲呕吐。

【应用指征】腹中痛，欲呕吐。

【临床应用】①原治上热下寒腹痛欲呕吐之证。②现代临床主要将本方应用于急慢性胃炎、慢性胃炎、神经性呕吐、十二指肠球部溃疡、口炎等，辨证属于上热下寒。

【典型病案】洪某，女，52岁，1988年6月16日初诊。主诉：反复右上腹疼痛6年，再发5天。患者6年前因饱餐后出现右上腹疼痛，阵发性加剧，伴恶心呕吐，腹胀，发热，当时测体温38.5℃，随即到我院中医科住院治疗，经B超检查，诊断为急性胆囊炎，经用氨苄青霉素、灭滴灵等药治疗半月后，右上腹疼痛缓解。出院后右上腹疼痛反复发作，长期在我院中医门诊服用清热利湿止痛中药，但右上腹痛未能痊愈。前因饮食不慎，致右上腹疼痛又发。现患者右上腹隐隐钝痛，有时放射至右肩胛区，伴恶心呕吐，嗳气反酸，胃脘灼热，大便稀软，舌质淡，苔淡黄，脉沉而弱。处方：黄连10g，柴胡12g，法半夏10g，党参15g，桂枝6g，干姜10g，黄芩10g，郁金10g，枳壳10g，香附10g，白术12g，炙甘草6g。7剂。复诊患者诉服药后右上腹疼痛、恶心呕吐、胃脘灼热基本缓解，继服前方10剂以巩固疗效。随访至今未发。陈进.黄连汤临床应用举隅[J].安徽中医药临床杂志，2000，12（2）：123.

【辨证思路解析】

病证辨析：根据患者的主诉可以辨证其病属腹痛。经过一系列的治疗演变，其疼痛放射至右肩胛等部位，伴有恶心呕吐、大便稀软、舌质淡等虚寒症状，再有嗳气反酸、胃脘灼热、苔淡黄等热证，与“伤寒胸中有热，胃中有邪气，腹中痛，欲呕吐者，黄连汤主之”病机相符，可辨证为寒热错杂型腹痛。

病因病机分析：患者6年前曾患有急性胆囊炎，经用氨苄青霉素、灭滴灵等药治疗半月治愈，但出院后右上腹疼痛反复发作，长期服用清热利湿止痛中药，却迁延难愈。这是因为久用抗生素及清热利湿之品，损伤了中阳。胃热未除，中阳已虚，阴阳气不和，失其升降之常，而成上热下寒之证，病转为慢性胆囊炎。前又因饮食不慎，更伤中气。此时胃热未除，胃脘灼热，胃气不降反而上逆，则见恶心呕吐、嗳气反酸。中阳已虚，胆腑寒盛气滞，故右上腹隐隐钝痛，舌淡脉弱。疼痛循经上扰，放射至右肩胛区。因此，本案病机为胆寒胃热之上热下寒型腹痛。治疗予黄连汤加减，方证相合，疗效颇佳。

治法与方药分析：病属寒热相兼，胆寒胃热之腹痛。治当清胃温胆，疏肝止痛。方用黄连汤加减。柯韵伯言：“胸中之热不得降，故炎上而欲呕，胃因邪气之不散，故腹中痛也。”用黄连汤加减。本方黄连苦寒，清在上之热；干姜辛热，温在下之寒，二药相伍，辛开苦降，为主药。半夏降逆和胃以止呕；桂枝辛温散寒，宣通上下之阳气；炙甘草、党参甘温益气和中，恢复中焦升降之职。俾脾胃调和，升降协调，呕吐、腹痛悉除。加柴胡、黄芩以清胆和胃；郁金、枳壳、香附、白术疏导气滞。

【参考病案】黄某，女，31岁，1965年5月2日诊。停经3月余，经停40多天时，做妊娠试验阳性，诊为早妊。继半月后，出现小腹疼痛，阴道少量下血，急至医院诊治，服中西药月余罔效，遂到熊老处就诊。症见阴道少量下血，腰酸，小腹隐痛，伴有怯寒，心下痞，纳呆，泛吐白唾沫，大便溏，舌质略淡，苔白微厚，脉细弱。经妇科再次诊查，胎尚存。索视前方，乃益气固冲、凉血止血、补肾安胎之品，方如归脾汤、胶艾四物汤、惜红煎、固冲汤及西药黄体酮之类。熊老剖析诸症：心下痞，纳呆，泛吐白唾沫，乃为胸中有热，胃中有寒，致清阳不升，浊阴不降，表里不和；怯寒是脾之清阳不升，致卫外之阳不布；清阳不升，则不能摄血载胎，故而阴道下血，腰酸腹痛；舌淡苔白厚，乃脾胃寒湿；脉细弱，乃湿邪主病兼见虚象。据《伤寒论》“伤寒，胸中有热，胃中有邪气，腹中痛，欲呕吐者，黄连汤主之”所示，施以黄连汤加减。黄连、干姜各6g，桂枝、半夏各10g，仙鹤草、南沙参各24g，大枣15g，甘草3g。服2剂，3日后复诊，阴道下血止，诸症消失。继投益气固冲剂调服半月而停药。追踪观察，后足月顺产一男孩，发育良好，现已成人安家。梁开发．熊安民运用黄连汤治验二则［J］．新中医，1992（7）：4.

桂枝附子汤

【原文】伤寒八九日，风湿相搏，身体疼烦，不能自转侧，不呕，不渴，脉浮虚而涩者，桂枝附子汤主之。（174）

桂枝附子汤方　桂枝四两（去皮）　附子三枚（炮，去皮，破）　生姜三两（切）　大枣十二枚（擘）　甘草二两（炙）

上五味，以水六升，煮取二升，去滓，分温三服。

【病机】外感风寒湿邪，内阳不足，痹阻肌肉筋脉。

【应用指征】身体关节疼痛剧烈，不能转侧，脉浮虚而涩。

【临床应用】①原治阳虚痹证偏于寒者。②现代临床本方用于类风湿关节炎、关节炎、腰膝痛、坐骨神经痛、产后痹痛、真心痛、低血压、心动过缓。现代药理研究也证明，桂、附有很好的强心作用，以其加味用以治疗小儿虚寒泄泻、虚寒喘咳、虚寒关节痛、虚寒呕吐、虚寒腹痛、胃痛等，有很好的疗效。

【典型病案】杨某，女，60岁，四川省温江县永宁乡人，农民。既往有风湿痛史。1974年8月初，患者身觉不适，畏寒，头昏，身痛，某日正弯腰时，忽感腰部剧烈疼痛，不能伸直，头上直冒冷汗，遂倒床不起。邀范老诊治。刻诊腰痛如割，不能转侧，身觉阵阵畏寒发热，手脚麻木，面色青暗，唇乌，舌质微红，苔白滑腻，触双手背微凉，脉浮虚。处方：桂枝15g，制附片60g（煎1小时30分钟），生姜30g，炙甘草10g，红枣30g。4剂。上方连服4剂后，诸症悉减。再服1剂，基本痊愈，从此行走、劳动如常。1979年6月追访，患者谈及5年前病愈以后，未再复发。范开礼，徐长卿．范中林六经辨证医案选［M］．北京：学苑出版社，2007.

【辨证思路解析】

病证辨析：患者起初身体不适并伴有畏寒身痛，刻下症为腰痛剧烈不能转侧，无呕渴之症，且脉浮虚。这与桂枝附子汤证的条文相类似，可推知该患者为风湿之证。患者病发时身觉阵阵畏寒发热，面色青暗，触双手背微凉，且无呕、渴之证，为阳虚寒凝之象。此为阳虚寒凝之风湿相搏。

病因病机分析：起初患者仅为身觉不适、畏寒、头昏、身痛等营卫不和太阳证的表现。后因弯腰时，风寒之邪侵袭腰部，痹阻腰部筋脉，不能伸直。卫阳本身不足，又感风寒湿邪，风寒留于肌表，阳虚难化寒湿，故身体烦疼，转侧困难。腰为肾之外府，肾阳虚衰，寒凝痹阻，则见腰痛如割，不能转侧。卫阳不足，无以伸展外达，则见手脚微凉且麻木。风寒湿邪困阻体内，不能温煦血液运行，寒凝血滞，则见面色青暗，唇乌，苔白滑腻、脉浮虚也是其中的一种表现。因此，其辨证为阳虚寒凝之太阳风湿证。

治法与方药分析：此为太阳证，风湿相搏，卫阳已虚。法宜温经散寒，祛风除湿。以桂枝附子汤主之。桂枝附子汤用桂枝解肌而祛风寒，附子温阳而化寒湿，佐以甘草、姜、枣调和营卫，安内攘外。其中尤其重用附子60g，取其温经散寒止痛，助肾阳而立卫之基，以卫气出于下焦故也。桂枝附子汤重用桂、附，意在温经散寒除湿，专治风寒湿三气困阻肌表，郁遏阳气的"身体疼烦，不能自转侧"证。

【参考病案】李某，女，3岁，1986年6月25日就诊。因过食冰棒腹泻，吞服黄连素后泄泻加重，饮水泻水，服药泻药，日十余次。颜面黄，舌质淡，苔薄白，脉沉弱。证属脾肾阳虚，治宜温补脾肾，涩肠止泻。小儿脏腑娇嫩，稚阳未充，稚阴未长，易虚易实。常因素体虚弱，误服寒凉药或过食生冷而致寒泄，症见食入即泻，完谷不化，形寒肢冷，舌淡苔白，脉沉弱。可选桂枝附子汤加白术、茯苓、煅龙骨、赤石脂等。久泻不止加肉蔻霜、天竺黄；洞泄无度者，干姜易生姜，上肉桂易桂枝。此患者处方为附片10g（先煨），生姜2片，桂枝15g（分3次后下），白术6g，茯苓10g，煅龙骨10g，赤石脂10g，大枣1枚，炙甘草3g。服2剂泻止病愈。王其仙．桂枝附子汤在儿科临床上的应用［J］．云南中医杂志，1987（3）：37.

桂枝附子去桂加白术汤

【原文】伤寒八九日，风湿相搏，身体疼烦，不能自转侧，不呕，不渴，脉浮虚而涩者，桂枝附子汤主之。若其人大便硬，小便自利者，去桂加白术汤主之。（174）

桂枝附子去桂加白术汤　附子三枚（炮，去皮，破）　白术四两　生姜三两（切）　甘草二两（炙）　大枣十二枚（擘）

上五味，以水六升，煮取二升，去滓，分温三服。初一服，其人身如痹，半日许复服之，三服都尽，其人如冒状，勿怪，此以附子、术，并走皮内，逐水气未得除，故使之耳。法当加桂四两，此本一方二法，以大便硬，小便自利，去桂也；以大便不硬，小便不利，当加桂。附子三枚恐多也，虚弱家及产妇，宜减服之。

【病机】外感风寒湿邪，内阳不足，痹阻肌肉筋脉。

【应用指征】身体疼烦，不能转侧，大便坚，小便自利。

【临床应用】①原治阳虚痹证偏于湿者。②现代临床可将本方用于治疗风湿性关节炎、类风湿关节炎，又用于治疗腰腿痛、坐骨神经痛等各种风湿痹痛等，以及老年性功能性便秘、慢性心功能不全等。

【典型病案】韩某，男，37岁。患关节疼痛已有数年，周身关节酸楚疼痛，尤其以两膝关节为甚，屈伸不利，行走困难，每逢天气阴雨，疼痛加剧，舌质淡嫩而胖，脉弦迟，大便反而干燥难解。处方：附子 15g，白术 15g，生姜 10g，炙甘草 6g，大枣 12 枚。6 剂。服药后周身发痒，如虫行皮中状，两膝关节出汗而黏凉，大便由难转易。改用肾着汤，服 2 剂后下肢疼痛止。最后用丸药调理，逐渐平安。刘渡舟，王庆国，刘燕华．经方临证指南［M］．北京：人民卫生出版社，2013.

【辨证思路解析】

病证辨析：患者以关节疼痛数年为主症，周身关节酸楚疼痛，再加上大便干燥难解，其病属风湿。患者关节疼痛严重，且每逢阴雨疼痛加剧，舌质淡嫩而胖，脉弦迟，为寒湿之象。因此，辨证为寒湿痹阻之风湿。

病因病机分析：患者关节疼痛数年，风寒湿之邪流注于筋脉肌肉，痹阻关节，故关节疼痛。湿性重滞，身体之阳被寒湿困遏，则见周身关节酸楚疼痛，屈伸不利。寒湿之邪属于阴邪，在阴雨天气的影响下与外寒外湿相结合，则疼痛加剧。寒凝阻滞脉道，见脉弦迟。寒湿影响脾胃运行，脾气虚弱，不能健运，气无以推动肠道蠕动，津液不能还于胃中，则见大便反而干燥难解。

治法与方药分析：此属寒湿邪气外着内困，脾虚不能健运之证。治疗当散寒祛湿。方用桂枝附子去桂加白术汤。本方是桂枝附子汤的变方，去桂枝而加白术以健脾运湿。因为桂枝走表，与附子合用能耗散津液，而白术与附子合用，则既能行皮内而逐水气，又能健脾气而行津液。这些细微的机理，正是仲景用药配方精妙之处。服药后周身如虫行皮中状而痒，即《伤寒论》所谓“其人身如痹”，是正气得药力资助，与邪气相争，湿气欲出之象。服药完毕，两膝汗黏冷，反映了寒湿邪气由皮内而出，邪退正复，其病向愈。

【参考病案】患者女性，痢愈未久，转致溏泄，一日四五次，腹中时痛，痛则手足厥冷，呕吐清涎，曾进理中汤多剂未瘥。诊之，脉微细，舌白润，口不渴，小便清长，厥痛并存。今脉微厥痛，不仅病在太阴，亦且证兼少阴，其病由痢转泻，固为病变之良好机转，但泻痢既久，脾胃已伤，脉微而厥，则肾阳亦复衰损。前服理中汤不应者，偏脾而遗肾耳，现以合治脾肾为宜。白术 15g，附子 10g，炙甘草 6g，生姜 12g，大枣 5 枚，用以培补脾肾，温暖肾阳。服药 4 剂，手足厥回，痛泻俱止。唯肢倦神疲，饮食无味，再用益脾强胃之异功散加益智、山药、扁豆、砂仁诸品，同时美味调补，半月遂收全功。赵守真．治验回忆录［M］．北京：人民卫生出版社，1962.

甘草附子汤

【原文】风湿相搏，骨节疼烦，掣痛不得屈伸，近之则痛剧，汗出短气，小便不利，恶风不欲去衣，或身微肿者，甘草附子汤主之。(《金匮要略·痉湿暍病脉证治第二》)

甘草附子汤方　甘草二两（炙）　白术二两　附子二枚（炮，去皮）　桂枝四两（去皮）

上四味，以水六升，煮取三升，去滓，温服一升，日三服，初服得微汗则解。能食，汗出复烦者，服五合。恐一升多者，取六七合为妙。

【病机】风湿并重，表里阳气俱虚。

【应用指征】骨节疼痛拒按、不能屈伸、恶风畏寒、小便不利等。

【临床应用】①原治风湿兼表里阳虚证。②现代临床常用本方化裁治疗脾肾阳虚的慢性肾炎、心肾阳虚的风湿性心脏病。

【典型病案】高某，得风湿病，遍身关节疼痛，手不可触，近之则痛甚，微汗自出，小便不利，时当初夏，自汉泛舟来求治。见其身面手足俱有微肿，且天气烦热，尚重裘不脱，脉象颇大，而气不相续。处方：附子 15g，白术 15g，桂枝 10g，炙甘草 6g。3 剂，水煎服。1 剂如神，服至 3 剂，诸症悉除，愈。谢映庐．谢映庐得心集医案［M］. 北京：学苑出版社，2011.

【辨证思路解析】

病证辨析：该患者身患风湿病，遍身关节疼痛，手不可触，疼痛拒按，且自汗、小便不利，时值初夏仍身披裘衣等症状，与本条所述相似。再加上其身面手足微肿、脉象颇大、气不相续等症状并无明显的热象，反而是表现出了阳虚的一系列症状，可以辨证为风湿兼有阳虚证。

病因病机分析：患者身患风湿病，其遍身关节疼痛，手不可触，近之则痛剧，是因为风湿并重，已由肌表侵入遍身关节，湿性重浊，凝滞气血运行，不通则痛。因为此时表阳虚弱，卫外不固，温煦失职，则见微汗自出，虽天气烦热，仍然重裘不脱；里阳虚弱，不能化湿，则见水肿；偏渗膀胱，则见小便不利；里阳虚，不能纳气，则见气不相续；此处出现的脉颇大则为虚弱无力之大脉。因此，该病病机为风湿并重，表里阳气俱虚。

治法与方药分析：病属风湿并重，表里阳气俱虚证。治以温经助阳，散风祛湿。方用甘草附子汤。方中“君甘草者，欲其缓也，和中之力短，恋药之用长”，此病案主症为“遍身关节疼痛拒按”，故以甘草为君，取其缓急止痛，并能调和诸药，使全方缓和而持久地发挥药效。若不用甘草，祛邪太急，则风气去而湿不去。附子温壮元阳，使阳气充足，则风湿易于外泄；附子与白术相配伍，温里阳，逐湿邪；桂枝与白术相配伍，振表阳而祛风湿，奏温阳补中、散风除湿之效。凡驱风湿之药，服之多矣，不唯无效，而反增重。风本外邪，当从表治，但患者体表虚，不可发汗；又湿本内邪，须从里治，而患者体里虚，不可利水，当遵仲景法处甘草附子汤。

【参考病案】杨某，男，42 岁，煤矿工人。终年在潮湿阴冷之处劳动，寒湿邪气袭人，患关节疼痛已 3 年，近期加剧。骨节烦疼，手不可近，伴有心悸气短、胸闷，尤其以夜间为甚，舌体胖大而淡嫩，脉软弱无力。附子 15g，白术 15g，桂枝 10g，炙甘草 6g，茯苓皮 10g，薏米 10g。服药 3 剂后疼痛明显减轻，心悸、胸闷等症转佳。又服 3 剂，疼痛基本控制。最后改用丸药长期服用而获痊愈。刘渡舟，王庆国，刘燕华．经方临证指南［M］. 北京：人民卫生出版社，2013.

十枣汤

【原文】太阳中风，下利呕逆，表解者，乃可攻之。其人漐漐汗出，发作有时，头痛，心下痞硬满，引胁下痛，干呕短气，汗出不恶寒者，此表解里未和也，十枣汤主之。(152)

病悬饮者，十枣汤主之。(《金匮要略·痰饮咳嗽病脉证并治第十二》)

咳家其脉弦，为有水，十枣汤主之。(《金匮要略·痰饮咳嗽病脉证并治第十二》)

夫有支饮家，咳烦胸中痛者，不卒死，至一百日一岁，宜十枣汤。(《金匮要略·痰饮咳嗽病脉证并治第十二》)

十枣汤方 芫花(熬) 甘遂 大戟

上三味等分，各别捣为散，以水一升半，先煮大枣肥者十枚，取八合，去滓，内药末。强人服一钱匕，羸人服半钱，温服之，平旦服。若下少，病不除者，明日更服，加半钱。得快下利后，糜粥自养。

【病机】水饮停聚胸胁，气机升降不利。

【应用指征】胸胁满痛，咳唾引痛，心下痞硬满，干呕短气，下利，或兼头痛，汗出发作有时，不恶寒。

【临床应用】①原治饮盛停胸胁之证。②现代临床主要用本方治疗渗出性胸膜炎、肝硬化腹水、胸腔积液、癌性胸水、重症腹水等，辨证属于水饮停聚于胸胁，正气未虚或体质壮实者。

【典型病案】韩某，男，58岁。以肝硬化腹水收入住院，用利尿药(如呋塞米等)方可排出小便，但量不多，一日排出量大约300mL，如停止一日不用呋塞米，小便几乎点滴不通。患者腹大如釜，只能坐立，不能睡卧，日夜憋胀难忍，痛苦万状。诊其脉，弦大而数，舌质紫红，两侧呈绛蓝色，舌苔厚腻。处方：大戟、芫花、甘遂等分。2剂，枣汤调服。每日1剂。服后有恶心、腹痛，并有少许呕吐之反应，泻下水液多次，腹部自觉松软。虽经多次泻下，但看来精神尚好。间服培补肺肾之品2剂后，又给予十枣汤2剂，服后泻下如前，但未呕吐，只有少许恶心，而腹胀顿消，松软平坦，于是继以补脾肾为主、消导之品为辅，短时间内未发生腹水，一般情况良好，出院调养。肝硬化腹水者，多有食管静脉曲张，往往有薄弱之处破裂，引起大量出血，导致死亡，故本方用于治疗肝硬化腹水患者，必须注意到这一点，因服用本方后，最易引起呕吐，应注意努破食管血管，而引起吐血不止。在服药时应少服慢服，尽量避免引起呕吐。赵明锐.经方发挥[M].北京：人民卫生出版社，2009.

【辨证思路解析】

病证辨析：患者以肝硬化腹水收入住院，腹大如釜，只能坐立，不能睡卧，日夜憋胀难忍，十分痛苦，可诊断为腹水。脉弦大而数，舌质紫红，表明未有明显的一派热象；其小便不利，需要通过一些利尿药品才可以正常排尿，但有腹大如釜、憋胀难忍等症状，可辨证为水饮停聚气滞之腹水。

病因病机分析：患者以肝硬化腹水收入住院，可知其体内饮邪为盛，水饮内停，变动不居。水饮内盛，阳虚无以运化，阻滞气机，气机升降不利则见患者腹大如釜，只能坐立，不能睡卧；水饮之邪阻碍胸中气机，肺气不利，导致其日夜憋胀难忍，痛苦万状。尿液是肾的气化结果，因气机升降失常，则肾气化不利，中阳不足，无以推动尿液的排泄，导致尿量极少及难排出。诊其脉，弦大而数，为邪实之象；舌质紫红，两侧呈绛蓝色，舌苔厚腻，为瘀滞之象。结合脉症，虽是正虚邪实，但未到阴阳过于虚衰阶段，尚可一攻。因此，其病机为饮邪内盛，阻碍气机之腹水。

治法与方药分析：病为饮邪内盛，阻碍气机之腹水。治以攻逐水饮。方用十枣汤。十枣汤中甘遂善行经隧水湿；大戟善泄脏腑水湿，主蛊毒十二水，腹满急痛；芫花善消胸中伏饮。三者苦寒有毒，药性峻烈，峻下泻水，使水饮从二便分消而去。大枣补中扶正，缓和诸药之烈，使邪去而不伤正，以达强调顾复胃气之意。本证即为水饮为患，体内水饮顽固，祛除水饮则病自向好转。用本方逐水符合“急则治其标”的原则，只可用于一时，不可多用、久用，以免伤正，后可改用补正祛邪之法，缓缓收功。

【参考病案】冯某，女性，古稀之年，河南省新野县人。患者腹大如鼓，叩击振水声明显，肝区疼痛明显，肝脾无肿大，腹无痞块肿物，墨菲征（+），腹膜刺激征（-），各淋巴结区之淋巴结未触及肿大，无腹壁静脉曲张。患者自觉腹胀，恶心，呕逆，食欲不振。舌红苔腻，脉弦滑，血压、体温正常。中医诊为膨胀邪实证。治疗方法拟以十枣汤配八珍汤攻补兼施为治。晨服十枣汤去大枣散剂 1g，至中午，未见异常。午后以大黄、番泻叶各 10g 开水冲服，另加十枣汤散 2g，至下午三四点患者开始腹痛泄泻。傍晚煎服八珍汤：生晒参 10g，白术 15g，茯苓 15g，炙甘草 6g，熟地黄 20g，白芍 15g，川芎 15g，当归 6g。第 2 天腹水轻松，继服八珍汤 1 剂，每日 2 次煎服。隔日后再次服用十枣汤散剂 2g，未用大黄、番泻叶。后以八珍汤 3 剂煎服收功。治疗后患者腹空，身体轻松，食欲大振。后每年都口服几剂上药，以保肝护肝，养肝利水。至今已 4 年余，其身体状况良好。钞建立．十枣汤治疗膨胀 1 例［J］．中医杂志，2009，50（1）：14.

第三章 阳明病

阳明病是外感疾病过程中邪入阳明，正邪相争剧烈，邪热盛极的阶段，其性质多属里、热、实证。

阳明病的成因主要有二：一是由他经传来，如太阳病失治或误治，伤津耗液，致病邪化热化燥而转属阳明，称为“太阳阳明”；少阳病误用发汗、利小便，伤津致邪热化燥而成阳明病，称为“少阳阳明”；三阴病阳气来复，阴寒之邪郁久化热，亦可转属阳明而成阳明病。二是阳明本经自发，由于素体阳盛，或有宿食，或为燥热所感，病证直从阳明化燥而成阳明病，称为“正阳阳明”。

由于阳明多气多血，阳气昌盛，一旦受邪发病，邪正相争剧烈，多表现为大实、大热之象，故阳明病的提纲，仲景将其概括为“胃家实”，反映了阳明病邪盛正盛，腑气阻滞的病机特点。其证候主要分为热证与实证两类。

阳明病虽以热证、实证为主，但亦有虚证和寒证。此外尚有变证，如阳明邪热与湿邪相合，湿热互结，而致身黄、发热、小便不利等，则为阳明发黄证。若邪热不解，侵入血分，见有口燥但欲漱水不欲咽、鼻衄等血热证，甚则可与原有宿瘀相结而成阳明蓄血证。

阳明病治则以祛邪为要，以清、下二法为主要治法。对于阳明虚寒证，则当以温补法为宜。总之阳明病的治法，以清下热实为主，但应注意中病即止，以“保胃气，存津液”为其基本原则。

白虎汤

【原文】伤寒脉浮滑，此以表有热，里有寒，白虎汤主之。(176)

三阳合病，腹满身重，难以转侧，口不仁，面垢，谵语，遗尿。发汗则谵语，下之则额上生汗，手足逆冷，若自汗出者，白虎汤主之。(219)

三阳合病，脉浮大，上关上，但欲眠睡，目合则汗。(268)

白虎汤方 知母六两 石膏一斤（碎） 甘草二两（炙） 粳米六合

上四味，以水一斗，煮米熟汤成，去滓，温服一升，日三服。

【病机】阳明无形邪热炽盛，充斥内外。

【应用指征】发热，汗出，口渴，脉浮滑；口不仁，面垢，谵语遗尿。

【临床应用】①原治阳明病邪热炽盛，表里俱热；三阳合病，邪热偏重于阳明的证治。②现代临床主要将本方运用于急性传染性和感染性疾病，如乙脑、流行性出血热、大叶性肺炎、钩端螺旋体病、流行性脑脊髓膜炎、流行性感冒、肠伤寒、急性细菌性痢疾、疟疾、麻疹、败血症等。白虎汤也可治疗内分泌紊乱、代谢性疾病和结缔组织病，如风湿热、糖尿病等所致的内热辨证属于阳明热盛者。

【典型病案】患者，男，体素健，年 70 余仍参加农田劳动。某年秋，患伤寒证，不治久而化热，便难溲赤，头常晕，不以为意，渐加剧。不能起坐，坐则房屋旋转，发热，间或恶寒，继则昏瞀，发则口木，舌强不能言，手足亦不能动，耳聋，呼之如无所闻，目灼灼直视，约需 1 小时余始复常态，时谵语，谵语时恶热但不甚。曾数就医，均以老年体虚，治当滋补，服药无效，病反日进。其中有认为病有热象，当用清凉者，投之小效。迁延至春不愈，遂来我处诊治。脉六部洪滑，舌苔黄厚，口渴引饮。处方：鲜茅根 120g，生石膏 60g，知母、花粉各 15g，粳米 9g，甘草 6g。

服后患者顿觉清爽，眩晕大减，是日昏瞀仅发 2 次。但脉之洪滑不减，知其蕴热尚炽，非一二剂所能肃清。原方加量，鲜茅根 250g，生石膏 120g，知母、花粉各 24g，党参 15g，甘草 9g，粳米一匙。先煎茅根取汤，去渣，再入余药，煎取清汤 3 碗，每小时服 1 碗，日尽 1 剂。两天后，身即不重，耳不聋，转侧自如，昏瞀已不发。又服六七剂，口亦不渴，舌苔渐薄，大便亦通。更进 5 付，头晕始去。嘱慢慢糜粥自养。又 10 日，已能扶杖出门活动。王阶，张允岭，何庆勇．经方名医实践录［M］．北京：科学技术文献出版社，2009.

【辨证思路解析】

病证辨析：患者常有便难溲赤、坐即旋转、继则昏瞀、口木、舌强不能言、时谵语等症状，印证了《伤寒论》“三阳合病，腹满身重，难以转侧，口不仁，面垢，谵语，遗尿”；因其曾进滋补药无效，用清凉者，反而投之小效；脉六部洪滑，舌苔黄厚，故可辨证为邪热炽盛的白虎汤证。

病因病机分析：该患者曾患伤寒证，不治久而化热，其发热恶寒是邪在太阳；目眩耳聋等为邪在少阳；不恶寒而恶热、口渴引饮为邪在阳明。“白虎汤所主证，太阳篇之脉浮滑，厥阴篇之脉滑，而四肢厥逆。唯阳明篇未言脉象，以意推之，其脉当洪滑无疑。故治伤寒者，临证时若见其脉象洪滑，知其阳明之腑热已实”。该患者脉六部洪滑，可知其太阳之邪已罢，重在阳明，连及少阳。邪热弥漫，经气不利，故见身重，难以转侧；口为胃之外窍，阳明胃热炽盛，浊热上攻，则见口中黏腻不清爽，食不知味，言语不利；热扰神明则谵语。舌苔黄厚、口渴引饮也为热盛的表现。其病机为三阳合病，阳明邪热炽盛。

治法与方药分析：病属三阳合病，阳明邪热炽盛之证。治以清三阳之热邪。方用白虎汤加减。此病适太阳之邪将罢，表里俱热，故可放胆用白虎汤。方中石膏辛甘大寒，功擅清热；知母苦寒而润，长于泻火滋燥。石膏、知母相伍，以清阳明独盛之热而保胃津。甘草、粳米益气和中，一则气足则津生，再则可免寒凉伤胃之弊。四药相合，共成辛寒清热之剂。其唯病连少阳，不可不兼清少阳上升之热，可加鲜茅根。《医学中衷参西录》中认为茅根“禀初春少阳之气，升而能散”“入胃滋阴，生津止渴”“最善透发脏腑郁热”“善利小便淋涩作痛”，今加于白虎方中，当系此意。

【参考病案】乙某，女，45岁，月经量少2年，慢性湿疹4年。一诊2016年5月31日，月经量少2年，慢性湿疹4年，末次月经5月20日，量少，4天净，面部颌下皮肤潮红瘙痒，有抓痕，未见明显高出皮肤丘疹，舌质红，苔薄腻，脉细。处方：茯苓15g，桂枝6g，赤芍12g，牡丹皮9g，柴胡5g，桃仁9g，半夏9g，炒黄芩9g，荆芥9g，石膏30g，知母9g，炙甘草3g，7剂。

6月6日二诊，皮肤瘙痒潮红均好转，近来感冒，舌质红，苔薄腻，脉细。予疏风散寒、化湿解表方剂治疗2周。6月20日三诊，自述6月16日转经，量少，舌质红，苔薄，脉细。处方：5月31日方去荆芥，加羌活9g，枳壳9g，7剂。6月27日四诊，局部湿疹已愈，舌质红，苔薄腻，脉小弦。续服上方加减3周。7月25日末诊，自述7月13日转经，量较前显增，局部湿疹未再复发，续前方加减调经月余，经量适中，湿疹已愈，未再复发。巴东娇，付金荣，蔡玲玲．白虎汤治疗妇科疾病合并慢性湿疹2例[J]．中医临床研究，2017，9（27）：84.

白虎加人参汤

【原文】服桂枝汤，大汗出后，大烦渴不解，脉洪大者，白虎加人参汤主之。（26）

伤寒，若吐若下后，七八日不解，热结在里，表里俱热，时时恶风，大渴，舌上干燥而烦，欲饮水数升者，白虎加人参汤主之。（168）

伤寒无大热，口燥渴，心烦，背微恶寒者，白虎加人参汤主之。（169）

伤寒脉浮，发热无汗，其表不解，不可与白虎汤。渴欲饮水，无表证者，白虎加人参汤主之。（170）

太阳中热者，暍是也。汗出恶寒，身热而渴，白虎加人参汤主之。（《金匮要略·痉湿暍病脉证治第二》）

渴欲饮水，口干舌燥者，白虎加人参汤主之。（《金匮要略·消渴小便不利淋病脉证并治第十三》）

白虎加人参汤方 知母六两 石膏一斤（碎） 甘草二两（炙） 人参二两 粳米六合

上五味，以水一斗，煮米熟汤成，去滓，温服一升，日三服。此方立夏后、立秋前乃可服，立秋后不可服。正月、二月、三月尚凛冷，亦不可与服之，与之则呕利而腹痛。诸亡血虚家，亦不可与，得之则腹痛利者，但可温之，当愈。

【病机】邪热炽盛，津气两伤。

【应用指征】发热甚，汗大出，口大渴，脉洪大，伴见时时恶风或背微恶寒。

【临床应用】①原治热盛气津两伤证。②现代临床常将本方用于各种病原微生物感染引起的发热；物理因子引起的发热，如暑热；免疫变态反应性疾病，如风湿热、红斑狼疮等；内分泌紊乱的糖尿病。

【典型病案】张某，女，24岁，四川郫县红光乡农民。1960年10月某日于田间劳动后，自觉身热头痛，周身不适，入夜尤甚。次日，某医院按感冒论治，后改服中药，反复汗出，而热势不减。十余日后，忽感下肢痿弱无力，难以移步，遂来就诊……自觉口干烦渴，身热汗多，不恶寒，反恶热，面赤，舌质鲜红少津，无苔，脉洪大。处方：知母 60g，生石膏 120g，生甘草 15g，粳米 30g，北沙参 60g，竹茹 30g，灯心草 1g 为引。2 剂。连服 2 剂，1 剂热势衰，2 剂高热退，渐能独自行走，遂停药。嘱其注意调养，旬日痊愈。范开礼，徐长卿．范中林六经辨证医案选［M］．北京：学苑出版社，2011.

【辨证思路解析】

病证辨析：患者下肢痿弱无力，步履维艰，难以站立，可诊断为痿证。此外，还见口干烦渴、身热汗出、不恶寒、反恶热等一系列阳明邪热症状，尤其是出现了面赤、舌质鲜红少津、无苔、脉洪大等一派热盛津伤之象，故当辨为阳明高热不退，津气两伤，以致筋骨失养之痿证。

病因病机分析：患者 10 月于田间劳动，热邪入侵，郁遏不出，热扰脏腑，故自觉身热头痛，周身不适，入夜阴邪盛致邪热相争，更感不适。而某医院按感冒论治，服了中药，表邪已解，但使得邪热内陷，反复汗出，但热势不减。其人蒸蒸发热十余日，热邪壅滞体内，耗伤津液，见口干烦渴；筋骨失养，导致下肢痿软，步履维艰，甚至难以站立；里热亢盛，蒸腾于外，故见身热，面赤；热迫津外泄，故见汗自出；因邪热炽盛，充斥内外，故不恶寒，反恶热，也是阳明邪热盛的表现。“阳明之为病，胃家实是也”，热盛损耗胃之津气，反映于舌，故见舌质鲜红少津，无苔。因此，其病机为阳明高热不退，肺胃津气两伤。

治法与方药分析：此病属阳明高热不退，肺胃津气两伤，以致筋骨失养而成痿证。治宜泄热润燥，补气生津。以大剂白虎加人参汤加味与之。本方即白虎汤再加人参。因原是白虎汤，热盛津液耗损较甚，以至于渴欲饮水，故加人参安中养胃以滋液。试观白虎汤各条，只见口不仁，无一渴证。而白虎加人参汤各条，无一不渴者，可见治渴不在石膏而在人参。胃为水谷之海、营卫之源，人参补中益气，为治津枯而渴要药。至于石膏，功在除热，口舌干燥为其应用的主要症状。人参与石膏相伍，不仅能止渴，其补益之力与石膏凉散之力互相化合，使其凉散之力旋转于脏腑之间，以搜剔深入之邪，使之尽净无遗。

【参考病案】邹某，女，48 岁，家中连遭不幸，日久症见口干舌燥，渴喜冷饮，饮不解渴，日饮水达 18000mL（8 热水瓶），小便量多，但明显少于饮水量，胸中灼热，如炉火烘烤，心烦，常欲到野外奔跑，纳食正常，大便调，舌质红，苔薄黄而干，脉滑数。尿糖（–），血糖正常。禁饮试验示有反应。病属上消，证属热盛津伤，治宜清热生津。处方：生石膏 100g，知母、天花粉、粳米各 30g，甘草 10g，党参 15g。每日 1 剂，水煎服。服上方 5 剂，诸症减轻，饮水量减至每日约 6000mL。上方生石膏减至 60g，继用 5 剂，诸症基本消失，饮水量接近正常；改用沙参麦冬汤加生石膏 30g 调理而愈。随访 5 年无复发。冯军安，刘瑞珍．白虎加人参汤治疗上消举隅［J］．陕西中医，1998，19（7）：328.

猪苓汤

【原文】若脉浮，发热，渴欲饮水，小便不利者，猪苓汤主之。(223)

阳明病，汗出多而渴者，不可与猪苓汤，以汗多，胃中燥，猪苓汤复利其小便故也。(224)

少阴病，下利六七日，咳而呕渴，心烦不得眠者，猪苓汤主之。(319)

猪苓汤方 猪苓（去皮） 茯苓 阿胶 泽泻 滑石（碎）各一两

上五味，以水四升，先煮四味，取二升，去滓，内阿胶烊消，温服七合，日三服。

【病机】热盛阴伤，水热互结于下焦。

【应用指征】发热，口渴，小便不利，或见下利，咳呕，心烦不得眠，脉浮。

【临床应用】①原治阴虚水热互结证。②现代临床常用本方治疗慢性肾炎、泌尿系感染、肾结核、肾盂积水、肾结石、乳糜尿、血尿等，以小便不利、微热或低热、舌红少苔或少津、脉细数为辨证要点。

【典型病案】患者，女，73岁，2020年10月28日就诊。失眠6个月余。刻下症见彻夜难眠，心烦，夜间口渴喜饮，每晚必饮两大杯水，且饮不解渴，舌尖红乏津，舌有裂纹，脉数有力。处方：猪苓、茯苓、泽泻、滑石（先煎）、阿胶（烊化兑服）各21g，玄参、生石膏（先煎）各15g，黄连片9g。6剂，水煎服，每日1剂。服用6剂后，患者睡眠时长由2小时增至5小时左右，较前明显好转。效不更方，继服6剂。后电话随访，患者睡眠已恢复如常。孟六阳，王松龄，李方方，等.王松龄运用猪苓汤治疗少阴失眠经验［J］.中国民间疗法，2021，29（24）：23.

【辨证思路解析】

病证辨析：患者以失眠6个月余就医，故可以诊断为失眠。又因其心烦、舌尖红、脉数有力均为心火上炎之象；再者，其舌红乏津、有裂纹，均为阴虚之象，故可诊断为阴虚有热型失眠。

病因病机分析：患者心烦、舌尖红、脉数有力均为心火上炎之象，虽无小便不利的症状，但每晚饮两大杯水，而饮不解渴，仍说明患者体内水液布散障碍，饮入之水无以熄灭心中之火。口渴、舌质乏津、有裂纹为阴虚有热盛之象。肾水微弱，肾水不足，无以潜藏君火，心肾不交，故出现失眠之证。夜中阴邪为盛，营卫不入，故彻夜难眠。因此，其病机为阴虚有热，水气不利之失眠证。

治法与方药分析：其病属阴虚有热，水气不利。治以清热利水滋阴。方用猪苓汤加减。方中猪苓、茯苓、泽泻甘淡渗水；滑石甘寒，清热利窍，既能清热，又能利窍；阿胶甘平，滋阴润燥。诸药合用，有清热利水、育阴润燥之功，达到了利水而不伤阴，滋阴而不敛邪的目的。并且在猪苓汤基础上加玄参滋肾水，配伍黄连、生石膏加强清热之功。方证对应，故效如桴鼓，覆杯而愈。

【参考病案】患者，男，57岁，2014年5月2日初诊。间断左侧腰痛1年，有左肾结石病史，自服肾石通颗粒后症状可缓解。5天前，左腰部疼痛加重，排尿时有灼热感，无尿频、尿急、尿痛，尿色呈浓茶色。查尿常规示潜血（ERY）（++++），白细胞（+），红细胞 8.9 个 / 高倍视野，红细胞形态呈均一型。肾脏 B 超示左侧肾结石（直径约 0.7cm）并轻度积水，左侧输尿管上段扩张。刻下周身乏力，口干，间断汗出，纳差，腹胀，左侧腰痛，无尿频尿急，尿量偏少、呈浓茶色、有灼痛感，大便干燥，3 天一行，舌暗红，苔薄白，脉弦细。辨证属湿热蕴结下焦，灼伤阴络。治以清热排石，复阴止血。方用猪苓汤加味：猪苓 15g，茯苓 20g，泽泻 30g，阿胶 10g，滑石 30g（包），枳实 10g，大黄 5g，薏苡仁 30g，苍术 8g，金钱草 30g。每日 1 剂，水煎，早晚温服。连服 5 剂后，患者腹胀消失，腰痛明显改善，尿色转淡，但排尿仍有灼痛感，守方去枳实，继服 7 剂后诸症消除，复查尿常规阴性，双肾 CT 及肾脏 B 超未见结石影。随访至今未再复发。一般对泌尿系统结石临床辨证属下焦湿热，常用石韦散、八正散等，治以清热为主。然湿热长踞于下焦，久必灼伤阴络，苦寒清利之品并非所宜，若强用之，则更损耗阴液，故此时宜猪苓汤治之。林越，李雨．猪苓汤治疗肾系疾病验案 3 则［J］．中国中医药信息杂志，2016，23（7）：119.

调胃承气汤

【原文】伤寒脉浮，自汗出，小便数，心烦，微恶寒，脚挛急，反与桂枝欲攻其表，此误也。……若胃气不和，谵语者，少与调胃承气汤。（29）

太阳病未解，脉阴阳俱停，必先振栗汗出而解。但阳脉微者，先汗出而解，但阴脉微者，下之而解。若欲下者，宜调胃承气汤。（94）

伤寒十三日，过经谵语者，以有热也，当以汤下之。若小便利者，大便当硬，而反下利，脉调和者，知医以丸药下之，非其治也。若自下利者，脉当微厥，今反和者，此当内实也，调胃承气汤主之。（105）

太阳病，过经十余日，心下温温欲吐，而胸中痛，大便反溏，腹微满，郁郁微烦。先此时自极吐下者，与调胃承气汤。若不尔者，不可与。但欲呕，胸中痛，微溏者，此非柴胡汤证，以呕故知极吐下也。调胃承气汤。（123）

阳明病，不吐不下，心烦者，可与调胃承气汤。（207）

太阳病三日，发汗不解，蒸蒸发热者，属胃也，调胃承气汤主之。（248）

伤寒吐后，腹胀满者，与调胃承气汤。（249）

调胃承气汤方 甘草二两（炙） 芒硝半升 大黄四两（清酒洗）

上三味，切，以水三升，煮二物至一升，去滓，内芒硝，更上微火一二沸，温顿服之，以调胃气。

【病机】腑实初结，燥热内盛，气滞不甚。

【应用指征】腹胀满，大便不通，蒸蒸发热，心烦。

【临床应用】①原治阳明腑实轻证。②现代临床将本方应用于习惯性便秘、急性肠梗阻、粘连性肠梗阻、结膜炎、咽喉炎、牙周炎、化脓性扁桃体炎、口腔溃疡、急性肺炎、急性肝炎、急性重型肝炎、急性胰腺炎、急性阑尾炎、胆道感染、腹膜炎、流行性腮腺炎、乙脑、败血症、流行性出血热、胃石症、产后癃闭、冠心病等病的治疗。

【典型病案】宋某，女，32岁，2014年12月初诊。失眠1年余，加重1周。现每夜辗转反侧难以入睡，梦多，易醒，近1周因为工作而彻夜不寐，服用艾司唑仑方可小寐2～3小时，昼则精神疲倦，烦躁易怒，自觉胸中烦热，观其面红，形体健壮，语声高亢，纳少，脘胀，2～3日未大便，长期大便偏干，口干，舌红尖赤，苔黄、干，脉滑数。处方：生大黄12g，芒硝6g，生甘草3g。共3剂，日1剂，饭后顿服。并予停艾司唑仑。

二诊时诉服1剂，大便畅行，当晚从23点睡至凌晨4点。服3剂，已能一觉睡至天亮。精神转佳，面红减轻，纳增，脘胀，口干同前，胸中烦热解除，舌红苔薄黄，脉弦滑。处方减量，生大黄6g（后下），芒硝4g，生甘草4g。三诊时，患者自述睡眠良好，余无不适，大便日1行，偏干，舌偏红，脉弦。再以上方6剂，每日1剂，分2次服用善后。追访3月，未再反复。宋满祝．从临床案例浅谈调胃承气汤之“胃气不和”［J］．亚太传统医药，2017，13（13）：68.

【辨证思路解析】

病证辨析：患者因每夜辗转反侧难以入睡，梦多，易醒，甚至彻夜不寐1年余，可诊断为失眠。其昼则精神疲倦、烦躁易怒、自觉心中烦热，为心火上炎之象；面红、形体健壮、语声高亢为阳明热盛之表现；再加上纳少，脘胀，2～3日无大便，可知其腑实初结。因此，辨证为胃热扰心，腑实初结之失眠。

病因病机分析：患者失眠已久，加上长期大便干结史，舌红尖赤，苔黄、干，考虑为胃热扰心所致，且患者自述胸中烦热、纳少、胃胀，更支持了胃热的病机。纳少、胃胀、口干、便干、舌脉等肠胃邪热内扰之象，同时也因邪热引起心神不安即烦躁、失眠的邪热扰心之象。“心胃相关”，早在《灵枢·经别》中提到“足阳明之正……上通于心”，故胃有热常扰于心而引发心神之变。张仲景在《伤寒论》第207条提到“阳明病，不吐不下，心烦者，可与调胃承气汤”，此外，在《阳明病篇》中亦提到不少阳明病谵语、烦躁等情况。张仲景认为，“若胃气不和，谵语者，调胃承气汤主之”。此案例胃热扰心而致心神之变即是胃气不和的一种情况，以调胃承气汤治疗可得收满意疗效。因此，其病机当辨为胃热扰心，腑实初结之失眠证。

治法与方药分析：此病属阳明病，胃热扰心之失眠。治以泄热和胃。方用调胃承气汤。调胃承气汤由甘草、大黄、芒硝组成。方中大黄苦寒泻下，荡涤肠胃，泄热去实。芒硝咸寒泄热，润燥软坚，重在泄下燥热。甘草一味，以其甘缓留中特性使硝黄之力作用到胃，能泄尽胃中邪热，又使泻下通便之力缓和。

【参考病案】李某，19岁，4月病伤寒九日，医作阴证治之，与附子理中丸数服，其证增剧。更医又作阳证，议论差互，不敢服药，决疑于罗。罗至，宾客满坐，罗不欲直言其证，但细为分解，使自度之。凡阳证者，身须大热，而手足不厥，卧则坦然，起则有力，不恶寒，反恶热，不呕不泻，渴而饮水，烦躁不得眠，能食而多语，其脉浮大而数者，阳证也；凡阴证者，身不热，而手足厥冷，恶寒，蜷卧，面向壁卧，恶闻人声，或自引衣盖覆，不烦渴，不欲食，小便自利，大便反快，其脉沉细或微迟者，皆阴证也；今诊得其脉沉数，得六七至，夜叫呼不绝，全不得睡，又喜饮冰水，阳证悉具，且三日不见大便，宜急下之，乃以酒煨大黄六钱，炙甘草二钱，芒硝五钱，煎服。至夕下数行，去燥粪二十余块，是夜汗大出，次日又往视之，身凉脉静矣。徐衡之，姚岩琴．宋元明清名医类案［M］．长沙：湖南科技出版社，2006.

小承气汤

【原文】阳明病，脉迟，虽汗出，不恶寒者，其身必重，短气，腹满而喘，有潮热者，此外欲解，可攻里也。手足濈然汗出者，此大便已硬也，大承气汤主之。若汗多，微发热恶寒者，外未解也，其热不潮，未可与承气汤。若腹大满不通者，可与小承气汤，微和胃气，勿令至大泄下。(208)

阳明病，潮热，大便微硬者，可与大承气汤。不硬者，不可与之。若不大便六七日，恐有燥屎，欲知之法，少与小承气汤，汤入腹中，转失气者，此有燥屎也，乃可攻之。若不转失气者，此但初头硬，后必溏，不可攻之，攻之必胀满不能食也。欲饮水者，与水则哕。其后发热者，必大便复硬而少也，以小承气汤和之。不转失气者，慎不可攻也。(209)

阳明病，其人多汗，以津液外出，胃中燥，大便必硬，硬则谵语，小承气汤主之。若一服谵语止者，更莫复服。(213)

阳明病，谵语发潮热，脉滑而疾者，小承气汤主之。因与承气汤一升，腹中转气者，更服一升。若不转气者，勿更与之。明日又不大便，脉反微涩者，里虚也，为难治，不可更与承气汤也。(214)

太阳病，若吐，若下，若发汗后，微烦，小便数，大便因硬者，与小承气汤和之愈。(250)

得病二三日，脉弱，无太阳、柴胡证，烦躁，心下硬。至四五日，虽能食，以小承气汤，少少与，微和之，令小安，至六日，与承气汤一升。(251)

下利，谵语者，有燥屎也，小承气汤主之。(《金匮要略·呕吐哕下利病脉证治第十七》)

《千金翼》小承气汤治大便不通，哕，数谵语。(《金匮要略·呕吐哕下利病脉证治第十七》)

小承气汤方 大黄四两 枳实三枚（大者炙） 厚朴二两（炙，去皮）

上三味，以水四升，煮取一升二合，去滓，分温二服。初服汤当更衣，不尔者尽饮之，若更衣者，勿服之。

【病机】热实内结，腑气不通。

【应用指征】大便硬，腹大满，心烦，潮热或谵语，脉滑而疾。

【临床应用】①原治腑气壅滞较甚，痞满较重而燥热不甚。②现代临床主要将本方应用于肠梗阻、术后胃肠功能紊乱、外伤性截瘫、胃扭转、急性腹膜炎、急性胰腺炎、急性胆囊炎、胆道蛔虫症、急性病毒性肝炎、肠伤寒、胃溃疡、胃柿石症、急性肠胃炎、脑血栓、帕金森综合征、小儿高热、惊风、积滞、支气管哮喘、流脑、乙脑、慢性肺心病、水肿、黄疸及荨麻疹、带状疱疹等。

【典型病案】梁某，男，28岁，诊断为乙脑。病已6日，曾连服中药清热解毒养阴之剂，病势有增无减。会诊时，体温40.3℃，脉象沉数有力，腹满微硬，哕声连续，目赤不闭，无汗，手足妄动，烦躁不宁，有欲狂之势，神昏谵语，四肢微厥，昨日下利纯青黑水，而且舌苔秽腻，色不老黄。处方：大黄五钱，厚朴一两，枳实三钱。服药后，哕止便通，汗出厥回，神清热退，诸症豁然，再以养阴和胃之剂调理而愈。中医研究院．蒲辅周医案［M］．北京：人民卫生出版社，1975.

【辨证思路解析】

病证辨析：患者入院被诊断为乙脑，病6日，其间服用清热解毒养阴的中药病势有增无减。一方面可能在于药不对证；另一方面可能在于病重药轻。结合会诊时高温、目赤不闭、烦躁不宁、有欲狂之势及舌苔秽腻等阳明热盛的表现，可知其属于病重药轻的情况。再加上腹满微硬、下利纯青黑水等腑实初结，热结旁流之征，可以诊断为邪羁踞阳明，热结旁流之乙脑。

病因病机分析：此患者见腑满微硬，谵语欲狂，热结旁流，目赤肢厥，身热无汗，脉沉数有力，为里闭表郁之证。患者身患乙脑，里闭表郁，热邪炽盛，邪热蒸腾，故见高热，目赤不闭；里气不通，热伤津液，故无汗；四肢厥实为热厥，热深厥亦深；热扰心神，则有烦躁不宁，有欲狂之势；谵语即声音高朗，妄言乱语，也由阳明腑气不通，热邪上扰心神所致；热盛伤津，肠中干燥，化燥成实，则有腹满微硬之象；此处下利纯青黑水，实指热结旁流之象，是由津液偏渗所致；舌苔秽腻，但色不老黄等，提示内结并不严重。该病病机为邪热羁踞阳明，热结旁流。

治法与方药分析：此病属邪羁踞阳明，热结旁流之证。治以清下热结，消满存阴。方用小承气汤法微和之。方中大黄泄热通便，厚朴行气散满，枳实破气消痞，诸药合用，可以轻下热结，除满消滞。本案于法还当有潮热、腹满痛拒按、粪便黏秽奇臭、脉滑而疾、舌苔黄燥等症，必脉证如是，始可知其腹中有燥屎，而用小承气汤攻下，乃通因通用之法。小肠火之腑，非苦不通，故君以大黄之苦寒，以涤小肠；臣以枳实之苦降，直达幽门；但苦辛不通，故佐以厚朴之苦辛，助将军一战成功也。此为阳明实热，蕴结小肠之良方。此用小承气者，攻之恐伤及其正也。患者本来哕声连续，身无汗，经服小承气汤攻下后竟然哕止汗出。盖哕乃胃气上逆之故，今胃气得以通降，是以哕止；下以存阴，阴阳自和，故汗出涔涔。

【参考病案】许某，男，32岁，2016年12月20日初诊。上腹部剧烈疼痛6小时。患者昨日夜间食用烧烤、啤酒后出现上腹部剧烈疼痛，疼痛呈持续性，连及后背，无反酸烧心，无嗳气，无排便排气，无恶寒发热，舌红，少苔，脉沉实。患者有胆囊炎、胆囊结石病史，于我院急诊查全腹CT示急性胰腺炎伴胰腺周围大量渗出，肠道大量积粪，不完全性肠梗阻。血淀粉酶及脂肪酶均高出10倍以上，诊断为急性胰腺炎，不完全性肠梗阻。随即收住入院。入院后予禁食、胃肠减压、抗感染、抑制胰酶分泌、抑酸、解痉止痛、补液营养支持等治疗。经治疗后，患者疼痛稍有缓解，但腹部胀满明显，3日未有排气排便。叶柏教授查房，指出此为阳明燥结成实，腑气不通，当通便导滞，行气除满，加用小承气汤治疗。考虑患者为急性胰腺炎，药物进入胃内，促进胃液分泌而加重胰腺炎，予置入鼻肠管，中药鼻饲。具体处方：大黄20g，厚朴20g，枳实20g。3剂，浓煎鼻饲。并加用原方3剂灌肠。后3天，患者排出大量恶臭粪便，腹胀明显缓解，疼痛改善，但仍然肠道积气明显，每日均有排气，予原方减量，以兹巩固。具体方药如下：大黄10g，厚朴10g，枳实10g。3剂，浓煎鼻饲、灌肠。并加用玄明粉500g敷腹部。再诊时患者诉稍感腹胀，腹痛明显改善，复查腹部B超提示胰腺周围少量液体渗出。淀粉酶指标均明显下降。原方继用，半月后患者康复出院。许波．叶柏教授治疗消化病医案3则［J］．光明中医，2018，33（4）：569.

大承气汤

【原文】阳明病，脉迟，虽汗出，不恶寒者，其身必重，短气，腹满而喘，有潮热者，此外欲解，可攻里也。手足濈然汗出者，此大便已硬也，大承气汤主之。（208）

阳明病，潮热，大便微硬者，可与大承气汤，不硬者不可与之。（209）

伤寒，若吐若下后不解，不大便五六日，上至十余日，日晡所发潮热，不恶寒，独语如见鬼状，若剧者，发则不识人，循衣摸床，惕而不安，微喘直视，脉弦者生，涩者死。微者，但发热谵语者，大承气汤主之。若一服利，则止后服。（212）

阳明病，谵语，有潮热，反不能食者，胃中必有燥屎五六枚也；若能食者，但硬耳。宜大承气汤下之。（215）

汗出谵语者，以有燥屎在胃中，此为风也。须下者，过经乃可下之。下之若早，语言必乱，以表虚里实故也。下之愈，宜大承气汤。（217）

二阳并病，太阳证罢，但发潮热，手足漐漐汗出，大便难而谵语者，下之则愈，宜大承气汤。（220）

阳明病，下之，心中懊憹而烦，胃中有燥屎者，可攻。腹微满，初头硬，后必溏，不可攻之。若有燥屎者，宜大承气汤。（238）

病人烦热，汗出则解，又如疟状，日晡所发热者，属阳明也。脉实者，宜下之；脉浮虚者，宜发汗。下之与大承气汤，发汗宜桂枝汤。（240）

大下后，六七日不大便，烦不解，腹满痛者，此有燥屎也。所以然者，本有宿食故也，宜大承气汤。（241）

病人小便不利，大便乍难乍易，时有微热，喘冒不能卧者，有燥屎也，宜大承气汤。（242）

得病二三日，脉弱，无太阳、柴胡证，烦躁，心下硬。至四五日，虽能食，以小承气汤，少少与，微和之，令小安，至六日，与承气汤一升。若不大便六七日，小便少者，虽不受食，但初头硬，后必溏，未定成硬，攻之必溏。须小便利，屎定硬，乃可攻之，宜大承气汤。（251）

伤寒六七日，目中不了了，睛不和，无表里证，大便难，身微热者，此为实也，急

下之，宜大承气汤。（252）

阳明病，发热汗多者，急下之，宜大承气汤。（253）

发汗不解，腹满痛者，急下之，宜大承气汤。（254）

腹满不减，减不足言，当下之，宜大承气汤。（255）

阳明少阳合病，必下利，其脉不负者，为顺也。负者失也，互相克贼，名为负也。脉滑而数者，有宿食也，当下之，宜大承气汤。（256）

少阴病，得之二三日，口燥咽干者，急下之，宜大承气汤。（320）

少阴病，自利清水，色纯青，心下必痛，口干燥者，可下之，宜大承气汤。（321）

少阴病，六七日，腹胀不大便者，急下之，宜大承气汤。（322）

下利三部脉皆平，按之心下坚者，急下之，宜大承气汤。（《金匮要略·呕吐哕下利病脉证治第十七》）

下利，脉迟而滑者，实也，利去欲止，急下之，宜大承气汤。（《金匮要略·呕吐哕下利病脉证治第十七》）

下利，脉反滑者，当有所去，下乃愈，宜大承气汤。（《金匮要略·呕吐哕下利病脉证治第十七》）

下利已差，至其年月日时复发者，以病不尽故也，当下之，宜大承气汤。（《金匮要略·呕吐哕下利病脉证治第十七》）

病解能食，七八日更发热者，此为胃实，大承气汤主之。（《金匮要略·妇人产后病脉证治第二十一》）

产后七八日，无太阳证，少腹坚痛，此恶露不尽。不大便，烦躁发热，切脉微实，再倍发热，日晡时烦躁者，不食，食则谵语，至夜即愈，宜大承气汤主之。热在里，结在膀胱也。（《金匮要略·妇人产后病脉证治第二十一》）

大承气汤方　大黄四两（酒洗）　厚朴半斤（炙，去皮）　枳实五枚（炙）　芒硝三合

上四味，以水一斗，先煮二物，取五升，去滓，内大黄，更煮取二升，去滓，内芒硝，更上微火一两沸，分温再服。得下，余勿服。

【病机】燥屎内结，阳明腑实。

【应用指征】大便硬结难解，或热结旁流，潮热，烦躁，谵语，腹胀满痛，手足汗出，脉沉实有力，或重者不识人、循衣摸床、惕而不安、喘冒直视。

【临床应用】①原治燥热结聚与腑气壅滞较甚，痞满燥实坚俱盛。②本方在现代临床中应用广泛，尤其多用于急危重症之救治，如各类肠梗阻、急性胰腺炎、急性胆囊炎、急性黄疸型肝炎、急性阑尾炎、急性腹膜炎、急性坏死性肠炎、胆石症、肝硬化腹水、胆道蛔虫症、肺炎咳喘、急性胃扩张、脑血管意外、精神病、乙脑、肝昏迷、流行性出血热、急慢性肾炎、尿毒症、泌尿系结石、急性结膜炎、角膜炎、急性咽喉炎、扁桃体炎、口腔溃疡，以及猩红、麻疹、疟疾、食物中毒等。

【典型病案】王某，女，14岁，1976年8月10日初诊。发热已半月余。1个月前去张家口市，适值该地防震时期，每日宿于院内帐篷中，此后经常腹痛，大便时干时

稀，体温 37.6℃。按感冒治，未效。后来体温升至 39℃左右，乃住院治疗。曾输液及注射青链霉素不效，后改卡那霉素、红霉素亦不效，乃邀会诊。会诊发现，患者体温 39.4℃，头面部有汗，腹部胀满，但无移动性浊音及波动感，5 日未行大便，纳呆，腹部有时疼痛，有轻度压痛。血常规示白细胞 18000/mm^2，多核 80%。舌苔黄燥，脉沉滑有力。处方：大黄 12g，厚朴 18g，枳实 6g，芒硝 6g。服头剂后，有轻度腹痛肠鸣，先便硬粪七八枚，后泻大量稀便，色黑，味极为恶臭，连泻 5 次，腹胀消，体温降至 38.2℃，又服 2 剂，服后均腹泻 3 次，恶臭味消失，体温降至正常，血常规化验正常。刘景祺．经方验［M］．呼和浩特：内蒙古人民出版社，1987.

【辨证思路解析】

病证辨析：患者曾发热半月余，又于张家口市防震期，宿于帐篷内，日后便发腹痛。医者按感冒治未效，后住院治疗，头面部汗出，腹胀，且腹部有时疼痛，有压痛。此于《伤寒论》“发汗不解，腹满痛者，急下之，宜大承气汤”颇符，可诊断为阳明腑实腹痛。再者，患者有腹部胀满、5 日未行大便，且有压痛的邪实内结之象；其舌苔黄腻、脉沉滑有力也为热邪内盛之征。因此，辨证为胃腑不通，邪热内闭之阳明腑实腹痛。

病因病机分析：患者七月在张家口市防震期，每日宿于帐篷内，后发热，可以推测感受热邪。此后病邪内延，郁闭于里，化燥成实，可见腹痛。郁蒸头面，则见头面部汗出。因为该患者腹部不仅疼痛、有压痛，还伴有胀满，可知腹部之邪为实邪内结。内实形成，耗伤津液，则见大便难通，故患者 5 日未行大便则在病证之内。阳明腑实内结，则体内脾胃气机受损，升降失序，故见有纳呆。此时应当机立断，用大承气汤釜底抽薪，泻下燥结，可保全阴液。辨证为胃腑不通，邪热内闭之阳明腑实证。

治法与方药分析：病属胃腑不通，邪热内闭之阳明腑实，治以急下存阴，除满退热。方用大承气汤。方中大黄苦寒，荡涤肠腑；芒硝咸寒泄热，软坚润燥；枳实苦而微寒，理气消痞；厚朴辛苦而温，行气除满。热结便秘为有形实邪，气机阻滞，故用枳实、厚朴行气除满，散结消痞，助硝、黄推荡之力。四药相合，共奏攻下实热、荡涤燥结之功。原文中枳实、厚朴先煎，大黄酒洗后下，气锐先行，斩关夺门，又得芒硝之助，相须为用，攻下之力尤强。

【参考病案】

1. 病案一：傅某，55 岁。先因酒楼中饮酒，食烧小猪响皮，甫及下咽，即有家人报知朋友凶信，随即下楼寻车。车夫不知去向，因步行四五里，寻至其友救难，未遇。又步行四里，又未遇。渴急，饮冰镇乌梅汤一二碗，然后雇车回家。心下隐隐微痛，一月后痛如刀割，干饭不下咽已月余矣。闰五月初八日，计一粒不下已 10 日，骨瘦如柴，面赤如赭，脉沉洪有力，胃中痛处高起如桃大，按之更痛不可忍。余曰：此食膈也，当下之。因用大承气汤加牵牛，作 3 碗。伊家见方重，不敢服，求签而后服 1 碗，痛至脐；服 2 碗，痛至少腹；服 3 碗，痛至肛门，大痛不可忍，又不得下。于是又作半剂，服 1 碗，外加蜜导法，始下如鸡蛋，黑而有毛，坚不可破。次日先吃烂面半碗，又次日饮粥汤，3 日食粥，5 日吃干饭矣。下后所用者，五汁饮也。吴瑭．吴鞠通医案［J］．

北京：人民卫生出版社，1985.

2. 病案二：予尝诊江阴街肉庄吴姓妇人，病起已六七日，壮热，头汗出，脉大，便闭，七日未行，身不发黄，胸不结，腹不胀满，唯满头剧痛，不言语，眼张，瞳神不能瞬，人过其前，亦不能辨，证颇危重。余曰：目中不了了，睛不和，燥热上冲，此《阳明篇》三急下证之第一证也，不速治，行见其脑膜爆裂，病不可为矣。于是遂书大承气汤方与之。大黄四钱，枳实三钱，川朴一钱，芒硝三钱。并嘱其家人速煎服之，竟 1 剂而愈。盖阳明燥气上冲颠顶，故头汗出，满头剧痛，神识不清，目不辨人，其势危在顷刻。今 1 剂而下，亦如釜底抽薪，泄去胃中热，胃热一平，则上冲燥气因下无所继，随之俱下，故头目清明，病遂霍然。非若有宿食积滞，腹胀而痛，壮热谵语，必经数剂方能奏效，此缓急之所由分。是故无形之气与有形之积，宜加辨别，方不至临诊茫然也。曹颖甫 . 经方实验录［M］. 福州：福建科学技术出版社，2004.

麻子仁丸

【原文】趺阳脉浮而涩，浮则胃气强，涩则小便数，浮涩相搏，大便则硬，其脾为约，麻子仁丸主之。（247）

麻子仁丸方　麻子仁二升　芍药半斤　枳实半斤（炙）　大黄一斤（去皮）　厚朴一尺（炙，去皮）　杏仁一升（去皮尖，熬，别作脂）

上六味，蜜和，丸如梧桐子大，饮服十丸，日三服，渐加，以知为度。

【病机】胃热肠燥津亏。

【应用指征】大便硬，小便数，腹无所苦。

【临床应用】①原治脾约证。②现代本方主要用于习惯性便秘、产后便秘、术后便秘、痔疮、急性支气管炎、支气管哮喘、鼻衄、中风、腰痛、肾炎等，辨证属于胃热肠燥津亏者。

【典型病案】刘某，男，28 岁。大便燥结，五六日一行，每次大便困难异常，往往因用力太过而汗出如雨，口唇发干，以舌津舐之则起厚皮如痂，撕则唇破血出。其脉沉滑，舌苔干黄。疏麻子仁丸 1 剂，服之而愈。刘渡舟 . 伤寒论通俗讲话［M］. 上海：上海科学技术出版社，1980.

【辨证思路解析】

病证辨析：患者为大便燥结，五六日一行，可以诊断为便秘。其口唇发干，脉沉滑，舌苔干黄，以舌津舐之则起厚皮如痂，撕则唇破血出，是胃生燥热之象；大便时用力，汗出过多，损伤津液，阴液不足，则大便更加难行，故可诊断为胃生燥热，阴液不足之便秘。

病因病机分析：脾主为胃行其津液，今胃燥热之盛，脾之津液亏，胃强脾弱，约束津液不得四布，原为“饮入于胃，游溢精气，上输于脾，脾气散精，上归于肺，通调水道”，现但输膀胱，致大便坚。因大便时用力，汗出过多，损伤津液，阴液不足，肠失濡润，则大便更加硬结不通。因脾荣在唇，开窍于唇四白，故脾阴不足，则唇燥干裂，以舌津舐之则起厚皮如痂，撕则唇破血出。其脉沉滑、舌苔干黄也是胃燥热的表现。因此，辨证为胃生燥热，阴液不足之脾约证。

治法与方药分析：病属胃强脾弱之脾约证。治以泄热润肠通便。方用麻子仁丸。麻子仁丸是由小承气汤加麻子仁、芍药、杏仁、蜂蜜组成。虽亦用小承气汤泻肠胃之燥热积滞，但实际服用量较少。更取以上药物，一方面益阴增液以润肠通便，使腑气通，津液行。另一方面则甘润可减缓小承气汤的攻伐之力，使下而不伤正。方中重用麻子仁，甘平润肠通便为君；芍药补益脾阴、杏仁降气润肠为臣；小承气汤泻下通便、行气导滞为佐；蜂蜜味甘润肠通便为使。诸药合而为丸，为润肠滋燥、缓通大便之良方。

【参考病案】患者，男，39岁，2010年5月3日初诊。主诉大便干结，排便艰难费力3年，渐进式加重3个月。3年以来大便艰涩难行，近3个月以来大便干结难下加重，严重者长达4～6天才排便1次，但极度困难，以致排便时间达25分钟以上，数量极少，硬如羊屎，兼有腹部胀满，两胁胀满。舌质淡红，苔薄白，脉弦。西医诊为功能性便秘，习惯性便秘。中医诊为便秘，证属肝郁气滞，通降失调，传导失职。治宜疏肝理气，增液润肠，方用麻子仁丸合柴胡疏肝散化裁：麻子仁30g，芍药、杏仁各12g，大黄（后下）、厚朴（后下）、枳实、柴胡、制香附、桔梗各9g，炙甘草5g。3剂。每日1剂，水煎服。药后症状明显减轻，守上方再出入3剂，连治3周而愈，未见复发。温桂荣.麻子仁丸治疗杂病探微［G］.第四次中华中医药科技成果论坛论文集：112.

茵陈蒿汤

【原文】阳明病，发热汗出者，此为热越，不能发黄也。但头汗出，身无汗，剂颈而还，小便不利，渴引水浆者，此为瘀热在里，身必发黄，茵陈蒿汤主之。（236）

伤寒七八日，身黄如橘子色，小便不利，腹微满者，茵陈蒿汤主之。（260）

谷疸之为病，寒热不食，食即头眩，心胸不安，久久发黄为谷疸，茵陈蒿汤主之。（《金匮要略·黄疸病脉证并治第十五》）

茵陈蒿汤方 茵陈蒿六两 栀子十四枚（擘） 大黄二两（去皮）

上三味，以水一斗二升，先煮茵陈减六升，内二味，煮取三升，去滓，分三服。小便当利，尿如皂荚汁状，色正赤，一宿腹减，黄从小便去也。

【病机】湿热蕴结，熏蒸肝胆，腑气壅滞。

【应用指征】身黄如橘子色，目黄，小便深黄而不利，身热，身无汗，但头汗出，齐颈而还，口渴，腹微满，舌红苔黄腻，脉弦数或滑数。

【临床应用】①原治湿热型黄疸。临床可以见到一身面目俱黄，黄色鲜明，腹微满，恶心呕吐，大便不爽，甚或秘结，但头汗出或无汗，小便短赤，口渴欲饮，发热，舌红苔黄腻，脉沉数或滑数有力。②现代用本方治疗肝胆疾病所引起的黄疸，无论急性、慢性，多能取效，如急性传染性黄疸型肝炎、重症肝炎、黄疸出血型钩端螺旋体病、新生儿肝炎综合征、胆道感染、胆石症、胆汁性肝硬化、急性胰腺炎等多种湿热黄疸，都有较好疗效。若湿重于热者，可加茯苓、泽泻、猪苓以利水渗湿；热重于湿者，可加黄柏、龙胆草以清热祛湿；对湿热俱盛的黄疸型肝炎，可加柴胡、黄芩、金钱草、白花蛇舌草以疏肝解毒；胁痛明显者，可加柴胡、川楝子以疏肝理气。若久服使脾胃虚弱，致大便溏泄者，可用栀子柏皮汤代替。

【典型病案】冯某，男，17 岁，高中学生，住北京市朝阳区，1995 年 2 月 8 日初诊。因突发黄疸，皮肤及巩膜皆黄，急诊住某传染病医院治疗。肝功能化验：ALT2615U/L，AST932U/L，ALP193U/L，GGT122U/L，BIL8.1mg/dL，D–BIL4.6mg/dL，抗 HAV–IgM（+）。该院确诊为急性传染性黄疸型肝炎。因黄疸来势凶猛，急请刘老会诊，症见目睛、皮肤、巩膜皆黄染，黄色鲜明如橘，头晕，口苦，小便黄赤，大便偏干，脘腹胀满，呕恶纳呆，午后发热（体温在 37.2 ～ 37.6℃之间），神疲乏力，倦怠嗜卧。舌体胖，苔白厚腻夹黄，脉弦滑而数。此属湿热俱盛型黄疸。治当疏利肝胆气郁，清热利湿解毒。方用茵陈蒿汤加减。处方：茵陈 30g（先煎），柴胡 14g，黄芩 10g，栀子 10g，苍术 10g，厚朴 15g，陈皮 10g，半夏 12g，竹茹 15g，凤尾草 15g，水红花子 10g。先煮茵陈，后入诸药同煎，去滓，分 3 次温服。

服上方 7 剂，黄疸变浅，脘腹痞满及呕恶不食减轻，午后之低热已退，大便隔日一行，小便黄赤，恶闻腥荤，倦怠乏力，舌苔白腻，脉来弦滑。此乃湿热之毒难于速拔，缠绵不退，如油入面，蕴郁难分。处方：茵陈 30g（先煎），大金钱草 30g，垂盆草 15g，白花蛇舌草 15g，柴胡 15g，黄芩 10g，土茯苓 15g，凤尾草 15g，草河车 15g，炙甘草 4g，泽兰 10g，土元 10g，茜草 10g。又服上方 7 剂，病情大有好转，食欲大开，体力增加，大便每日一行，小便略黄。视其面、目，黄色已退尽。药已中鹄，嘱其再服 14 剂，检查肝功均恢复正常，二便调，食欲增加，余症悉蠲，返校上课。嘱注意休息，忌食肥甘厚腻。随访半年，未再复发。陈明，刘燕华，李芳．刘渡舟临证验案精选［M］．北京：学苑出版社，1996.

【辨证思路解析】

病证辨析：患者目睛、皮肤、巩膜皆黄染，黄色鲜明如橘，小便黄赤，脘腹胀满，与《伤寒论》第 236 和第 260 条所述颇为相似，加之西医学辅助检查指征确定为急性传染性黄疸型肝炎，当按中医黄疸病进行治疗。此外，患者发黄颜色鲜明如橘，并伴有身热、口苦、溲赤、便干、苔白厚腻夹黄、脉弦滑而数，显为“湿热阳黄”范畴。湿热阳黄，临床上有湿重于热、热重于湿和湿热俱盛之不同，其论治亦有别。本案脉证所现，属湿热俱盛型黄疸。且与阴黄黄色晦暗、纳少脘闷、大便不实、神疲畏寒、口淡不渴、舌质淡苔腻、脉濡缓或沉迟的脉证有别。

病因病机分析：患者发病急骤，黄疸来势凶险，肝脏迅速受损，可能为外感湿热疫毒加之饮食不节，伤及脾胃，湿热疫毒之邪偏盛，从表入里，湿热蕴阻，熏蒸肝胆，疏泄不利，逼迫胆汁外溢而成黄疸。目睛、皮肤、巩膜皆黄染，黄色鲜明如橘，为湿热互结，瘀热在里，熏蒸肝胆，胆热液泄，胆汁不寻常道，逆流入血，犯溢肌肤所致；湿邪重浊黏滞，困阻清窍，见头晕；胆汁外溢，见口苦；热不得外越，湿不得下泄，见小便黄赤；湿热互结，阻滞气机，腑气壅滞，见脘腹胀满，呕恶纳呆；湿热内蕴，见发热，大便偏干，苔白厚腻夹黄，脉弦滑而数；湿热困脾，脾失健运，见神疲乏力，倦怠嗜卧。除上述症状外，本病因热欲外越，因受湿邪牵制而不得外越，可见身无汗；头为诸阳之会，头部阳热之气旺盛，阳热上蒸，还可见但头汗出。

治法与方药分析：病属湿热俱盛型黄疸。治当疏利肝胆气郁，清热利湿解毒。方用茵陈蒿汤加减。鉴于患者病情急重，故在原方基础上加入柴胡、黄芩清少阳肝胆之热；加入平胃散加减，以增强祛湿作用。方中柴胡、黄芩清肝利胆；茵陈蒿清热利湿退黄；栀子清利三焦之湿热，加用平胃散之苦温以化脾胃湿浊之邪。甘草留湿助邪，故去之。半夏、竹茹、凤尾草、水红花子和胃化浊降逆，清解湿热之毒，故加之。

【参考病案】张某，男，32岁，工人，于1973年7月25日就诊。患者1周前全身不适，初起发冷发热，曾服治感冒成药，发热减轻，但仍食欲不振，恶心欲吐，厌油腻，神疲无力，皮肤发黄，小便黄赤如茶水，大便正常，右肋下疼痛，腹部胀满。体温37.5℃，血压16.6/11.3kPa，巩膜及全身皮肤黄染，腹软，肝肋缘下2cm，质软，触痛阳性。化验：麝香草酚浊度5单位，谷丙转氨酶540单位，凡登白试验呈双相反应，黄疸指数44单位。诊断为急性黄疸型肝炎。

初诊：黄疸色鲜明，面、目、一身俱黄，舌苔黄腻，脉象滑数。此系湿热蕴结所致，治宜清热祛湿，利胆除黄，以茵陈蒿汤加减。处方：茵陈45g，山栀10g，大黄10g，板蓝根30g，茯苓15g。水煎服。

二诊（8月2日）：上方服5剂，恶心消失，食欲略有增加，体温37.2℃，其他症状无明显变化，仍守原意。原方加丹参15g。

三诊（8月25日）：上方共服12剂，黄疸基本消退，肋痛亦除，但肝区有沉重感，食欲欠佳，腹胀依然，大便溏薄。体温36.5℃，肝肋缘下可触及1cm。化验：麝香草酚浊度4单位，谷丙转氨酶100单位，黄疸指数5单位。内热基本得清，腹胀、纳呆、便溏乃脾为湿困，运化失职使然，治宜健脾利湿。处方：孩儿参15g，白术9g，茯苓12g，猪苓9g，木香4.5g，砂仁6g（后下），大腹皮9g，陈皮6g，六一散12g（冲）。水煎服。上方连服8剂，大便成形，食欲增加，腹胀消失。原方略为加减以资巩固。6剂后身体恢复，照常工作。河北新医大学．中医医案八十例［M］．北京：人民教育出版社，1976.

栀子柏皮汤

【原文】伤寒身黄发热，栀子柏皮汤主之。（261）

栀子柏皮汤方 肥栀子十五个（擘） 甘草一两（炙） 黄柏二两

上三味，以水四升，煮取一升半，去滓，分温再服。

【病机】湿热相合，热重于湿，壅滞三焦。

【应用指征】身黄目黄如橘子色，发热，小便不利而色黄，口渴，心烦，舌红苔黄。

【临床应用】①原治热重于湿型黄疸。此方多用于湿热发黄，热重于湿，壅滞三焦的湿热发黄，临床上可以见到身黄、目黄如橘子色，发热，小便不利而色黄，口渴，心烦，舌红苔黄等症状。②本方具有消炎、抗菌、解热、利胆等作用，现代临床主要用于传染性肝炎、钩端螺旋体病发黄、胆囊炎、尿路感染、急性结膜炎等辨证属于湿热相合，热重于湿者的病证。

【典型病案】一男孩，10 岁。患黄疸型肝炎，病已日久，血清胆红素值一直偏高。前医曾用茵陈蒿汤多剂，住院期间也多次用过茵陈、大黄等注射液，效均不佳。症见身目黄染，心烦，口渴，纳呆，便溏，身热，手足发热，睡觉时常伸到被外，舌质偏红，舌苔黄腻。此属湿热黄疸较轻，热重于湿，脾胃虚弱之候。治当清泄里热，兼以补虚。方用栀子柏皮汤。处方：栀子 20g，黄柏 12g，甘草 12g。上药水煎服，日服 2 次，早晚各 1 次，分 10 日服完。刘渡舟，傅士垣．伤寒论诠解［M］．北京：人民卫生出版社，1999.

【辨证思路解析】

病证辨析：患者身面黄染、身发热，与《伤寒论》第 261 条颇为相似，且根据西医学辅助检查当诊为黄疸病，同时见到身热，舌质偏红，舌苔黄腻，当为湿热黄疸。

病因病机分析：患者患有肝炎，湿热发黄，用茵陈蒿汤后，黄仍不退，但正气已渐耗，脾胃之气受损，故见到纳呆、便溏等症；阴分尚有伏热，见手足心热、五心烦热等症；湿热内蕴，热重于湿，见口渴，身热，舌质偏红，舌苔黄腻。其病机为湿热相合，热重于湿，日久伤脾，脾胃虚弱。

治法与方药分析：病属湿热黄疸较轻，热重于湿，脾胃虚弱证。治当清泄里热，兼以补虚。方用栀子柏皮汤。方中栀子苦寒清泄三焦之热，并能通利水道，为主药。黄柏苦寒，清下焦湿热。甘草和中补虚，且防栀、柏苦寒伤胃。三药合用，清泄里热，兼以祛湿，适用于湿热发黄而热重于湿之黄疸。本案例既没有出现麻黄连轺赤小豆汤的无汗、恶寒、头痛、身痒等表证，也没有出现茵陈蒿汤的腹满等腑气壅滞证，反而出现了纳呆、便溏等症，用栀子柏皮汤再合适不过。正如《医宗金鉴·订正伤寒论注》所说："伤寒身黄发热者，设有无汗之表，宜用麻黄连翘赤小豆汤汗之可也；若有成实之里，宜用茵陈蒿汤下之亦可也。今外无可汗之表证，内无可下之里证，故唯宜以栀子柏皮汤清之也。"不数剂则黄退而诸症渐愈。

【参考病案】曹某，男，42 岁，患早期肝硬化，下午轻度潮热，胃脘满，巩膜及皮肤发黄，小便艰涩，查肝功能，血清胆红素值 32mg/dL，脉弦数，舌苔黄腻。证属肝中郁热发黄，以栀子柏皮汤加疏肝和胃之剂治之。处方：生栀子 10g，黄柏 10g，茵陈蒿 15g，桃仁 15g，甘草 3g。服药 3 剂，下午潮热不作，小便增加，眼睛及皮肤黄疸逐渐减轻。

后服 13 剂，巩膜及皮肤和舌苔黄色均已显退，血液检查：血清胆红素值已降至 3mg/dL 以下，后以健脾和胃之剂调理。方用栀子柏皮汤合茵陈五苓散加减。处方：茵陈 18g，栀子 12g，黄柏 9g，当归 9g，猪苓、茯苓各 12g，生麦芽 15g，甘草 4.5g。上方随证出入服 10 余剂，黄疸消退，肝功能正常，后以原法更小其制，并配入运脾和胃之品，调理月余，身体康复。邢锡波．伤寒论临床实验录［M］．天津：天津科学技术出版社，1984.

麻黄连轺赤小豆汤

【原文】伤寒瘀热在里，身必黄，麻黄连轺赤小豆汤主之。(262)

麻黄连轺赤小豆汤方 麻黄二两(去节) 连轺二两(连翘根是) 杏仁四十个(去皮尖) 赤小豆一升 大枣十二枚(擘) 生梓白皮一升(切) 生姜二两(切) 甘草二两(炙)

上八味，以潦水一斗，先煮麻黄再沸，去上沫，内诸药，煮取三升，去滓，分温三服，半日服尽。

【病机】湿热内阻，风寒束表。

【应用指征】身黄、目黄如橘子色，小便不利而色黄，发热恶寒无汗，或见身痒。

【临床应用】①原治湿热发黄而兼风寒郁表之证。身黄、目黄、小便黄，发热恶寒，无汗，或兼身痒。②现代本方主要用于急性黄疸型肝炎、急性肾小球肾炎、急性支气管炎、支气管哮喘、荨麻疹、银屑病等，辨证属于湿热偏表者。

【典型病案】高某，男，20岁，学生。周身泛起皮疹，色红成片，奇痒难忍，用手搔之则划缕成痕而高出皮面，微恶风寒，小便短赤不利，舌苔白而略腻，切其脉浮弦。此属风寒湿客表，内有湿热之象。治当解表散邪，清利湿热。方用麻黄连轺赤小豆汤。处方：麻黄9g，连翘9g，杏仁9g，桑白皮9g，赤小豆30g，生姜12g，炙甘草3g，大枣7枚。仅服2剂，微见汗出而瘥。陈明，刘燕华，李芳.刘渡舟临证验案精选[M].北京：学苑出版社，1996.

【辨证思路解析】

病证辨析：患者周身起疹，奇痒难忍，且微恶风寒，苔白而略腻，脉浮弦，说明患者外有风寒湿之邪郁于肌表；此外，患者小便短赤不利，说明里有化热之趋向，故辨为风寒湿客表，阳气怫郁而有郁热成疸之麻黄连轺赤小豆汤证。这与湿热俱重、腑气壅滞的茵陈蒿汤，以及湿热发黄俱轻、热重于湿的栀子柏皮汤不同。

病因病机分析：邪郁于表，阳气怫郁不伸，气血周行不利，汗欲出而不得出，故周身泛起皮疹，色红成片，奇痒难忍。风寒湿邪束表，故见微恶风寒，舌苔白而略腻，脉浮弦；阳气怫郁，郁而化热，湿热相合，故见小便短赤不利。其病机为风寒湿客表，内有湿热。

治法与方药分析：病属风寒湿客表，内有湿热证。治当解表散邪，清利湿热。方用麻黄连轺赤小豆汤。方中麻黄、杏仁、生姜发汗宣散表邪以“开鬼门”；连翘、赤小豆、生梓白皮(临床以桑白皮代替)清热利湿以“洁净腑”，并有解毒之功；炙甘草、大枣调和脾胃，共为解表散邪、清利湿热之剂。使用本方的眼目，在于湿热兼有表证。举凡黄疸、荨麻疹、湿疹或其他皮肤痒证，以及疮毒等病证，凡见脉浮都可以考虑应用。

【参考病案】陆某，男，27岁。荨麻疹状若地图形，全身瘙痒甚剧，时愈时作，缠绵6年，近年复发次数增多，影响工作及睡眠。身感微恶寒，脉细数，舌苔薄白，体温37℃，其他无特殊症状。方用麻黄连翘赤小豆汤。麻黄二钱，连翘三钱，尖杏仁三钱，赤小豆四钱，大枣十个，桑白皮五钱，生姜二钱，炙甘草二钱，加僵蚕。服药1剂后，症状大减，服药2剂，至今未再复发。黄崇一.以麻黄连翘赤小豆汤治疗荨麻疹［J］.上海中医药杂志，1965，1：9.

吴茱萸汤

【原文】食谷欲呕，属阳明也，吴茱萸汤主之；得汤反剧者，属上焦也。（243）

少阴病，吐利，手足逆冷，烦躁欲死者，吴茱萸汤主之。（309）

干呕，吐涎沫，头痛者，吴茱萸汤主之。（378）

呕而胸满者，茱萸汤主之。（《金匮要略·呕吐哕下利病脉证治第十七》）

吴茱萸汤方 吴茱萸一升（洗） 人参三两 生姜六两（切） 大枣十二枚（擘）

上四味，以水七升，煮取二升，去滓，温服七合，日三服。

【病机】胃中虚寒，浊阴上逆。

【应用指征】不能食，食谷欲呕，下利，手足逆冷，头痛，干呕吐涎沫。

【临床应用】①原治阳明病中焦虚寒证，可见食谷欲呕不能食；少阴病阳虚阴盛，浊阴犯胃证，可见吐利，手足厥冷，烦躁欲死；又治厥阴病肝寒犯胃，浊阴上逆证，可见干呕，吐涎沫，头痛。②现代本方主要用于呕吐、慢性胃炎、胃窦炎、眩晕症、血管神经性头痛、偏头痛、2型糖尿病性胃轻瘫、慢性胆囊炎、癫痫、痛经等，辨证属（肝）胃虚寒者。

【典型病案】周某，男，45岁。患胃病3年，曾在某医院行钡餐造影，诊断为慢性胃炎。1976年入冬以来，胃部隐隐作痛，食谷欲呕，脘闷，不思饮食，甚则食后少顷即吐，饮水亦吐，吐后口内多清涎，仍欲泛吐。患者面白，喜温畏寒，舌苔白而稍腻，脉沉细无力。此属中焦虚寒之象。治当温中和胃，降逆止呕。方用吴茱萸汤加减。处方：吴茱萸9g，潞党参12g，炒白术10g，缩砂仁6g，广陈皮9g，炒麦芽12g，清半夏9g，生姜18g，炙甘草6g，云茯苓15g，大枣7枚。服药4剂，呕吐已止，后改用香砂养胃丸调理善后。郭忠印，秦满.吴茱萸汤的临床应用［J］.江苏中医杂志，1982，3：32.

【辨证思路解析】

病证辨析：本案患者患有慢性胃炎且胃部隐隐作痛，当诊断为胃痛，又见食谷欲呕，甚则食后少顷即吐，饮水亦吐，似与《伤寒论》第243条相近；加之患者面白、喜温畏寒、舌苔白而稍腻、脉沉细无力等一派里虚寒之象，故当辨为中焦虚寒之胃痛，而与里实热所致之胃脘疼痛剧烈、大便秘结、口渴欲饮、舌红苔黄、脉洪数有明显区别。

病因病机分析：患者脾胃素虚，加之寒邪乘而袭之，造成脾胃运化失职，气机不畅，胃失和降发为本病。脾阳不足，则寒自内生，胃失温养，致胃部隐隐作痛；中焦阳虚，浊阴上逆，胃失和降，故见食谷欲呕，甚则食后少顷即吐，饮水亦吐；脾胃阳虚，运化失职，故见脘闷，不思饮食；胃寒饮停，冷溢于口，故吐清涎；脾弱不主散津四布，气血化源不足，故面白；里阳虚，温煦失职，故见喜温畏寒，舌苔白而稍腻，脉沉细无力。其病机为胃中虚冷，不能化谷，胃失和降。

治法与方药分析：病属中焦虚寒之吴茱萸汤证。治当温中和胃，降逆止呕。方用吴茱萸汤加减。方中吴茱萸为主药，温胃暖肝，降逆止呕；生姜合半夏组成小半夏汤，散寒止呕；党参、白术、甘草、茯苓组成四君子汤，加大枣起补虚和中之效；砂仁、陈皮、麦芽理气和中。

【参考病案】杨某，女，36岁。间断性呕吐3年，不定时，无规律，时好时发，有轻有重，患者不以为然，未做认真治疗。于1975年4月20日来院就诊，当时症见呕吐发作，数日不愈，找不到明显诱因，吐物量少，没有任何不适，吐物不酸不臭，有呃逆及腹胀，周身无力，面色不华，食纳，二便正常。脉沉，舌淡尖红，苔薄黄。证属胃气虚弱，胃阳不足，阴寒格拒，故胃不纳食，胃气上冲而吐。由于脾弱不主散津四布，气血化源不足，故面色不华，周身无力。治则温中散寒，降逆止呕。吴萸三钱，半夏三钱，茯苓五钱，川连一钱，生姜三钱，大枣五个。3剂。复诊时，症状愈，再2剂。张俊杰．吴茱萸汤加味治疗神经性呕吐［J］．新中医，1978（1）：31.

第四章 少阳病

少阳病是邪气侵犯少阳，枢机不利，胆火内郁所致的疾病，是外感热病发展过程中病邪由表入里的中间阶段。症见口苦、咽干、目眩、往来寒热、胸胁苦满、心烦喜呕、默默不欲饮食、脉弦细等。其病性属热，病位既不在太阳之表，又不在阳明之里，故为半表半里之热证。

少阳包括足少阳胆与手少阳三焦两经，以及所属的胆与三焦二腑，分别与足厥阴肝、手厥阴心包相表里，少阳与厥阴经络相连、脏腑相关。

少阳病成因，主要有本经受邪，或他经传入两种。本经受邪，多因素体虚弱，抗邪无力，外邪直犯少阳而成。他经传入，多为太阳病失治误治，邪气内传而成；亦有三阴病正气来复，邪气转出少阳者。

少阳病可概括为经证、腑证两类：少阳经证由邪入少阳，经气结滞，正邪分争所致，可见耳聋、目赤、头痛、胸胁苦满、往来寒热等症；少阳腑证由胆火内郁，枢机不利，进而影响脾胃所致，可见口苦、咽干、目眩、心烦喜呕、默默不欲饮食等。但少阳经证、腑证之分，不像太阳经证、腑证那样清晰明显，而常常经腑之证并见，故多经腑同治。

少阳外邻大阳，内近阳明，里络三焦，位于表里之间，变化多端，邪易传变，故病证常有兼夹。若外感兼太阳之表，可见发热、微恶寒、肢节烦疼、微呕、心下支结等；若内兼阳明里实，则见呕不止、心下急、郁郁微烦，或兼潮热、大便硬等；若兼三焦气化不利，津液不布，则见胸胁满微结、小便不利、渴而不呕、但头汗出、往来寒热、心烦等；若失治误治导致邪气弥漫，表里俱病，虚实互见，则见胸满烦惊、小便不利、一身尽重、不可转侧等。

少阳病的治疗，应以和解为主，小柴胡汤为少阳病的主治方剂，因其不属表证，故禁用汗法；不属里实证，故禁用攻下；也非胸膈实邪阻滞，故禁用吐法。若病情变化，证有兼夹者，又可于和解之中随症加减治之。除小柴胡汤的 7 个加减法之外，其兼太阳之表者，宜和解与解表法并用，用柴胡桂枝汤；其兼阳明里实者，宜和解兼泻里实，用大柴胡汤或柴胡加芒硝汤；其兼三焦气化不利，津液不布者，治宜和解兼化气生津，用柴胡桂枝干姜汤；若邪气弥漫，表里俱病，虚实互见者，宜和解兼通阳泄热，镇惊安神，用柴胡加龙骨牡蛎汤。

少阳病虽正气不足，抗邪无力，但邪亦不甚，若治疗得法，多能表解里和而愈。若失治、误治，则每致传变：或伤津而入阳明之腑；或伤阳而入太阴之脏；或表里相传而为厥阴之病，变化多端并无定势。此外，尚有变成结胸、痞证及气血耗伤而症见心悸烦惊者。

小柴胡汤

【原文】太阳病，十日以去，脉浮细而嗜卧者，外已解也。设胸满胁痛者，与小柴胡汤。脉但浮者，与麻黄汤。（37）

伤寒五六日中风，往来寒热，胸胁苦满，默默不欲饮食，心烦喜呕，或胸中烦而不呕，或渴，或腹中痛，或胁下痞硬，或心下悸，小便不利，或不渴，身有微热，或咳者，小柴胡汤主之。（96）

血弱气尽，腠理开，邪气因入，与正气相搏，结于胁下。正邪分争，往来寒热，休作有时，默默不欲饮食，脏腑相连，其痛必下，邪高痛下，故使呕也。小柴胡汤主之。服柴胡汤已，渴者，属阳明，以法治之。（97）

得病六七日，脉迟浮弱，恶风寒，手足温，医二三下之，不能食而胁下满痛，面目及身黄，颈项强，小便难者，与柴胡汤，后必下重。本渴饮水而呕者，柴胡汤不中与也，食谷者哕。（98）

伤寒四五日，身热，恶风，颈项强，胁下满，手足温而渴者，小柴胡汤主之。（99）

伤寒，阳脉涩，阴脉弦，法当腹中急痛，先与小建中汤；不差者，小柴胡汤主之。（100）

伤寒中风，有柴胡证，但见一证便是，不必悉具。凡柴胡汤病证而下之，若柴胡证不罢者，复与柴胡汤，必蒸蒸而振，却复发热汗出而解。（101）

太阳病，过经十余日，反二三下之，后四五日，柴胡证仍在者，先与小柴胡。呕不止，心下急，郁郁微烦者，为未解也，与大柴胡汤下之则愈。（103）

伤寒十三日不解，胸胁满而呕，日晡所发潮热，已而微利。此本柴胡证，下之以不得利，今反利者，知医以丸药下之，此非其治也。潮热者，实也。先宜服小柴胡汤以解外，后以柴胡加芒硝汤主之。（104）

妇人中风，七八日续得寒热，发作有时，经水适断者，此为热入血室。其血必结，故使如疟状，发作有时，小柴胡汤主之。（144）

伤寒五六日，头汗出，微恶寒，手足冷，心下满，口不欲食，大便硬，脉细者，此为阳微结。必有表，复有里也。脉沉，亦在里也。汗出为阳微。假令纯阴结，不得复有外证，悉入在里，此为半在里半在外也。脉虽沉紧，不得为少阴病，所以然者，阴不得有汗，今头汗出，故知非少阴也，可与小柴胡汤。设不了了者，得屎而解。（148）

伤寒五六日，呕而发热者，柴胡汤证具，而以他药下之，柴胡证仍在者，复与柴胡汤。此虽已下之，不为逆，必蒸蒸而振，却发热汗出而解。若心下满而硬痛者，此为结胸也，大陷胸汤主之。但满而不痛者，此为痞，柴胡不中与之，宜半夏泻心汤。（149）

阳明病，发潮热，大便溏，小便自可，胸胁满不去者，与小柴胡汤。（229）

阳明病，胁下硬满，不大便而呕，舌上白苔者，可与小柴胡汤。上焦得通，津液得

下，胃气因和，身濈然汗出而解。（230）

阳明中风，脉弦浮大而短气，腹都满，胁下及心痛，久按之气不通，鼻干，不得汗，嗜卧，一身及目悉黄，小便难，有潮热，时时哕，耳前后肿，刺之小差。外不解，病过十日，脉续浮者，与小柴胡汤。（231）

本太阳病不解，转入少阳者，胁下硬满，干呕不能食，往来寒热，尚未吐下，脉沉紧者，与小柴胡汤。（266）

呕而发热者，小柴胡汤主之。（379）

伤寒差以后，更发热，小柴胡汤主之。脉浮者，以汗解之；脉沉实者，以下解之。（394）

诸黄，腹痛而呕者，宜柴胡汤。（《金匮要略·黄疸病脉证并治第十五》）

产妇郁冒，其脉微弱，呕不能食，大便反坚，但头汗出。所以然者，血虚而厥，厥而必冒，冒家欲解，必大汗出。以血虚下厥，孤阳上出，故头汗出。所以产妇喜汗出者，亡阴血虚，阳气独盛，故当汗出，阴阳乃复。大便坚，呕不能食，小柴胡汤主之。（《金匮要略·妇人产后病脉证治第二十一》）

妇人中风，七八日续来寒热，发作有时，经水适断，此为热入血室，其血必结，故使如疟状，发作有时，小柴胡汤主之。（《金匮要略·妇人产后病脉证治第二十一》）

小柴胡汤方　柴胡半斤　黄芩三两　人参三两　炙甘草三两　半夏半升（洗）　生姜三两（切）　大枣十二枚（擘）

上七味，以水一斗二升，煮取六升，去滓，再煎取三升，温服一升，日三服。若胸中烦而不呕者，去半夏、人参，加栝楼实一枚；若渴，去半夏，加人参合前成四两半、栝楼根四两；若腹中痛者，去黄芩，加芍药三两；若胁下痞硬，去大枣，加牡蛎四两；若心下悸、小便不利者，去黄芩，加茯苓四两；若不渴、外有微热者，去人参，加桂枝三两，温覆微汗愈；若咳者，去人参、大枣、生姜，加五味子半升、干姜二两。

【病机】邪犯少阳，胆火内郁，枢机不利。

【应用指征】往来寒热，胸胁苦满，心烦喜呕，默默不欲饮食，口苦，咽干，目眩，脉弦细。

【临床应用】①原治伤寒少阳证，可见往来寒热、胸胁苦满、心烦喜呕、默默不欲饮食、口苦、咽干、目眩、舌苔薄白、脉弦细等；妇人中风，热入血室，可见经水适断，往来寒热发作有时；疟疾、黄疸等病而见少阳证者。②本方在现代临床的应用广泛，包括消化系统疾病，如胆汁反流性胃炎、急慢性胃炎、急慢性肝炎、胆石症、胰腺炎；呼吸系统疾病，如支气管炎、肺炎、哮喘、胸膜病变；神经精神系统疾病，如神经官能症、癫痫、顽固性失眠、抑郁或躁狂；循环系统疾病，如病毒性心肌炎、心律失常、冠心病、肺源性心脏病、风湿性心脏病；泌尿系统疾病，如急慢性肾炎、肾盂肾炎、肾病综合征、尿路感染、尿毒症；内分泌系统疾病，如甲状腺功能亢进症、糖尿病；妇科疾病，如产后发热、月经病、更年期综合征等。此外，血液系统、免疫系统、五官科疾病及防治肿瘤等均有使用本方辨证治疗的报道。其使用的关键在于要符合邪入少阳，胆热内郁，枢机不利之根本病机。

【典型病案】沈某，女，42岁。始因恚怒伤肝而心胸发满，不欲饮食。继而又外感风寒邪气，往来寒热，休作有时，伴胸胁苦满，头痛，脉弦。此属邪犯少阳，胆火内郁，枢机不利之候。治当和解少阳，条达枢机。方用小柴胡汤。柴胡12g，黄芩9g，半夏9g，生姜9g，党参6g，大枣7枚，炙甘草6g。服药1剂，则寒热俱减，又服1剂后，诸症皆消。高书图，杜天信．名医医案［M］．北京：人民卫生出版社，2008.

【辨证思路解析】

病证辨析：寒热往来，是小柴胡汤的主证之一，也是少阳病枢机不利，正邪交争的典型临床表现。加之胸胁苦满、不欲饮食与《伤寒论》第96条颇为相似，故诊为少阳病之小柴胡汤证。

病因病机分析：患者因恚怒伤肝，加之外感风寒邪气，致使邪犯少阳，气郁不舒，胆火内郁，枢机不利，发为本病。少阳受邪，枢机不利，正邪纷争于半表半里之间，若正胜则热势外达，故发热；邪胜则热郁不发，故恶寒。正邪交争，消长变化，互有胜负，因而表现为寒去热来，寒热交替，休作有时。邪犯少阳，经气不利，故见胸胁苦满；胆热内蕴，疏泄失常，影响脾胃，脾失健运则见不欲饮食；《伤寒论》曾指出："伤寒，脉弦细，头痛发热者，属少阳"，故胆火上扰，清窍不利可见头痛。

治法与方药分析：病属邪犯少阳，胆火内郁，枢机不利的少阳病。治当和解少阳，条达枢机。方用小柴胡汤。方中柴胡气质轻清，味苦微寒，疏解少阳郁滞，使少阳气郁得达；黄芩苦寒，气味较重，清泄少阳邪热，使少阳火郁得清。二者合用，外透内泄，疏解少阳半表半里之邪。按柴胡、黄芩剂量分析，柴胡重于黄芩，其外透之力强于内泄之功。半夏、生姜调和胃气，降逆止呕。党参、炙甘草、大枣益气和中，扶正祛邪，使中土健旺，不受木邪之害。方中既有柴芩苦寒清降，又有姜夏辛开散邪，复有参枣草之甘补调中。药共七味，相辅相成，寒温并用，升降协调，攻补兼施，有疏利三焦、条达上下、宣通内外、和畅气机之作用，故为和解之良方。

【参考病案】邓某，女，57岁。患美尼埃病多年，反复发作。发时头昏，目眩，顿觉桌飞凳舞，天翻地覆，须立刻卧床，否则跌倒，耳聋，心烦，喜呕，吐青绿色苦水，默默不欲饮食，须服药治疗，慢慢好转。此次发作一日，特来就诊。脉弦细无力，舌淡红，苔薄白。此风木之邪上扰清窍，少阳、厥阴同病，治宜和解潜镇。予小柴胡汤加减。柴胡15g，西洋参10g，法半夏10g，煅龙骨30g，煅牡蛎30g，钩藤10g，大枣3枚，生姜3片。5剂服完，诸症好转，静养数日而愈。禹新初．小柴胡汤在临床上的运用［J］．辽宁中医杂志，1980（1）：17.

柴胡桂枝汤

【原文】伤寒六七日，发热微恶寒，支节烦疼，微呕，心下支结，外证未去者，柴胡桂枝汤主之。（146）

柴胡桂枝汤方　桂枝（去皮）　黄芩一两半　人参一两半　甘草一两（炙）　半夏二合半（洗）　芍药一两半　大枣六枚（擘）　生姜一两半（切）　柴胡四两

上九味，以水七升，煮取三升，去滓，温服一升。本云：人参汤，作如桂枝法，加半夏、柴胡、黄芩，复如柴胡法。今用人参作半剂。

【病机】邪犯少阳，太阳表证未解。

【应用指征】发热，微恶风寒，支节烦疼，微呕，胸胁心下微满，伴有舌苔薄白，脉浮弦。

【临床应用】①原治少阳兼表证。发热，微恶风寒，支节烦疼，微呕，胸胁心下未满，伴有舌苔薄白，脉浮弦。②本方在现代临床上应用较为广泛，凡感冒、胃炎、胰腺炎、胆囊炎、更年期综合征、失眠、三叉神经痛、偏头痛、胸膜炎、带状疱疹、颈椎病、肩周炎、癫痫、抽动秽语综合征、早期肝硬化、过敏性鼻炎、荨麻疹、脂膜炎等，辨证符合本方证病机者，以之加减治疗，多有效验。

【典型病案】杨某，男，农民。素有风湿性关节痛和腰肌劳损，平日较少劳作。来诊时诉腰痛，右足不能履地，动则痛剧。病由昨夜坐卧湿地两小时后，不能起立行走。检视两足外形无异，无红肿，右足踝关节有压痛感，转动则大声呼痛。口苦，胸胁满闷，不欲食，微恶风寒，四肢烦疼，舌淡，苔白润，脉浮弦。此属太阳少阳合病之象。治当和解少阳，兼以解表。方用柴胡桂枝汤。处方：桂枝 12g，黄芩 12g，人参 9g，甘草 6g，半夏 6g，芍药 9g，大枣 6 枚，生姜 9g，柴胡 15g。服 2 剂后，恶寒罢，胸闷、腰痛悉除，四肢疼楚及右脚痛已不明显，舌苔薄白，脉微弦。续服 2 剂，各症消失。张志民．柴胡桂枝汤临床应用点滴［J］．浙江中医杂志，1980，11：553.

【辨证思路解析】

*病证辨析：*患者微恶风寒、四肢烦疼、胸胁满闷，与《伤寒论》第 146 条颇为相似。今见微恶风寒、四肢烦疼，知太阳病未罢；胸胁满闷，不欲食，口苦，知少阳枢机不利。此乃邪犯少阳，太阳表证未解，太阳少阳合病。

*病因病机分析：*患者素有风湿性关节痛和腰肌劳损，又复感寒湿之邪，阳气亏损，气血瘀滞，经络不通，不通则痛，发为本病。卫气为寒湿所伤，失其“温分肉”之职，见微恶风寒；寒邪侵袭太阳经脉，经气运行不畅，见四肢烦疼；少阳受病，胆火上炎，灼伤津液，见口苦；胸胁是少阳经循行部位，少阳枢机不利，经脉阻滞，气血不和，则胸胁苦满；少阳枢机不利，影响脾胃，脾失健运，故见不欲食；太阳少阳合病，见脉浮弦。病机为邪犯少阳，太阳表证未解，太阳少阳合病。

*治法与方药分析：*病属太阳少阳合病之柴胡桂枝汤证。治当和解少阳，兼以解表。方用柴胡桂枝汤。本方由小柴胡汤与桂枝汤合方组成。方用小柴胡汤和解少阳枢机，扶正达邪，以治胸胁满闷、不欲食、口苦；取桂枝汤解肌祛风，调和营卫，解太阳未尽之表邪，以治微恶风寒、四肢烦疼。此属太阳少阳并病之轻证，故投以小柴胡汤、桂枝汤原方之轻量，是为太少表里双解之轻剂。

【参考病案】患者，女，44 岁。发热 5 天，体温高达 40.1℃。曾注射庆大霉素、安痛定等，并口服 APC 等退热药，药后虽汗出但高热不解。查白血球 12000（血白细胞 12×10^9/L）；血沉、尿常规，X 线胸透均正常；体温 40.1℃。综合病情，见发热恶寒，头痛少汗，四肢关节疼而烦扰，恶心欲吐，二便调，脉缓而弦，舌质红，苔薄白。辨证属太少合病。处方用柴胡桂枝汤。柴胡 24g，半夏 10g，党参 10g，黄芩 15g，桂枝 10g，杭芍 10g，甘草 6g，生姜 3 片，大枣 5 枚。服 1 剂热退，再进 2 剂，余症悉除。查血象，白血球降至正常。陈明．伤寒名医验案精选［M］．北京：学苑出版社，1998.

大柴胡汤

【原文】太阳病，过经十余日，反二三下之，后四五日，柴胡证仍在者，先与小柴胡。呕不止，心下急，郁郁微烦者，为未解也，与大柴胡汤，下之则愈。（103）

伤寒十余日，热结在里，复往来寒热者，与大柴胡汤。（136）

伤寒发热，汗出不解，心中痞硬，呕吐而下利者，大柴胡汤主之。（165）

按之心下满痛者，此为实也，当下之，宜大柴胡汤。（《金匮要略·腹满寒疝宿食病脉证治第十》）

大柴胡汤方 柴胡半斤 黄芩三两 芍药三两 半夏半升（洗） 生姜五两（切） 枳实四枚（炙） 大枣十二枚（擘）

上七味，以水一斗二升，煮取六升，去滓，再煎，温服一升，日三服。一方，加大黄二两，若不加，恐不为大柴胡汤。

【病机】少阳枢机不利，阳明腑实结聚。

【应用指征】寒热往来，胸胁苦满，郁郁微烦，呕不止，心下急或痞硬，大便秘结或下利臭秽不爽，伴见小便黄色，舌红苔黄少津，脉弦数。

【临床应用】①原治少阳兼阳明里实证。②现代临床将本方常用于胆囊炎、胆石症、急性胰腺炎、脂肪肝、高脂血症、高血压、急性细菌性痢疾、粘连性肠梗阻、带状疱疹、痤疮、糖尿病肾病、急性肾盂肾炎、痛风性关节炎、急性乳腺炎、急性盆腔炎、失眠、阳痿等，中医辨证属于肝胆胃肠不和，气血凝结不利，气火交郁者。

【典型病案】患者，男，45 岁。12 日前出现右下腹疼痛，曾以阑尾炎用青霉素治疗 9 日，右下腹疼痛消失，但出现右胁及腹部胀痛，大便秘结。症见右胁及腹胀痛，嗳气纳差，恶心欲吐，精神萎靡，目黄，尿黄，便秘，舌红苔黄腻，脉弦数。B 超检查示急性胆囊炎，右肝管结石。此为少阳阳明合病之象。治当和解少阳，通下里实。方用大柴胡汤加减。处方：柴胡 15g，枳实 12g，黄芩 10g，炒黄连 12g，川厚朴 12g，郁金 12g，白芍 12g，大黄 15g，玄明粉 15g，甘草 3g。水煎服，每日 1 剂，每日 3 次。次日药后，解 3 次烂便，腹胀痛及右胁痛大减，食欲转佳，精神好转，苔黄厚腻退化，脉弦缓。患者出现目黄、小便黄等黄疸倾向，故在原方去大黄、玄明粉，加茯苓 15g，茵陈 15g。调治 1 周，症状全部消失。李庆礼．大柴胡汤治疗急性胆囊炎 24 例体会［J］．现代中西医结合杂志，2005，14（11）：1402.

【辨证思路解析】

病证辨析：右胁及腹胀痛、嗳气纳差、恶心欲吐等属于少阳病；尿黄、便秘，为兼入阳明之象，故本病属于少阳阳明合病之大柴胡汤证。

病因病机分析：急性胆囊炎属于中医学“胁痛”范畴，主要是足厥阴肝经与足少阳胆经发病。《素问·缪刺论》云："邪客于足少阳之络，令人胁痛不得息……"《灵枢·五邪》云："邪在肝则两胁中痛……" 本病是由于感受外邪、饮食失调、七情不和等致肝胆气逆，湿热壅积，故胁胀痛；少阳胆热犯胃，加之热壅阳明，脾胃升降失调，故恶心、呕吐、纳差；少阳热聚成实，兼入阳明，大肠传导失职，故大便秘结；湿热壅积，影响肝胆疏泄功能，胆汁外溢见目黄、尿黄。其病机是少阳枢机不利，阳明腑实成聚。

治法与方药分析：病属少阳阳明合病之大柴胡汤证。治当和解少阳，通下里实。方用大柴胡汤加减。本方柴胡气质轻清，味苦微寒，疏解少阳郁滞，使少阳气郁得达；黄芩苦寒，气味较重，清泄少阳邪热，使少阳火郁得清。二者合用，外透内泄，疏解少阳半表半里之邪。加入黄连、郁金增强清泻肝胆湿热之效。白芍、甘草缓急止痛，加用大承气汤破结下气，通下里实。合之共奏和解少阳、通下里实之功，实为少阳兼阳明里实双解之剂。

【参考病案】何某，女，68 岁。患者右上腹反复疼痛 40 余年，复发 10 天，伴畏寒高热，呕吐（西医诊断为慢性胆囊炎急性发作，胆石症），经西药保守治疗无效，急行手术，但行硬膜外麻醉时，迅速出现急性循环衰竭，被迫中止手术。越二日高热不退，腹痛加重，乃邀会诊。症见右胁绞痛，硬满拒按，乍寒乍热，口苦呕逆，大便秘结，舌红，苔黄厚粗糙少津，脉滑数……为少阳郁热在里，而兼阳明之大柴胡汤证，法宜清胆泻胃，投大柴胡汤合金铃子散，一剂热退，痛减，便通，呕苦止。继以清胆和胃调理旬日而愈。迄今患者年过八旬，尚能料理家务。江尔逊．运用仲景学说治疗疑难重症的体会［J］．新中医，1983（2）：34.

柴胡加芒硝汤

【原文】伤寒十三日不解，胸胁满而呕，日晡所发潮热，已而微利，此本柴胡证，下之以不得利，今反利者，知医以丸药下之，此非其治也。潮热者，实也，先宜服小柴胡汤以解外，后以柴胡加芒硝汤主之。（104）

柴胡加芒硝汤方　柴胡二两十六铢　黄芩一两　人参一两　甘草一两（炙）　生姜一两（切）　半夏二十铢（本云五枚，洗）　大枣四枚（擘）　芒硝二两

上八味，以水四升，煮取二升，去滓，内芒硝，更煮微沸，分温再服，不解更作。

【病机】邪犯少阳，兼阳明里实，燥热较甚，正气偏虚。

【应用指征】胸胁满而呕，日晡所发潮热，伴有下后微利。

【临床应用】本方临床可以用于小柴胡汤证兼见阳明里热，正气较虚而里实不甚者。

【典型病案】李某，男，30 岁。患者 4 天前着凉感冒后，往来寒热，胸胁疼痛，口苦而干，食欲不振，且有时伴恶心但不呕吐。虽经服用复方阿司匹林、感冒清热冲剂后身已出汗，但前症不解，体温持续 39.1℃，大便已 3 日未排，午后身发潮热。舌质正常，苔薄白微黄而干，脉象弦数。脉搏为 108 次 / 分，心肺无明显阳性体征。肝脾均不

能触及，左下腹轻度压痛，且可触到粪块。此属少阳证兼有阳明里实之象。治当和解少阳，泄热去实。方用柴胡加芒硝汤治疗。处方：柴胡 10g，黄芩 10g，半夏 10g，党参 10g，炙甘草 6g，生姜 10g，芒硝 10g（分冲），大枣 4 枚。服用 1 剂后，身有微汗并排大便 1 次，继之体温降至 37℃，身发寒热等症已十去八九。又服 1 剂后，诸症状消失而愈。王占玺．张仲景药法研究［M］．北京：科学技术文献出版社，1984.

【辨证思路解析】

病证辨析：午后身发潮热，胸胁疼痛，口苦而干，食欲不振，伴有恶心，与《伤寒论》第 104 条相近，加之其大便已 3 日未排，左下腹轻度压痛，且可触到粪块，可辨为少阳病兼阳明里实。但其舌质正常，苔薄白微黄而干，可知其病情并不严重，与大柴胡汤之舌红苔黄少津有别，故辨为少阳证兼有阳明里实之轻证。

病因病机分析：患者 4 天前着凉感冒后，出现往来寒热，此为少阳受邪，枢机不利，正邪纷争于半表半里之间；胸胁疼痛而恶心，此为邪在少阳，枢机不利，胆热犯胃之象；少阳受邪，枢机不利，气郁化火，胆火上炎，见口苦而干；胆热内蕴，影响脾胃，脾失健运，见食欲不振。以上都是少阳胆腑受邪，枢机不利，当用小柴胡汤和解少阳，条达枢机。“少阳不可发汗，发汗则谵语”。但医者误用发汗之法，伤及津液且使邪气有内传阳明化热、化燥之趋向，出现了体温持续 39.1℃，大便已 3 日未排，午后身发潮热，皆属邪入阳明，燥热结实之象。但其舌脉并不严重，故化热、化燥之阳明里实并不严重。因此，病机属于邪犯少阳，误用汗法，伤及津液，阳明里实之轻证。

治法与方药分析：病属少阳证兼有阳明里实之轻证。治当和解少阳，泄热去实。方用柴胡加芒硝汤治疗。柴胡加芒硝汤即小柴胡汤加芒硝。取小柴胡汤和解少阳，运转枢机；芒硝泄下燥热，软坚通便，合奏和解泄热之功。

【参考病案】患者，女，49 岁。发热 10 余日，经芳香清解、渗利导滞而寒热不退，入晚热高，微汗，连日来体温升降于 37.8 ～ 38.8℃之间。不恶寒而恶热，头重目眩，四肢酸重，口苦，咽干，唇燥，面垢，喜饮而饮不多，不欲进食，胸闷时作叹息，大便干燥难解，小便短少，腹胀满不舒，舌燥苔黄，脉弦而迟。病处少阳阳明两经之间，迭经汗下，中气嫌虚，拟小柴胡汤轻剂，加知母、芒硝泄热去实。北柴胡 4.5g，黄芩 10g，知母 12g，竹茹 10g，炙甘草 3g，红枣 3 枚，党参 6g，芒硝 12g（分 2 次冲服）。服 1 剂。

二诊：昨夜解燥屎二三枚，腹满减，胸腹较舒。今晨体温 37.3℃，舌略润，苔薄黄，脉仍弦迟。续前法。原方加减共服 4 剂，热退净，调理而愈。张志民．伤寒论方运用法［M］．杭州：浙江科学技术出版社，1984.

柴胡桂枝干姜汤

【原文】伤寒五六日，已发汗而复下之，胸胁满微结，小便不利，渴而不呕，但头汗出，往来寒热，心烦者，此为未解也，柴胡桂枝干姜汤主之。（147）

柴胡桂枝干姜汤方　柴胡半斤　桂枝三两（去皮）　干姜二两　栝楼根四两　黄芩

三两 牡蛎二两（熬） 甘草二两（炙）

上七味，以水一斗二升，煮取六升，去滓，再煎取三升，温服一升，日三服。初服微烦，复服汗出便愈。

【病机】少阳枢机不利，水饮内结。

【应用指征】往来寒热，心烦，胸胁满微结，小便不利，渴而不呕，但头汗出。

【临床应用】①原治伤寒邪入少阳，兼有寒饮。症见胸胁满微结、小便不利、渴而不呕、但头汗出、往来寒热、心烦等。②现代本方主要用于胃炎、乙型肝炎、肝硬化、慢性胆囊炎、糖尿病、肺心病、乳腺增生症、鼻窦炎、慢性结肠炎、甲状腺功能减退症、心律失常、间质性肺炎、室性早搏、前列腺炎、口腔炎、输尿管结石等，病机属少阳枢机不利，三焦失职，水饮内停，或是肝胆有热而脾胃有寒者，用之加减治疗，多能取效。

【典型病案】李某，女，24岁，某院住院病人，1979年3月26日会诊。患者因发热身痛，胸胁不利，不敢喘气，于3月12日前往某院门诊，经服用感冒水、注射青霉素等治疗未效。先后于3月19日、3月20日两次前往复诊。经中药（石膏、元参等）、抗生素等治疗，体温由39℃以上一度降至38℃以下。后因洗澡，体温再度升高。3月21日中午，体温达39.6℃，遂经急诊收住院。体检除左鼻腔、咽部充血，鼻塞，血压140/70mmHg，余未见异常。入院后查血象为白血球（血白细胞）总数22800/mm^3，中性89%。血沉55mm/h。超声探查、X线诊断未见异常，心电图检查有T波改变。诊为风湿热。入院后经抗生素（静滴）、补液、服解热镇痛药未能控制体温而申请会诊。现患者神清合作，自述寒热身痛、膝关节疼痛已两周。发热以午夜为甚，凡觉左胸前悸动数下，旋即体温升高。时感胸胁满闷，目眩烦心，咽干口苦，不呕而渴，小便微黄不利，发热时汗出限于头部。脉象弦数，舌苔白，中心微黄，舌边红而舌面少津。病在半表半里，表未解而水饮内结。治当和解少阳，温化水饮。拟用柴胡桂枝干姜汤治之。处方：柴胡10g，桂枝3g，干姜2g，天花粉5g，黄芩4g，牡蛎3g，生甘草2g。患者于当日下午5时许服药，正值恶寒发热之际。药后自觉微烦，继而汗出热解。次日即感身痛大减，午后体温37.5℃，唯先感两手发凉，胸闷，时有鼻塞，家属见其口唇呈紫绀色。午后照例服第2剂汤药。忽于午夜11时许恶寒，继而寒战，测体温为40.5℃。旋即大汗、口渴，汗出蒸蒸直至达旦，身始凉而手亦温，口唇转红，神倦欲眠。测得体温37.2℃。自此壮热遂除，复查心电图、血象亦趋正常，仅偶感鼻塞，微感胸闷，遂于上方略加瓜蒌皮10g，郁金6g，数剂而愈。陈明，张印生．伤寒名医验案精选［M］．北京：学苑出版社，1998.

【辨证思路解析】

病证辨析：本案患者胸胁满，小便不利，渴而不呕，头汗出，咽干口苦，与《伤寒论》第147条颇为相似，当诊断为少阳病。且根据西医检查及其寒热身痛、膝关节疼痛等症状，可知其仍有表邪未去；同时胸胁满闷，寓有水饮内结之意，与小柴胡汤之胸胁苦满不尽相同，故当诊断为少阳枢机不利，水饮内结伴表未解的证治。其但头汗出之象并非水热互结的大结胸证，以及无形热邪蕴郁心胸留扰胸膈的栀子豉汤证、湿热发黄证、火邪伤阴内热证，而是水饮内停的表现。

病因病机分析：本案初系感邪发热，但有胸闷悸动之水饮内结证，医者但知清热，用石膏、元参等品凉遏，热虽暂缓而饮邪不除，复因入浴感湿，终成燎原之势，身痛寒热，日久不解。“少阳病欲解时，从寅至辰上”。本案发热之时，恰值午夜子分，阴尽阳动，阳气生发之际，少阳气旺，得自然界阳气之助，抗邪有力；战汗为内邪外达之常见途径，叶天士云：“若其邪始终在气分流连者，可冀战汗透邪。”因此，患者在午夜发热时战汗作解。但本案存在水饮内结，少阳郁热不能外达而上蒸，故但头汗出。其表证未去，故见寒热身痛、膝关节疼痛。枢机不利，经气郁滞，加之水饮内停，见胸胁满闷。肝开窍于目，肝胆互为表里，内有经络相连，足少阳之脉起于目锐眦，胆火循经，上扰目窍，必头目昏眩。胆火内郁，上扰于心，故心烦。少阳枢机不利，气郁化火，胆火上炎，胆汁上逆，见口苦咽干。三焦气化失司，津不上乘，加之胆火灼津，见口渴。邪在胸膈，而胃气尚和，见不呕。三焦决渎失职，水道不调，加之胆火内蕴，故见小便微黄不利。脉象弦数，舌苔白，中心微黄，舌边红而舌面少津，也为少阳胆火内蕴的体现。因此，其病机为少阳枢机不利，水饮内结伴表未解。

治法与方药分析：病在半表半里，表未解而水饮内结。治当和解少阳，温化水饮。拟用柴胡桂枝干姜汤治之。柴胡桂枝干姜汤即小柴胡汤去半夏、人参、生姜、大枣，加桂枝、干姜、栝楼根、牡蛎而成。柴胡、黄芩合用，清解少阳郁热；因渴而不呕，故去半夏、生姜之温燥；因水饮内结，故去参、大枣之壅滞；加栝楼根、牡蛎逐饮开结；加桂枝、干姜通阳散寒，温化水饮；甘草调和诸药。本方寒温并用，攻补兼施，既可和解枢机，又可温化水饮。

【参考病案】刘某，男，54岁。患乙型肝炎，然其身体平稳而无所苦，最近突发腹胀，午后与夜晚必定发作。发时坐卧不安，痛苦万分。刘老会诊经其处，其家小恳请顺路一诊。患者一手指其腹曰：我无病可讲，就是夜晚腹胀，气聚于腹，不噫不出，憋人欲死。问其治疗，则称中、西药服之无算，皆无效可言。问其大便则溏薄不成形，每日两三行，凡大便频数，则夜晚腹胀必然加剧，小便短少，右胁作痛，控引肩背酸楚不堪。切其脉弦而缓，视其舌淡嫩而苔白滑。刘老曰：仲景谓太阴之为病，腹满，食不下，自利益甚，故凡下利腹满不渴者，属太阴也。阴寒盛于夜晚，所以夜晚则发作。脉缓属太阴，而脉弦又属肝胆。胆脉行于两侧，故见胁痛控肩背也。然太阴病之腹满，临床不鲜见之，而如此证之严重，得非肝胆气机疏泄不利，六腑升降失司所致欤？刘老审证严密，瞻前顾后，肝脾并治，选用《伤寒论》的柴胡桂枝干姜汤。柴胡16g，桂枝10g，干姜12g，牡蛎30g（先煎），花粉10g，黄芩4g，炙甘草10g。此方仅服1剂，则夜间腹胀减半，2剂后腹胀全消，而下利亦止。陈明，刘燕华，李芳．刘渡舟临证验案精选［M］．北京：学苑出版社，1996.

柴胡加龙骨牡蛎汤

【原文】伤寒八九日，下之，胸满烦惊，小便不利，谵语，一身尽重，不可转侧

者，柴胡加龙骨牡蛎汤主之。（107）

柴胡加龙骨牡蛎汤方 柴胡四两 龙骨 黄芩 生姜（切） 铅丹 人参 桂枝（去皮） 茯苓各一两半 半夏二合半（洗） 大黄二两 牡蛎一两半（熬） 大枣六枚（擘）

上十二味，以水八升，煮取四升，内大黄，切如棋子，更煮一两沸，去滓，温服一升。本云：柴胡汤，今加龙骨等。

【病机】邪犯少阳，弥漫三焦，表里俱病，虚实互见。

【应用指征】胸胁苦满，心烦，心悸，惊惕不安，谵语，小便不利，一身尽重，不可转侧。

【临床应用】①原治伤寒少阳兼痰热扰心证。症见胸满烦惊、小便不利、谵语、一身尽重、不可转侧等。②本方现代临床的应用广泛，特别对于精神、神经方面的疾病，尤有效验，如抑郁症、焦虑症、精神分裂症、惊恐障碍、自主神经功能紊乱、小儿抽动症、失眠、癫痫、心脏神经官能症、消化性溃疡、甲状腺功能亢进症、经断前后诸症、遗精、高血压、偏头痛、慢性疲劳综合征等，具有肝胆热郁病机者。

【典型病案】尹某，男，34岁。因惊恐而患癫痫，发作时惊叫，四肢抽搐，口吐白沫，汗出，胸胁发满，夜睡呓语不休，且乱梦纷纭，精神不安，大便不爽。视其人神情呆滞，面色发黄，舌质红，舌苔黄白相兼，脉象沉弦。此属肝胆气郁，兼有阳明腑热内结之象。治宜疏肝泻胃，涤痰清火，镇惊安神。方用柴胡加龙骨牡蛎汤。处方：柴胡12g，黄芩9g，半夏9g，党参10g，生姜9g，龙骨15g，牡蛎15g，大黄6g（后下），铅丹3g（布包），茯神9g，桂枝5g，大枣6枚。服1剂则大便通畅，胸胁之满与呓语皆除，精神安定，唯见欲吐不吐、胃中嘈杂为甚。上方加竹茹16g，陈皮10g，服之而愈。陈明，刘燕华，李芳.刘渡舟临证验案精选［M］.北京：学苑出版社，1996.

【辨证思路解析】

病证辨析：本案患者胸胁发满，精神不安，夜睡呓语不休，且乱梦纷纭，与《伤寒论》第107条有相似之处，当诊断为少阳病；且患者主要以心胆不宁的精神症状为突出，体现其主要是少阳病变，同时兼有阳明腑热，与阳明腑实之大承气汤证有所不同，故当辨为少阳邪气弥漫，烦惊谵语的证治。

病因病机分析：本案病因为惊恐等情志因素发生癫痫。《临证指南医案》认为，癫痫"或由惊恐……以致内脏不平，经久失调，一触积痰，厥气内风猝焉暴逆"而发。邪入少阳，枢机不利，见胸胁发满；肝胆气郁，兼有阳明里热，痰火内发而上扰心神，心肝神魂不得潜敛而见夜睡呓语不休，且乱梦纷纭，精神不安，神情呆滞；大便不爽，面色发黄，舌质红，舌苔黄白相兼，为阳明腑热内结之表现。其病机为少阳不和，腑热内结，气火交郁，心神被扰。

治法与方药分析：病属肝胆气郁，兼有阳明腑热内结之证。治宜疏肝泻胃，涤痰清火，镇惊安神。方用柴胡加龙骨牡蛎汤。本方是由小柴胡汤去甘草，加龙骨、牡蛎、桂枝、茯神、铅丹、大黄而成。方以小柴胡汤和解少阳，转运枢机，畅达三焦为主；加桂枝通阳，茯神利水、安神，苓桂相伍又能温阳化气利水；加大黄泄热和胃；加龙骨、牡蛎、铅丹重镇安神；去甘草，以免甘缓留邪。本方寒温同用，攻补兼施，安内解外，使表里错杂之邪得以解除。方中铅丹有毒，用之宜慎，以少量暂服为妥，临证时或可以生铁落、磁石等品代用为宜。

【参考病案】王某，女，14 岁。患儿自幼胆小，性格孤僻，3 年前因惊吓后出现四肢抽动，摇头，两眼直视，有时喊叫，每次持续几分钟，每日发作 10 多次，平素精神、睡眠差，多梦，烦躁，有恐慌感，伴纳差，大便溏，舌红，苔薄白，脉浮弦而滑。脑电图检查显示异常，诊断为癫痫。曾服苯巴比妥、安定、苯海索等药，但发作次数未见减少。辨证属肝阳横逆，上扰清窍，蒙蔽神明。治以育阴潜阳，柔以制刚。药用柴胡加龙骨牡蛎汤。柴胡 12g，黄芩 6g，桂枝 12g，半夏 12g，党参 9g，生牡蛎 30g，生龙骨 30g，茯苓 12g，生大黄 9g，生姜 6g，大枣 7 枚。7 剂后，发作次数减少。守原方加龙齿 15g，珍珠母 15g。20 剂后未再发作，加朱砂 1g（冲），连服 10 剂，后改朱砂安神丸继服 10 余天。随访 1 年未再复发。陈克坚．柴胡加龙骨牡蛎汤治疗癫痫的体会［J］．湖北中医杂志，2008，(6)：46.

第五章 太阴病

太阴病的性质，一般属于脾虚寒证。其形成的原因有二：一是脾阳素虚，外感风寒或内伤生冷，而太阴自病。二是误治、失治，脾伤络痹，由他经转属。主要病机为脾阳虚弱，寒湿内盛。临床多见腹满时痛、上吐下利、食少不渴、手足温、脉缓等脉证。由于脾虚湿郁，还可出现发黄。治宜温脾燥湿，可用理中、四逆等一类方剂，禁用攻下。苦寒阴柔之品亦当慎用。

太阴病兼变证的治法，外兼表证，可用桂枝汤。脾伤腹满时痛，可用桂枝加芍药汤，大实痛，用桂枝加大黄汤。

太阴病的预后及转归：就脉象来说，脉阳微阴涩而长者，为欲愈。病中出现暴烦下利，为脾阳恢复，奋起驱邪之兆，腐秽尽则利自愈。病中出现大便硬，乃湿邪化燥，虚证转实，太阴病转变阳明病。

桂枝加芍药汤

【原文】本太阳病，医反下之，因尔腹满时痛者，属太阴也，桂枝加芍药汤主之；大实痛者，桂枝加大黄汤主之。（279）

桂枝加芍药汤方 桂枝三两（去皮） 芍药六两 甘草二两（炙） 大枣十二枚（擘） 生姜三两（切）

上五味，以水七升，煮取三升，去滓，温分三服。本云：桂枝汤，今加芍药。

【病机】脾伤气滞络瘀。

【应用指征】以腹满时痛为主症，无食不下、呕吐、下利等明显的气滞络瘀证。

【临床应用】现代临床主要将本方应用于胃脘痛（包括多种胃病）、慢性肠炎、慢性痢疾、肠结核、肠痉挛、肠麻痹、便秘、肠易激综合征等，证属脾虚邪陷，气滞络瘀者。

【典型病案】王某，男，46岁，1994年4月18日初诊。大便下利达1年之久，先后用多种抗生素，收效不大。每日腹泻3～6次，呈水样便，并夹有少量脓血，伴有里急后重，腹部有压痛，以左下腹为甚，畏寒，发热（体温37.5℃左右），舌红，苔白，脉沉弦。粪便镜检有红细胞、白细胞及少量吞噬细胞。病属脾脏气血凝滞，木郁土中。治当调脾家阴阳，疏通气血，并于土中伐木。方用桂枝加芍药汤。处方：桂枝10g，白芍30g，炙甘草10g，生姜10g，大枣12枚。服汤药2剂，下利次数显著减少，腹中颇觉轻松。3剂后则大便基本成形，少腹里急消失。服至4剂则诸症豁然而瘳。陈明，刘燕华，李芳.刘渡舟临证验案精选［M］.北京：学苑出版社，1996.

【辨证思路解析】

病证辨析：患者腹部有压痛，以左下腹为甚，与《伤寒论》第279条有相似之处，当诊为太阴腹痛证。此外，患者未见食不下、呕吐、下利等脾虚寒湿证之征象，与太阴病本证所出现的时痛时止、时满时消、喜温喜按、得温痛减不同，故本案病变为太阴经脉气血不和，非脾脏阳虚寒盛。

病因病机分析：患痢日久，致脾胃不和，气血不调所发。腹泻而痛，里急后重，痛则不通，为脾家气滞血瘀之象。脾为土，肝属木，脾家气血不利，而使肝木之气不达，故其脉见沉弦。又因久利伤阴，气血郁滞，脾阴不和，故见舌红。

治法与方药分析：病属脾脏气血凝滞，木郁土中。治当调脾家阴阳，疏通气血，并于土中伐木。方用桂枝加芍汤。桂枝加芍药汤重用芍药以导药入内，使整个药力在内发生作用，变桂枝汤解外为解内，变和外为和内。方中桂枝配甘草辛甘化阳，通阳益脾；生姜与大枣合用亦能辛甘合化，补脾和胃；重用芍药取其"主邪气腹痛，除血痹"的双重作用，一者与甘草配伍，缓急止痛，再者活血和络，经络通则满痛止。

【参考病案】王某，男，46岁。患细菌性痢疾，未彻底治愈，缠绵变成慢性痢疾，每日少则三四次，多则五六次，排便甚急，不及入厕，便污衣裤，登厕后，又排便不爽，下重难通，大便不成形，有红白黏液。诉下痢以前，觉胃中有一物，往肠子里下砸，这时就必排便，急不可耐，伴有腹痛肠鸣等症。观其所服之方，寒如芩连，热如姜附，补如参术，涩如梅诃，尝之殆遍，迄无所效。切其脉沉弦而滑，舌红苔则白。辨证乃脾胃阴阳不和，肝气郁而乘脾之证。如误服寒药则先伤脾，误服热药则先害胃，脾胃阴阳不能自和，而肝脾又不能自调，致使病延多年不愈。治法着重调和脾胃阴阳，并于土中平木。处方：桂枝9g，白芍18g，炙甘草9g，生姜9g，大枣12枚。服2剂，下痢减至日一二次，照方又服2剂而痊愈。王琦．经方应用［M］．银川：宁夏人民出版社，1981.

桂枝加大黄汤

【原文】本太阳病，医反下之，因尔腹满时痛者，属太阴也，桂枝加芍药汤主之；大实痛者，桂枝加大黄汤主之。(279)

桂枝加大黄汤方　桂枝三两（去皮）　大黄二两　芍药六两　生姜三两（切）　甘草二两（炙）　大枣十二枚（擘）

上六味，以水七升，煮取三升，去滓，温服一升，日三服。

【病机】脾伤气滞络瘀，郁滞较甚。

【应用指征】在桂枝加芍药汤基础上腹痛加剧，疼痛拒按或伴便秘。

【临床应用】本方临床用于治疗感冒腹痛、慢性肠炎、顽固性便秘、粘连性肠梗阻、胃肠型荨麻疹等疾病。

【典型病案】周某，12岁，2010年10月18日初诊。反复发作性左下腹疼痛2年。患儿2年来左下腹反复疼痛，经几家医院X线透视、全肠钡餐透视、B超检查、肠镜检查、CT检查及各种化验检查均无异常发现。西药止痛解痉剂，中药柴胡疏肝散、芍药甘草汤、小建中汤、大建中汤、乌梅丸等，针灸、理疗、穴位封闭等先后交替使用，虽时有缓解，终未收全功。诊见面红有神，声音洪亮，食纳不减，唯左下腹阵痛，日发三五次，每次发作时间约半小时，可自止，痛处不移，按之痛甚，大便偏干滞而不畅。触诊腹平软，左下腹有触痛，未扪及包块及肿物。舌淡红有瘀点，苔白微黄，脉沉有力。此属太阴腹痛郁滞较甚者。治当通阳益脾，活络止痛，化瘀导滞。方用桂枝加大黄汤。处方：桂枝 12g，酒白芍 12g，酒大黄 6g，炙甘草 6g，生姜 3 片，大枣 5 枚。

10 月 21 日二诊，腹痛发作次数逐日减少，疼痛时间明显缩短，大便未见泻下，似病重药轻。原方加量再进。处方：桂枝 15g，酒白芍 15g，酒大黄 10g，炙甘草 10g，炮干姜 6g，大枣 5 枚。10 月 24 日三诊，服上方后大便通畅，腹痛已 2 日未发，神爽脉和。上方减量再进以防复发。处方：桂枝 6g，酒白芍 12g，酒大黄 6g，炙甘草 6g，炮干姜 3g，大枣 3 枚。5 剂，日 1 剂，水煎分 2 次空腹服而愈。随访 1 年，未再复发。郑攀，郑宏．郑启仲儿科医案［M］．北京：中国中医药出版社，2015.

【辨证思路解析】

病证辨析：患儿左下腹疼痛，与《伤寒论》第 279 条有相似之处，可能是太阴腹痛之桂枝加大黄汤证、太阴腹痛之桂枝加芍药汤证、太阴虚寒本证、阳明腑实之大承气汤证。但患者声音洪亮，食纳不减，按之痛甚，与太阴本证脾胃虚寒之腹痛不同；同时其左下腹阵痛，大便偏干滞而不畅，触诊腹平软，未扪及包块及肿物，舌淡红有瘀点，苔白微黄，又与阳明腑实之大承气汤证不同；而且患者疼痛比较剧烈且拒按，伴有大便偏干滞而不畅，可排除太阴腹痛之桂枝加芍药汤证，故当辨为太阴腹痛证。

病因病机分析：腹痛 2 年之久，疏肝解郁、温中散寒、解痉止痛为何久治不愈？“痛则不通，通则不痛”，实乃一“瘀”字作祟。《伤寒论》第 279 条云：“本太阳病，医反下之，因尔腹满时痛者，属太阴也，桂枝加芍药汤主之；大实痛者，桂枝加大黄汤主之。”本案腹痛日久必入血而瘀，痛处不移，痛时拒按，非虚而实。气滞不通，加之内有热象，可见其大便偏干滞而不畅。舌淡红有瘀点，也为脾络瘀滞之象。其病机为脾伤气滞络瘀，郁滞较甚。

治法与方药分析：病属太阴腹痛郁滞较甚证。治当通阳益脾，活络止痛，化瘀导滞。方用桂枝加大黄汤。桂枝加大黄汤即桂枝加芍药汤再加大黄而成。加大黄亦有双重作用，其一因气血经络瘀滞较甚，腹满痛较重，故加大黄增强其活血化瘀、通经活络之功；其二因气滞不通，亦导致大便不行，加大黄能导滞通便，邪气去则络脉和，其病自愈。

【参考病案】胡某，男，39 岁。腹痛、泄泻反复发作已 7 年矣。服消炎药或理中丸，皆可痛止泻停。然饭菜不热，或油腻稍多即痛泻重现。近又外感风寒，发热汗出，泄泻尤频。于 2006 年 11 月 3 日来诊，望其面色淡黄，形体消瘦，舌淡红润，苔薄白。询知日泻八九次，便前肠鸣、腹痛，便后痛止，无脓无血，腹喜温畏寒。平时饮食尚可，痛泻期茶饭不思。按其腹，腹壁薄弱，腹肌紧张，脐左右拒按。切其脉，沉弦细。脉症相参，旧病为宿食积滞阳明，宿食不去，则泄泻不止。新病系太阳中风。表里同病，需表里同治。桂枝加大黄汤正所宜也。处方：桂枝 10g，白芍 20g，炙甘草 6g，大黄 10g，生姜 5 片，红枣 6 枚。药后泄泻脓秽甚多。泻已止，热亦退，脐左右压痛不显。积滞虽去，然 7 年之病，脾胃不和，气血不利，焉能短期恢复，拟桂枝加芍药汤善后之。闫云科．经方躬行录［M］．北京：学苑出版社，2009.

第六章 少阴病

少阴病是以肾、心的病理变化为基础，可分寒化证和热化证两大类，而以寒化证为主。

寒化证的病机是心肾阳虚，阴寒内盛，故以脉微细、但欲寐为审证提纲，治疗当以扶阳破阴为原则。然由于阳虚寒盛有程度上的轻重，而有不同的治疗方药，如脾肾阳虚，中外皆寒的，治以四逆汤温运脾肾之阳；阴战于内，格阳于外的，治以通脉四逆汤通达内外阳气；阴盛于内，格阳于上的，用白通汤宣通上下阳气，若服阳药被阴寒格拒的，可加猪胆汁、人尿以咸苦反佐，即白通加猪胆汁汤；下利脓血滑脱不禁的，治以桃花汤温肾涩肠固脱；阳虚寒盛兼水气浸渍的，又当治以附子汤或真武汤温肾阳、化水气。寒化证的预后以阳气的存亡盛衰为依据，有阳气则生，阳亡则死。

热化证的病机是阴虚阳亢，以心中烦、不得卧为审证要点，治以育阴清热为法，黄连阿胶汤为其代表方剂。若兼有水气不利的，治以猪苓汤清热滋阴利水。

此外，肝胃不和，阳气内郁而致厥的，可用四逆散调畅气机，透达郁阳；咽痛诸证，若因虚火上炎的，治以猪肤汤滋肾润肺补脾；客热上干者，治以甘草汤、桔梗汤清热利咽；邪热内郁，咽伤生疮，治以苦酒汤清热涤痰，敛疮消肿；客寒上犯的，治以半夏散及汤散寒通阳，涤痰开结。

少阴病属虚证，故治疗上一般禁用汗下，但亦不是绝对的，如少阴阳虚不甚而兼表邪的可予温经解表，如麻黄细辛附子汤或麻黄附子甘草汤。少阴阴虚兼阳明腑实而真阴将竭的，可与大承气汤急下存阴。

四逆汤

【原文】少阴病，脉沉者，急温之，宜四逆汤。(323)

伤寒，脉浮，自汗出，小便数，心烦，微恶寒，脚挛急。反与桂枝欲攻其表，此误也。得之便厥，咽中干，烦躁吐逆者，作甘草干姜汤与之，以复其阳。若厥愈足温者，更作芍药甘草汤与之，其脚即伸；若胃气不和，谵语者，少与调胃承气汤；若重发汗，复加烧针者，四逆汤主之。(29)

伤寒，医下之，续得下利清谷不止，身疼痛者，急当救里。后身疼痛，清便自调者，急当救表。救里，宜四逆汤；救表，宜桂枝汤。(91)

病发热头痛，脉反沉，若不差，身体疼痛，当救其里，四逆汤方。(92)

脉浮而迟，表热里寒，下利清谷者，四逆汤主之。(225)

少阴病，饮食入口则吐，心中温温欲吐，复不能吐，始得之，手足寒，脉弦迟者，此胸中实，不可下也，当吐之；若膈上有寒饮，干呕者，不可吐也。当温之，宜四逆汤。（324）

大汗出，热不去，内拘急，四肢疼，又下利厥逆而恶寒者，四逆汤主之。（353）

大汗，若大下利而厥冷者，四逆汤主之。（354）

下利腹胀满，身体疼痛者，先温其里，乃攻其表。温里，宜四逆汤；攻表，宜桂枝汤。（372）

呕而脉弱，小便复利，身有微热，见厥者难治，四逆汤主之。（377）

吐利汗出，发热恶寒，四肢拘急，手足厥冷者，四逆汤主之。（388）

既吐且利，小便复利而大汗出，下利清谷，内寒外热，脉微欲绝者，四逆汤主之。（389）

呕而脉弱，小便复利，身有微热，见厥者难治，四逆汤主之。（《金匮要略·呕吐哕下利病脉证治第十七》）

下利腹胀满，身体疼痛者，先温其里，乃攻其表，温里宜四逆汤，攻表宜桂枝汤。（《金匮要略·呕吐哕下利病脉证治第十七》）

四逆汤方 甘草二两（炙） 干姜一两半 附子一枚（生用，去皮，破八片）

上三味，以水三升，煮取一升二合，去滓，分温再服。强人可大附子一枚，干姜三两。

【病机】肾阳虚衰，阴寒内盛。

【应用指征】四肢厥逆，恶寒蜷卧，神衰欲寐，面色苍白，呕吐不渴，腹痛下利，舌苔白滑，脉沉微细。

【临床应用】①原治少阴病阳衰阴盛证。②本方现代常用于西医学之循环系统疾病，如心力衰竭、休克、心肌梗死、完全性右束支传导阻滞、病态窦房结综合征；呼吸系统疾病之肺气肿、肺心病、支气管哮喘，以及消化系统疾病之急慢性肠胃炎、胃下垂等，辨证属于阳气大虚，阴寒极盛者。

【典型病案】唐某，男，75岁。冬月感寒，头痛发热，鼻流清涕，自服家存羚翘解毒丸，感觉精神甚疲，并且手足发凉。其子恳求刘老诊治。就诊时，见患者精神萎靡不振，懒于言语，切脉未久，即侧头欲睡，握其两手，凉而不温。视其舌则淡嫩而白，切其脉不浮而反沉。此属少阴病阴盛阳衰之象。治当温肾回阳。方用四逆汤。处方：附子12g，干姜10g，炙甘草10g。服1剂，精神转佳。再剂，手足转温而愈。陈明，刘燕华，李芳．刘渡舟临证验案精选［M］．北京：学苑出版社，1996.

【辨证思路解析】

病证辨析：患者感觉精神甚疲，懒于言语，切脉未久，即侧头欲睡，与《伤寒论》第281条“少阴之为病，脉微细，但欲寐也”相似；且与《伤寒论》第6条之“多眠睡”、第37条之“嗜卧”及第231条之“嗜卧”应当鉴别。第6条风温之多眠睡乃温热之邪充斥内外，神明被扰之昏睡，必伴有脉阴阳俱浮、自汗出、身重、鼻息必鼾、语言难出等热邪炽盛之症；第37条之嗜卧乃邪气已去，正气未充，必安然静卧、脉静身和而无所苦；第231条阳明中风之嗜卧乃三阳合病，热盛神昏，必伴有脉弦浮大、短气、腹满而喘、胁下及心痛、鼻干不得汗、一身及目悉黄等邪热弥漫之症。而本病切其脉不浮而反沉，且出现了两手凉而不温、其舌则淡嫩而白等阳虚虚寒之象，则是阳气虚衰，神明失养所致，多伴以脉微细及正气衰竭之虚候，故当辨为少阴病阴盛阳衰的证治。

病因病机分析：患者本已年老，肾阳不足，老怕伤寒，又再进凉药，必使肾阳更虚，阴盛阳衰，发为本病。“阳气者，精则养神，柔则养筋”，阳虚不能养神，故精神萎靡，肾虚精气不足则体力疲惫，故患者呈似睡非睡、闭目倦卧的衰弱状态。两手凉而不温，舌淡嫩而白，切其脉不浮而反沉，则是肾阳虚衰，阴寒内盛之象。其病机为肾阳虚衰，阴寒内盛。

治法与方药分析：病属少阴病阴盛阳衰证。治当温肾回阳。方用四逆汤。本方主治少阴阳衰阴盛之四肢厥逆，故方名四逆。方中生附子入肾经，为温肾回阳之主药；干姜温脾散寒，以壮后天之本；炙甘草健脾益气，以资化源。三药合用，共奏回阳救逆、温补脾肾之功效。

【参考病案】昔诊一男，廿余岁，体质素弱。始因腹痛便秘而发热，医者诊为瘀热内滞，误以桃仁承气汤下之，便未通而病情反重，出现发狂奔走，言语错乱。延余诊视，脉沉迟无力，舌红津枯但不渴，微喜热饮而不多，气息喘促而短，有欲脱之势。据此断为阴证误下，逼阳暴脱之证，遂拟大剂回阳饮（即四逆汤加肉桂）与服。处方：附片130g，干姜50g，上肉桂13g（研末，泡水兑入），甘草10g。服后，当天夜晚则鼻孔流血，大便亦下黑血。次日复诊则见脉微神衰，嗜卧懒言，神识已转清。其所以鼻衄及下黑血者，非服温热药所致，实由于桃仁承气汤误下后，致血脱成瘀，今得上方温运气血，既已离经败坏之血，不能再行归经，遂上行而下注。嘱照原方再服1剂。服后，衄血便血均未再出，口微燥，此系阳气已回，营阴尚虚，继以四逆汤加人参连进4剂而愈。方中加人参者，取其益气生津养阴以配阳也。吴佩衡．吴佩衡医案［M］．北京：人民军医出版社，2009.

通脉四逆汤

【原文】少阴病，下利清谷，里寒外热，手足厥逆，脉微欲绝，身反不恶寒，其人面色赤，或腹痛，或干呕，或咽痛，或利止脉不出者，通脉四逆汤主之。（317）

下利清谷，里寒外热，汗出而厥者，通脉四逆汤主之。（370）

通脉四逆汤方 甘草二两（炙） 附子大者一枚（生用，去皮，破八片） 干姜三两（强人可四两）

上三味，以水三升，煮取一升二合，去滓，分温再服，其脉即出者愈。面色赤者，加葱九茎；腹中痛者，去葱，加芍药二两；呕者，加生姜二两；咽痛者，去芍药，加桔梗一两；利止脉不出者，去桔梗，加人参二两。病皆与方相应者，乃服之。

【病机】阴寒内盛，格阳于外。

【应用指征】下利清谷，手足厥逆，脉微欲绝，身反不恶寒，其人面色赤。

【临床应用】本方常用于西医学之冠心病心衰、休克、脑血管意外、无名热、急慢性肠胃炎等，辨证属于阳虚阴盛，格阳于外者。

【典型病案】患者，男，1 岁。其母代诉。7 天前发烧，经西医诊断为重感冒，用青霉素、链霉素等药治疗，数天后烧终未退。症见眼睛无神，闭目嗜睡，四肢厥逆，脉浮大无根，心肺正常，腹部无异常。体温 39.5℃，白细胞 19800/mm^3，中性 80%，淋巴 15%。此属少阴病阴盛格阳之象。治当温阳散寒，通达内外。方用通脉四逆汤。且冷服之，为使热药不被寒邪所格拒，以利发挥回阳救逆作用。处方：干姜 2.4g，附子 1.5g，甘草 1.5g。开水煎，冷服。药后患儿熟睡 4 小时，醒后精神好，四肢不逆冷，眼睛大睁，体温 37℃。化验白细胞 8400/mm^3，一切症状消失而痊愈。陈宝田，谢炜．陈宝田教授经方临床应用［M］．广州：广东科技出版社，2014.

【辨证思路解析】

病证辨析：患者出现眼睛无神、闭目嗜睡、四肢厥逆，与《伤寒论》第 317 条相似，当诊为少阴寒化证。此外，患者出现发热、脉浮大无根等阴盛格阳于外之象，当辨为少阴病阴盛格阳证。此发热当与阳明发热相鉴别。阳明身热按之灼手，久按而热益甚，而阴盛格阳之身热为患者虽觉热而热必不甚，且久按之则减。此外，阳明发热多口舌干燥，大渴引饮，脉洪大有力；阴盛格阳之热必口和舌润，虽渴亦不能多饮，或喜热饮，脉微欲绝或浮大无根。

病因病机分析：患者年仅 1 岁，本身阳气不足，又外感风寒，理当温阳散寒解表，然投用苦寒之抗生素，损及阳气，使阳气虚极，阴寒内盛，病生格拒之变。“阳气者，精则养神，柔则养筋”，阳虚不能养神，故见眼睛无神，闭目嗜睡；阳气失于温煦，见四肢厥逆；脉浮大无根、发热乃虚阳浮越之象。其病机为阴寒内盛，格阳于外。

治法与方药分析：病属少阴病阴盛格阳证。治当温阳散寒，通达内外。方用通脉四逆汤。且冷服之，为使热药不被寒邪所格拒，以利发挥回阳救逆作用。此方与四逆汤药味相同，但重用附子，倍用干姜，以大辛大热之药急驱内寒，破阴回阳，通达内外。

【参考病案】霍某，男，53 岁。平素体质衰弱，夏令过食瓜果，因而致下利。经医院治疗两日，时好时坏，渐至骨瘦如柴，饮食少思，身体困倦，精神萎靡而每日仍溏泄 4～5 次，经常自汗淋漓，气短不足以息，心烦不能入寐，有时面色绯红，四肢时发厥逆。脉象沉微，两尺似有若无。此乃病久气血虚惫已极，阳气有欲脱之势。治宜温中回阳，止利固脱。方用加味通脉四逆汤。甘草 15g，乌附子 10g，干姜 18g，生石脂 10g，人参 6g，茯苓 10g。1 剂后，肢温厥回，便泄亦减，脉象略显有力，精神稍安，可以入寐。3 剂后，下利止，而食欲渐复，精神好转，后以健脾回阳固脱之剂，连服 20 余剂，诸症方始痊愈。邢锡波．伤寒论临床实验录［M］．天津：天津科学技术出版社，1984.

白通汤

【原文】少阴病下利，白通汤主之。（314）

少阴病，下利，脉微者，与白通汤；利不止，厥逆无脉，干呕烦者，白通加猪胆汁

汤主之；服汤，脉暴出者死；微续者生。（315）

白通汤方 葱白四茎 干姜一两 附子一枚（生，去皮，破八片）

上三味，以水三升，煮取一升，去滓，分温再服。

【病机】阴寒内盛，格阳于外。

【应用指征】下利、面赤、恶寒蜷卧、四肢逆冷、脉微细、但欲寐等。

【临床应用】现代临床将本方主要用于各种原因引起的心力衰竭、尿毒症、肝昏迷、霍乱、肠伤寒及雷诺病等，辨证属于阳虚阴盛戴阳证者。

【典型病案】杨某，男，31岁。1923年3月，病已廿日。始因微感风寒，身热头痛，连进某医方药10余剂，每剂皆以苦寒凉下并重加犀角、羚羊角、黄连等，愈进愈剧，犹不自反，殆至危在旦夕，始延吴（佩衡）诊视。斯时病者目赤，唇肿而焦，赤足露身，烦躁不眠，神昏谵语，身热似火，渴喜滚汤水饮，小便短赤，大便数日未解，食物不进，脉浮虚欲散。病属少阴病阴盛戴阳证。治当破阴回阳，收敛浮越。方用白通汤加上肉桂。处方：附片60g（开水先煮透），干姜60g，上肉桂10g（研末，泡水兑入），葱白4茎。

拟方之后，病家畏惧姜附，是晚无人主持，未敢煎服，次晨又急来延诊，吴仍执前方不变。并告以先用上肉桂泡水试服之，若能耐受，则照方煎服，舍此别无良法。病家乃以上肉桂水与之服，服后，旋即呕吐涎痰碗许，人事稍清，自云心内爽快，遂进上方。服1剂，病情有减，即出现恶寒肢冷之象，午后再诊，身热约退一二，已不作烦躁谵语之状，且得入寐片刻，仍以四逆汤加上肉桂主之。处方：附片100g（开水先煮透），干姜36g，甘草12g，上肉桂10g（研末，泡水兑入）。服后身热退去四五，脉象稍有神，小便色赤而长，能略进稀粥。再剂则热退七八，大便始通，色黑而硬……黄文东.著名中医学家的学术经验［M］.长沙：湖南科学技术出版社，1984.

【辨证思路解析】

*病证辨析：*患者微感风寒，服用大量苦寒之药，出现食物不进，脉浮虚欲散之象，又出现目赤、唇肿而焦、赤足露身、烦躁不眠、神昏谵语、身热似火等真寒假热，阴盛格阳于上之状，故当辨为少阴病阴盛戴阳证。此患者渴喜滚汤水饮、脉浮虚欲散之象，与阳明实热之渴喜冷饮、脉洪大有力有明显区别。

*病因病机分析：*患者微感风寒，本应辛温发汗解表，然医者不察，误用大量苦寒之药，造成阳衰阴盛，发为本病。少阴阴寒内盛，虚阳浮越，可见目赤，唇肿而焦，赤足露身，烦躁不眠，神昏谵语，身热似火，小便短赤，大便数日未解；渴喜滚汤水饮，脉浮虚欲散，更是体现患者外为假热、内则寒冷已极，元阳有将脱之兆。其病机为少阴阳虚，阴寒内盛，戴阳于上，然曰戴阳，虽无面赤之证，但有目赤可辨，亦虚阳浮越于上之征。

*治法与方药分析：*病属少阴病阴盛戴阳证。治当破阴回阳，收敛浮越。方用白通汤加上肉桂。方中附子直入肾经，温补肾阳而散寒，壮先天之本；干姜入脾胃经，温中土之阳，壮后天之本；加用肉桂增强其温阳散寒之力。三药合用，破阴回阳力量更强。葱白辛温走窜，宣通上下，使格拒之势得解，上浮之阳得回，诸症随之而去。

【参考病案】谢某，女，36岁。1938年4月起床后精神如常，忽然头晕眼花，跌倒灶台，即扶至床上静卧，昏迷不醒。延余往诊。脉伏不见，四肢厥冷，面色白，两颧微红，时有恶心欲吐之状。因肝肾阳气俱虚，眩晕发厥；阴气下盛，虚阳上浮，致有戴阳证象。问及怀孕日期已近9个月，白通汤加味主之。处方：黑附片15g，干姜9g，炒吴茱萸6g，公丁香2.4g，桂枝9g，葱白3茎，炙甘草6g。服药后觉胸腹辘辘作响，泻了很多水分。下午往诊，平复如常，次日仍有腹泻，以理中汤加味为治。高德．伤寒论方医案选编［M］．长沙：湖南科学技术出版社，1981.

真武汤

【原文】太阳病发汗，汗出不解，其人仍发热，心下悸，头眩，身瞤动，振振欲擗地者，真武汤主之。（82）

少阴病，二三日不已，至四五日，腹痛，小便不利，四肢沉重疼痛，自下利者，此为有水气。其人或咳，或小便不利，或下利，或呕者，真武汤主之。（316）

真武汤方　茯苓三两　芍药三两　白术二两　生姜三两（切）　附子一枚（炮，去皮，破八片）

上五味，以水八升，煮取三升，去滓，温服七合，日三服。若咳者，加五味子半升、细辛一两、干姜一两；若小便利者，去茯苓；若下利者，去芍药，加干姜二两；若呕者，去附子，加生姜，足前为半斤。

【病机】肾阳虚衰，水邪泛滥。

【应用指征】心悸、腹痛、四肢沉重疼痛、下利、头眩、身瞤动、振振欲擗地，或水肿、小便不利、苔白、脉沉等。

【临床应用】①原治阳虚水泛证。②现代临床将本方用于慢性肾小球肾炎、肾病综合征、糖尿病肾病、慢性肾功能衰竭、肾结石、肾积水、心肾综合征、慢性心功能衰竭、血栓闭塞性脉管炎、高血压、哮喘、慢性支气管炎、尿崩症、甲状腺功能减退症、慢性胃炎、胃下垂、肠炎、胃及十二指肠球部溃疡、肠易激综合征、便秘、慢性腹泻、便血、消化不良、经闭、白带异常、崩漏、产后泄泻、产后水肿、乳汁不通、羊水过多、慢性盆腔炎、梅尼埃病、失眠、双手震颤等，辨证属肾阳虚衰，水邪泛滥者。

【典型病案】孙某，男，53岁，1991年5月25日初诊。患者有风湿性心脏病史，近因外感风寒，病情加重。心动悸，胸憋喘促，咳吐泡沫状白痰量多，昼夜不能平卧，起则头眩，四末厥冷，腹胀，小便短少，腰以下肿，按之凹陷不起，食少呕恶，大便干结。视其口唇青紫，面色黧黑，舌白滑，脉结。西医诊为风湿性心脏病，充血性心力衰竭，心功能Ⅳ级。病属阳虚水泛证。治当温阳利水。方用真武汤加减。处方：附子10g，茯苓30g，生姜10g，白术10g，白芍10g，红人参6g，泽泻20g。

服3剂后，小便增多，咳嗽锐减，心悸腿肿见轻。续用真武汤与苓桂术甘汤合方，温补心、脾、肾三脏，扶阳利水。处方：附子12g，茯苓30g，生姜10g，白芍10g，白术12g，桂枝6g，炙甘草10g，党参15g，泽泻15g，干姜6g。

服上方10余剂，小便自利，浮肿消退，心悸、胸闷等症已除，夜能平卧，唯觉口渴，专方用“春泽汤”。处方：党参15g，桂枝15g，茯苓30g，猪苓20g，泽泻20g，白术10g。从此而病愈。陈明，刘燕华，李芳.刘渡舟临证验案精选［M］.北京：学苑出版社，1996.

【辨证思路解析】

病证辨析：患者出现咳吐泡沫状白痰量多，腰以下肿，按之凹陷不起，当诊断为水肿病，又出现心动悸，昼夜不能平卧，起则头眩，腹胀，小便短少，食少呕恶，与《伤寒论》第82条、第316条所述颇为相似，当辨为阳虚水泛之真武汤证。此外，其当与太阳蓄水之五苓散证及脾虚水停之苓桂术甘汤证相鉴别。五苓散证为太阳表邪不解，随经入腑，邪与水结，膀胱气化失职，水蓄膀胱之腑，症以小便不利、口渴欲饮、少腹里急为主；苓桂术甘汤证为心脾阳虚，水饮停聚于中焦，症以心下逆满、气上冲胸为主，其病较轻。而真武汤证为肾阳虚弱，水邪泛滥于周身上下，症以心悸、腹痛、四肢沉重疼痛、下利、头眩、身瞤动、振振欲擗地，或水肿、小便不利、苔白、脉沉为主，其病较重。

病因病机分析：水为阴，其代谢过程必须经过肺、脾、肾三脏的气化功能，其中尤以肾气为关键。若肺失宣降，不能通调水道；脾失健运，不能运化水湿；肾失开阖，不能化气行水，则可致水湿内停而发为水气病。而三脏之中，因“肾主水”“为胃之关”，关门不利，则聚水而成病。本案为脾肾阳衰阴盛，水气不化，水寒之邪由下而上，从内至外，由表及里，或上或下，浩浩乎泛滥成灾。若水气上凌于心，则见心悸动，胸憋闷；水随少阴经上射于肺，则咳嗽、痰多，不能平卧；水气上攻于胃，则呕吐食少；水饮上犯清窍，则头目眩晕；水蓄下焦，肾阳虚衰，膀胱气化不利，则小便不畅。其病机主要为肾阳虚衰，水邪泛滥。

治法与方药分析：病属阳虚水泛证。治当温阳利水。方用真武汤加减。方中附子辛热，温补肾阳，使水有所主；人参、白术甘温，健脾燥湿，使水有所制；生姜辛温，宣发肺气，使水有所散；泽泻、茯苓走膀胱，利水湿，且茯苓佐白术健脾，是于制水中有利水之用；芍药活血脉，利小便，是于制水中有利水之法，且芍药有敛阴和营之用，可制姜附的燥烈之性。全方从三脏二腑着眼，尤以芍药利肌里腠间水气为妙，既能活血利水，又能开痹以泄络，如此三焦上下脏腑之水、肌腠表里内外之水，皆可一役而去。

【参考病案】黄某，男，62岁，和尚，1994年1月9日初诊。患者存在先天性心脏病、心房间隔缺损，未做手术治疗，继后又出现完全性右束支传导阻滞、频发室性早搏，因心功能不全发生浮肿，多次住院治疗。现症见全身浮肿，下肢肿甚而厥冷，按之如泥，心悸、气短殊甚，不能行走，甚至无力完成洗脸、穿鞋等劳作，胸闷胀作痛，咳嗽痰少，头晕，自汗出，不欲食，腹中痞满，小便少。察其面色苍暗，精神萎靡，唇甲青紫，语声低而断续，舌质紫暗，苔薄白腻，脉呈屋漏之象。辨证属阳衰阴盛，寒凝血脉，气虚欲脱，病险。治以温阳益气为主，兼利水活血。方用真武汤合生脉散加味。制附片20g，茯苓20g，白术20g，白芍15g，生姜20g，红参15g，五味子12g，麦冬20g，黄芪60g，桂枝15g，丹参20g。服4剂，嘱低盐饮食。

1994 年 1 月 14 日复诊，浮肿尽消，只足踝部尚有轻度浮肿，能下床在室内行走，小便量增加，诸症缓解，舌质紫苔薄白润，脉缓细沉而结代，叁伍不调，未见屋漏之象。是气阳回复，阴寒消退之征，上方减黄芪为 40g，茯苓、白术各为 15g，继续与服。治疗观察 2 个多月，浮肿两次反复，加重黄芪至 60 ～ 80g，茯苓、白术各 20g，则尿量增多，浮肿又消退。唯脉象结代而三五不调，始终如故，表明病根未除。郭子光．心律失常的凭脉辨治［J］．成都中医药大学学报，1996，19（1）：10.

附子汤

【原文】少阴病，身体痛，手足寒，骨节痛，脉沉者，附子汤主之。（305）

少阴病，得之一二日，口中和，其背恶寒者，当灸之，附子汤主之。（304）

附子汤方　附子二枚（炮，去皮，破八片）　茯苓三两　人参二两　白术四两　芍药三两

上五味，以水八升，煮取三升，去滓，温服一升，日三服。

【病机】肾阳虚衰，寒湿内盛。

【应用指征】背恶寒，口中和，身体痛，手足寒，骨节痛，脉沉。

【临床应用】①原治肾阳虚衰，寒湿内盛证。症见身体骨节疼痛、恶寒肢冷、苔白滑、脉沉微等。②现代临床将本方用于风湿性关节炎、风湿性肌肉疼痛、习惯性流产、妊娠腹痛、妊娠中毒症、慢性盆腔炎、慢性附件炎等，辨证属于阳虚寒湿盛者。

【典型病案】张某，男，45 岁。面白眸明，丰神楚楚，英悍之色写于眉宇，执忻州电信之印，事必躬亲，日无刻暇，致阳气暗耗。当下腰脊疼痛，双膝发冷，知饥思食，二便正常，口不干苦，舌淡红，苔白腻，诊腹无压痛，且夜间足心冷，如风吹、如扇扇，直透骨髓，难以入寐，重被、电褥、足心贴膏药始觉安然。病属少阴病阳虚寒湿证。治当温阳散寒，镇痛除湿。方用附子汤。处方：附子 10g，白术 15g，茯苓 15g，白芍 10g，党参 15g。闫云科．经方躬行录［M］．北京：学苑出版社，2009.

【辨证思路解析】

病证辨析：患者腰脊疼痛，口不干苦，脉沉细缓，与《伤寒论》第 304 条、第 305 条颇为相似，当诊断为痹证。此外，患者还出现双膝发冷、足心冷、得温则减、苔白腻等一派阳虚寒湿内盛之象，故当辨为少阴病阳虚寒湿内盛之附子汤证。本案患者身痛需与麻黄汤证及桂枝新加汤证之身痛加以鉴别。麻黄汤证的身痛为风寒之邪闭郁肌表，营阴郁滞，必伴有发热、脉浮、手足不寒，治当开腠发汗，汗出邪去则身痛自除；桂枝新加汤证中的身痛，系气营两虚，肌体失养，症见汗后身痛、脉沉迟，治当补气养营，疏通营卫，营卫利，气血充而身痛自止。而本案之身痛，乃因少阴阳虚，寒湿凝滞，症见手足寒、背恶寒、口中和、脉沉，治当扶阳温经，散寒除湿，阳气复，寒湿去，则身痛即愈。

病因病机分析：患者劳累过度，日无刻暇，致阳气暗耗，寒湿凝结，留着于腰脊，痹阻不通，不通则痛，发为本病。腰膝冷痛，苔腻，为阳气虚弱，寒湿为患所致；口不

干不苦，是里无邪热的佐证;《素问·生气通天论》云“阳气者，烦劳则张”，“阳者卫外而为固也”，劳累过度，阳气损伤，则难以卫外、温煦分肉，而足掌者又为少阴肾脉之源，故肾阳不足，见足心冷。其病机为肾阳虚衰，寒湿内盛。

治法与方药分析：病属少阴病阳虚寒湿证。治当温阳散寒，镇痛除湿。方用附子汤。方中重用附子温经驱寒镇痛，与党参相伍，温补以壮元阳，为主药；辅以白术、茯苓，健脾以除寒湿;《神农本草经》载芍药除血痹……利小便，佐以芍药和营血而通血痹，既可加强温经利湿止痛的效果，又可养血育阴，以防术、附之燥。诸药相合，共起温阳化湿、驱寒镇痛的作用。

【参考病案】唐某，男，51岁，1980年6月24日入院治疗。平素伏案少动，经常熬夜，长期失眠。血压持续在190～170/120～100mmHg之间。1979年冬季以来，常阵发心前区刺痛。1980年5月20日，因劳累过度，情志不舒，骤发胸背剧痛，大汗淋漓，面色苍白，四肢厥冷，手足青紫，处于昏迷状态。急送某院诊以心肌梗死，经吸氧、输液等抢救措施，3日后脱险。但仍神志模糊，稍一劳累，心绞痛即发作，于1980年6月24日，入我院住院用中药治疗。先后用活血化瘀、祛湿化痰、育阴潜阳等法治之，症状时轻时重。6月26日突发心绞痛，症见面色青黄，剧痛难忍，背冷恶寒，汗出不止，四肢发凉，指端青紫，舌淡苔白多津，脉沉细。证属阴寒内盛，胸阳不振，尤以背恶寒症状突出，思仲景“少阴病，得之一二日，口中和，其背恶寒者……附子汤主之”，以附子汤加味。红参、炮附子各10g，白术、川芎各15g，白芍、茯苓、薤白各30g。急煎频服。服药须臾，汗止，精神好转，疼痛减轻。2剂后背冷减轻，疼痛消失。以上方继服40剂，心绞痛未再发作，背冷消失，血压稳定在150～140/100～90mmHg之间，能上班工作。陈明．伤寒名医验案精选［M］．北京：学苑出版社，1998.

桃花汤

【原文】少阴病，下利便脓血者，桃花汤主之。(306)

少阴病，二三日至四五日，腹痛，小便不利，下利不止，便脓血者，桃花汤主之。(307)

下利便脓血者，桃花汤主之。(《金匮要略·呕吐哕下利病脉证治第十七》)

桃花汤方　赤石脂一斤（一半全用，一半筛末）　干姜一两　粳米一升

上三味，以水七升，煮米令熟，去滓，温服七合，内赤石脂末方寸匕，日三服。若一服愈，余勿服。

【病机】脾肾阳虚，滑脱不禁。

【应用指征】下利不止，便脓血，色赤暗，白多红少，腹痛绵绵，小便不利，舌淡，苔白，脉沉弱。

【临床应用】①原治虚寒痢。②现代临床主要将本方应用于慢性结肠炎、慢性痢疾、慢性阿米巴痢疾、消化道出血、功能性子宫出血等疾病，辨证属于脾肾阳虚，滑脱

不禁者。

【典型病案】程某，男，56岁。患肠伤寒住院治疗40余日，基本已愈。唯大便泻下脓血，血多而脓少，日行三四次，腹中时痛，屡治不效。其人面色素来不泽，手脚发凉，体疲食减，六脉弦缓，舌淡而胖大。此属少阴病虚寒下利便脓血，滑脱不禁证。治当温涩固脱。方用桃花汤加减。处方：赤石脂30g（一半煎汤、一半研末冲服），炮姜9g，粳米9g，人参9g，黄芪9g。服3剂而血止，又服3剂大便不泻而体力转佳。转方用归脾汤加减，巩固疗效而收功。陈明．伤寒名医验案精选［M］．北京：学苑出版社，1998.

【辨证思路解析】

病证辨析：本案患者大便泻下脓血，血多而脓少，腹中时痛，与《伤寒论》第306条及第307条颇为相似，当诊断为痢疾。另外，患者出现手脚发凉等一派阳虚之象，当辨为少阴病虚寒下利便脓血之桃花汤证，而与热性下利便脓血之脓血鲜红、肛门灼热、腹痛如绞、口渴喜冷、舌红苔黄之证迥别。

病因病机分析：患者外感疫毒，迁延不愈，内传少阴，脾肾阳衰，脉络不固，统摄无权，大肠滑脱，发为本病。脾肾阳虚，寒伤血络，下焦失约，故见下利便脓血；阳虚寒滞，不通则痛，故见腹中时痛；脾肾阳虚，不能温煦四肢，故见手脚发凉；久利之后，必然伤及气血，见面色不泽、手脚发凉、体疲食减、六脉弦缓、舌淡而胖大。其病机为脾肾阳虚，滑脱不禁。

治法与方药分析：病属少阴病虚寒下利便脓血，滑脱不禁证。治当温涩固脱。方用桃花汤加减。方中以赤石脂涩肠固脱，为主药，辅以炮姜温中阳，佐以粳米、人参、黄芪益脾胃。诸药共用，可提高涩肠固脱的功效。赤石脂一半生药入煎，长泡久煮，取其温涩之气，一半为末冲服，留着肠中，取其收敛之性。本方临床所用，非必定有脓血，大凡属于滑脱不禁，皆可应用，但对实邪未尽者，则非所宜。

【参考病案】胡某，男，68岁。患下利脓血已1年有余，时好时坏，起初不甚介意，最近以来，每日利七八次，肛门似无约束，入厕稍迟，即便裤里，不得已，只好在痰盂里大便。其脉迟缓无力，舌质淡嫩。辨为脾肾虚寒，下焦滑脱之利。处方：赤石脂60g（30g研末冲服，30g煎服），炮姜9g，粳米一大撮，煨肉蔻9g。服3剂而效，5剂而下利止，又嘱服用四神丸，治月余而病愈。刘渡舟，聂惠民，傅士垣．伤寒挈要［M］．北京：人民卫生出版社，2006.

黄连阿胶汤

【原文】少阴病，得之二三日以上，心中烦，不得卧，黄连阿胶汤主之。（303）

黄连阿胶汤方　黄连四两　黄芩二两　芍药二两　鸡子黄二枚　阿胶三两（一云三挺）

上五味，以水六升，先煮三物，取二升，去滓，内胶烊尽，小冷，内鸡子黄，搅令相得，温服七合，日三服。

【病机】阴虚火旺，心肾不交。

【应用指征】心中烦，不得卧，口干咽燥，舌红少苔，脉细数。

【临床应用】①原治阴虚火旺，心肾不交证。②现代临床将本方广泛用于内、妇、儿、五官、男科，如失眠、抑郁症、特发性室速、房颤、头痛、耳鸣、胸胁痛、下利、经前烦躁、月经失调、更年期失眠、小儿癫痫、小儿营养不良性低热、面疮、口疮、舌炎、齿衄、咽痛、慢性非细菌性前列腺炎、阳痿、早泄等，属于阴虚火亢者，疗效显著。

【典型病案】李某，男，49岁。患失眠已两年，西医按神经衰弱治疗，曾服多种镇静安眠药物，收效不显。自述入夜则心烦神乱，辗转反侧，不能成寐，烦甚时必须立即跑到空旷无人之地大声喊叫，方觉舒畅。询问其病由，素喜深夜工作，疲劳至极时，为提神醒脑起见，常饮浓厚咖啡，习惯成自然，致入夜则精神兴奋不能成寐，昼则头目昏沉，萎靡不振。视其舌光红无苔，舌尖宛如草莓之状红艳，格外醒目，切其脉弦细而数。病属不寐之阴虚火旺，心肾不交之证。治当滋阴降火，交通心肾，体现了《难经》所谓"泻南补北"的精神。方用黄连阿胶汤。处方：黄连12g，黄芩6g，阿胶10g（烊化），白芍12g，鸡子黄2枚。此方服至3剂，便能安然入睡，心神烦乱不发。续服3剂，不寐之疾从此而愈。陈明，刘燕华，李芳．刘渡舟临证验案精选［M］．北京：学苑出版社，1996.

【辨证思路解析】

病证辨析：本案患者心烦神乱，辗转反侧，不能成寐，与《伤寒论》第303条颇为相似，当诊断为不寐。另外，其舌尖赤如草莓，舌光红无苔，脉细而数，一派火盛水亏之象，辨为心肾不交之不寐病，而与虚阳浮越，阴阳离决所致之烦躁不得卧寐、四肢逆冷、脉微欲绝明显有别。

病因病机分析："夜不能寐者，乃心不交于肾也……心原属火，过于热则火炎于上而不能下交于肾"。本案患者思虑过度，暗耗心阴，又饮咖啡，助火伤阴，使火愈亢、阴愈亏，最终致患者阴虚火旺，心肾不交，发为本病。失眠，《黄帝内经》谓之"不寐""不得卧"，成因有痰火上扰者、有营卫阴阳不调者、有心脾气血两虚者、有心肾水火不交者。本案至夜则心神烦乱，难以入寐，乃心火不下交于肾而独炎于上。心属火，位居上焦，肾属水，位居下焦。生理情况下，心火下交于肾，使肾水不寒，肾水上济于心，使心火不亢，谓之心肾相交，水火既济。若肾阴亏虚，不能上济于心，心火独亢则心中烦，不得卧，是谓心肾不交，水火不济。舌光红无苔，舌尖宛如草莓之状红艳，切其脉弦细而数，乃一派阴虚火旺之象。因此，病机为阴虚火旺，心肾不交。

治法与方药分析：病属不寐之阴虚火旺，心肾不交之证。治当滋阴降火，交通心肾，体现了《难经》所谓"泻南补北"的精神。方用黄连阿胶汤。方中重用黄连、黄芩清心火，正所谓"阳有余，以苦除之"；芍药、阿胶、鸡子黄滋肾阴，亦即"阴不足，以甘补之"。方中鸡子黄为血肉有情之品，擅长养心滋肾，宜生用，当在药液稍凉时加入。诸药合用，共奏清心火、滋肾明、交通心肾之功效。

【参考病案】高某，男，40岁，干部。因体检发现尿潜血（+++），尿蛋白（+），血压 165/100mmHg。B 超提示左肾结构欠规则。膀胱镜（–）；结核（–）；GFR（肾小球滤过率）降低。西医认为肾小球肾炎可能性大。给予激素及潘生丁等西药，兼服中药，然血尿始终不消。病经 1 年有余，请刘老会诊时，尿潜血（+++），尿蛋白（±），伴有心烦不寐、口干、五心烦热、腰痛、下肢痿软无力、小便频数、量少色黄。视其舌红绛而苔薄黄，切其脉细数。脉证合参，刘老辨为少阴热化之证，为肾水不足，心火上炎，心肾不交。治当滋阴泻火、养血止血、交通心肾为法。方用黄连 10g，黄芩 6g，阿胶 12g（烊化），白芍 15g，鸡子黄 2 枚，当归 15g，生地 15g。医嘱勿食辛辣肥腻之食品。上方服药 7 剂，检查尿潜血（++），红血球（红细胞）0 ～ 10，心烦与不寐俱减，仍有多梦，小便黄赤、带有泡沫颇多，舌质仍红，脉来弦滑，反映了药虽对证，尚未全面控制病情，因阴中伏火不能速解也。继用上方加减出入，约 1 月余诸恙悉退，随访已无复发。陈明，刘燕华，李芳．刘渡舟临证验案精选［M］．北京：学苑出版社，1996.

麻黄细辛附子汤

【原文】少阴病，始得之，反发热，脉沉者，麻黄细辛附子汤主之。（301）

麻黄细辛附子汤方　麻黄二两（去节）　细辛二两　附子一枚（炮，去皮，破八片）

上三味，以水一斗，先煮麻黄，减二升，去上沫，内诸药，煮取三升，去滓，温服一升，日三升。

【病机】少阴阳虚兼表。

【应用指征】发热不甚，恶寒无汗，头身痛，神疲乏力，脉沉微。

【临床应用】①原治素体阳虚，外感风寒表证。②现在临床广泛将本方应用于呼吸系统、循环系统、泌尿系统、运动系统及妇科、儿科、五官科等多种疾病，如感冒、支气管炎、肺炎、支气管哮喘、肺气肿、肺心病、心肌炎、心律失常、冠心病、风心病、窦房结综合征、急慢性肾炎、肾绞痛、遗尿、尿潴留、坐骨神经痛、血管或神经性头痛、肌肉神经痛、肋间神经痛、面神经麻痹、重症肌无力、骨质增生、荨麻疹、疱疹、乳腺病、过敏性鼻炎、急性喉炎等，证属阳虚阳郁，阳气不升者。

【典型病案】蒋尚宾妻，年 62 岁，住宁海东路蒋家。严冬之时，肾阳衰弱，不能御寒，致寒深入骨髓。证候头痛腰疼，身发热，恶寒甚剧，虽厚衣重被，其寒不减，舌苔黑润，六脉沉细而紧。病属少阴病阳虚兼表证。治当温阳解表。方用麻黄细辛附子汤。处方：生麻黄一钱，淡附片一钱，北细辛七分。1 剂汗出至足，诸症即愈。昔医圣仲景，作此方以治“少阴病，始得之，反发热，脉沉者”，予屡治如前之脉症，非用此方不能瘳，故赘述之。何廉臣．重订全国名医验案类编［M］．上海：上海科学技术出版社，1985.

【辨证思路解析】

病证辨析：本案患者头痛腰疼，身发热，恶寒，当辨病为感冒；此外患者又出现恶寒甚剧且厚衣重被、其寒不减、舌苔黑润、六脉沉细而紧的阳虚阴盛之象，与《伤寒论》第 301 条颇为相似，当诊断为少阴病阳虚兼表证，其与伤寒表实证之脉浮紧有所区别。

病因病机分析：患者素体阳虚，又感时令之风寒，邪入少阴，发为本病。头项腰脊为太阳经脉循行之处，寒邪侵犯太阳经脉，经气运行不畅，故见头痛腰疼；外邪袭表，正邪交争，表闭阳郁，不得宣泄，故发热；寒邪束表，卫阳被遏，加之阳衰阴盛，阳气失于温煦，故见恶寒甚剧，虽厚衣重被，其寒不减；舌苔黑润，六脉沉细而紧，也是一派阳虚阴盛之象。其病机为少阴阳虚兼表。

治法与方药分析：病属少阴病阳虚兼表证。治当温阳解表。方用麻黄细辛附子汤。方中麻黄发汗解表，附子温经扶阳，细辛辛温雄烈，通达内外，外助麻黄解表，内和附子温阳。三药合用，共奏温阳发汗、表里双解之效。

【参考病案】黄某，男，45岁，工人，1999年12月8日初诊。平素为阳虚之体，4日前不慎感时令之风寒，出现寒热、头痛诸症，厂医予西药治疗3天，罔效。现症恶寒，发热（体温38.5℃），无汗，鼻塞流涕，头前额痛，腰以下不温。舌淡，苔薄白，脉沉。诊为感冒，证为阳虚复感风寒。治宜温阳解表。拟麻黄细辛附子汤加味。水炙麻黄6g，炮附片10g（先煎），细辛6g，川芎15g，白芷10g。水煎服。上药服3剂，寒热、头痛诸症已消退，唯腰以下尚有冷感，改拟中成药右归丸，嘱服3个月。刘含堂．经方治病经验录［M］．北京：学苑出版社，2008.

麻黄附子甘草汤

【原文】少阴病，得之二三日，麻黄附子甘草汤微发汗。以二三日无证，故微发汗也。（302）

麻黄附子甘草汤方 麻黄二两（去节） 甘草二两（炙） 附子一枚（炮，去皮，破八片）

上三味，以水七升，先煮麻黄一两沸，去上沫，内诸药，煮取三升，去滓，温服一升，日三服。

【病机】少阴阳虚兼表，证轻势缓。

【应用指征】发热不甚，无汗恶寒，头身痛，神疲乏力，脉沉，病势较轻。

【临床应用】①原治少阴阳虚兼表证。②现代临床将本方用于治疗支气管哮喘、肺源性心脏病、冠心病心律失常、病态窦房结综合征、慢性心功能不全、急慢性肾炎、遗尿、关节疼痛、低热、偏瘫等，辨证属肾阳素虚，感受外邪，且正虚不甚者。

【典型病案】张某，男，1975年4月就诊。感冒一个多星期，仍恶寒发热，全身酸痛，鼻塞声重，舌淡苔薄白润，脉沉细，两尺尤弱。且平素易患感冒，按气虚外感风寒论治，服玉屏风散、参苏饮等方加减无效。遂再审其证，呵欠频频，精神萎靡，面色灰白不华，手足不温。病属少阴病阳虚兼表，证轻势缓。治当温里阳而微汗解表。方用麻黄附子甘草汤。处方：麻黄4.5g，熟附子6g（先煎），炙甘草9g。次日复诊，云诸症若失，改投玉屏风散加熟附片、炙甘草甘温益气助阳以善后。李心机．伤寒论通释［M］．北京：人民卫生出版社，2004.

【辨证思路解析】

病证辨析：本案患者恶寒发热，全身酸痛，鼻塞声重，当辨病为感冒，但患者脉沉细，两尺尤弱，呵欠频频，精神萎靡，面色灰白不华，手足不温，乃少阴阳虚之象，与“少阴病……反发热，脉沉者”病机相同，虽病经时日，无下利清谷、四肢厥逆等里虚寒见症，则与“少阴病，得之二三日，麻黄附子甘草汤微发汗，以二三日无证，故微发汗也”更相吻合，故当辨为少阴病阳虚兼表，证轻势缓。

病因病机分析：患者平素易患感冒，按气虚外感风寒论治无效，说明其不仅仅有气虚，观其脉症，呵欠频频，精神萎靡，面色灰白不华，手足不温，乃一派里阳虚之象，虽病经时日，无下利清谷、四肢厥逆等里虚寒证，说明患者阳虚不甚；恶寒发热，全身酸痛，鼻塞声重，乃一派表证。因此，病机为少阴阳虚兼表，证轻势缓。

治法与方药分析：病属少阴病阳虚兼表，证轻势缓。治当温里阳而微汗解表。方用麻黄附子甘草汤。麻黄附子甘草汤即麻黄细辛附子汤减去细辛，加炙甘草而成，较第301条证，此证表邪更轻，里虚程度不甚，故不用细辛外通内助，而加炙甘草之甘缓以达微汗而不伤正气之目的。

【参考病案】余尝治上海电报局高君之公子，年五龄，身无热，亦不恶寒，二便如常，但欲寐，强呼之醒，与之食，食已，又呼呼睡去。按其脉，微细无力。余曰：此仲景先圣所谓少阴之为病，脉微细，但欲寐也。顾余知治之之方，尚不敢必治之之验，请另乞诊于高明。高君自明西医理，能注射强心针，顾又知强心针仅能取效于一时，非根本之图，强请立方。余不获已，书熟附片2.4g，净麻黄3g，炙甘草3g。与之，又恐其食而不化，略加六神曲、炒麦芽等消食健脾之品。次日复诊，脉略起，睡时略减。当与原方加减。5日而痧疹出，微汗与俱。疹布达5日之久，而胸闷不除，大热不减，当与麻杏甘石重剂，始获痊愈。一月后，高公子又以微感风寒，复发嗜寐之恙，脉转微细，与前度仿佛。曹颖甫．经方实验录［M］．上海：上海科学技术出版社，1979.

四逆散

【原文】少阴病，四逆，其人或咳，或悸，或小便不利，或腹中痛，或泄利下重者，四逆散主之。（318）

四逆散方　甘草（炙）　枳实（破，水渍，炙干）　柴胡　芍药

上四味，各十分，捣筛，白饮和服方寸匕，日三服。咳者，加五味子、干姜各五分，并主下利；悸者，加桂枝五分；小便不利者，加茯苓五分；腹中痛者，加附子一枚，炮令坼；泄利下重者，先以水五升，煮薤白三升，煮取三升，去滓，以散三方寸匕内汤中，煮取一升半，分温再服。

【病机】少阴阳气内郁，不达四末。

【应用指征】四肢厥逆，或见腹痛、泄利下重、咳嗽、心下悸、小便不利，脉弦。

【临床应用】①原治阳郁厥逆证，亦可用于胸胁胀痛、脘腹疼痛之肝脾不和证等。②现代临床本方广泛应用于反流性食管炎、急慢性胃炎、消化性溃疡、肠易激综合征、

胰腺炎、胆道蛔虫症、慢性胆囊炎、慢性肝炎、肝纤维化、肝硬化、甲状腺功能亢进症、高泌乳素血症、心脏神经官能症、顽固性咳嗽、椎动脉型颈椎病、肋间神经痛、淋巴结核、乳腺增生症、痛经、附件炎、小儿厌食症、睾丸肿胀和阳痿等，辨证属于枢机不利，气结阳郁者。

【典型病案】全某，男，32岁。患者手足厥冷而痛麻不堪，手足汗出随厥之深浅而有多少不同，厥深则手足汗出亦多，厥微则手足汗出亦少。曾服附子、干姜等回阳救逆之药无效。视其人身材高大，面颊丰腴，不像寒厥体征，然握其手却冷如冰铁。其脉弦而任按，舌红而苔白。病属阳郁致厥。治当舒畅气机，透达郁阳。方用四逆散。处方：柴胡12g，枳实9g，芍药9g，甘草6g。服药后，患者自觉气往下行至脐下，随之则微微跳动，周身顿感轻爽，而手足转温，汗亦不出。患者甚喜，奔走而告，以为病将从此而愈。不料，两剂服完，手足又厥，汗出依旧。余仍以上方，另加桂枝、牡蛎，意使桂枝配芍药以和营卫，牡蛎得芍药敛汗以固阴。服两剂，厥见温而汗出少，但续服则仍无效，病又反复。手翻医书见王太仆名言“益火之源以消阴翳，壮水之主以制阳光”，而恍然有悟，此证每方皆效，而不能巩固到底，关键在于只知疏达阳郁，不知滋阴以敌阳。阴不足，无以制阳则反逼阴以为汗；阳无偶则自郁而为厥。厥阳之气宜疏，而弱阴岂可不救？于是，本肝肾同治，理气与滋阴并行之法，为疏四逆散与六味地黄汤合方。服6剂，厥回手温而汗止。后追访得知，其病终未复发。刘渡舟．伤寒论通俗讲话［M］．上海：上海科学技术出版社，1980.

【辨证思路解析】

病证辨析：本案患者手足厥冷而痛麻不堪，当辨为厥证；此证既非阳虚之寒厥，又非阳盛之热厥，从其脉弦可知属阳郁无疑，与《伤寒论》第318条相似，当辨为少阴病阳郁致厥证。

病因病机分析：患者手足厥冷，曾服附子、干姜等回阳救逆之药无效，可排除寒厥所致；阳郁于里，不达四肢，故为厥；迫阴外渗则汗出，阳郁愈甚则手足厥逆愈深而汗出亦愈多，反之，手足汗出亦必然相应减少；阳气内郁，枢机不利，故见脉弦而任按。其病机为少阴阳气内郁，不达四末。

治法与方药分析：病属阳郁致厥。治当舒畅气机，透达郁阳。方用四逆散。方中柴胡解郁行气，和畅气机，透达郁阳；枳实行气散结；芍药和血养阴，缓急止痛；甘草缓急和中。诸药合用，使气机调畅，郁阳得伸而四逆可除。

【参考病案】颜某，男孩，1岁余。1956年9月间，突然高热、呕吐、泄泻，经县人民医院做急性胃肠炎治疗3日，呕泻均止，转而心烦扰乱，口渴索饮，四肢厥冷，其母抱往我院陈医处诊治，陈医以吐泻后四肢逆冷，为阴寒内盛，拟桂附理中汤，因病势较急，就商于余。余视之，手足虽厥冷如冰，扪其胸部跳动急促，肤热灼手，触其腹部亦如炕。余曰：初病即手足逆冷，可辨证用桂附理中汤；此发病3日之后，虽手足逆冷，桂附理中汤不可轻试，况患儿舌深绛，溲短赤涩，大便不滑泄，粪成黑黄色，又带有窘迫，时索冷饮，烦扰不宁，是为阳邪厥逆也，宜四逆散。陈医惑其手足冰冷，疑四逆散不能胜任，适彭医至，复邀参看此证，彭医亦赞同四逆散，非急服不可，遂投以此药。服尽1剂，夜半手足阳回，心亦不烦，尚能安睡，继以原药2剂而得病愈。湖南中医药研究所.湖南省老中医医案选［M］.长沙：湖南科学技术出版社，1980.

桔梗汤

【原文】少阴病，二三日，咽痛者，可与甘草汤，不差，与桔梗汤。（311）

咳而胸满，振寒脉数，咽干不渴，时出浊唾腥臭，久久吐脓如米粥者，为肺痈，桔梗汤主之。（《金匮要略·肺痿肺痈咳嗽上气病脉证并治第七》）

桔梗汤方 桔梗一两 甘草二两

上二味，以水三升，煮取一升，分温再服，则吐脓血也。

【病机】少阴客热，循经上扰。

【应用指征】咽部轻度红肿疼痛，一般不伴全身症状。

【临床应用】本方是治疗风热咽痛的基础方，如常用于治疗急性扁桃体炎、扁桃体周围炎、急性咽炎、急性喉炎、急性会厌炎等，亦用于口舌生疮、肺痈肺痿之痰涎多、舌猝肿大、疖疮等；还有报道治疗小儿遗尿、溃疡病、红茴香中毒、蟾蜍胆中毒、木薯中毒、毒蕈中毒等病证，辨证属于风热郁肺者。

【典型病案】徐某，女，20岁，1989年4月18日初诊。患慢性咽炎，咽部不适，疼痛且干，服抗生素及含漱药，效果不显。现咽部红肿，脉沉略数，苔薄白。病属邪热咽痛证。治当清热解毒，开肺利咽。方用桔梗汤加味。处方：生甘草、炙甘草各3g，桔梗15g，金银花15g，板蓝根10g。水煎温服。进药6剂，诸症锐减。上方加麦冬10g，去板蓝根。再服药6剂，基本痊愈。嗣后以生甘草5g，桔梗5g，金银花5g，沸水浸渍，代茶频服，未见复发。聂惠民.伤寒论与临证［M］.广州：广东科技出版社，1993.

【辨证思路解析】

病证辨析：本案患者咽部疼痛，与《伤寒论》第311条相似，当辨为咽痛证。此外，患者出现咽部红肿、脉沉略数等实热咽痛的表现，当辨为邪热客咽之咽痛证，而与阴虚内热，虚热上扰所致的红肿不甚、咽部干涩疼痛而轻微，伴口干咽燥不同，亦与阳虚阴盛亡阳之咽痛不红不肿者有异。

病因病机分析：患者咽部红肿疼痛且干，乃邪热客于咽喉所致；服抗生素及含漱药，效果不显，说明单用清热解毒之品效果不佳，乃肺气不宣而客热不解之故。病机属于肺气不宣，邪热客咽。

治法与方药分析：病属邪热咽痛证。治当清热解毒，开肺利咽。方用桔梗汤加味。方中桔梗辛开苦泄，宣肺散结，利咽止痛；生甘草、金银花、板蓝根凉而泻火，清热解毒消痈肿而利咽喉；炙甘草调和诸药。

【参考病案】林某，患咳嗽，胸中隐隐作痛，经过中西医调治，均不见效。后延余往诊，见其咳痰盈盆，滑如米粥，腥臭难闻，按其右寸脉象滑数，舌苔微绛，查其所服中药，大约清痰降火，大同小异而已。余再三考虑，药尚对症，何以并不见效？必系用量太轻。余照《金匮》甘桔汤加味施以重剂。甘草 120g，桔梗 60g，法半夏 18g，白及粉 15g，蜜紫菀 9g。是日下午服药 1 剂，至夜半已觉胸中痛减，嗽稀痰少。次日早晨复诊，患者自谓病已减轻大半，余复按其两寸脉微数，舌中部微现白苔。患者曰：我服药多次，未见药量如是之多，见效亦未得如是之效，请问其故？余谓前医轻描淡写，药品驳杂，故难以见效。予以甘桔汤分量减半，白及粉 9g，法半夏、紫菀仍旧，连服二三剂而愈。林竹均．肺痈治验［J］．福建中医药，1958（9）：28.

第七章 厥阴病

厥阴病是伤寒六经病的最后阶段。厥者，极也，尽也。厥阴有“阴极阳衰”“阴尽阳生”的含义。《素问·至真要大论》说：“厥阴何也？岐伯曰：两阴交尽也。”因此，病至厥阴既有阴极阳衰、阴阳离决的危重证候，又有阴尽阳生、阴证转阳的机转。

厥阴指足厥阴肝经、手厥阴心包经及其所络属的脏腑而言。足厥阴之脉起于足大趾，沿下肢内侧中线上行，环阴器，抵小腹，夹胃属肝络胆，上贯膈，布胁肋，上行连目系，出额与督脉会于颠顶。手厥阴之脉起于胸中，出属心包络，下膈历络三焦。其支者，循胸出胁上抵腋下，循上臂内侧中间入肘中，下前臂行两筋之间入掌中，至中指出其端。肝主藏血，寄相火，主疏泄，性喜条达而恶抑郁，与胆为表里，对脾胃的受纳、运化和气机的升降起重要作用。手厥阴心包为心之外卫，代心用事。心包之火以三焦为通路而达于下焦，使肾水温暖以养肝木。

在生理情况下，肝胆疏泄条达，一身气机和畅，肝火不亢，肾水不寒，胆木生发之机充盛，以维持人体各部分组织器官正常的功能活动。若病入厥阴，则肝失条达，气机不利，阴阳失调。由于厥阴为六经中最后一经，具有阴尽阳生，极而复返的特性，故厥阴为病，在阴寒盛极之时，每有阳气来复之机，其病往往是阴中有阳。正如《诸病源候论》所云：“阴阳各趋其极，阳并于上则上热，阴并于下则下冷。”因此，厥阴病的特征，以上热下寒、寒热错杂为主。

厥阴病的形成，一般有 3 种途径：其一，三阳误治或失治，邪气内陷。其中以少阳之邪最易陷入厥阴，以少阳与厥阴相表里故也，此属表里经传。其二，太阴、少阴病不愈，致使邪气进一步内传厥阴，此属循经相传。其三，本经发病，多因先天禀赋不足，脏气虚弱，以致邪气直犯厥阴，此即外邪直中。根据临床观察，3 种情况以前两种较为多见。

厥阴病的治法，因证而异，一般遵循“寒者温之，热者清之”的原则。上热下寒证，宜清上温下。厥阴寒证，有温经散寒养血之法；热证有凉肝解毒之法等。但厥阴病比较复杂，临证之时，还应根据具体病情，结合患者素体情况，“随证治之”。

厥阴病的预后及转归，主要有以下几个方面：厥阴阳复，可出转少阳；厥阴邪微正复，可有向愈之机；厥阴阳复太过，可发生痈脓、便血或喉痹；若阳亡阴竭者，则预后不良。

乌梅丸

【原文】伤寒脉微而厥，至七八日肤冷，其人躁无暂安时者，此为脏厥，非蛔厥也。蛔厥者，其人当吐蛔。今病者静，而复时烦者，此为脏寒，蛔上入其膈，故烦，须臾复止，得食而呕，又烦者，蛔闻食臭出，其人常自吐蛔。蛔厥者，乌梅丸主之。又主久利。（338）

蛔厥者，当吐蛔，令病者静而复时烦，此为脏寒，蛔上入其膈，故烦，须臾复止，得食而呕，又烦者，蛔闻食臭出，其人常自吐蛔。（《金匮要略·趺蹶手指臂肿转筋阴狐疝蛔虫病脉证治第十九》）

蛔厥者，乌梅丸主之。（《金匮要略·趺蹶手指臂肿转筋阴狐疝蛔虫病脉证治第十九》）

乌梅丸方 乌梅三百枚 细辛六两 干姜十两 黄连十六两 当归四两 附子六两（炮，去皮） 蜀椒四两（出汗） 桂枝六两（去皮） 人参六两 黄柏六两

上十味，异捣筛，合治之，以苦酒渍乌梅一宿，去核，蒸之五斗米下，饭熟捣成泥，和药令相得，内臼中，与蜜杵二千下，丸如梧桐子大，先食饮服十丸，日三服，稍加至二十丸。禁生冷、滑物、臭食等。

【病机】上热下寒，蛔虫内扰。

【应用指征】时静时烦，呕吐，腹痛，时作时止，与进食有关，痛剧时手足厥冷，有呕吐蛔虫病史。

【临床应用】①原治蛔厥证。症见腹痛时作、手足厥冷、烦闷呕吐、时发时止、得食即呕、常自吐蛔。亦治久泻、久痢。②现代临床多将本方用于胆道蛔虫症、蛔虫性肠梗阻、炎症性肠病、肠易激综合征、急性细菌性痢疾、过敏性腹泻、十二指肠球部溃疡、慢性萎缩性胃炎、崩漏带下、痛经、月经不调，以及慢性角膜炎、角膜溃疡等，属于寒热错杂，病变部位与肝经循行部位有关者。

【典型病案】刘某，女，50岁，1983年3月18日入院。患者曾有蛔厥吐蛔史，每因多食油腻之物则突发右上腹部疼痛。此次发病，因食奶油夹心饼干后10余分钟突发右上腹部剧烈疼痛，门诊以胆囊炎、胆石症收住院。自述右胁下及胃脘部疼痛难忍，其痛剧时如顶如钻，且痛往右肩背部放散，伴恶心呕吐，痛剧时腹部拒按，痛缓时触诊腹部平软。入院后经禁食、电针、阿托品、654-2、普鲁本辛、杜冷丁等解痉镇痛法治疗48小时，疼痛仍昼夜不减，痛作更剧频。查白血球（血白细胞）总数6300，中性74%，血淀粉酶153单位，尿淀粉酶384单位，B型超声示肝胆未见异常图像，故胆石、胰腺炎之诊断可除外。痛发剧烈时诊脉乍大乍小，手足冷，冷汗出，舌质淡，黄薄润苔，诊为蛔厥（胆道蛔虫病）。治当安蛔止痛。方用乌梅丸加减。鉴于方便使用，将原丸剂改为汤剂。处方：乌梅15g，桂枝10g，细辛5g，炒川椒5g，黄连10g，黄柏10g，干姜10g，党参12g，当归10g，制附片12g（先煎1小时），川楝12g，槟榔片12g，使君肉9g。急煎，日2剂，分4次温服。陈明．伤寒名医验案精选［M］．北京：学苑出

版社，1998.

【辨证思路解析】

病证辨析：本案患者进食后右胁下及胃脘部疼痛难忍，其痛剧时如顶如钻，且痛往右肩背部放散，伴恶心呕吐，痛剧时腹部拒按，痛缓时触诊腹部平软，同时又出现脉乍大乍小、手足冷、冷汗出等一派厥证之象，与《伤寒论》第338条颇为相似，当诊断为蛔厥证。除此之外，本证与少阴寒厥均有四肢厥逆、呕吐、腹痛等症，二者区别：蛔厥证的厥逆多见于剧痛之时，痛减或痛止时消失，腹痛拒按，时作时止，时静时烦，进食后随即发生呕吐与腹痛，证属上热下寒，治以乌梅丸清上温下；少阴寒厥证手足厥逆，持续不减，腹痛喜温喜按，呕吐常与下利清谷、恶寒蜷卧、脉沉微等相伴见，证属阳虚阴盛，治以四逆汤回阳救逆。

病因病机分析：本案患者曾有蛔厥吐蛔史，其病乃蛔虫内扰所致。患者进食后，蛔虫因闻到食物气味，动而上窜，气机郁滞，故患者右胁下及胃脘部疼痛难忍，痛剧时如顶如钻，且痛往右肩背部放散；胃气上逆，故见呕吐；若蛔虫内伏不扰，气机疏通，则腹痛、呕吐等症可随之消失或缓解；蛔虫内扰，气机逆乱，阴阳气不相顺接，故见脉乍大乍小，四肢厥冷伴冷汗出。病机为蛔虫内扰。

治法与方药分析：病属蛔厥证。治当安蛔止痛。方用乌梅丸加减。鉴于方便使用，故将原丸剂改为汤剂。方中乌梅为安蛔止痛之主药。附子、干姜、细辛、川椒、桂枝，取其辛以伏蛔；黄连、黄柏，取其苦以驱蛔；党参、当归补气养血；川楝子、槟榔、使君子增强杀蛔之效。本方酸苦辛甘并投，寒温攻补兼用，以其酸以安蛔，以其苦以下蛔，以其辛以伏蛔，为安蛔止痛之良方。

【参考病案】王某，男，47岁。慢性腹泻已3年，常有黏液便，大便日3～5次，常有不消化之物。大便化验有少量白细胞；于某医院乙状结肠镜检查为肠黏膜充血、肥厚；钡餐检查有慢性胃炎。近年来腹泻加重，纳呆，腹胀，体重下降10余斤。半年来，心悸渐加重，伴有疲乏无力，查心电图为频发性室性早搏，有时呈二联、三联律，服西药及中药活血化瘀之剂未效。脉沉细而结，舌尖边略红，苔灰。证属久利，肠胃失调，厥气上逆，心包受扰。治宜酸以收之，辛以温之，苦以坚之。拟乌梅汤加味。乌梅3枚，花椒4.5g，黄连6g，干姜4.5g，黄柏6g，细辛3g，党参9g，当归6g，桂枝6g，制附片6g，炙远志4.5g。服5剂药后，食欲大振，大便次数减少，黏液消失，心悸减轻，睡眠亦见好转。又服7剂，大便已成形，每日1次。复查心电图亦转正常。随访2年余，未再犯病。陈明．伤寒名医验案精选［M］．北京：学苑出版社，1998.

干姜黄芩黄连人参汤

【原文】伤寒本自寒下，医复吐下之，寒格更逆吐下，若食入口即吐，干姜黄芩黄连人参汤主之。（359）

干姜黄芩黄连人参汤方 干姜 黄芩 黄连 人参各三两

上四味，以水六升，煮取二升，去滓，分温再服。

【病机】胃热脾寒，寒热相格。

【应用指征】食入口即吐，下利便溏。

【临床应用】①原治胃热脾寒，寒热相格证。②本方现代临床多用于消化性溃疡、功能性消化不良、肠易激综合征、痢疾等病证属于中虚夹热，寒热夹杂之证；亦有用于治疗尿毒症、慢性胃炎、肾炎、慢性细菌性痢疾、小儿秋季腹泻等病证，辨证属于上热下寒者。

【典型病案】林某，50岁。患胃病已久，近来感外邪，时常呕吐，胸间痞闷，一见食物便产生恶心感，有时勉强进食少许，有时食下即呕，口微燥，大便溏泄，一日两三次，脉虚数。病属上热下寒相格拒证。治当苦寒泄降，辛温通阳。方用干姜黄芩黄连人参汤。处方：横纹潞15g，北干姜9g，黄芩6g，黄连4.5g。水煎，煎后待稍凉时分4次服。服1剂后，呕恶、泄泻均愈。因病者中寒为本，上热为标，现标已愈，应扶其本。乃仿照《黄帝内经》"寒淫于内，治以甘热"之旨，嘱病者生姜、红枣各1斤，切碎和捣，于每日三餐蒸饭时，量取一酒盏置米上蒸熟，饭后服食。取生姜辛热散寒和胃气，大枣甘温健脾补中，置米上蒸熟，是取得谷气而养中土。服一疗程（即进两斤姜枣）后，胃病几瘥大半，食欲大振。后病又照法服用一疗程，胃病因而获愈。陈明．伤寒名医验案精选［M］．北京：学苑出版社，1998.

【辨证思路解析】

病证辨析：本案患者时常呕吐，当辨为呕吐病；此外，患者出现了口微燥、大便溏泄等一派上热下寒之象，且食下即呕之状，与《伤寒论》第359条"若食入口即吐，干姜黄芩黄连人参汤主之"相类似，故当辨为上热下寒相格拒之呕吐。此呕吐与朝食暮吐或暮食朝吐之胃寒呕吐有别。

病因病机分析：本案患者素体脾胃虚寒，又感外邪，外邪内陷，入里化热，邪热被下寒所格拒，形成寒格于下，拒热于上的"寒格"。呕吐甚则食下即吐、口微燥，乃上热胃气上逆所致；大便溏泄，一日两三次，乃下寒脾气下陷所致。其病机为胃热脾寒，寒热相格。

治法与方药分析：病属上热下寒相格拒证。治当苦寒泄降，辛温通阳。方用干姜黄芩黄连人参汤。方中黄芩、黄连苦寒，清泄胃热；干姜辛温散寒开格；党参甘温补中益气，上热清则呕吐止，下寒除则下利止，中气复则升降有序而寒热相格之势得解。诸药合用，清上温下，调和脾胃，为仲景治疗寒热错杂，虚实互见，呕吐下利之基础方。

【参考病案】曾某，男，37岁，1982年4月诊。患者素有胃痛病史，曾经钡餐检查：胃小弯有蚕豆大小之溃疡面。近半年来疼痛较频繁。两天前因陪客畅饮白酒及食香燥物较多，2时许疼痛剧烈，旋即吐血，家人急延西医治疗，药用葡萄糖、止血剂等无效，即转诊于余。症见吐血量较多，色鲜红，伴少量血块，面色苍白，自汗，四肢欠温，呼吸微弱，舌红，脉沉细数，询之大便4日未解。脉证参合，此乃酒毒辛热之物损伤胃络，致阳明冲气上逆，出血不止，气随血脱之危候，亟宜止血救脱，攻下降冲法，即嘱用童便一盅顿服，方投干姜黄芩黄连人参汤加味。红力参20g（另浓煎服），黄芩、黄连各9g，干姜炭4g，大黄12g（后下）。水煎服2次，大便得通（黑色结便量多），血渐止，肢温汗收。仍守前方去大黄 1 剂，服后血止脉静气和而安。继拟调中护创之剂以资巩固，调理半载，经复查溃疡面愈合。陈明．伤寒名医验案精选［M］．北京：学苑出版社，1998.

麻黄升麻汤

【原文】伤寒六七日，大下后，寸脉沉而迟，手足厥逆，下部脉不至，咽喉不利，唾脓血，泄利不止者，为难治，麻黄升麻汤主之。（357）

麻黄升麻汤方　麻黄二两半（去节）　升麻一两一分　当归一两一分　知母十八铢　黄芩十八铢　葳蕤十八铢（一作菖蒲）　芍药六铢　天门冬六铢（去心）　桂枝六铢（去皮）　茯苓六铢　甘草六铢（炙）　石膏六铢（碎，绵裹）　白术六铢　干姜六铢

上十四味，以水一斗，先煮麻黄一两沸，去上沫，内诸药，煮取三升，去滓，分温三服。相去如炊三斗米顷令尽，汗出愈。

【病机】阳气内郁，肺热脾寒。

【应用指征】咽喉不利，唾脓血，泄利不止，手足厥逆，寸脉沉迟，下部脉不至。

【临床应用】①原治阳气内郁，肺热脾寒证。②本方多适用于肺系及肠胃病证，如肺结核、自发性气胸、结核性胸膜炎、慢性喘息性支气管炎、老年性口腔炎、无菌性肠炎、慢性非特异性溃疡性结肠炎、自主神经功能紊乱、结核性腹膜炎及银屑病等，辨证属于阳气内郁，寒热错杂者。

【典型病案】李梦如子，曾二次患喉痰，一次患溏泄，治之愈。今复患寒热病，历 10 余日不退，邀余诊。切脉未竟，已下利 2 次，头痛、腹痛、骨节痛，喉头尽白而腐，吐脓样痰夹血，六脉浮，中两按皆无，重按亦微缓，不能辨其至数，口渴需水，小便少，四肢厥冷，两足少阴脉似有似无。诊毕无法立方，且不明其理。连拟排脓汤、黄连阿胶汤、苦酒汤皆不惬意，复拟干姜黄芩黄连人参汤，终觉未妥。又改拟小柴胡汤加减，以求稳妥。继因雨阻，寓李宅附近，然沉思不得寐，复讯李父：病人曾出汗几次？曰：始终无汗。曾服下剂否？曰：曾服泻盐 3 次，而至水泻频作，脉忽变阴。病属上热下寒，正虚内郁证。治当发越阳气，清肺温脾。方用麻黄升麻汤。处方：麻黄 9g，升麻 6g，当归 6g，知母 9g，黄芩 9g，葳蕤 9g，芍药 6g，天门冬 6g，桂枝 6g，茯苓 6g，甘草 6g，石膏 20g，白术 6g，干姜 6g。明日即可照服此方。李终疑有败征，恐不胜麻、桂之温，欲加丽参。余曰：脉沉弱肢冷是阳郁，非阳虚也，加参转虑掣消炎解毒之肘，不如勿加，经方以不加减为贵也。后果愈。成都中医药大学．伤寒论释义［M］．上海：上海人民出版社，1978.

【辨证思路解析】

病证辨析：本案患者感受外邪，且用下法，出现了喉头尽白而腐、吐脓样痰夹血、水泻频作、四肢厥冷，与《伤寒论》第 357 条颇为相似，当辨为上热下寒，正虚阳郁证。本证与乌梅丸证、干姜黄芩黄连人参汤证虽均为上热下寒证，但本证以邪陷阳郁为主，上热是肺热，下寒是脾寒；乌梅丸证的上热是肝胃有热，下寒是脾肠有寒；干姜黄

芩黄连人参汤证的上热是胃热，下寒是脾寒，而且后两者都没有阳气内郁的病机。

病因病机分析：患者脉弱易动，素有喉疾，是下虚上热体质。新患太阳伤寒而误下之，表邪不退，外热内陷，触动喉病旧疾，故喉间白腐，脓血交并。脾弱湿重之体，复因大下而成水泻，水走大肠，故小便不利；上焦热盛，故口渴；表邪未退，故寒热头痛、骨节痛各症仍在；邪陷于里，阳郁不伸，故四肢厥冷；大下之后，气血奔集于里，故阳脉沉弱；水液趋于下部，故阴脉亦闭歇。病机为阳气内郁，肺热脾寒。

治法与方药分析：病属上热下寒，正虚内郁证。治当发越阳气，清肺温脾。方用麻黄升麻汤。方中麻黄、升麻发越郁阳为君，使郁阳得伸，邪能外达；知母、黄芩、石膏、葳蕤、天冬滋阴清热，以除上热；桂枝、白术、干姜、茯苓、甘草温阳健脾以除下寒；当归、芍药养血和阴。诸药合用，即温、清、补、散于一体，共奏发越郁阳、清上温下、滋阴和阳之功。

【参考病案】治一妇人，年二十余，腊月中旬，患咳嗽，挨过半月，病热少减。正月五日，复咳倍前，自汗体倦，咽喉干痛。至元宵，匆微恶寒发热，明日转为腹痛自利，手足逆冷，咽痛异常。又三日，则咳吐脓血。张诊其脉，轻取微数，寻之则仍不数，寸口似动而软，尺部略重则无，审其脉证，寒热难分，颇似仲景厥阴篇中麻黄升麻汤证。盖始本冬温，所伤原不为重，故咳至半月渐减，乃勉力支持发事，过于劳役，伤其脾肺之气，故复咳甚于前。至元宵夜忽憎寒发热，来日遂自利厥逆者，当是病中体虚，复感寒邪之故。热邪既伤于内，寒邪复加于外，寒闭热郁，不得外散，势必内夺而为自利，致邪传少阴厥阴，而为咽喉不利，吐脓血也。虽伤寒大下后，与伤热后自利不同，而寒热错杂则一，遂与麻黄升麻汤。一剂，肢体微汗，手足温暖，自利即止。明日诊之，脉象和。嗣后与异功生脉散合服，数剂而安。处方：麻黄 6g，升麻、当归、知母、黄芩、玉竹、生石膏各 3g，白芍、天冬、桂枝、茯苓、白术、干姜各 1.5g，甘草 1g。熊寥笙．伤寒名案选新注［M］．成都：四川人民出版社，1981.

当归四逆汤

【原文】手足厥寒，脉细欲绝者，当归四逆汤主之。（351）

当归四逆汤方　当归三两　桂枝三两（去皮）　芍药三两　细辛三两　甘草二两（炙）　通草二两　大枣二十五枚（擘，一法十二枚）

上七味，以水八升，煮取三升，去滓，温服一升，日三服。

【病机】血虚寒凝，血脉不畅。

【应用指征】手足厥寒，脉细欲绝，或见四肢关节疼痛，身痛腰痛，或见经期延期、量少色暗、痛经等。

【临床应用】①原治血虚寒厥证。②现代临床本方广泛应用于内、外、妇、皮肤、骨伤等科疾病，包括血栓闭塞性脉管炎、雷诺病、坐骨神经痛、肩关节周围炎、颈椎病、腰椎间盘突出症、骨折后期肢端肿胀、冠心病、风湿性心脏病、心肌梗死、偏头痛、风湿性关节炎、小儿麻痹症、血管神经性水肿、末梢神经炎、前列腺肥大、痛经、闭经及多形性红斑、硬皮病、冻疮、皮肤皲裂等，辨证属于寒凝肝脉，血虚肝寒者。

【典型病案】钱某，男，38岁，1961年12月20日就诊。自述1960年冬发病，就诊时面部青紫斑斑，鼻尖、耳轮几乎呈青黑色，两手青紫及腕际，指尖更甚，有麻冷感，拇指亦紫，体温35℃，遇火烤则转红，脉象细微。束臂试验阴性。血小板计数正常。病属血虚寒凝致厥逆证。治当养血通脉，温经散寒。方用当归四逆汤加减。处方：桂枝9g，当归9g，赤芍6g，细辛2.4g，木通6g，吴茱萸6g，艾叶4.5g，桃仁9g，红花3g，甘草2.4g，红枣5枚。服30余剂而愈，至1963年未复发。陈明．伤寒名医验案精选［M］．北京：学苑出版社，1998.

【辨证思路解析】

病证辨析：本案患者面部青紫、鼻尖及耳轮青黑、两手青紫麻冷，当诊断为雷诺病；且该患者两手指尖麻冷、脉细微之症状，与《伤寒论》第351条颇为相似，当诊断为血虚寒凝致厥逆证，与通脉四逆汤证之脉微欲绝、下利清谷、身反不恶寒或发热有别。

病因病机分析：本案据其脉证，为寒伤厥阴，血脉凝滞，营卫失运，真阳、气血不能温阳四末所致。寒凝经脉，血脉瘀滞，见面部、两手青紫；少阴阳衰，阴寒内盛，寒凝经脉，气血运行不畅，四末失于温阳，见两手指尖有麻冷感；脉象细微，乃血虚与阳虚之表现。病机是血虚寒凝，血脉不畅。

治法与方药分析：病属血虚寒凝致厥逆证。治当养血通脉，温经散寒。方用当归四逆汤加减。方中当归补肝养血以行血，配以赤芍益营养血，艾叶、吴茱萸、桂枝、细辛温经散寒以通阳，桃仁、红花、木通入血分而通行血脉；甘草、大枣补中益气以生血。诸药合用，共起养血通脉、温经散寒之效。

【参考病案】刘某，女，18岁，学生，1995年12月8日诊。自13岁初潮于今，每次月经来临时均小腹疼痛，历2～4天。刻诊：小腹疼痛，喜温怕冷，手足不温，时有头晕目眩、面色不荣，舌淡，苔白，脉沉。又问其月经状况，经量少而色深红，经期延后。辨证属寒凝血虚。治当温经散寒，养血活血。处方以当归四逆汤加味。当归12g，桂枝9g，白芍9g，细辛6g，通草6g，大枣25枚，乌药10g，小茴香10g，甘草6g。5剂，每日1剂，水煎，分早中晚服。药用1剂，疼痛缓解，继服2剂，手足转温。5剂服完，一切正常，追访1年，未再痛经。王附，石昕昕．仲景方临床应用指导［M］．北京：人民卫生出版社，2001.

当归四逆加吴茱萸生姜汤

【原文】若其人内有久寒者，宜当归四逆加吴茱萸生姜汤。（352）

当归四逆加吴茱萸生姜汤方 当归三两 芍药三两 甘草二两（炙） 通草二两 桂枝三两（去皮） 细辛三两 生姜半斤（切） 吴茱萸二升 大枣二十五枚（擘）

上九味，以水六升，清酒六升和，煮取五升，去滓，温分五服。一方酒、水各四升。

【病机】血虚寒凝，兼肝胃沉寒。

【应用指征】在当归四逆汤证的基础上，兼有脘腹冷痛、呕吐涎沫、寒疝囊缩等肝胃沉寒证。

【临床应用】①原治血虚寒凝，兼肝胃沉寒证。②目前临床主要将本方应用于头痛、血栓闭塞性脉管炎、雷诺病、肢端动脉痉挛症、腰椎管狭窄、坐骨神经痛、心功能不全、胃及十二指肠溃疡、慢性胃炎、硬皮病、类风湿关节炎、疝气、痛经、月经不调、冻疮、阳痿、阴缩等，辨证属于血虚而肝胃寒凝者。

【典型病案】万某，女，22岁，学生。患者经来腹痛已有5年之久，曾服温经汤及调经诸药，收效甚微，乃请余诊治。自述平时身冷，恶寒，四肢酸软无力，小腹常觉不温，月经愆期，白带多而清稀，每逢经期，小腹剧痛，痛时手足冰冷，口不渴，时吐清涎，小便量多。查其舌质淡暗、苔薄，脉沉迟细弱。病属厥阴虚寒之痛经。治当养血温经，暖肝温胃。方用当归四逆加吴茱萸生姜汤加减。处方：当归15g，桂枝12g，白芍15g（酒炒），细辛6g，大枣18g，木通9g，炙甘草6g，官桂6g，乌药9g，艾叶6g（炒），吴茱萸9g，生姜9g。

为什么本案患者温经汤不效？区别就在一味细辛。细辛能治厥阴，浊阴之上冲。而温经汤没有，温经汤只能温经，不能降浊阴之冲逆。温经汤的辨证方面，以温经为名，针对性更强。当归四逆汤的厥证，会有包括痛经。因此，厥证与经寒还是有区别的，是两不同的病。嘱在经前煎服本方3剂，下月经期前再服3剂。后6剂而愈。陈源生．当归四逆汤的临床运用［J］．新医药学杂志，1978（3）：7.

【辨证思路解析】

病证辨析：本案患者经来腹痛已有5年之久，当辨病为痛经；此外，见患者平时身冷、恶寒、四肢酸软无力、小腹常觉不温、月经愆期、白带多而清稀、口不渴、时吐清涎、小便量多等一派血虚沉寒痼结之象，与《伤寒论》第352条相似，当诊断为血虚沉寒痼结之痛经。此证与当归四逆汤证病情程度有所区别，当归四逆汤证血虚寒凝重在经脉，以手足厥寒等肢体症状为主；而本证除寒凝经脉外，还有陈寒痼冷，沉积脏腑，故临床见手足厥寒迁延多年、痛经、脘腹冷痛等症状。

病因病机分析：患者素体血虚，肝阳不足，阴寒侵袭，厥阴经寒，血脉凝滞，不通则痛，发为本病。女子以肝为先天，厥阴之脉绕阴器而抵少腹，厥阴虚寒，阳气不振，不通则痛，故每逢经期，小腹剧痛，痛时手足冰冷；胃中宿寒，故口不渴，时吐清涎；平时身冷，恶寒，四肢酸软无力，小腹常觉不温，月经愆期，白带多而清稀，皆为血虚内寒之象。病机是血虚寒凝，兼肝胃沉寒。

治法与方药分析：病属厥阴虚寒之痛经。治当养血温经，暖肝温胃。方用当归四逆加吴茱萸生姜汤加减。本方取当归四逆汤养血通脉，外散经脉之寒；加吴茱萸、生姜内温肝胃之寒，以除痼疾；桂枝、乌药、艾叶增强其散寒通经之效；原文更有白酒以增强温通血脉、温散内寒之力。既见身冷，又兼内有久寒，但方中不加附子、干姜，却用吴茱萸、生姜，此因厥阴为风木之脏，内寄相火，附子、干姜大辛大热，入肾而温肾中之阳，且易化燥伤阴，而吴茱萸、生姜宣泄苦降，直入厥阴，散寒而不燥伤阴液。

【参考病案】患者，女，38岁，住湖北省随县某镇，家庭妇女。1953年春月某日就诊。1年前开始发生月经错后，每次月经来潮皆愆期，或愆期数天，或愆期10余天，经色乌黑，半年后月经停止来潮。现月经停止半年，小腹部不温，四肢厥冷，苔薄白，脉沉涩细缓。乃肝寒脉凝，血行不通，导致月经停止，而病闭经。治宜养血通脉，温经散寒。拟当归四逆加吴茱萸生姜汤加味。当归12g，桂枝10g，白芍10g，红枣4枚，细辛6g，木通10g，炙甘草10g，吴茱萸10g，生姜10g。以上煎服，日2次。药服5剂病愈。李今庸．李今庸临床经验辑要［M］．北京：中国医药科技出版社，1998.

白头翁汤

【原文】热利下重者，白头翁汤主之。（371）

下利，欲饮水者，以有热故也，白头翁汤主之。（373）

白头翁汤方 白头翁二两 黄柏三两 黄连三两 秦皮三两

上四味，以水七升，煮取二升，去滓，温服一升。不愈，更服一升。

【病机】肝经湿热，下迫大肠。

【应用指征】下利便脓血，血色鲜艳，里急后重，肛门灼热，伴发热、口渴、舌红、苔黄等热象。

【临床应用】①原治热毒痢疾。②现在临床主要将本方用于细菌性痢疾、阿米巴痢疾、急性胃炎、肠炎、慢性结肠炎等胃肠道疾病。取本方清热燥湿之功，后世变通用以治疗泌尿系感染、盆腔炎、阴道炎、崩漏、阴痒、黄水疮、直肠癌等疾病；取本方凉肝解毒之功，还可用于急性结膜炎、病毒性结膜炎等眼科疾患。

【典型病案】姜某，男，17岁。入夏以来腹痛下利，一日六七次，后重努责，下利急而又排便不出，再三努责，仅排出少量红色黏液，口渴思饮，舌苔黄腻，六脉弦滑而数。病属厥阴热利。治当清热燥湿，凉肝止利，唐容川所谓"金木相沴，湿热相煎"也。方用白头翁汤加减。处方：白头翁12g，黄连9g，黄柏9g，秦皮9g，滑石15g，白芍12g，枳壳6g。服2剂，大便次数减少。又服2剂，红色黏液不见，病愈。陈明，刘燕华，李芳．刘渡舟临证验案精选［M］．北京：学苑出版社，1996.

【辨证思路解析】

病证辨析：本案患者腹痛下利，里急后重，同时大便有少量红色黏液，当诊断为痢疾病；口渴思饮、舌苔黄腻、六脉弦滑而数，又与《伤寒论》第371条、第373条颇为相似，当诊断为热性痢疾，而与脾肾阳虚，滑脱不禁所致的下利滑脱失禁、脓血颜色晦暗、无里急后重感、无臭秽之气、喜温喜按、口不渴有明显区别。

病因病机分析：本案由于肝经湿热内蕴，气机不畅，肠间阴络受伤而致。因为肝热下迫大肠，而下焦血分受伤，秽气郁滞于魄门，故见下利而里急后重。下重为湿热痢的关键证候，便脓血更是一个特征证候，因为厥阴肝主藏血，热迫血分，灼伤阴络腐化为脓，故下重而便脓血。因热必伤津，津伤而口渴欲饮水，故为常见症状。舌苔黄腻、六脉弦滑而数，皆湿热之象。其病机为肝经湿热，郁于下焦，阴络受伤。

治法与方药分析：病属厥阴热利，治当清热燥湿，凉肝止利，唐容川所谓"金木相诊、湿热相煎”也。方用白头翁汤加减。方中白头翁味苦性寒，善清肠热，疏肝凉血，是治疗热毒赤痢之要药；秦皮苦寒偏涩，清肝胆及大肠湿热，主热利下重，与白头翁配伍，清热解毒，凉肝止利，为治疗厥阴热利的主药；黄连、黄柏苦寒而味厚重，清热燥湿，坚阴厚肠；滑石增强清热利湿之效；白芍柔肝缓急；枳壳行气以消里急后重之感。诸药共奏清热燥湿、凉血止痢之功。

【参考病案】朱某，男，19岁。大便不规则已数年，偶有黏液血便，轻度腹痛，排便不畅。历年未经治疗，而时愈时发，自觉愈发愈重。去年暑令，大便纯黏液脓血，每日数次至数十次不等，发热，腹痛。延西医注射依米丁，内服喹碘方，治疗1周，未见进步。中途停药达月余，身体自觉日渐羸瘦，症状加剧，难以支持。症见发热，头昏，全身不适，颜面皖白，食欲减退，伴恶心，轻度腹痛，大便日夜20余次，里急后重，纯黏液脓血，量少。检查体温38.8℃，脉象濡数，舌苔腻浊，肝脾未触及，腹壁平坦柔软。两次大便镜检均找到阿米巴原虫，脓细胞（+++），红细胞（++++）。诊断为慢性阿米巴痢疾急性发作。治疗以白头翁汤加味。白头翁12g，北秦皮9g，川黄连2.4g，川黄柏3g，云茯苓12g，生白术9g，炒山楂9g，焦六曲9g，广木香2.4g，生白芍9g，广陈皮9g，炙甘草4.5g。另包苦参子30g（去壳），日服3次，每次服15粒。共服4剂，来所复诊，据述服1剂后，即见好转，2剂服完，痛去大半，4剂服完后，症状完全消失。复查大便两次均为阴性，继服苦参子30g，至今数月未发。施裕高．白头翁汤治愈慢性阿米巴痢疾急性发作的临床体会［J］．江苏中医，1958，23（7）：1.

第八章 霍乱病

霍乱是以突发呕吐下利为主要临床表现的病证。霍，有急骤、猝然之意；乱，即缭乱、变乱之意。因其发病突然，顷刻之间升降失序，吐泻交作，故名曰霍乱。

霍乱病多发于夏秋季节，其病因多由外感（寒、暑、湿、疫疠之邪），或内伤饮食，生冷不洁，伤及脾胃，使中焦升降失职，清浊相干，气机逆乱所引起。此正如《灵枢·五乱》所说："清气在阴，浊气在阳……清浊相干……乱于肠胃，则为霍乱。"

本章所讨论的霍乱病实际上包括了多种急性胃肠病证。后世根据临床表现不同，将霍乱分为湿霍乱和干霍乱两类，即上吐下泻、挥霍无度者，为湿霍乱；欲吐不吐、欲泻不泻、腹中绞痛、烦闷不安、短气汗出者，为干霍乱。本章所论当属湿霍乱。因为湿霍乱又有因寒、因暑之异，故有寒霍乱与热霍乱之分。寒霍乱者，因于寒湿；热霍乱者，因于邪热。本章所论当属湿霍乱中的寒霍乱。

因霍乱病的发生多与外邪有关，且常见头痛、发热、恶寒、身痛等症，与伤寒有相似之处，故仲景将本病证列于伤寒六经病之后，以兹鉴别。

本章所论的霍乱与西医学所说的由霍乱弧菌引起的霍乱概念不同，但对其也有一定的参考价值。

四逆加人参汤

【原文】恶寒脉微而复利，利止亡血也，四逆加人参汤主之。（385）

四逆加人参汤方 甘草二两（炙） 附子一枚（生，去皮，破八片） 干姜一两半 人参一两

上四味，以水三升，煮取一升二合，去滓，分温再服。

【病机】吐利过重，阳亡液脱。

【应用指征】频繁吐利后利止，恶寒而脉微。

【临床应用】本方及其加减方现代临床主要治疗循环系统疾病，如心肌缺血、冠心病及心衰、心源性休克等辨证属阳亡液脱者。

【典型病案】冯某，父子俱以搜取肥料为业。其父年已古稀，忽患下利清谷，请高姓医，诊治数日。高因负盛名，而熟读伤寒者也，俱大补大温之剂，附子理中，更重加归芪之类。乃服药以来，下利不少减，且四肢厥逆，无脉，予诊毕，断曰：症诚重笃，但必利止后，脉渐出，始有生理。即用四逆汤，日夜连服，次日下利止，而脉仍未出。即于原方加参续进。病属下利亡阳脱液证。治当回阳救逆，益气生津。方用四逆加人

参汤。处方：甘草6g，附子9g，人参6g，干姜9g。是日，颇能纳食。次日诊之，脉渐可循，生气还出也。复诊，据言昨夜不能成寐。盖由下后，心阴已虚，心肾未能相交。于是改用黄连阿胶汤，1剂即能熟睡。此症连用姜附，忽改芩连，所谓帆随风转也。由是调养数日，即告复原。陈明，张印生．伤寒名医验案精选［M］．北京：学苑出版社，1998.

【辨证思路解析】

病证辨析：本案患者出现四肢厥逆、无脉等症状，当诊断为厥证，究其原因为长期下利清谷，阳随气脱所致，与《伤寒论》第385条颇为相似，当诊断为下利亡阳脱液证，且与脾阳虚衰所致的下利有区别。

病因病机分析：本案患者年逾古稀而下利清谷，显系真阳虚衰，釜底无薪。前医给予理中加归芪之属治之不效，盖理中者，理中焦，此利在下焦，况当归尤多滑利之弊，故不效也。长期下利清谷，气随液脱，阳随气脱，不能温暖周身而蒸化水谷，故见四肢厥逆、无脉。更医从肾论治，以四逆汤补火生土，利遂止。但因四逆回阳功伟，而救液功逊，故脉不出。唯以四逆加人参汤回阳救逆，其脉始渐出。病机为阳亡液脱。

治法与方药分析：病属下利亡阳脱液证。治当回阳救逆，益气生津。方用四逆加人参汤。方用四逆汤回阳救逆，加人参益气固脱，生津滋液。张路玉云："亡血本不宜用姜附以损阴……此以利后恶寒不止，阳气下脱已甚，故用四逆以复阳为急也。其所以加人参者，不特护持津液，兼阳药得之，愈加得力耳。"

【参考病案】王某，男，3岁。病吐泻失治，半月间病转剧，吐如涌，泻如注，旋又抽搦，继则肢厥，神昏，气如悬丝，认为不治，弃于地，待气绝葬之。时吾师出诊经其门，邻人不忍而代，邀诊。见儿俯卧地上，脚厥如冰，关纹不见，以手掐人中不呻，又掐合谷亦不呻，呼吸若有若无，抚心有微热，重手按其腹，儿目忽启，神光莹晶，切足三部脉亦不显。病虽危，神光未散，尚存一线生机，师以艾火灸气海、关元、天枢、阳强及两足三里诸穴，并于儿脐满填食盐，切生姜薄片，戳细孔无数，置盐上，再放艾团烧之，以作急救处理。当处人参四逆汤。党参18g，生附子12g，干姜9g，炙甘草6g。急火浓煎，陆续灌下，尚能咽，两时内服完煎剂，无转变，接进2剂，约四时许，身肢转温，目能启视，不吐不泻，气虚不能言。师曰：病庆再生，已无顾虑，可接服黄芪理中汤3剂，调理即愈。此吾随诊经历其验。赵守真．治验回忆录［M］．北京：人民卫生出版社，1962.

理中丸（汤）

【原文】霍乱，头痛发热，身疼痛，热多欲饮水者，五苓散主之。寒多不用水者，理中丸主之。（386）

大病差后，喜唾，久不了了，胸上有寒，当以丸药温之，宜理中丸。（396）

胸痹心中痞，留气结在胸，胸满，胁下逆抢心，枳实薤白桂枝汤主之；人参汤亦主之。（《金匮要略·胸痹心痛短气病脉证治第九》）

理中丸方　人参三两　干姜三两　甘草三两（炙）　白术三两

上四味，捣筛，蜜和为丸，如鸡子黄许大。以沸汤数合，和一丸，研碎，温服之，日三四，夜二服。腹中未热，益至三四丸，然不及汤。汤法：以四物依两数切，用水八升，煮取三升，去滓，温服一升，日三服。若脐上筑者，肾气动也，去术，加桂四两；吐多者，去术，加生姜三两；下多者，还用术；悸者，加茯苓二两；渴欲得水者，加术，足前成四两半；腹中痛者，加人参，足前成四两半；寒者，加干姜，足前成四两半；腹满者，去术，加附子一枚。服汤后如食顷，饮热粥一升许，微自温，勿发揭衣被。

【病机】中焦阳虚，寒湿内阻，清气不升，浊气上逆。

【应用指征】吐利频繁，腹中冷痛，喜温喜按，不欲饮水，舌淡苔白，脉缓弱。

【临床应用】①原治霍乱脾胃虚寒证。②现代本方主要用于治疗消化系统疾病，如胃炎、消化性溃疡、慢性肠炎、溃疡性结肠炎、慢性腹泻、小儿腹泻等，辨证属中焦阳虚，寒湿内阻，清气不升，浊气上逆者。

【典型病案】王某，男，39岁，缝纫工，初诊于1949年2月11日。病者腹泻已逾1年，经常肠鸣，大便稀溏，日下八九次，食欲欠佳，完谷不化，曾经数十医诊治而少效。予诊时，患者面色惨白无华，精神疲乏，腹部稍胀而喜按，舌苔浮有一层黄色厚腻之苔，脉细迟。处方：人参9g，炒白术9g，黑干姜7.5g，炙甘草6g。连服6剂后，病情大有好转，继用前方6剂，药尽即瘥。谢俊明．袁文裴医案［J］．江西医药，1964，4（3）：149.

【辨证思路解析】

病证辨析：患者久泄、下利清谷，与《伤寒论》第386条中“霍乱”症状相同；且食欲不振，面色惨白无华，精神不佳，皆是中焦脾胃运化失职之象，便溏、腹部喜揉喜按也是虚寒之象。因本病的主症是泄泻，故诊断为脾虚泄泻，证属于脾胃虚寒。

病因病机分析：本案患者长期泄泻，久致脾胃阳虚，故见完谷不化；脾虚中寒，运化失职，脾不运则胃不纳，故见食欲欠佳；脾虚不运，寒湿下注，故有泄泻不止；脾虚气血生化无源，故见面色惨白无华；寒湿阻滞，气机不畅，故见腹胀满；脉细迟为脾虚气血不足之征。其病机是脾胃虚寒。

治法与方药分析：病属脾胃虚寒。治以温中健脾，补中益土。方用理中丸。方中干姜大辛大热，温脾暖胃，助阳祛寒，为君药。阳虚则兼气弱，气旺亦可助阳，故臣以甘温之人参，益气健脾，补虚助阳，君臣相配，温中健脾。脾为中土，喜燥恶湿，虚则湿浊易生，反困脾胃，故佐以甘温苦燥之白术，既健脾补虚以助阳，又燥湿运脾以助生化。甘草与诸药合用，既可与参、术配伍以益气健脾，补虚助阳，又可以调和诸药，是佐药而兼使药之用。

【参考病案】

1. 病案一：曾某，男，52岁。2016年12月29日因出血性中风后认知下降、四肢乏力伴发热1年余入院。患者2016年1～7月于外院住院，康复期间反复发热，最高体温达39℃，查结核杆菌、γ干扰素、结核杆菌、血沉、C反应蛋白等相关检查，未见阳性指标。入院后反复发热，体温波动在36.7～39℃，夜间热甚，以凌晨两点温度最高，清晨体温开始下降，下午体温逐渐恢复正常，住院期间常规予以抗感染、冰敷、补液等治疗，发热未见好转。前医认为本病病机为阴虚内热，治以养阴清热，先后予以白虎加人参汤、青蒿鳖甲汤加减等治疗，热势未见好转。

2017 年 1 月 7 日一诊，患者神清，精神差，身体粗壮，言语尚清晰，发热情况同入院时，纳眠一般，四肢乏力，下肢为重，且四肢冰冷，舌淡，苔白腻稍厚，脉沉弱。诊断为内伤发热，证属阳虚，治以温补中阳、行气燥湿化痰为法，方以附子理中丸加减。熟附子 15g，干姜 15g，茯苓 15g，白术 30g，炙甘草 5g，砂仁 20g，法半夏 10g。1 剂，当晚煎煮后即服。嘱值班医生停用冰敷，停补液。1 月 9 日二诊，1 月 7 日晚上体温由 39℃降至 37℃。1 月 8 日未予中药，体温在正常范围内波动。查患者苔白微腻但较前变薄，脉沉弱。热势已退，效不更方，继续予上述原方 3 剂。并嘱患者平时禁食生冷，以护中阳。1 月 12 日三诊，患者过去 3 天体温正常，未述明显不适，予出院继续康复治疗。随访 3 个月，未反复发热。陈光熙，李林鹏，蔡俊笙，等. 附子理中丸医案 2 则［J］. 新中医，2018，50（10）：241.

2. 病案二：何某，女，46 岁。月经过多 1 个月，在当地医院药物治疗不效，遂做刮宫术，仍不能控制阴道出血，故送来我院诊治。妇科再做诊刮治疗，同样未能取效。患者日渐头昏心悸、手脚震颤、体力不支而转中医门诊。诊时见患者面色苍白，畏寒肢冷，头冒虚汗，手脚抖擞，唇舌淡白，脉沉缓无力。此属冲任虚寒，脾不统血，即拟固本止崩汤加减 3 剂（即理中汤干姜易炮姜，加黄芪、当归、艾叶、益母草，增强益气调经止血之力）。患者服药 3 剂后，经血明显减少，其余诸症亦随之减轻。再服 4 剂，经血基本全止，改用归脾汤加减调理善后。王阶，张允岭，何庆勇，等. 经方名医实践录［M］. 北京：科学技术文献出版社，2009.

通脉四逆加猪胆汁汤

【原文】吐已下断，汗出而厥，四肢拘急不解，脉微欲绝者，通脉四逆加猪胆汤主之。（390）

通脉四逆加猪胆汁汤方 甘草二两（炙） 干姜三两 附子一枚（大者） 猪胆汁半合

上四味，以水三升，煮取一升二合，去滓，内猪胆汁，分温再服，其脉即来。无猪胆，以羊胆代之。

【病机】吐利过重，阳亡阴竭。

【应用指征】频繁吐利后，无物可吐且无物可下，伴见汗出而厥，四肢拘急，脉微欲绝。

【临床应用】①原治霍乱阳亡阴竭而烦愦躁扰证。所适之证多见于真性霍乱，在剧烈吐泻之后，不但阳气涣散，阴液亦告枯竭，可急投本方。本方尚可通治慢惊风。②现代将本方用于各种疾病处于病重、病危时，心衰严重，甚则脉微欲绝者。

【典型病案】周某，年届弱冠，大吐大泻之后，汗出如珠，厥冷转筋，干呕频频，面如土色，肌肉削弱，眼眶凹陷，气息奄奄，脉象将绝，此败象毕露。处方：炮附子

60g，川干姜150g，炙甘草18g。一边煎药，一边灌猪胆汁，幸胆汁纳入不久，干呕渐止，药水频投，徐徐入胃矣。

是晚再诊，手足略温，汗止，唯险证尚在。处方：炮附子60g，川干姜45g，炙甘草18g，高丽参9g。急煎继续投服，翌日巳时过后，其家人来说："昨晚服药后呻吟辗转，渴饮，请先生为之清热。"观其意嫌昨日用姜附太多也。讵至则见病人虽有烦躁，但能述出所苦，神志渐佳，诊其脉亦渐显露。凡此皆阳气复振机转，其人口渴、心烦不耐、腓肌硬痛等症出现，原系大吐大泻之后，阴液耗伤过甚，无以濡养脏腑肌肉所致。阴病见阳证者生，且云今早有小便一次，俱佳兆也。照上方加茯苓五钱，并以好酒用力擦其硬痛处，如是两剂而烦躁去，诸症悉减，再两剂而神清气爽，能起床矣；后用健运脾胃、阴阳两补法，佐以食物调养数日复原。许大彭．许子逊先生医案［J］．广东医学（祖国医学版），1963，10（2）：35.

【辨证思路解析】

病证辨析：患者出现剧烈呕吐、下泻，病位在于肠胃，此为寒霍乱。其病来势凶猛，吐利汗出，出现目陷肌削、亡阳失液、脉微欲绝之象。然本案之注意点应是四肢厥冷，脉已沉微，阴寒盛极，反见咽痛、口渴、面赤、烦躁格阳之象，当诊断为少阴阳亡阴竭证。

病因病机分析：患者剧烈吐泻，津液受损太甚，汗出亡阳，元阳大虚，阴阳气血不相顺接贯通，故厥冷；吐利过甚致水谷津液涸竭，故见目陷肌削；汗出而厥，是阳亡欲脱，既不能固表以止汗，又不能通达四末以温养，可见病势危笃；阴阳气血虚竭，筋脉失于濡养，故转筋；阴虚血脉不充，阳虚推动无力，故脉微欲绝。此证不仅阳亡，更有阴竭。

治法与方药分析：病属于阳亡阴竭而烦愦躁扰证。治当回阳救逆，益阴和阳。方用通脉四逆加猪胆汁汤。方中重用附子，倍用干姜，以大辛大热之药急驱内寒，破阴回阳，通达内外。猪胆汁苦寒性润，一则借其寒性引姜附之热药入阴，以免盛阴对辛热药物之格拒不受，取"甚者从之"之意；二则借其润燥滋阴之功，以补充吐下后伤阴之虚竭；三则制约姜附辛热伤阴而燥之弊。此即所谓益阴和阳之法。

【参考病案】王某，女，29岁，1985年5月16日诊。患者失音23天，加重6天。28天前因咽喉肿痛、吞咽碍食、发热（体温38.6℃）、头痛、干呕，自以鲜蒲公英60g，地龙2条（活者），水煎后兑入白糖25g搅化服。服2剂后，自觉发热、咽痛、干呕减轻，继服4剂，出现胸膈满闷，频吐清涎，腹中隐痛，语声低哑，发音不易听清，饮食、茶水皆不受纳而从口鼻呛出。视其扁桃体虽有2度肿大，但色淡不鲜，舌面笼罩一层薄白滑润苔，脉象沉细。综观脉证，其频吐清涎，胸闷，纳呆，舌质淡，苔白滑润，诸症当属寒邪郁遏，阳气不通，治当温通阳气，方用通脉四逆汤：乌附片10g，炒干姜10g，炙甘草6g，连须葱白3寸。水煎待温服，另用乌附片10g伴以白蜜入碗中搅匀，放锅内蒸透徐徐含咽其汁。服第1剂后，偶能发出一二句声音，胸闷减轻，饮食及茶水不再咳呛。第2剂服后，频吐清涎消失，语音清晰渐壮。3剂服完，说话声音恢复正常。唯觉胃纳呆滞，继用原方加白蔻仁6g、炒麦芽12g，以醒脾和胃。李德成．通脉四逆汤治"寒遏失音"［J］．北京中医药，1989，10（4）：35.

第九章 阴阳易差后劳复病

伤寒大病初愈，气血未复，正气尚虚，余邪未尽，应注意调养，预防疾病复发。若病后因房事导致发病者，称阴阳易；由于饮食起居失常，作劳伤正，导致疾病复发者，称差后劳复。其中因劳而发者，称劳复；因饮食调理不当而发者，称食复。

枳实栀子豉汤

【原文】大病差后，劳复者，枳实栀子汤主之。(393)

枳实栀子汤方 枳实三枚（炙） 栀子十四个（擘） 豉一升（绵裹）

上三味，以清浆水七升，空煮取四升，内枳实、栀子，煮取二升，下豉，更煮五六沸，去滓，温分再服，覆令微似汗。若有宿食者，内大黄如博棋子五六枚，服之愈。

【病机】余热复聚，气机痞塞。

【应用指征】发热，口渴，心中懊恼，心下痞塞，或胸脘胀满，食少纳呆，舌苔薄黄。

【临床应用】①原治大病新瘥劳复证。②现代临床本方用于治疗急慢性胃炎、慢性肝炎、慢性胰腺炎、肋间神经痛等。

【典型病案】许某，女，28岁，工人。曾患春温证，治疗近月余，病体才得恢复正常。初愈后，终觉腹空而索食，家人因遵循医师告诫，始终给容易消化之食物，后因想吃水饺，家人认为病愈近旬，脾胃恢复而与食。由于患者贪食不节，午后感觉胃脘膨闷，噫气不除，入夜心烦不寐，身现发热，体温38℃，头部眩晕，不思饮食，脉象浮大。处方：豆豉15g，生山药15g，枳实10g，生栀子10g，建曲10g，郁金6g，生姜3片，甘草3g。服药1剂后，热退而烦满大减。连服2剂，热退身凉，后以养阴清热和胃之剂，调理而愈。邢锡波．邢锡波医案集［M］．北京：中国中医药出版社，2012.

【辨证思路解析】

病证辨析：患者在春温瘥后，因饮食不节，而复发食复，与《伤寒论》第393条论述相似。因久病之后，阴气大虚，阳气浮越，稍有不适最易引起内外疾病的发作，故当诊断为食热壅滞证。

病因病机分析：大病初愈，正气虚损，余邪未尽，患者不慎饮食导致其病复发。余热壅于里，气机痞塞，则胃脘胀满；胃中空虚，邪气乘虚而入，加之热上扰胸膈，故出现心烦不寐；余热未清而出现发热；热邪影响于胃，胃气不和，故出现嗳气、不思饮食；脉象浮大是正气亏虚之故。病机是余热复聚，气机痞塞。

治法与方药分析：此证属于食热壅滞，气机痞塞。治以清热除烦，行气消痞。方用枳实栀子豉汤加减。方中枳实宽中行气，栀子清热除烦，豆豉宣透邪气。重用豆豉，增强宣透之力，使劳复之郁热得以透发宣散；枳实辛苦微寒，入脾胃经，辛开苦泄，宽中下气，消除心下痞满；原文辅以清浆水煮药，取其甘酸性凉善走，生津止渴，调中宣气，开胃化滞；方中山药补益脾气；郁金行脾胃之气；生姜和甘草配伍，补气和中。诸药相合，清热除烦，行气消痞，开胃调中。

【参考病案】陈某，女，52 岁，2018 年 12 月 15 日初诊。心烦失眠伴疲倦乏力 2 周。患者于 2 周前与丈夫争吵后出现心烦失眠，伴神疲体倦乏力。诊见心烦，急躁易怒，神疲体倦乏力，自觉全身潮热，手足心烦热，纳欠佳，寐差，不易入睡，睡后易醒，每天睡眠少于 4 小时，二便调。平素易焦虑抑郁，舌淡，苔薄白，脉细数。既往有高血压病 3 年，规律服用络活喜，每次 5mg，每日 1 次，血压控制情况可。西医诊断为高血压性失眠。中医诊断为不寐，辨证属土虚木乘，气血两虚。宜益气补血，健脾养心，宣透郁热。炙黄芪、炒栀子、淡豆豉各 15g，茯苓 30g，麸炒白术、当归、蜜远志、炒酸枣仁、龙眼肉、大枣、人参（生晒参片）各 10g，炙甘草 5g。7 剂，每日 1 剂，水煎，早、晚分服。原西药继服。

2018 年 12 月 23 日二诊，服药后患者心烦、疲倦乏力较前改善，纳可，睡眠好转，睡眠时间达到 5 小时左右，全身潮热、手足心热改善不明显，舌淡，苔薄白，脉弦细数，左关偏弱。原方去炙黄芪、炒酸枣仁，加首乌藤、白芍各 15g，黄芩、熟地黄各 10g，14 剂，煎服法同前。2019 年 1 月 8 日三诊，服药后患者睡眠恢复正常，每天睡眠时间达 6 ～ 8 小时。无心烦，无手足心热，精神佳，余无不适，舌淡红，苔薄白，脉细。患者无特殊不适，遂停中药汤剂。嘱患者合理饮食，适当运动，保持心情愉快。随访 3 个月血压控制良好，未再发心烦失眠。骆春花，杨海玉．栀子豉汤合归脾汤化裁治疗失眠医案 3 则［J］．新中医，2020，52（13）：3.

牡蛎泽泻散

【原文】大病差后，从腰以下有水气者，牡蛎泽泻散主之。（395）

牡蛎泽泻散方　牡蛎　泽泻　蜀漆　葶苈子　商陆根　海藻　栝楼根各等分

上七味，异捣，下筛为散，更于臼中治之。白饮和服方寸匕，日三服。小便利，止后服。

【病机】湿热壅滞，膀胱气化不利。

【应用指征】下肢水肿，或伴大腹肿满，小便不利，脉沉实。

【临床应用】①原治大病瘥后腰以下有水气病。②现代临床本方主要应用于心脏病下肢水肿、肝硬化腹水、多囊肾下肢水肿等疾病，其利水退肿的作用较十枣汤弱，但仍以攻邪为主，故对脾肾气虚、气化不利而水湿内留者，仍应慎用。

【典型病案】赵某，男，55 岁。患者周身肿胀，尤以腰以下为甚，小便短少不利，延绵半年，屡治不效。病初时，因咳嗽后出现肿胀，目睑肿如卧蚕，面色黧黑而亮，腹胀大，下肢肿，按之凹陷成坑，大便干，舌苔黄白相杂而腻，脉弦滑。处方：牡蛎12g，泽泻12g，花粉10g，海藻10g，杏仁10g，山蔻仁6g，苡米12g，厚朴10g，滑石12g，海金沙10g。服药1剂后，患者意欲大便，但所下不多，却突然遍身濈然汗出，顿觉周身轻松，如释重负。第2日肿胀开始消减，服3剂药后，其病竟霍然而愈。刘渡舟．经方临证指南［M］．天津：天津科学技术出版社，1993.

【辨证思路解析】

病证辨析：患者出现腰以下肿胀为甚的水肿，与《伤寒论》第395条论述近乎相同，当诊断为水气病的湿热壅滞证。但前医犯“实实”之戒，反用温补脾肾之法，使邪气较固。此证肺先受邪，治节无权而三焦不利，水道不得畅通，故而肿胀，若按“开鬼门”“洁净府”之法治疗，宣上以疏通水道则病当早愈。

病因病机分析：本病患者周身肿胀，腰以下为甚，小便短少不利，表明一身水气停滞；咳嗽后出现肿胀，则表明患者肺气不利而失治水之能；目睑肿如卧蚕，腹胀大，下肢肿，按之凹陷成坑，则表明患者一身水肿皆为大实之象，水邪盛但正亦不虚；舌苔黄白相杂而腻，脉弦滑，也是湿热壅滞之象；大便干则表明停滞之水气不得运化，而无津液充养大肠。病机是湿热壅滞，膀胱气化不利。

治法与方药分析：病属湿热壅滞，膀胱气化不利。治以攻逐水气，兼清余热。方用牡蛎泽泻散加减。牡蛎泽泻散原方中以牡蛎、海藻软坚，散结，行水；泽泻可泻膀胱之火而渗湿利水；蜀漆祛痰逐水；葶苈子泻肺行水；商陆苦寒，专于行水，治肿满，利二便；栝楼根生津止渴，与牡蛎相配，共奏软坚散结之功。加杏仁、豆蔻、薏苡仁利肺气，以行治节；加滑石、海金沙以增强利水之功；加厚朴以燥湿。

【参考病案】杨某，男，60岁，1999年11月29日初诊。1月前患者因咳嗽无力，身体日渐消瘦来我院就诊，经检查后确诊为肺癌，收住胸外科行手术治疗，术中顺利，刀口如期愈合后出院。出院2周，患者咳嗽加重，继则出现胸闷气短、呼吸困难，来我院复诊，拍X线胸片示左侧胸水；左上叶肺膨胀不全。由于患者术后时间短，不愿接受胸穿，故转入我科治疗。接诊时患者咳嗽气短、胸闷，午后身烦热，但体温不高，盗汗，舌质红，苔薄白，脉沉细。治拟攻逐水饮，下气平喘。牡蛎30g，葶苈子15g，泽泻10g，瓜蒌根10g，桑白皮12g，杏仁10g，陈皮12g，甘草6g。服药1周，胸闷、气喘咳嗽好转，余症如故，原方加生地黄10g，青蒿9g，鳖甲15g（先煎）。2周后患者午后身烦热、盗汗明显好转，胸闷、咳嗽气喘减半，纳食增加，可见药与病合，调方如下。牡蛎40g，葶苈子15g，桑白皮12g，泽泻15g，党参15g，茯苓20g，川芎12g，生地黄15g，鳖甲15g（先煎）。带药出院。服药2个月，患者诸症悉除，精神尚可，舌质稍红，苔薄白，脉沉细，X线胸透未见胸水。原方加知母12g，再服1个月后来诊，患者一般情况好，故停药观察。半年后病情仍稳定。苗新凤．牡蛎泽泻散临床运用举隅［J］．中医杂志，2004，45（7）：505.

竹叶石膏汤

【原文】伤寒解后，虚羸少气，气逆欲吐，竹叶石膏汤主之。（397）

竹叶石膏汤方　竹叶二把　石膏一斤　半夏半升（洗）　麦门冬一升（去心）　人参二两　甘草二两（炙）　粳米半升

上七味，以水一斗，煮取六升，去滓，内粳米，煮米熟，汤成去米，温服一升，日三服。

【病机】余热未尽，气津两伤。

【应用指征】身体虚弱消瘦，发热，短气，干呕，口渴，心烦失眠，舌红少苔，脉虚数。

【临床应用】①原治病后的伤寒、温病、暑病余热未尽，气津两伤证。②现代临床将本方广泛应用于急性感染性热病恢复期、无名低热、胆道术后呕吐、小儿夏季热、暑热、糖尿病等属于气阴不足，余热不尽或虚热上扰者。

【典型病案】患者，男，72岁，于2016年3月3日初诊。主诉失眠1个月。1个月前因发热2天伴呼吸费力3小时于当地医院住院治疗，诊断为肺部感染诱发急性左心衰，经抗感染、利尿、扩血管等治疗后患者好转出院。但自入院开始便出现入睡困难，夜间睡眠1～2小时，甚则彻夜不眠。其间多次口服中药治疗，曾先后服用酸枣仁汤、天王补心丹等治疗不寐之常用方剂，未有收效，苦不堪言。刻下乏力，口干，稍有咳嗽，少痰，纳食一般，二便尚调，舌暗红，苔黄燥，偏于舌根，脉细数。处方：黄连6g，姜半夏9g，竹茹12g，陈皮6g，茯苓15g，大枣3颗，肉桂3g（后下），首乌藤20g，竹叶9g，石膏20g（先煎），麦冬15g，党参15g，炙甘草6g，龙骨15g（先煎）。水煎服，日1剂，共5剂。5天后复诊，患者睡眠如常，口干亦除。1个月后电话随访未再复发。何璠．竹叶石膏汤治疗不寐验案1则［J］．江西中医药，2016，47（9）：1.

【辨证思路解析】

病证辨析：患者在肺部感染治愈后出现乏力、口干、少痰等症状，为气阴两伤所致，与《伤寒论》第397条所述相像，而患者出现失眠、苔燥、脉细数是阴伤之象，前医给予酸枣仁汤、天王补心丹均无效，可排除肝血虚、阴血虚，故应诊断为不寐的气阴两伤证。

病因病机分析：该患者不寐起于肺部感染也就是我们说的热病，虽经治疗后好转，但余热尚未清除，气津俱损，从而导致阴虚阳盛，阴阳失交，卫气夜不能入于阴，遂生不寐；津伤则口干，气损则乏力；气津耗伤，不能上承濡养咽喉，故口干；肺喜润而恶燥，津伤则肺失宣降之功，故咳嗽；舌暗红、苔黄燥为邪热津伤之象，且偏于舌根，表明外邪虽退，胃滞依然；脉细数亦为佐证，故其病机是气津两伤。

治法与方药分析：此证属于余热未尽，气津两伤。治以清热生津，益气和胃。方用竹叶石膏汤加减。鉴于患者亦有失眠，故加安神助眠之药。方中竹叶、石膏清热除烦；党参、麦冬益气生津；甘草补中益气养胃；半夏和胃降逆止呕。其中麦冬、半夏相伍，滋而不腻，燥而不伤其阴。诸药相合，既清其余热，又益其气阴，更有和胃降逆之功。黄连、肉桂交通心肾；龙骨、首乌藤、茯苓安神助眠；竹茹清热化痰；陈皮理气健脾。余热清除，气津得复，则诸症自除。

【参考病案】患者，女，55岁，于2005年5月13日入院。2002年前因口干渴喜饮，至医院诊查，空腹血糖14mmol/L，诊为糖尿病，未予治疗。1个月以来，患者易汗出，头汗出尤甚。现症见汗出，口渴不欲饮，口黏，纳佳，畏热，心烦，眼眶黑，下肢肌肉酸痛，大便调畅，无夜尿，舌淡紫，苔白微腻，脉滑。空腹血糖11.8mmol/L，餐后血糖23mmol/L。西医诊断：2型糖尿病，糖尿病肾病Ⅱ期，血脂异常，冠心病；中医诊断：消渴（胃热阴伤），汗证。给予西药治疗，降糖药物瑞格列奈（诺和龙）每次1mg，每日3次；调血脂药物辛伐他汀（舒降之）每次40mg，晚睡前服；扩张血管药物硝酸异山梨酯（消心痛）每次10mg，每日3次。同时给予中药治疗，拟清胃养阴法，方用竹叶石膏汤合增液汤加减。淡竹叶10g，生石膏30g，知母10g，麦冬30g，生薏苡仁15g，赤芍30g，竹茹10g，天花粉30g，桑叶15g，菊花15g，玄参30g，生地30g，怀牛膝10g，生甘草5g。服至2005年5月17日，汗出、口渴、畏热、心烦、下肢肌肉酸痛等症状均见好转，空腹血糖8.2mmol/L，餐后血糖10.6mmol/L，治疗既效，于次日出院守方治疗。1周后，除眼眶黑外，余症消失，嘱继续西药治疗。华传金，张志远，徐远．糖尿病汗证辨治经验［J］．北京中医，2007，26（1）：44.

第十章 痉湿暍病

《金匮要略·痉湿暍病脉证治第二》论述了痉、湿、暍病的病因病机、证候、治疗及预后。痉病的病位在筋脉，由外感风寒、体内津液不足、筋脉失养所致，以项背强急、口噤甚至角弓反张为特征。此处所论之痉病以外感风寒为主，与温病热盛津伤及内伤引起的痉病不同。湿病为感受外湿并兼风夹寒，侵犯肌表，流注关节所致，以发热身重、骨节疼烦为主症。暍即伤暑，以发热身重、汗出烦渴、少气脉虚为主症，与后世烈日下远行、猝然昏倒之中暑有所不同。三病均由外感诱发，起病多有太阳证，与伤寒相似，故合为一篇。

栝楼桂枝汤

【原文】太阳病，其证备，身体强，几几然，脉反沉迟，此为痉，栝楼桂枝汤主之。(《金匮要略·痉湿暍病脉证治第二》)

栝楼桂枝汤方　栝楼根二两　桂枝三两　芍药三两　甘草二两　生姜三两　大枣十二枚

上六味，以水九升，煮取三升，分温三服，取微汗。汗不出，食顷，啜热粥发之。

【病机】外感风寒，津液不足，筋脉失养。

【应用指征】身体强直，转侧不利，发热，汗出，脉沉迟。

【临床应用】①原治柔痉，若有项背转侧不利之症，可加葛根。②现代临床也可将本方用于治疗病程较长、属阴阳不足的小儿抽搐症。

【典型病案】丁某，男，半岁。1931年初夏，身热，汗出，口渴，目斜，项强，角弓反张，手足搐搦，指尖发冷，指纹浮紫，舌苔薄黄。处方：栝楼根6g，桂枝、白芍各3g，甘草2.4g，生姜2片，红枣2枚。水煎服3剂，各症减轻。改投当归、川贝、秦艽各3g，生地、白芍、栝楼根、忍冬藤各6g。水煎服，4剂而愈。赖良蒲.蒲园医案［M］.南昌：江西人民出版社，1965.

【辨证思路解析】

病证辨析：患者出现身热、汗出、项强、角弓反张、手足抽搐等症状，与《金匮要略》的“太阳病，其证备，身体强，几几然，脉反沉迟，此为痉，栝楼桂枝汤主之”论述十分相像，当诊断为柔痉；此外，患者出现汗出的太阳表证，应排除刚痉。

病因病机分析：患者外感风邪，卫阳奋起抗邪而出现发热；寒客肌表，营卫不固而汗出，此皆太阳中风表虚证的表现。外有风寒袭表，内有津液的不足，加之筋脉的失养，而出现目斜、项强、角弓反张、手足抽搐。而舌苔薄黄也是津液亏虚、欲将化热之象。因此，病机是伤湿兼风，袭入太阳卫分，津液化燥，筋脉失养。

治法与方药分析：此证属于伤湿兼风，津液化燥。治以解肌祛风，生津舒筋。方用栝楼桂枝汤。方中桂枝辛温，解肌祛风，温通卫阳，以散卫分之邪；白芍酸苦微寒，敛阴而和营。桂枝配白芍，一散一收，一开一阖，于发汗之中寓有敛汗之意，于和营之中又有调卫之功；生姜辛散止呕，佐桂枝发散风寒以解肌；大枣甘平补中，助白芍益阴而和营，桂芍相配，姜枣相得，顾及表里阴阳，和调卫气营血；炙甘草甘平，调和诸药，且配桂、姜辛甘化阳以助卫气；伍芍、枣酸甘化阴以滋营阴。本证除风邪在表，还有津液不足，故加栝楼根清热生津。诸药合用，共奏解肌祛风、生津舒筋之功。

【参考病案】患者，男，42 岁，2010 年 4 月初诊。主诉头痛两月余。两月前患者沐浴，不慎感受风寒，随现恶寒发热、头身疼痛等症，服抗感冒药后，他症痊愈，唯余头疼，后服用布洛芬、盐酸氟桂利嗪、镇脑宁胶囊等治疗，头疼未愈。诊见疼痛位于头顶两侧，循太阳经走向，呈阵发性掣痛，痛连颈项，皮肤拘紧不适，受寒更甚，舌淡红，苔薄白，脉浮紧。诊断：风寒头痛（太阳头痛）。治宜祛风散寒，舒筋止痛。方用栝楼桂枝汤加味：栝楼根 10g，桂枝 15g，白芍 15g，葛根 15g，羌活 10g，生甘草 6g，生姜 10g，大枣 6 个。3 剂，每日 1 剂，水煎服。服药后避风。4 月 9 日复诊，头痛明显减轻，脉象和缓，上方不变，继服 3 剂。3 日后患者来复，头痛痊愈。胡明华 . 栝楼桂枝汤治疗太阳经头痛 24 例［J］. 中医临床研究，2012，4（3）：1.

麻黄加术汤

【原文】湿家身烦疼，可与麻黄加术汤，发其汗为宜，慎不可以火攻之。（《金匮要略·痉湿暍病脉证治第二》）

麻黄加术汤方　麻黄三两（去节）　桂枝二两（去皮）　甘草一两（炙）　杏仁七十个（去皮尖）　白术四两

上五味，以水九升，先煮麻黄，减二升，去上沫，内诸药，煮取二升半，去滓，温取八合，覆取微似汗。

【病机】外感风寒，寒湿在表。

【应用指征】身烦疼，恶寒，发热，无汗，脉浮紧。

【临床应用】①原治风寒湿杂至且以湿邪偏胜的痹证。临床上可根据痹证风寒湿偏胜的不同进行灵活化裁。如湿重则以苍术易白术，酌加茯苓；风邪偏胜加防风；寒邪偏胜加细辛。②现代临床常用本方治疗各种关节炎、荨麻疹等。

【典型病案】黄君，年三十余，素因体肥多湿，现因受寒而发，医药杂投无效，改延余诊。其症手脚迟重，遍身酸痛，口中淡，不欲食，懒言语，终日危坐。诊脉右缓左紧，舌苔白腻。处方：带节麻黄 2.4g，桂枝 2.1g，光杏仁 4.5g，炙甘草 1.5g，苍术 3g。连投 2 剂，诸症悉平而愈。何廉臣 . 重印全国名医验案类编［M］. 上海：上海科学技术出版社，1959.

【辨证思路解析】

病证辨析：患者体质多湿，又出现遍身酸痛等症，与《金匮要略》“湿家身烦疼，可与麻黄加术汤，发其汗为宜，慎不可以火攻之”论述症状近乎相同，故当诊断为湿病的寒湿在表证。遵经方以表达之，使寒湿悉从微汗而解。

病因病机分析：患者素体肥胖多湿，本就属于湿性体质，又因感寒而发为本病。寒湿在表，阳为湿郁，故身烦疼；患者感受寒湿后，湿邪侵犯全身的肌肉关节，经脉运行不利，故遍身酸痛；湿邪性质重浊黏滞，故手脚迟重；湿邪困于脾胃，影响脾胃的运化功能，故口中淡，不欲饮食；脾胃气虚而导致懒言语；脉紧是感寒之象，苔白腻是湿盛之象。其病机是外感风寒，风湿在表。

治法与方药分析：病属于湿病的寒湿在表证。治以发汗解表，散寒除湿。方用麻黄加术汤。麻黄加术汤用麻黄汤祛风以发表，又以白术除湿而固里，且麻黄得白术，虽发汗而不致多汗，而术得麻黄可以并行表里之湿，即两味足以治病。况又有桂枝和营达卫，助麻黄以发表；杏仁疏肺降气，助白术以宣中，再加甘草协和表里，使行者行，守者守，并行不悖。

【参考病案】张某，女，46岁，2013年11月19日就诊。诉近1周以来，背腹部出现散在的苍白色风团，时隐时现，瘙痒，遇风、冷则加重，得暖则减，口不渴，舌淡、苔白，脉浮。李老师认为，此属风寒夹湿束表，乃风寒湿邪搏击于皮肤腠理之间，营卫之气不和所致。治宜发表散寒，祛风除湿。方用麻黄加术汤加减：麻黄4g，桂枝、白术、荆芥、防风、徐长卿、蝉蜕各6g，苦杏仁、苦参各8g，白鲜皮、地肤子、丹参各9g。每天1剂，水煎，加水400mL，煮取250mL，分3次服用。服药5剂后，诸症消失。程时杰，李雅琴.李雅琴运用经方治疗荨麻疹医案3则［J］.新中医，2020，52（21）：2.

麻黄杏仁薏苡甘草汤

【原文】病者一身尽疼，发热，日晡所剧者，名风湿。此病伤于汗出当风，或久伤取冷所致也，可与麻黄杏仁薏苡甘草汤。(《金匮要略·痉湿暍病脉证治第二》)

麻黄杏仁薏苡甘草汤方 麻黄半两（去节，汤泡） 甘草一两（炙） 薏苡仁半两 杏仁十个（去皮尖，炒）

上锉麻豆大，每服四钱匕，水盏半，煮八分，去滓，温服。有微汗，避风。

【病机】风湿在表，欲将化热。

【应用指征】一身尽疼，伴有发热，日晡所剧。

【临床应用】①原治风湿在表，郁而化热之痹证、风水等。②现代临床常将本方用于治疗急性风湿热、肾小球肾炎等，也有重用薏苡仁治疗皮肤病者，如扁平疣、银屑病等。

【典型病案】患者，女，42岁，1999年4月12日初诊。有风湿性关节炎病史10余年，5天前因汗出受凉，遂周身关节疼痛，曾服阿司匹林等药，效果欠佳。症见周身酸痛，眼睑及双下肢轻度浮肿，双踝关节肿甚，自觉发热，午后尤甚，心烦易怒，舌质淡红，苔白腻，脉滑略数。处方：麻黄 10g，杏仁 15g，生薏苡仁 60g，甘草 10g，防己 30g，苍术 15g，茯苓 30g，木瓜 15g，威灵仙 15g。3 付水煎服。嘱服药后汗出避风。复诊，服药后关节肿痛明显减轻，以上方加鸡血藤 30g。15 付后症状消失。刘杰祥，孙玉倍．麻黄杏仁薏苡甘草汤应用体会［J］．中医研究，2005（11）：46.

【辨证思路解析】

病证辨析：患者因汗出受凉出现周身关节疼痛、发热且午后为甚等症状，与《金匮要略》“病者一身尽疼，发热，日晡所剧者，名风湿。此病伤于汗出当风，或久伤取冷所致也，可与麻黄杏仁薏苡甘草汤”近乎相同，故诊断为痹证的风湿在表，郁而化热证。微汗法是仲景治疗风湿病的大法，微汗使阳气布散周身，从而使风邪和湿邪随汗而解。

病因病机分析：患者汗出受凉，为感受风湿表邪，从“湿外胜为身疼，阳内郁则发热”来看，患者感受外湿之邪使阳气郁闭在内，故出现全身关节疼痛、发热；风为阳邪，湿为阴邪，风与湿合，湿邪易化热化燥，日暮助湿，故身疼发热且午后为甚；湿邪停滞关节，阻碍阳气运行，气血运行不利，故出现关节肿胀；湿盛且有化热之势，故苔白腻，脉滑数。其病机是风湿在表，郁而化热。

治法与方药分析：此属痹证的风湿在表，郁而化热之证。治以轻清宣泄，解表祛湿。方用麻黄杏仁薏苡甘草汤加减。方中麻黄疏风散邪，除湿温经；杏仁宣降肺气，通调水道，使水湿得以下输；薏苡仁除湿祛风，兼能运脾化湿，使湿从前阴而去；甘草和诸药、建中州。四药合用，有除风、祛湿、解表、通阳的作用。再加上茯苓、苍术祛湿健脾；木瓜、威灵仙祛湿通络。

【参考病案】唐某，男，61 岁。反复血尿已有 4 年多，曾在湛江某医院检查治疗已久，出院诊断为多囊肾、尿石症、肾癌待排。经治疗，血尿消失，近半年血尿复发，迁延不愈，诸治乏效。于 1987 年 4 月 18 日来诊：肉眼血尿成块，色暗红，腰痛，周身作痛，舌红边暗紫，苔白薄，右寸脉浮，左关弦脉，而两尺脉较沉。余细审此证，瘀热郁阻于下焦，水血交阻较明显，而诸治乏效者，恐需开上以通下，活血解郁与清热达下兼顾，方易取效。治法守恒，方药虽古，立意宜新。拟麻杏苡甘汤加味：麻黄 8g，杏仁 10g，薏苡仁 30g，炙甘草 8g，茅根 60g，益母草 15g，血余炭 10g。

4 月 21 日复诊，述服药 1 剂，小便时甚迫，尿出黑色血尿。次日服第 2 剂，尿色转红，较前通畅。第 3 剂尿转黄白通畅，腰痛瘥，周身痛减。按前方续服 6 剂后，尿色白而通畅，尿常规检查正常。再按前方去血余炭加生地、淮山等善后。王伯章．麻黄杏仁薏苡甘草汤活用举隅［J］．上海中医药杂志，1990（3）：22.

防己黄芪汤

【原文】风湿，脉浮，身重，汗出，恶风者，防己黄芪汤主之。（《金匮要略·痉湿暍病脉证治第二》）

风水，脉浮身重，汗出恶风者，防己黄芪汤主之。腹痛者加芍药。(《金匮要略·水气病脉证并治第十四》)

防己黄芪汤方 防己一两 甘草半两（炒） 白术七钱半 黄芪一两一分（去芦）

上锉麻豆大，每抄五钱匕，生姜四片，大枣一枚，水盏半，煎八分，去滓温服，良久再服。喘者，加麻黄半两；胃中不和者，加芍药三分；气上冲者，加桂枝三分；下有陈寒者，加细辛三分。服后当如虫行皮中，从腰下如冰，后坐被上，又以一被绕腰以下，温，令微汗，差。

【病机】风湿在表，卫表不固。

【应用指征】身重微肿，汗出，恶风，或肢节疼痛，小便不利，舌淡苔白，脉浮。

【临床应用】①原治痹证、水肿、喘咳、膨胀及骨折愈合后肿胀等。②现代临床常用本方加减治疗肥胖病、风湿性心脏病、慢性肾炎、慢性活动性肝炎、肝纤维化等属表虚湿盛者。

【典型病案】王某，女，41岁，1993年1月29日初诊。常年久立，双下肢水肿，尤以左腿为重，按之凹陷不起，两腿酸沉无力，小便频数量少。查尿常规（-）。伴有自汗、短气、疲乏、带下量多。患者面色苍白虚浮，神色萎靡，舌胖大，苔白润，脉浮无力。处方：黄芪30g，防己15g，白术20g，茯苓30g，炙甘草10g，生姜3片，大枣4枚。服药14剂，下肢水肿明显消退，气力有增。拟上方加党参10g，又进7剂，水肿全消，亦不乏力，舌脉如常，病愈。陈明，刘燕华，李芳．刘渡舟临证验案精选［M］．北京：学苑出版社，1996.

【辨证思路解析】

病证辨析：患者下肢水肿伴见汗出、短气、身重、脉浮等症，显为风水表虚之候，均由脾肺气虚，卫气不固，湿邪内渍所致。与《金匮要略》“风水，脉浮，身重，汗出恶风者，防己黄芪汤主之”论述颇为相像，当诊断为水肿风湿兼气虚证。

病因病机分析：患者平素久立，下肢气血流通不畅。风性开泄，表虚不固，营阴外泄，故汗出；湿性重浊，水湿郁于肌腠，故身体重着或微有浮肿；内湿郁于肌肉、筋骨，则肢节疼痛；舌苔白润、脉浮为风邪在表之象；湿邪重浊黏滞，易趋下，故带下量多；风湿邪气阻滞脾胃气机，脾胃虚弱而出现面色苍白，身疲倦怠，舌胖大。故其病机是风湿在表，卫表不固。鉴于患者脾虚湿盛，故在防己黄芪汤的基础上加茯苓，增强补益脾肺、渗利水湿之功。

治法与方药分析：病属于水肿的气虚夹湿，水湿客于肌腠。治以益气固表，利水消肿。方用防己黄芪汤加茯苓。方中防己、黄芪共为君药，防己祛风行水，黄芪益气固表，兼可利水，两者相合，祛风除湿而不伤正，益气固表而不恋邪，使风湿俱去，表虚得固；臣以白术补气健脾祛湿，既助防己祛湿行水之功，又增黄芪益气固表之力；佐入姜、枣调和营卫；甘草和中，兼可调和诸药，是为佐使之用；再加茯苓利水渗湿，增强健脾之功。

【参考病案】

1. 病案一：刘某，男，24岁，1991年7月就诊。患者1年来大便时溏时泻，迁延反复，完谷不化，饮食减少，稍进油腻则大便次数增多，面色萎黄，神疲倦怠，舌质淡，苔白，脉细。此乃脾气虚弱，清阳之气不能升发，运化失常所致。予防己黄芪汤加味：防己10g，炙甘草、生姜各5g，大枣5枚，党参、黄芪、白术、茯苓、薏苡仁、怀山药各15g。5剂。药后大便渐成形，纳食增加，精神好转，继服上方15剂而愈，迄未复发。陆家武．防己黄芪汤临床应用一得［J］．浙江中医杂志，1994（4）：177.

2.病案二：傅某，男，40岁。患风水证，久而不愈，于1973年6月25日就诊。患者诉下肢沉重，胫部浮肿，累则足跟痛，汗出恶风。切其脉浮虚而数，视其舌质淡白，有齿痕，认为是风水。尿蛋白（++++），红、白细胞（+），诊断属慢性肾炎。下肢沉重，是寒湿下注；浮肿，为水湿停滞；汗出恶风，是卫气虚则风邪伤于肌腠；脉浮虚而数，是患病日久，体虚表虚脉亦虚的现象。选用防己黄芪汤：汉防己18g，生黄芪24g，生白术9g，炙甘草9g，生姜9g，大枣4枚。水煎服。嘱长期坚持服用之。

1974年7月3日复诊，患者坚持服前方10个月，检查尿蛋白（+）。又持续服2个月，蛋白尿基本消失，一切症状痊愈。现唯体力未复，为疏补卫阳兼利水湿，方用黄芪30g，白芍12g，桂枝9g，茯苓24g，以巩固疗效，并恢复健康。中医研究院．岳美中医案集［M］．北京：人民卫生出版社，1978.

白术附子汤

【原文】伤寒八九日，风湿相搏，身体疼烦，不能自转侧，不呕不渴，脉浮虚而涩者，桂枝附子汤主之；若大便坚，小便自利者，去桂加白术汤主之。(《金匮要略·痉湿暍病脉证治第二》)

白术附子汤方 白术二两 附子一枚半（炮，去皮） 甘草一两（炙） 生姜一两半（切） 大枣六枚

上五味，以水三升，煮取一升，去滓，分温三服。一服觉身痹，半日许再服，三服都尽，其人如冒状，勿怪，即是术、附并走皮中逐水气，未得除故耳。

【病机】风湿兼表阳虚，以湿为主。

【应用指征】关节肌肉疼痛，大便坚，小便自利，舌淡苔白，脉弦细或细涩。

【临床应用】①原治湿病、痹证。②现代临床主要将本方用于治疗风湿性关节炎、类风湿关节炎，又用于治疗腰腿痛、坐骨神经痛等各种风湿痹痛等病证。

【典型病案】韩某，男，37岁。患关节疼痛已有数年，周身关节酸楚疼痛，尤其以两膝关节为甚，屈伸不利，行走困难，每逢天气阴雨疼痛加剧，大便干燥难解，舌质淡嫩而胖，脉弦迟。处方：附子15g，白术15g，生姜10g，炙甘草6g，大枣12枚。6剂。服药后，周身发痒，如虫行皮中状，两膝关节出汗而黏凉，大便由难转易。改用肾着汤，服2剂后下肢疼痛止。最后用丸药调理，逐渐平安。刘渡舟．经方临证指南［M］．天津：天津科学技术出版社，1993.

【辨证思路解析】

病证辨析：患者周身关节疼痛，屈伸不利，与《金匮要略》“伤寒八九日，风湿相

搏，身体疼烦，不能自转侧，不呕不渴，脉浮虚而涩者，桂枝附子汤主之；若大便坚，小便自利者，去桂加白术汤主之”颇为相似，故诊断为痹证风湿兼阳虚证，且以湿为主。由于患者大便干燥难解，湿邪有传里之势，故排除桂枝附子汤证。

病因病机分析：患者素有关节疼痛病史，遇阴雨天气时，风寒湿三气杂至，痹着于肌表，故见身体疼烦、不能转侧、屈伸不利等症；阴雨天气，外湿之邪壅盛，内外湿合邪侵犯肌肉关节，故阴雨天关节疼痛加重；脉迟由湿邪阻滞所致，舌胖是湿盛所致；湿邪郁久化热，热伤津液不能濡养大肠，故大便干燥。其病机是风湿兼表阳虚。

治法与方药分析：此属痹证的寒湿邪气外着内困，脾虚不能健运之证。治以温阳通经，祛风除湿。方用白术附子汤。方中白术健脾祛湿，熟附子温经祛湿，白术与附子合用，则既能行皮内而逐水气，又能健脾气而行津液。佐以姜、枣和表里，不必治风，但使湿去，则风无所恋而自解矣。

【参考病案】金某，58 岁，工人，1982 年 2 月 17 日初诊。全身关节疼痛，小便利，大便干，肛痒已半年，小腹经常疼痛，大便未查出虫卵，苔薄白，脉左寸关浮、尺沉紧。辨证属湿邪留滞。治宜助阳散湿。白术 12g，炮附子 9g，生姜 9g，甘草 9g，大枣 3 个。服 3 剂，全身关节疼痛大减，肛门痒止，小腹痛减，大便已不干。继服上方加川芎 9g，威灵仙 12g，没药 9g。服 6 剂，关节疼痛消失。刘景祺．经方验［M］．呼和浩特：内蒙古人民出版社，1987.

第十一章 百合狐惑阴阳毒病

《金匮要略·百合狐惑阴阳毒病证治第三》论述了百合病、狐惑病、阴阳毒的辨证论治。由于这三种病的发生都与外感热病有关，同时临床表现多有变幻无常的神志方面症状，故合为一篇讨论。百合病以精神恍惚不定、口苦、小便赤、脉微数为特征，以“百脉一宗，悉致其病”为其病机。狐惑病是由于湿热虫毒所致，以咽喉、前后阴溃疡为特征，分为狐病和惑病。阴阳毒均与感受疫毒有关，属急性热病范畴，根据其发斑和咽喉痛等症状的明显与隐伏而分为阴毒、阳毒。

百合知母汤

【原文】百合病发汗后者，百合知母汤主之。(《金匮要略·百合狐惑阴阳毒病证治第三》)

百合知母汤方 百合七枚（擘） 知母三两（切）

上先以水洗百合，渍一宿，当白沫出，去其水，更以泉水二升，煎取一升，去滓；别以泉水二升煎知母，取一升，去滓；后合和煎，取一升五合，分温再服。

【病机】发汗伤阴，阴虚燥热。

【应用指征】心烦，口燥，小便赤，脉微数。

【临床应用】①原治百合病误汗后变证。②现代临床还将本方用于心肺阴虚之失眠、燥咳、精神失常等病证。加白及、仙鹤草、三七粉等，可治疗肺结核阴虚咯血。

【典型病案】何某，女，29岁。自述1981年患流行性感冒，高热39.5℃之后，常头昏痛，神志恍惚，欲动不能动，欲行不能行，欲卧不能卧，苦恼万状，常失眠，不欲饮食，口苦，小便赤，脉略弦数，舌尖红，苔薄白。处方：百合30g，生地15g，知母9g，牡蛎30g，龙骨5g。方7剂。药后，稍有好转，续进原方14剂，热去津还，痊愈。随访1年未发。姜春华，戴克敏.姜春华经方发挥与应用［M］.北京：中国中医药出版社，2012.

【辨证思路解析】

病证辨析：患者出现精神恍惚、欲动不能动、欲行不能行、欲卧不能卧、苦恼万状等精神症状，且有小便赤、脉数的阴虚内热证，属于《金匮要略》中的百合病。患者高热后出现此系列症状，与“百合病发汗后者，百合知母汤主之”论述十分相像。

病因病机分析：本案患者患流行性感冒，高热耗伤心肺阴津，导致心肺阴虚内热，从而引起心神不安及饮食行为失调，故症见心烦失眠、欲动不能卧、欲行不能行；另一方面阴虚内热，故出现小便赤、脉数；患者因情志失常，导致肝胆失于疏泄，故出现口苦。百合病本来心肺阴虚，内有燥热，禁用汗法，本案患者高热导致阴津更伤，燥热尤甚，而出现心烦等症，可以百合病论治。其病机是汗出伤阴，阴虚内热。

治法与方药分析：治以补虚清热，养阴润燥。方用百合知母及地黄汤加味。方中百合润肺清心，益气安神；知母养阴清热，除烦润燥；生地黄滋阴润燥；龙骨、牡蛎重镇安神。诸药合用，共奏清热补虚、养阴安神之功。

【参考病案】王某，女，13 岁，学生。1960 年 4 月 15 日在见习解剖尸体时受惊吓，随后大便时跌倒在厕所内，经人扶起抬到医院治疗。查无病，到家后颈项不能竖起，头向左右转动，不能说话，问其痛苦，亦不知答，曾用镇静剂 2 日无效，转来中医诊治。患者脉浮数，舌赤无苔，无其他病状，当即从百合病治，用百合 7 枚，知母 4.5g。服药 1 包后，颈项已能竖起十分之七，问其痛苦，稍知一二，左右转动亦减少，但仍不能说话。再服 1 剂，颈项已能竖起，不向左右转动，自称口干燥大渴，改用瓜蒌牡蛎散（瓜蒌、牡蛎各 9g），服 1 剂痊愈。吴方纶．百合病治验［J］．江西中医药，1960（12）：141.

赤小豆当归散

【原文】病者脉数，无热，微烦，默默但欲卧，汗出，初得之三四日，目赤如鸠眼；七八日，目四眦黑。若能食者，脓已成也，赤小豆当归散主之。（《金匮要略·百合狐惑阴阳毒病证治第三》）

下血，先血后便，此近血也，赤小豆当归散主之。（《金匮要略·惊悸吐衄下血胸满瘀血病脉证治第十六》）

赤小豆当归散方　赤小豆三升（浸，令芽出，曝干）　当归三两

上二味，杵为散，浆水服方寸匕，日三服。

【病机】瘀热久蓄，化腐酿脓。

【应用指征】狐惑病后期，湿热虫毒内蕴气血化腐成脓，以目赤如鸠眼、目四眦黑为辨证要点。

【临床应用】①本方原本治疗狐惑酿脓证，不仅对眼部痈肿脓成等病变有效，而且对肛门及其附近的痈肿病变或伴有便血者，也有较好疗效，宜与甘草泻心汤配合应用。②现代临床常用本方内服兼外洗治疗渗出性皮肤病，如湿疹、接触性皮炎、生漆过敏、脓疱疮、暑疖等；还常用于痔疾、肛裂等病，证属湿热蕴阻大肠者，临床以下血、血色鲜红或有黏液为主症，伴有大便不畅，使用时可酌加槐花、金银花、紫花地丁，便血日久不止者，可酌加炒椿根白皮、侧柏炭；湿热偏重者，可酌加黄柏、苦参、知母等。

【典型病案】向某，女，21 岁，工人，1984 年 6 月 3 日就诊。患者半年前患便后下血，量不多而来治疗。近 20 天便血增多，经多方面检查病因未明，服补中益气汤加阿胶、地榆炭 4 剂，便后鲜血直流，每次 20 ～ 30mL，便干不利，肛门热胀，口苦干，

舌红，苔黄滑，脉滑数。处方：赤小豆20g，当归、薏苡仁、金银花、藕节各15g，柏叶炭9g，大黄炭6g。服7剂，便血已止，1年后随访未复发。彭述宪．赤豆当归散临床应用［J］．湖南中医杂志，1993，9（3）：8.

【辨证思路解析】

病证辨析：患者出现便血，与《金匮要略》“下血，先血后便，此近血也，赤小豆当归散主之”症状相似，且患者肛门灼热、便干不利、口苦干、苔黄等为湿热之象，故诊断为便血（湿热证）。患者热象明显，故排除中阳虚寒的黄土汤证。鉴于患者之前服补中益气汤、阿胶等并未缓解，故排除中气不足，气不摄血的补中益气汤证。

病因病机分析：患者便血半年之久，由于湿热之邪蕴于大肠，灼伤阴络，迫血下行，故而便血；热盛灼伤阴液，故便干、肛门热胀；湿邪重浊黏滞，故大便不利；苔黄腻、脉滑数亦为湿热之象。其病机为湿热蕴肠，迫血妄行。鉴于患者出血量大、出血日久，故加止血药以增强止血之力。

治法与方药分析：病属于便血的湿热蕴肠证。治宜清热利湿，解毒排脓，佐以止血。方用赤小豆当归散加味。方中重用赤小豆清热渗湿、解毒排脓，配当归活血通络、祛瘀生新；薏苡仁解毒散结兼以排脓；金银花清热解毒；加以藕节、柏叶炭、大黄炭以增强止血之力。诸药合用，共奏清热利湿、解毒排脓之功。

【参考病案】周某，女，50岁。患者周身风疹瘙痒已4月余，时好时发。诊时见周身风疹，瘙痒难受，活动则剧痒，虽寒冬腊月而喜用凉水淋浴，过后又瘙痒不止，饮食、大便均正常，小便色赤，舌红苔薄而黄，脉浮有力。此属风热瘾疹，拟清热解毒、凉血散血之法，用赤小豆当归散加味：赤小豆30g，当归15g，连翘10g，土茯苓、忍冬藤、生地各20g。3剂后，症状大有好转，风疹基本消失，再进3剂，嘱其禁酒及辛香燥热之品，至今已2月余未复发。匡民华．“赤小豆当归散”加味治愈瘾疹一例［J］．江西中医药，1984（3）：1.

升麻鳖甲汤

【原文】阳毒之为病，面赤斑斑如锦文，咽喉痛，唾脓血。五日可治，七日不可治，升麻鳖甲汤主之。(《金匮要略·百合狐惑阴阳毒病证治第三》)

阴毒之为病，面目青，身痛如被杖，咽喉痛。五日可治，七日不可治，升麻鳖甲汤去雄黄、蜀椒主之。(《金匮要略·百合狐惑阴阳毒病证治第三》)

升麻鳖甲汤方　升麻二两　当归一两　蜀椒一两（炒去汗）　甘草二两　雄黄半两（研）　鳖甲手指大一片（炙）

上六味，以水四升，煮取一升，顿服之，老小再服，取汗。(《肘后》《千金方》阳毒用升麻汤，无鳖甲有桂；阴毒用甘草汤，无雄黄）

【病机】疫毒内伏。

【应用指征】咽喉肿痛，发斑，面色改变。

【临床应用】①原治阴阳毒病。②现代临床本方主要用于猩红热、红斑狼疮、紫癜等属热毒血瘀者。其血热较重者，加犀角（用水牛角代）、生地黄、大青叶、金银花等；血瘀较重者，加牡丹皮、赤芍、丹参；吐血衄血者，加白茅根、生地黄等。

【典型病案】江某，女，54岁。月经仍有来潮，但1年多来先后无定，来时淋沥甚则崩漏，经期每每持续10余天，于1972年春发生过鼻衄、齿衄2次，继而发现皮下出血，以四肢为多，躯干较少，小如钉帽，大如银元。经西医诊断为血小板减少性紫癜，先后采用中西药物治疗3个多月，疗效不显，紫癜反复出现。来我院就诊时，患者皮下多处出血，两大腿内侧紫斑更甚，右侧一处斑块约半手掌大，色泽青紫而皮质硬。诉头眩心悸，经常失眠，腰酸如折，四肢酸楚，甚则抽筋。观其面色白而无华，舌质淡而胖润，脉象细弱。处方：当归、升麻、鳖甲、炙甘草、白芍、熟地、阿胶、丹皮。

服2剂后，患者感觉病情好转，自己照前方再服2剂。数天后复诊，右大腿内侧最大紫斑已软化消退一半，诸症也明显好转，但脉象仍沉弱。按上方去丹皮加参、术出入数剂，治疗半月，紫斑消沉，经血比前大减，经期明显缩短，皮下仅见针尖大血点少许，头眩心悸亦减，夜能入睡，腰肢酸楚好转，脉象较前有力。为调其善后，宗上方合归脾丸加减化裁制蜜丸一服。处方：当归、升麻、鳖甲、炙甘草、党参、北芪、白术、茯苓、枣仁、圆肉、龟板、女贞子、阿胶。后经多次追踪观察，紫斑未见复发，月经正常，已照常参加劳动。刘树鉴.刘树鉴医案［J］.新中医，1973（4）：37.

【辨证思路解析】

病证辨析：患者已届绝经之期，但1年多经来淋沥甚则崩漏。既经失血于前，又现紫斑于后，且舌淡胖润，脉象细弱，故诊为虚性紫斑。患者身体多处出血，如“锦文”，与《金匮要略》的阴阳毒病相似，故可参照治疗。

病因病机分析：阳毒为阳盛之证，热郁于上，故面赤斑斑如锦纹；热伤肺胃，故鼻衄、齿衄；阴毒为凝寒之证，血凝而见死血之色，故面目青；血凝于肌肉，故四肢酸楚；患者阴血凝结，血不能上荣清窍和心神，故头眩心悸、失眠；患者肌肤多处出血，故皮肤紫癜；出血过多，气血亏虚，故出现面色白而无华。病属于阴阳毒，其病机为疫毒侵犯血脉，瘀血阻滞经脉。

治法与方药分析：治以清热解毒，活血祛瘀。方用升麻鳖甲汤加减。方中升麻、甘草清热解毒；鳖甲、当归滋阴散瘀；牡丹皮清热凉血；再加白芍、熟地黄、阿胶以滋阴养血。诸药合用，共奏清热解毒、凉血散瘀之功。

【参考病案】姚某，男，42岁，1991年6月24日诊。患银屑病10余年，曾用多种中西药物治疗，时愈时发。现见头面、四肢、躯干泛发斑块状红色皮疹，表面鳞屑白薄，易于剥离，剥离后基底鲜红，可见点状出血，伴剧烈痒感，口干溲赤，舌质红，苔薄黄，脉弦数。辨证为风邪袭表，热毒炽盛。治宜疏风止痒，清热解毒。基本方（升麻、鳖甲各15g，当归10g，甘草8g，川椒、雄黄各6g）加赤芍9g，丹皮、地龙各6g，乌梢蛇12g。服药1月后，瘙痒大减，皮疹亦消退大半。去地龙、乌梢蛇，雄黄改为3g，续进15剂，皮疹退尽。1年后随访，未见复发。本案治疗大法不离疏风止痒、清热解毒、养血润燥。今活用经方，取升麻之能升能散，祛肌肤风热，鳖甲咸寒入阴，引风邪外出，当归养血润燥，则血行风灭；雄黄祛风解毒止痒，川椒辛散强烈，以助消除稽留不解之风邪；甘草清热解毒，且能和中调药。药证一致，故而取效。唯川椒、雄黄药性温燥有毒，用量宜轻，且须中病即止。王景福，贾东强．升麻鳖甲汤治疗寻常型银屑病［J］．浙江中医杂志，1995（2）：67.

第十二章 疟 病

疟病是感受疟邪引起的，以往来寒热、发作有时为特征的一类疾病。《金匮要略·疟病脉证并治第四》篇是在《黄帝内经》论疟的基础上，根据脉证和寒热的多少将疟病分为瘅疟、温疟、牝疟，并指出疟病反复发作，迁延不愈可以形成疟母。疟病的治疗可以用汗、吐、下、清、温、针灸、饮食调理等方法。

鳖甲煎丸

【原文】病疟，以月一日发，当以十五日愈，设不差，当月尽解；如其不差，当云何？师曰：此结为癥瘕，名曰疟母，急治之，宜鳖甲煎丸。(《金匮要略·疟病脉证并治第四》)

鳖甲煎丸方 鳖甲十二分（炙） 乌扇三分（烧） 黄芩三分 柴胡六分 鼠妇三分（熬） 干姜三分 大黄三分 芍药五分 桂枝三分 葶苈一分（熬） 石韦三分（去毛） 厚朴三分 牡丹五分（去心） 瞿麦二分 紫葳三分 半夏一分 人参一分 䗪虫五分（熬） 阿胶三分（炙） 蜂巢四分（炙） 赤硝十二分 蜣螂六分（熬） 桃仁二分

上二十三味为末，取锻灶下灰一斗，清酒一斛五斗，浸灰，候酒尽一半，着鳖甲于中，煮令泛烂如胶漆，绞取汁，内诸药，煎为丸，如梧子大，空心服七丸，日三服。(《千金方》用鳖甲十二片，又有海藻三分，大戟一分，䗪虫五分，无鼠妇、赤硝二味，以鳖甲煎和诸药为丸）

【病机】疟邪假血依痰，结成癥瘕，居于胁下。

【应用指征】胁下癥块，触之便痛，推之不移，舌暗无华，脉弦细。

【临床应用】①原治疟母证。②现代临床多将本方用于慢性肝炎、血吸虫病、黑热病所致的肝大、脾大，以及原发性肝癌、白血病、子宫肌瘤、卵巢囊肿等属正虚邪实者。

【典型病案】郭某，女，52岁，脾肿大四五年。5年前曾患定期发寒热，经县医院诊断为疟疾，运用各种抗疟疗法治疗，症状缓解，而遗留经常低热。半年后，经医生检查，发现脾脏肿大2～3cm，给予各种对症疗法，效果不佳，脾脏继续肿大。近1年来逐渐消瘦，贫血，不规则发热，腹胀如釜，胀痛绵绵，午后更甚，食欲不振，消化迟滞，胸满气促，脾大至肋下10cm，肝未触及，下肢浮肿，脉数而弱，舌胖有齿印。处方：鳖甲120g，黄芩30g，柴胡60g，鼠妇（即地虱）30g，干姜30g，大黄30g，芍药45g，桂枝30g，葶苈15g，厚朴30g，丹皮45g，瞿麦15g，凌霄花30g，半夏15g，人参15g，䗪虫60g，阿胶30g，蜂房45g（炙），芒硝90g，蜣螂60g，桃仁15g，射干20g。以上诸药，蜜制为丸，每丸重10g，日服2丸。服完1剂后，各种症状有不同程度的好转，下肢浮肿消失。此后又服1剂，诸症悉平，脾脏继续缩小，至肋下有6cm，各种自觉症状均消失，已不足为患。遂停药，自行调养。赵明锐．经方发探［M］．太原：山西人民出版社，1982.

【辨证思路解析】

病证辨析：患者不规则发热属疟病，脾肿大四五年，久而不愈，邪气与痰血结于胁下而形成癥瘕，属疟母，依照《金匮要略》用鳖甲煎丸治疗。鳖甲煎丸治疗疟母是在和西医配合下确诊后进行的，本例患者排除了肝硬化和结核、梅毒、斑替综合征及黑热病等所致脾肿大。

病因病机分析：疟病位于半表半里，多归属于少阳，其发热为不规则发热，即寒热往来；血与痰结，形成癥瘕，阻滞经脉，停滞腹部，故腹胀如釜，胀痛绵绵；瘀血同时阻滞中焦气机，气机不行，故食欲不振，消化迟滞及胸满气促；血不利则为水，故下肢浮肿；舌胖有齿印为脾阳虚之象。病属于疟母，其病机是痰瘀互结，形成癥瘕，阻滞经脉。

治法与方药分析：治以理气化痰，利湿解毒，祛瘀消瘕。方用鳖甲煎丸加减。方中鳖甲软坚散结，入肝络而搜邪，又能咸寒滋阴，奏活血化瘀、软坚消癥之效，是为君药。臣以芒硝破坚散结；大黄攻积祛瘀；鼠妇、䗪虫、蜣螂、蜂房、凌霄花、牡丹皮、桃仁破血逐瘀，助君药加强软坚散结的作用；再以厚朴舒畅气机；瞿麦利水祛湿，半夏、射干、葶苈子祛痰散结，柴胡、黄芩清热疏肝，干姜、桂枝温中通阳，以调畅郁滞之气机，消除凝聚之痰湿，平调互结之寒热，亦为臣药；佐以人参、阿胶、芍药补气养血，使全方攻邪而不伤正。全方具有活血化瘀、软坚散结之功效。

【参考病案】

1. 病案一：患者，男，36岁，患乙型肝炎4年，曾到过多家医院就诊，长期服用中西药物，病情时轻时重，ALT持续不降，于1999年3月来诊。诉右胁肋疼痛，固定不移，伴有头晕，性情急躁，易怒，纳呆腹胀，小便黄。慢肝病容，舌质红，苔薄黄，舌两边有瘀斑，脉弦涩，肝肋下1.5cm，质韧，脾肋下3～4cm，肝区有叩击痛。B超检查示肝光点粗大，脾大5.5cm。肝功能检查示ALT 460U/L；A/G倒置（39/41），HBsAg（+）。西医诊断：乙型病毒性肝炎，慢性活动性早期肝硬化。中医辨证：肝郁脾虚，气滞血瘀。方用鳖甲煎丸3g，每日3次。服1个月后同时加促肝细胞生长素100mg，加入10%葡萄糖注射液中静脉滴注1个月后停用，继续服用鳖甲煎丸2个疗程后，临床症状消失，A/G为43/38，ALT恢复正常，肝肋下可及，质软。服用鳖甲煎丸6个疗程后，肝功能检查正常，脾肋下4cm。随访至今未复发。刘瑞华，姜维苓．鳖甲煎丸治疗早期肝硬化30例［J］．山东中医杂志，2001，20（10）：605.

2. 病案二：王某，女，31岁，1975年6月12日来诊。患者于1974年初开始下腹部隐痛，白带较多，当时妇科检查未见异常，但症状与日俱增，同年7月妇科检查发现右侧卵巢有一核桃大包块，至同年11月包块增长为拳头大。1975年3月4日住妇科，诊断为双侧卵巢囊肿（右侧拳头大，左侧胡桃大），建议手术切除。因患者顾虑术后不能怀孕，自动出院。1975 年 4 月又经上海第一医学院中山医院妇科检查，诊断为双侧卵巢囊肿（超声波检查右侧肿块 5cm×6cm×6cm，左侧肿块 3.5cm×4cm×4cm），患者再次拒绝手术，遂来我院，要求中医治疗。四诊完毕，案议如下：肤色白皙，气质禀弱，善思而胆怯，15 岁月经初潮，期略前，量偏多，轻度痛经。结婚 7 年，已有 5 岁孩子。平素脾胃机能较差，大便常溏，便后肛坠不适。近年来下腹部坠胀隐痛逐日加重，月经后下腹部坠胀更剧，腰疼，白带多，少腹可触及包块，推之不移，质地较硬，苔薄微黄，脉象小弦。证乃禀赋偏弱，忧思伤脾，脏腑不和，始则气机阻滞，久则瘀血内停，始为痞，继为癥。拟用理气消胀、活血化瘀法治疗。初用少腹逐瘀汤佐以逍遥丸、健脾丸，治疗 2 个月无效。进一步思考，察理究因，考虑到“癥”乃有形之物，积渐而成，恐非汤剂所能荡除。又思“坚者削之、结者行之”之理，因悟人参鳖甲煎丸具有软坚散结、破血攻瘀、搜邪通络的主要功用，方中又有人参、阿胶益气养血以助正气，实乃“峻药缓攻”之剂。其病是气滞血瘀缓慢积聚而成，治亦取逐渐消磨之意，合乎理法。于是自 1975 年 9 月起用人参鳖甲煎丸，每天 3 次，每次 3g。月经期加用少腹逐瘀汤数剂。两个半月后妇科检查右侧卵巢囊肿由原来拳头大缩为鸡蛋大，左侧卵巢囊肿已消散。患者下腹坠胀亦大为减轻，又用药两个月到妇科复查宫体增大，右侧附件有小核桃大的包块，并诊断为早孕。从而病员思想如释重负，鉴于右侧卵巢还有一个小囊肿，如因妊娠而停止治疗，可能小囊肿再度增大，患者要求人工流产，继续治疗。1976 年底仍能扪及右侧附件有核桃大的囊肿，超声波检查宫区右侧仅见 1.5cm 液平。1977 年病情稳定，间断服用丸药以巩固疗效。追访 3 年，双侧卵巢均无囊肿。马剑云．鳖甲煎丸治愈双侧卵巢囊肿 1 例［J］．中医杂志，1982（7）：1.

白虎加桂枝汤

【原文】温疟者，其脉如平，身无寒但热，骨节疼烦，时呕，白虎加桂枝汤主之。（《金匮要略·疟病脉证并治第四》）

白虎加桂枝汤方 知母六两 甘草二两（炙） 石膏一斤 粳米二合 桂枝三两（去皮）

上锉，每五钱，水一盏半，煎至八分，去滓，温服，汗出愈。

【病机】里热炽盛，表有寒邪。

【应用指征】身热骨节疼烦，头疼时呕，大渴躁烦，脉洪大；温疟，其脉如平，身无寒但热，骨节烦疼时呕者。

【临床应用】①原治温疟证。②现代临床还常本方用于急性风湿性关节炎属风湿热痹者；也可用于外感热病，邪热入里，表邪未解，热多寒少者。

【典型病案】徐某，男，39 岁。2 周以来，发热（体温 38.2℃）汗出，全身困疼，膝关节游走性疼痛，灼热红肿，难以屈伸，活动时尤甚，舌质偏红，苔薄白，脉洪数。处方：石膏 30g（先煎），知母 9g，桂枝 9g，甘草 6g。方 5 剂，服药后热退，关节疼痛减轻，续服三妙丸（苍术、黄柏、牛膝）而愈。姜春华，戴克敏．姜春华经方发挥与应用［M］．北京：中国中医药出版社，2012.

【辨证思路解析】

病证辨析：患者出现身发热、关节疼痛，与《金匮要略》的“温疟者，其脉如平，身无寒但热，骨节疼烦，时呕，白虎加桂枝汤主之”所述症状相像；且患者发热、汗出、苔白、脉数，是表邪未解之象，故诊断为热痹。

病因病机分析：患者因感受外邪，风寒湿邪侵袭经络，流注关节，郁而化热，故出现关节灼热疼痛，屈伸不利；风寒湿三邪侵袭机体，风邪盛，故膝关节游走性疼痛；感受寒邪，侵袭肌表，阻遏卫阳宣散，故全身困疼；患者素有里热壅盛，迫津外出，故汗出；里热蒸腾，故脉洪大。其病机是里热壅盛，表邪不解。病属于热痹中的热重湿证。

治法与方药分析：病属于热痹中的热重于湿证。治以清解里热，外散风寒。方用白虎加桂枝汤加减。方中石膏为君，取其辛甘大寒，以制阳明气分内盛之热；知母为臣，其性苦寒质润，既可润燥以滋阴，又可助石膏清肺胃之热；用甘草为佐使之药，可防止大寒伤中之偏。白虎汤清热生津，可清在里之邪热，加桂枝温通经脉，解在外之寒邪。

【参考病案】张某，女，32岁。新产后才9日即外出产房，因而感受风寒，起病突然，寒战振栗，继而身半以上汗出，烦热难忍，身半以下无汗，反觉寒冷彻骨。口干渴能饮，其人面色红赤，左额头疼痛，但项背恶风。脉浮大，舌质红绛，苔薄白。合而观之，知其人素体阳热内盛，值新产之后，血气虚弱，风邪乘虚而入。阳热内盛，因风邪诱发而壅聚于上，气不能下达，故为上热下寒、内热外寒之证。治疗必须内清其热，外解其风。处方：生石膏30g，知母10g，炙甘草6g，粳米一大撮，桂枝6g，白薇10g，玉竹10g。服药仅1剂，诸症霍然而愈。刘渡舟．经方临证指南［M］．天津：天津科学技术出版社，1993.

柴胡去半夏加栝楼根汤

【原文】《外台秘要》柴胡去半夏加栝楼汤：治疟病发渴者，亦治劳疟。（《金匮要略·疟病脉证并治第四》）

柴胡去半夏加栝楼根汤方　柴胡八两　人参三两　黄芩三两　甘草三两　栝楼根四两　生姜二两　大枣十二枚

上七味，以水一斗二升，煮取六升，去滓，再煎取三升，温服一升，日二服。

【病机】邪客少阳，热盛伤津。

【应用指征】往来寒热，发作有时，神疲乏力，食少纳呆，面色萎黄，舌红少津，脉弦细。

【临床应用】①原治劳疟病。②现代临床将本方多用于治疗疟疾、糖尿病、产后发热、肺结核、肝炎、梅尼埃病等。

【典型病案】伍某，女，40岁。患劳疟已半年，每日下午开始畏冷，头旋即头痛发热，汗出口渴，小便短赤，舌红苔薄，脉弦细数。处方：党参15g，柴胡10g，黄芩

15g，栝蒌根 12g，甘草 5g，生姜 3 片，大枣 3 枚，加醋炒常山 10g。服 3 剂疟止。继用秦艽鳖甲汤：秦艽、鳖甲、地骨皮、柴胡、青蒿、当归、知母、乌梅加首乌、党参、甘草。服 7 剂后未复发。谭日强．金匮要略浅述［M］．北京：人民卫生出版社，1981.

【辨证思路解析】

病证辨析：患者既往有劳疟病史，且出现汗出、口渴等症，与《金匮要略》的“柴胡去半夏加栝楼汤：治疟病发渴者，亦治劳疟”颇为相像；又小便短赤，舌红苔薄，遇劳发病，故诊断为劳疟的热盛津伤证。

病因病机分析：本方证为疟邪伏于少阳，少阳枢机不利，故时而发热；邪热入里伤津，津气不足，故口渴，小便短赤；舌红苔薄、脉弦细数也是热盛津伤之象；患者体质虚弱，正不胜邪，劳动则更气虚，故遇劳而发。故其病机是邪客少阳，热盛伤津。病属于劳疟的热盛津伤证。

治法与方药分析：治以和解少阳，生津止渴。方用柴胡去半夏加栝楼根汤加减。柴胡去半夏加栝楼根汤即小柴胡汤去半夏加栝楼根，用小柴胡汤和解少阳，转邪外出；因有津伤口渴，故去辛燥之半夏，加甘寒之栝楼根清热生津止渴。

【参考病案】刘某，男，43 岁。患舌干口渴已有余日，有时竟一次饮水一暖瓶之多，初起认为经常出车缺水所致，故未加重视，继之发现心烦头晕，自觉面热如醉状，遂来就诊。遂查尿糖（+），血糖因不便未能检查，望其咽部有轻度充血，但扁桃体不大，舌质红，苔白稍腻。追问病史，1 月前曾患感冒，寒热往来，咽干口燥，虽经治疗好转，但口舌干燥有增无减。切其脉弦细而数，左关尤盛。乃风热郁于少阳，而津枯液燥，先投以柴胡去半夏加栝楼汤合三才汤化裁：柴胡 9g，太子参 30g，黄芩 10g，甘草 9g，黄柏 9g，生石膏 40g，石斛 9g，寸冬 15g，竹叶 9g，栝蒌根 45g，尾连 10g。服药 3 剂，口渴明显减轻，又服 6 剂，尿糖转阴，诸症消失而愈。又以六味地黄丸、玉泉丸调理以善后。王占玺．张仲景药法研究［M］．北京：科学技术文献出版社，1984.

柴胡桂枝干姜汤

【原文】伤寒五六日，已发汗而复下之，胸胁满微结，小便不利，渴而不呕，但头汗出，往来寒热，心烦者，此为未解也，柴胡桂枝干姜汤主之。（147）

柴胡桂枝干姜汤方 柴胡半斤 桂枝三两（去皮） 干姜二两 栝楼根四两 黄芩三两 牡蛎二两（熬） 甘草二两（炙）

上七味，以水一斗二升，煮取六升，去滓，再煎取三升，温服一升，日三服。初服微烦，复服汗出便愈。

《外台秘要》柴胡桂姜汤：治疟寒多微有热，或但寒不热（服一剂如神）。（《金匮要略·疟病脉证并治第四》）

柴胡桂姜汤方 柴胡半斤 桂枝三两（去皮） 干姜二两 黄芩三两 栝楼根四两 牡蛎三两（熬） 甘草二两（炙）

上七味，以水一斗二升，煮取六升，去滓，再煎取三升，温服一升，日三服。初服微烦，复服汗出，便愈。

【病机】少阳枢机不利，水饮内结。

【应用指征】往来寒热，心烦，胸胁满微结，小便不利，渴而不呕，但头汗出。

【临床应用】①原治少阳病兼水饮内结证。②现代临床主要将本方用于胃炎、乙型肝炎、肝硬化、慢性胆囊炎、糖尿病、肺心病、乳腺增生症、鼻窦炎、慢性结肠炎、甲状腺功能减退症、心律失常、间质性肺炎、室性早搏、前列腺炎、口腔炎、输尿管结石等，病机属少阳枢机不利，三焦失职，水饮内停，或是肝胆有热而脾胃有寒者，加减用之，多能取效。

【典型病案】刘某，男，48岁。患糖尿病已3年，有肝炎及胆囊炎病史。症见口苦口干，渴欲饮水，饮不解渴。查尿糖（++++）。伴胸胁满而心烦，不欲食，食后腹胀，大便稀溏，每日二三次，舌质红，苔薄白，脉弦。处方：柴胡14g，黄芩10g，干姜10g，桂枝10g，天花粉15g，牡蛎30g，炙甘草10g。服药7剂后，口渴明显减轻，口苦消失。上方加太子参15g，又继续服用近10剂后，诸症全部消失。复查尿糖（-）。刘渡舟.经方临证指南［M］.天津：天津科学技术出版社，1993.

【辨证思路解析】

病证辨析：患者出现口渴欲饮、胸胁满微结、心烦等症，与《伤寒论》"伤寒五六日，已发汗而复下之，胸胁满微结，小便不利，渴而不呕，但头汗出，往来寒热，心烦者，此为未解也，柴胡桂枝干姜汤主之"论述症状基本相似，且出现大便稀溏，故辨为胆热脾寒证。

病因病机分析：患者患有糖尿病，因长期多饮多尿多食而伤及阴津，根据口苦口干、渴欲饮水，知由阴虚生热所致，并非阳虚不能蒸腾气化。患者素有阴虚，邪客少阳，枢机不利，故胸胁满微结、心烦；少阳胆气不舒，日久化热，故出现口苦口干、渴欲饮水等症；三焦气寒且脾胃虚寒，故脘腹胀满、大便稀溏；舌质红是内热之象，苔白是虚寒之象。整体病机为少阳不利，水饮内结，寒热错杂。

治法与方药分析：病属于少阳证的胆热脾寒证。治以和解散结，温里祛寒。方用柴胡桂枝干姜汤。方中以柴胡为君，解少阳之邪；以天花粉滋阴润燥；臣以桂枝、干姜，温太阳之寒；以黄芩、牡蛎，清阳明之热；佐以甘草调和阴阳诸药。

【参考病案】

1.病案一：患者，女，50岁，2019年7月23日初诊。主诉焦虑抑郁1年余，规律口服文拉法辛150mg/d抗抑郁治疗。刻下症见心中烦闷，头晕，注意力不集中，易汗出，腹胀，纳呆，眠差多梦，小便可，大便不成形。舌紫暗，苔黄腻，脉弦细。西医诊断：焦虑抑郁状态。中医诊断：郁证（肝热脾寒证）。治以调和肝脾、清心除烦，予柴胡桂枝干姜汤合栀子豉汤加减：柴胡30g，桂枝15g，干姜30g，黄芩15g，天花粉30g，生牡蛎90g（先煎），炙甘草10g，淡豆豉30g，栀子15g。14剂，水煎服。2019年8月6日复诊，患者诉心烦、头晕明显好转，睡眠好转，二便调。继予上方加减。曾天玉，郭玉红，刘清泉.刘清泉应用柴胡桂枝干姜汤临床经验［J］.北京中医药，2021（11）：1207.

2. 病案二：兰某，女，36 岁。患乳癖已 1 年，近年来发现乳房有明显肿块，经前胀痛加剧，肿块胀大，随情绪的郁闷及舒畅，胀痛加重或减轻，口苦，两胁胀满，舌胖，苔白有津，脉弦滑。本案乳癖胀痛，口苦，两胁胀满，脉弦，属于少阳病。诊为乳癖，证属肝郁气滞，痰湿凝结。治宜疏肝清热，温化痰湿，软坚散结。以柴胡桂枝干姜汤加夏枯草。柴胡、黄芩加夏枯草有疏肝清热作用；桂枝、干姜有温化痰湿作用；牡蛎与夏枯草及天花粉同用，有软坚散结作用。姜春华，戴克敏．姜春华经方发挥与应用［M］．北京：中国中医药出版社，2012.

第十三章 中风历节病

《金匮要略·中风历节病脉证并治第五》论述中风与历节病的成因及其证治。因二者均属广义风病的范围，且皆有内虚邪犯的病机特点，故合为一篇。中风以猝然昏仆、半身不遂、口眼㖞斜为特点，多因正气亏虚，偶受外邪诱发致病；历节主要表现为关节疼痛，甚则肿胀变形，其发病除正气亏虚外，尚与感受风寒湿邪有较密切的关系。

防己地黄汤

【原文】防己地黄汤：治病如狂状，妄行，独语不休，无寒热，其脉浮。（《金匮要略·中风历节病脉证并治第五》）

防己地黄汤方 防己一分 桂枝三分 防风三分 甘草二分

上四味，以酒一杯，浸之一宿，绞取汁，生地黄二斤，㕮咀，蒸之如斗米饭久，以铜器盛其汁，更绞地黄汁，和分再服。

【病机】血虚火旺，热扰心神。

【应用指征】病如狂状，妄行，独语不休，无寒热，脉浮。

【临床应用】①原治阴虚血少之“风痹”。②现代临床主要将本方用于风湿性或类风湿关节炎及癔病、癫痫等。

【典型病案】患者，女，91岁，2018年6月28日初诊。主诉言语增多、悲伤哭闹2年。患者因在“文革”中受刺激，精神有些异常，疑神疑鬼，情绪不稳定，但症状较轻，未给予积极治疗。近2年来病情明显加重，精神失常，骂人，胡言乱语，不停地说话，哭闹，喜悲伤，负面情绪重，心烦意乱，纳差，便干，舌红，苔少，舌下络脉迂曲，脉弦。处方：生地黄100g，桂枝30g，防己20g，防风10g，炙甘草10g。颗粒剂，开水冲服，日1剂，7剂。

2018年7月5日复诊，心情舒畅许多，不再骂人，哭闹显著减少，多言。食欲好转。舌红，苔少，舌下络脉迂曲，脉弦细。上方加丹参30g，继服7剂。随访患者病情恢复良好，曾因故人来访引起回想往事，病情略有反复，但继服此方仍有效，情绪总体稳定。齐彩芸，冯学功．防己地黄汤治疗神志病的思考［J］．环球中医药，2019，12（11）：1702.

【辨证思路解析】

病证辨析：患者精神异常、言语增多、胡言乱语、哭闹不休等症，与《金匮要略》中“防己地黄汤：治病如狂状，妄行，独语不休，无寒热，其脉浮”论述症状相像；患者虽届高龄，但一派有余之象，属三阳为病；无寒热，可除外表证，故诊断为少阳阳明合病。

病因病机分析：患者曾有精神异常的病史，又经过多年忧积，郁热内生，少阳阳明郁热上扰神明，扰乱心神，故多语哭闹、精神异常；阳明郁热，阴津不足，故大便干；舌红，苔少，为津亏郁热之象；舌下络脉迂曲粗大，为瘀血之征；脉弦为气机不畅所致。因此，其病机是少阳阳明热盛。

治法与方药分析：病属于少阳阳明郁热，阴津不足，瘀血内阻。治以滋阴降火，养血通络。方用防己地黄汤。原文述本方中重用生地黄，并绞浓汁，侧重入阴分以养血清热；轻用防己、防风、桂枝，并浸于酒内，在于取轻清之性，入于阳分以散风祛邪；甘草和中补气，调理阴阳。待阴分血充，则阳分风息。阳分风去，而阴分自安。

【参考病案】张某，男，38 岁。1 年前在劳动时发病，双目直视，重复咀嚼，微作哼哼之声，且盲目走动，片刻后恢复正常，对病中情况一无所忆。以后发作渐频，且持续时间渐长。发作后，如醉如痴，独语喃喃，外出走动约二里许方醒转。来诊时，发作已 11 天，昼夜游荡，妄行不休，服数剂化痰息风类药无效。诊其脉浮数无力，舌质红略干，无苔。治以养血清热，祛风散邪，予防已地黄汤 5 剂。复诊神志清，妄行止，夜眠好。再以上方 5 剂巩固。嘱常服磁朱丸及配合服少量苯妥英钠片等。随访迄今，未再复发。丁德正．用防已地黄汤治疗精神病的验案与体会［J］．河南中医，1984（5）：31.

桂枝芍药知母汤

【原文】诸肢节疼痛，身体魁羸，脚肿如脱，头眩短气，温温欲吐，桂枝芍药知母汤主之。(《金匮要略·中风历节病脉证并治第五》)

桂枝芍药知母汤方　桂枝四两　芍药三两　甘草二两　麻黄二两　生姜五两　白术五两　知母四两　防风四两　附子二枚（炮）

上九味，以水七升，煮取二升，温服七合，日三服。

【病机】风湿痹阻日久，渐次化热伤阴。

【应用指征】身体消瘦，关节疼痛、肿大变形，头晕短气，舌苔薄黄腻，脉数。

【临床应用】①原治风湿历节病。②现代临床用本方治疗急慢性风湿性关节炎、类风湿关节炎及神经痛等。本方治疗类风湿关节炎发热者，加生石膏、薏苡仁；血虚肢节肥大者，加鸡血藤、鹿衔草；湿盛肢节肿大者，加萆薢、泽泻、防己；气虚者，加黄芪。若服药后见胃脘不适，可重用白芍，并加入蜂蜜。

【典型病案】杨某，女，40 岁。3 年前患两手足麻木，喜热怕寒，每着风寒后两手足关节即疼痛，同时局部皮肤呈现青紫色，经数日后色渐消失，疼痛亦随之缓解。两年来，虽经治疗，但未见显效。于 1962 年秋季发展为上下肢关节连续性剧痛。1962 年 12 月 9 日初诊，四肢大小关节剧烈疼痛，颈项疼痛，日轻夜重，阴雨天尤甚，局部肿胀灼热，汗出，两手足皮肤呈现青紫色（据说颜色比以前淡），行步艰难，手指不能弯曲，经常头眩，恶心欲呕，胃纳不佳，二便正常，有时耳鸣心悸，日晡潮热，脉短细而数。

处方：桂枝、芍药各 15g，甘草、麻黄、淡附子各 9g，白术、知母各 24g，防风 9g。上药共为细末，生姜汤送下，日服 2 次，早晚各 1 次，分 10 日服完。

1962 年 12 月 21 日二诊，服药后疼痛肿胀减轻十之五六，手指伸屈较前灵活，灼热、汗出皆止，头眩恶心未发作，耳鸣、心悸、潮热皆减轻，手足部皮色仍呈青紫，胃纳仍不佳。说明药已中病，外邪渐除，无须更方，原方再进（日服量稍增加）。1963 年 1 月 17 日三诊，关节疼痛已减去十之八九，其他症状亦完全消失，胃纳亦佳，手足部皮色好转，但和肢体其他部分比较仍然有别，行走及缝衣、做饭灵活自如。方药对证，疗效明显。故仍予前方，再服 1 个月。共服药治疗 2 个月。后随访，1 年未发。赵明锐 . 用桂枝芍药知母汤加减治疗关节痛［J］. 上海中医药杂志，1965，10（1）：30.

【辨证思路解析】

病证辨析：患者四肢大小关节等多处部位出现剧烈疼痛，并见患处肿大、双足行步艰难、手指不能弯曲，与桂枝芍药知母汤证所述颇为相似，当诊为历节病。此外，还见病患关节局部灼热，尤其已经出现了耳鸣心悸、日晡潮热、脉短细而数等一派阴虚内热之象，故当辨为风湿偏盛兼化热伤阴之历节病，而与寒湿偏盛所致之关节局部冷痛、畏寒喜热、舌苔白、脉无热象明显有别。

病因病机分析：患者初病时年届五七，阳气初亏，气血运行不畅，不能温煦四末，复感寒湿之邪，闭阻于局部，发为本病。阳气不达四末，寒凝血瘀，故每着风寒后，两手足关节疼痛，局部皮肤呈青紫色；患者正气未至大虚，尚能抗邪，待阳气聚集，使寒去血行，则病状缓解；然久治不愈，正气益虚，不足以抗邪，时值秋冬，天气渐冷，阳气渐衰，故病情加重，出现连续性疼痛；湿流关节，故关节局部肿胀；昼为阳，夜属阴，故病情日轻夜重；阴雨天外湿尤甚，两湿相搏，故逢阴雨天病痛亦加；湿蕴日久，郁久化热伤阴，故出现病患关节局部灼热；虚热内扰，故见心悸；热迫津液，故而汗出；病邪已逐渐化热，申酉之时尤其得天时之助，故有日晡潮热；湿阻中焦，清阳不升，浊阴不降，故头眩、恶心欲呕；湿困脾胃，故胃纳不佳；肾之阴精已虚，上不能充耳，故有时耳鸣；脉来短细既与湿阻经脉，血行不畅有关，更是阴精不充之象，其脉数则显然为阴虚内热所致。因此，其病机为素体气血不足，风寒湿痹阻筋骨关节，渐次化热伤阴。

治法与方药分析：病属风湿历节，兼化热伤阴证。治当祛风除湿、温经散寒为主，兼以养阴清热。方用桂枝芍药知母汤。鉴于其病情较重而且顽固，故将原汤剂改作为散剂，以便于坚持服药。方中桂枝、麻黄、防风辛温发散，祛风除湿；淡附子大辛大热，散寒除湿；白术、甘草、生姜除湿健脾和中；芍药、知母养阴清热，芍药配甘草，还可酸甘化阴，缓急止痛。诸药相伍，既能使风去湿除寒散，又可益阴清热，从而收到邪去正不伤的效果。

【参考病案】文某，男，38 岁，1977 年 12 月 2 日初诊。患者长期从事野外工作，素罹骨节疼痛。1 年前跋涉中突遇骤雨，翌晨寒战发热，腰痛如折，下肢软弱无力，不能站立，二便失禁，经某医院神经科检查，诊断为马尾神经炎。住院治疗 45 天后，病情好转，唯双下肢麻木酸痛，软弱无力，须持杖而行，遂出院改用中药治疗。近 1 年来，服滋补肝肾之中药300余剂，疗效甚微。患者面色黧黑，形体消瘦，下肢肌肉萎缩。自述形寒畏冷，双下肢间有灼热感，舌苔黄白厚腻，脉象浮滑而促，时有歇止，不能自还。证属风寒湿邪久羁体内，有郁而化热之势。治宜祛风除湿，温经散寒，兼清郁热。方取桂枝芍药知母汤：麻黄15g，桂枝20g，白术20g，知母20g，防风20g，附片20g（先煎），白芍20g，甘草15g，生姜20g。17剂。

二诊：每服药后，周身微微汗出，汗后全身轻舒，下肢疼痛已缓，可持杖行走。舌苔黄白，滞腻已化，脉沉弦滑，已无间歇。仍守原方加减：麻黄15g，桂枝20g，白术20g，白芍20g，知母20g，防风20g，附片15g，薏米20g，石斛20g，甘草15g，生姜20g。10剂，隔日1剂。嘱增加下肢运动，以促气血运行。

三诊：患者已可弃杖行走，双下肢已无麻木胀痛感，但行走尚难任远。脉象缓而无力，舌淡苔薄白。久羁之邪，业已驱尽，而气血未充，法当益气血，通经络，健筋骨。方取黄芪桂枝五物汤加味：黄芪20g，桂枝15g，白芍15g，当归15g，牛膝10g，木瓜10g，炙甘草10g，生姜20g，大枣10枚。10剂，隔日1剂。3个月后随访，诸症悉除，未再复发。张其昌，张旭东.运用经方验案四则［J］.中医杂志，1985，6（12）：11.

乌头汤

【原文】病历节不可屈伸，疼痛，乌头汤主之。（《金匮要略·中风历节病脉证并治第五》）

乌头汤方：治脚气疼痛，不可屈伸。（《金匮要略·中风历节病脉证并治第五》）

《外台》乌头汤：治寒疝腹中绞痛，贼风入攻五脏，拘急不得转侧，发作有时，使人阴缩，手足厥逆。（《金匮要略·腹满寒疝宿食病脉证治第十》）

乌头汤方　麻黄　芍药　黄芪各三两　甘草三两（炙）　川乌五枚（㕮咀，以蜜二升，煎取一升，即出乌头）

上五味，㕮咀四味，以水三升，煮取一升，去滓，内蜜煎中，更煎之，服七合。不知，尽服之。

【病机】寒湿痹阻筋脉骨节，阳气不通。

【应用指征】关节疼痛剧烈，遇冷加剧，关节不可屈伸。

【临床应用】①原治寒湿历节病。②现代用本方可治疗风湿性关节炎、类风湿关节炎、肩关节周围炎、三叉神经痛、腰椎骨质增生症属寒湿痹阻者。临证时要注意随证加减用药：病在上肢者，加桑枝、秦艽；病在下肢者，加桑寄生、牛膝；寒甚痛剧者，加草乌、桂枝；病久夹有瘀血者，加乳香、没药、全蝎、蜈蚣、乌梢蛇；兼气血两亏者，加人参、当归；寒阻痰凝，兼有麻木者，酌加半夏、桂枝、南星、防风；病久肝肾阴虚，关节畸形，酌加当归、牛膝、枸杞子、熟地黄等。此外，有用本方加虫类药治疗硬皮病获效者。

【典型病案】秦某，男，53岁。右膝关节能伸不能屈，屈则疼痛非常，遇热稍好，冬日遇寒疼痛更甚，舌苔白，脉弦。处方：制川乌9g，白芍15g，木瓜9g，五加皮

15g，伸筋草 15g，秦艽 15g，生地 60g。方 7 剂药后，关节略能屈伸，疼痛减，续方 14 剂，带回服用。姜春华，戴克敏．姜春华经方发挥与应用［M］．北京：中国中医药出版社，2012.

【辨证思路解析】

病证辨析：患者关节疼痛、不可屈伸的症状，与《金匮要略》中“病历节不可屈伸，疼痛，乌头汤主之”论述症状相像，且患者的症状具有遇寒加重、遇热则舒的特点，故诊断为寒湿历节。因为患者并无热象，也没有伤及津液之症，故排除风湿渐次化热伤阴的风湿历节。

病因病机分析：患者因外感寒湿之邪，寒湿痹阻于筋脉骨节，阳气不通，故筋脉骨节屈伸不利；寒性主收引凝滞，寒湿之邪痹阻关节，可致气血运行阻滞而关节疼痛剧烈；热疗能促使筋脉骨节处气血流通，故遇热痛减；舌苔白是寒象，脉弦是因疼痛引起。因此，其病机是寒湿痹阻筋脉关节。

治法与方药分析：病属于寒湿历节。治以温经散寒，除湿宣痹。方用乌头汤加减。方中制川乌温经散寒，除湿止痛；白芍敛阴养血；木瓜、伸筋草舒筋活络，白芍与木瓜及伸筋草相配，又可平肝舒筋；五加皮、秦艽强筋骨。诸药相伍，使寒湿得去而阳气宣通，关节疼痛解除而屈伸自如。

【参考病案】罗某，女，28 岁，1980 年 8 月 27 日初诊。患者右侧腰腿（沿坐骨神经分布区）疼痛已 2 个月，在某医院诊断为坐骨神经痛，曾服止痛药及针灸治疗未效，今特来诊治。审其腰痛轻，腿痛重，步履维艰，抬腿试验阳性，患肢无明显喜温恶寒感，肌肉无明显削减，面色淡黄欠华，舌苔薄白，脉细紧。拟诊为素体虚弱，风寒湿邪乘虚袭入，痹阻经脉，气血运行不畅，不通则痛。然而，风寒湿痹之中由于三气之邪侵袭各有偏胜，如风胜为行痹，寒胜为痛痹，湿胜为着痹。本例以痛为主，似属痛痹。治以温经散寒，除湿通络，方用《金匮要略》之乌头汤加味：川乌 6g，麻黄 4g，黄芪 15g，白芍 10g，当归 10g，甘草 5g，川牛膝 12g。每日 1 剂，水煎服。1980 年 9 月 5 日复诊，患者服上方 4 剂后，患肢疼痛基本消失，仅在走路时稍有不适感，查舌苔薄白，脉细紧，治疗收效，守方续进。1980 年 9 月 20 日再诊，患者右侧腰腿疼痛已止，步履如常，唯患肢有麻木感，无其他不适，少苔，脉细。予益气养血、活血通络之法，以收全功。当归 10g，白芍 10g，桂枝 6g，木通 10g，川牛膝 12g，黄芪 15g，党参 15g，川芎 6g，甘草 6g。上方服 5 剂，随访 2 年，未见复发。胡毓恒．胡毓恒临床验案精选［M］．长沙：湖南科学技术出版社，2007.

《千金》越婢加术汤

【原文】《千金方》越婢加术汤治肉极，热则身体津脱，腠理开，汗大泄，历风气，下焦脚弱。(《金匮要略·中风历节病脉证并治第五》)

越婢加术汤方 麻黄六两 石膏半斤 生姜三两 甘草二两 白术四两 大枣十五枚

上六味，以水六升，先煮麻黄，去上沫，内诸药，煮取三升，分温三服。恶风加附子一枚（炮）。

里水者，一身面目黄肿，其脉沉，小便不利，故令病水。假如小便自利，此亡津液，故令渴也，越婢加术汤主之。(《金匮要略·水气病脉证并治第十四》)

里水，越婢加术汤主之；甘草麻黄汤亦主之。(《金匮要略·水气病脉证并治第十四》)

越婢加术汤方（方见上，于内加白术四两，又见脚气中）

【病机】水气内停，郁而化热。

【应用指征】一身面目悉肿，发热恶风，小便不利，苔白，脉沉。

【临床应用】①原治水肿之皮水。②现代临床本方用于治疗急性肾炎、带状疱疹后神经痛、慢性风湿性关节炎、慢性阻塞性肺疾病急性发作、糖尿病肾病、湿疹等病证。

【典型病案】陈某，女，16岁，学生。月经来潮时受湿，经后周身浮肿。人民医院门诊诊断为急性肾小球肾炎，治疗无效，就诊于予。患者头面及四肢肿大如水疱，周身皮肤光泽，按之凹陷，询其小便短涩，大便不畅，舌苔薄白质润，一身沉重，精神萎靡，嗜睡，气促，纳差，其脉浮数。处方：麻黄，石膏，白术，甘草，生姜，大枣。3剂。服完2剂，身微汗，小便略畅；服完3剂，汗出，小便通畅，浮肿全消，思食。复诊脉缓，面苍白，精神略差，处以六君子汤加当归、黄芪，调理脾胃，和其营血，康复如常。湖南省中医药研究所．湖南省老中医医案选［M］．长沙：湖南科学技术出版社，1980.

【辨证思路解析】

病证辨析：患者出现四肢肿大、周身皮肤光泽、按之凹陷、小便不利等症，与《金匮要略》中“里水者，一身面目黄肿，其脉沉，小便不利，故令病水。假如小便自利，此亡津液，故令渴也，越婢加术汤主之”十分相像，故诊断为皮水。根据“经先断后发肿者为血分”，今察其症无少腹痛，入夜无热及谵语，二便均不利，是血分无症也。

病因病机分析：患者因月经来潮，本就气血亏虚，再加受湿邪，致使肺失通调，脾失健运，水液不循常道输布，故头身面目肿大、小便不利；水邪困阻于脾胃，困遏清阳，故出现精神萎靡、嗜睡；脾喜燥而恶湿，湿阻脾胃，影响脾胃运化水谷之功，故出现纳差；湿邪致病重浊黏滞，故大便不畅，一身沉重感；小便短涩和脉浮数，为欲将化热之象。因此，其病机是水气内停，欲将化热。

治法与方药分析：病属于皮水夹热证。治以利水消肿，疏风清热。方用越婢加术汤。方中麻黄疏风宣肺，发汗解表，发越水气，通调水道，为主药；配生石膏清里泄热，并抑制麻黄之发汗太过；白术与生姜相配，健脾制水；大枣、甘草护中和胃，且姜枣合用，既可辛温发散表寒而和胃气，又可散水气而不致伤津。

【参考病案】

1.病案一：宋某，男，19岁，1966年3月18日初诊。半月来发热，服APC热不退，渐出现眼睑浮肿，经某医院检查尿蛋白（++++），红细胞满视野，管型2～4/高倍视野，嘱住院治疗。因无钱，经人介绍而来门诊治疗。症见头面及四肢浮肿，头痛，发热（38～38.5℃），小便少，甚则一日一行，苔白腻，脉沉滑。此属外寒里饮、饮郁化热。治以解表利水，佐以清热。与越婢加术汤：麻黄 12g，生姜 10g，大枣 4 枚，炙甘草 6g，生石膏 45g，苍术 12g。上药服 2 剂后，浮肿大减，尿量增多，3 剂后肿全消，6 剂后尿蛋白减为（+）。因出现腰痛，合服柴胡桂枝干姜汤，不及 1 个月，尿蛋白即转为阴性。休息 1 个月后参加工作。1966 年 12 月 6 日复查尿常规全部正常。冯世纶，张长恩．经方传真：胡希恕经方理论与实践（修订版）[M]．北京：中国中医药出版社，2008.

2. 病案二：高某，男，44 岁。患者周身起大小不等的水疱已 4 个多月，虽经治愈，但外出见风即发。周身水疱大小不等、透明，疱破后流水清稀，微痒，上半身较多。身体健壮，食欲正常，脉大有力，舌红润苔少。此乃外风里水，风水相搏，壅于皮肤而发为水疱。治以散风清热，宣肺行水。用越婢加术汤。服 1 剂夜尿增多，继服 6 剂而愈，未再复发。杨培生．越婢加术汤的临床运用［J］．河南中医，1984（4）：25.

第十四章 血痹虚劳病

《金匮要略·血痹虚劳病脉证并治第六》论述了血痹病、虚劳病的证治。血痹病以肢体局部肌肤麻木为主症，由气血不足，加被微风所引起。虚劳病是劳伤所致的慢性衰弱性疾病的总称。由于论述的重点包括阴阳气血两虚，以及因虚而招邪、因虚而致瘀等，故与一般《中医内科学》中泛论各种虚证有所区别。因血痹与虚劳发病皆与阴阳气血亏虚有关，故合为一篇讨论。

黄芪桂枝五物汤

【原文】血痹阴阳俱微，寸口关上微，尺中小紧，外证身体不仁，如风痹状，黄芪桂枝五物汤主之。(《金匮要略·血痹虚劳病脉证并治第六》)

黄芪桂枝五物汤方 黄芪三两 芍药三两 桂枝三两 生姜六两 大枣十二枚

上五味，以水六升，煮取二升，温服七合，日三服。(一方有人参)

【病机】阴阳俱微，风邪入中，阳气痹阻，血行滞涩。

【应用指征】肌肤麻木，脉涩。

【临床应用】①原治血痹重证。本方具有振奋阳气、温通血脉、调畅营卫的作用，凡证属气虚血滞，营卫不和者，皆可选用。血痹病舌质紫暗、脉沉细涩者，可加当归、川芎、红花、鸡血藤；产后身痛可重用黄芪、桂枝；下肢痛加杜仲、牛膝、木瓜；上肢痛加防风、秦艽、羌活；腰疼重加补骨脂、川续断、狗脊、肉桂等。②现代临床本方用于小儿麻痹症、雷诺病、肩关节周围炎、风湿性关节炎、周围神经损伤、腓肠肌麻痹、低钙性抽搐、肢端血管功能障碍、重症肌无力、硬皮病等四肢疾患，属营卫不和，血行滞涩者。

【典型病案】金某，男，42岁，码头工人。劳累出汗，外出感受风邪，初则上肢肩部沉重、酸痛，不以为意，近2日来，上肢麻木、怕冷、酸痛，右上肢抬举困难，患者面色㿠白，舌淡白而润，脉沉。处方：黄芪24g，桂枝9g，白芍9g，生姜5片，制附子9g，大枣7枚。服药后，上肢疼痛麻木大减，续方5剂，患者已愈，未再复诊。姜春华，戴克敏.姜春华经方发挥与应用［M］.北京：中国中医药出版社，2012.

【辨证思路解析】

病证辨析：患者上肢麻木不仁，与《金匮要略》的“血痹阴阳俱微，寸口关上微，尺中小紧，外证身体不仁，如风痹状，黄芪桂枝五物汤主之”颇为相似，且怕冷、酸痛，右上肢抬举困难，皆是血不濡养之证，故诊断为血痹。

病因病机分析：患者因工作性质，久处湿地，常年感受风湿之邪，本就体内湿邪偏盛，再加外感风邪发为本病。风邪入中，阳气痹阻，不能温煦机体，故见怕冷；血行滞涩，血不上行濡养上肢，故见上肢麻木、酸痛、抬举困难；血不上荣头面而见面色㿠白；舌淡苔白而润、脉沉也是阳气微弱之象。因此，其病机是风邪入中，阳气痹阻，血行滞涩。

治法与方药分析：病属血痹。治以益气通阳，和营行痹。方用黄芪桂枝五物汤加减。本方以桂枝汤去甘草，倍生姜加黄芪、附子组成。方中黄芪甘温益气；倍生姜加附子助桂枝通阳行痹；芍药和营理血；生姜、大枣调和营卫。几味药合用，共奏益气通阳、和营行痹之效。本案加附子配桂枝温通血脉，祛寒止痛，药证相符，疗效显著。

【参考病案】患者，女，54岁。主因右下肢水肿半年，于2020年10月22日就诊。患者半年前无明显诱因发现两腿粗度不一致，右下肢自小腿至远端较左侧明显增粗，遂至当地医院就诊，当地医院诊断为甲状腺功能减退，对症治疗后，症状无改善，且进一步加重，出现右下肢沉胀不适，遂来我院就诊。刻下症：右下肢肿胀，沉胀不适感明显，长时间行走或站立后加重，朝轻暮重，双腿抽筋，双足自觉麻木，下肢无发凉、无疼痛，无皮肤干燥瘙痒，纳可，睡眠一般，二便调。既往体健。查体：双下肢皮色可，无色素沉着，右下肢胫前凹陷性水肿，左下肢无水肿。右下肢青筋显露，左下肢无青筋显露，双下肢肤温正常，双下肢腘动脉、双下肢胫前胫后动脉、足背动脉搏动正常。右下肢膝上15cm，周径49cm，膝下10cm，周径35cm。左下肢膝上15cm，周径46cm，膝下10cm，周径32cm。舌体胖大，边有齿痕，舌中部有裂痕，舌质暗淡，苔腻，脉细涩。辅助检查：下肢静脉B超提示右侧大隐静脉汇入部血流反流时间2秒，左侧大隐静脉、双侧腘静脉及股总静脉未见明显反流。西医诊断为右下肢慢性静脉性水肿。中医诊断水肿，辨证为脾气不足，湿瘀互阻。治以益气活血，利湿消肿。处方如下：生黄芪30g，桂枝12g，当归15g，赤芍15g，川芎15g，独活12g，桑寄生12g，葛根25g，天麻15g，地龙9g，䗪虫6g，茯苓15g，生薏苡仁20g，苍术12g，白芍30g，炙甘草12g。14剂，水煎，分早晚温服。

2020年11月5日复诊，患者用药后双脚抽筋、双足麻木感较前减轻，右下肢水肿较前减轻，沉重感有所减轻，二便调。舌体胖大，齿痕较前减轻，中央仍有裂痕，舌淡，苔白腻，脉细。查体：右下肢胫前凹陷性水肿较前减轻。右下肢膝上15cm，周径47cm，膝下10cm，周径33cm。左下肢膝上15cm，周径46cm，膝下10cm，周径32cm。余查体同前。处方是在上方的基础上，黄芪改为40g，加猪苓15g、泽泻15g，去独活、桑寄生。14剂，水煎，分早晚温服。后定期复诊，予原方加减治疗。3个月后下肢动脉B超复查提示未见异常。陈润铭，李友山，谢存香，等.庞鹤教授应用加减黄芪桂枝五物汤治疗周围血管疾病经验［J］.现代中医临床，2022，29（4）：44.

桂枝加龙骨牡蛎汤

【原文】夫失精家，少腹弦急，阴头寒，目眩（一作目眶痛）发落，脉极虚芤迟，

为清谷、亡血、失精。脉得诸芤动微紧，男子失精，女子梦交，桂枝加龙骨牡蛎汤主之。(《金匮要略·血痹虚劳病脉证并治第六》)

桂枝加龙骨牡蛎汤方 桂枝 芍药 生姜各三两 甘草二两 大枣十二枚 龙骨 牡蛎各三两

上七味，以水七升，煮取三升，分温三服。

【病机】阴阳两虚，阳不摄阴。

【应用指征】失精梦交，目眩发落，外阴寒冷，脉极虚芤迟。

【临床应用】①原治虚劳失精病。②现代临床本方常用于自汗、盗汗、偏汗、遗尿、乳泣、不射精、早泄、阳痿、脱发、神经官能症、冠心病、小儿夜啼、妇女带下、月经周期性精神病等辨证属阴阳俱虚，不能阳固阴守者。

【典型病案】 王某，男，20岁。患有遗精证半年，几乎每夜均有发生，屡经医治无效，形体疲惫不堪。病初之时，每因有梦而遗精，逐渐发展为无梦而遗。舌质淡嫩不泽，脉弦缓无力。处方：桂枝10g，白芍10g，生姜10g，大枣12枚，炙甘草6g，龙骨15g，牡蛎15g。连服5剂后，滑精止，饮食增进，精神渐振，从此调治而愈。刘渡舟.经方临证指南［M］.天津：天津科学技术出版社，1993.

【辨证思路解析】

病证辨析：患者出现遗精，形体疲惫，脉缓无力，与《金匮要略》的“夫失精家，少腹弦急，阴头寒，目眩发落，脉极虚芤迟，为清谷、亡血、失精。脉得诸芤动微紧，男子失精，女子梦交，桂枝加龙骨牡蛎汤主之”论述相似。所谓“失精家”，是指有长期遗精、滑精史的人，故诊断为遗精的心肾不交证。

病因病机分析：患者往往由于初起时欲火内动，而又不能随心所愿，以致心火内燃，下扰肾精，逼迫精液外泄，故常常表现为有梦而遗精；久而久之，肾元下亏，失却固摄功能，导致精关弛废不固，最终发展为无梦而走泄，成为“失精家”；舌淡嫩不泽、脉弦缓无力也是肾精不能濡养之象。因此，其病机是阴阳两虚，阳不摄阴。

治法与方药分析：病属于遗精的心肾不交证。治以调和阴阳，固摄精气，交通心肾。方用桂枝加龙骨牡蛎汤。本方为桂枝汤加上龙骨、牡蛎。其中桂枝汤能和营卫，调和脾胃，而调和阴阳，加龙骨、牡蛎一方面能收敛神气，固摄精关；另一方面也起到固护心肾精气的作用。

【参考病案】徐某，男，30岁，已婚已育，2020年9月21日初诊。诉既往夫妻性生活正常，每周1～3次，近半年来出现性交时间变短，射精潜伏期小于2分钟，伴有勃起不坚，偶见坚而不久，不能维持至射精。近感腰酸、神疲，性欲可，有晨勃，有自慰史11年，无高血压、高血脂、糖尿病史，生化全套及性激素检查未见异常。平素即易疲劳，冬季或天气转冷时易手脚冰凉，小便正常，大便常年稀溏，偶见成形，每日2～3次，饮食及睡眠尚可。刻诊：中等身材，面色无华，少气懒言，交流时反应稍有迟钝，手掌不温，苔薄白，舌偏淡，脉沉细。西医诊断：勃起功能障碍，早泄；中医诊断：阳痿，早泄（脾肾两虚证）。考虑患者中焦脾胃虚寒不运，气血生成乏源，肾阳温煦失司，肾气固摄失职，故治拟温补中焦、固摄肾气法，用桂枝加龙骨牡蛎汤化裁：桂枝 9g，白芍 9g，大枣 15 枚，生甘草 6g，生姜 9g，生龙骨 30g，生牡蛎 30g，五味子 10g，女贞子 15g，仙鹤草 30g，补骨脂 15g，川芎 10g。共 7 剂，水煎服，日 1 剂，早晚各 1 次。嘱适度性生活，忌食寒凉。

2020 年 9 月 28 日二诊，诉腰酸、乏力有所改善，大便次数较前减少，仍稀。加淫羊藿 15g，肉桂 6g，茯苓 15g，增强健脾温阳之功。共 7 剂，服药及医嘱同前。2020 年 10 月 6 日三诊，诉服药第 3 日性生活 1 次，勃起硬度较前增加，时间大于 2 分钟，因症状有所改善，恐下次反弹，未再同房。另腰酸改善，神疲乏力较前明显好转，大便同前。温阳有效，当继续用之，加红景天 15g，绞股蓝 30g 益气健脾。因患者诉奔走就医不便，故予 14 剂，服药同前。嘱其放松心情，无须恐惧，继续适度性生活。徐新宇，李洁心，应志康，等 . 崔云教授运用桂枝加龙骨牡蛎汤治疗男科疾病经验［J］. 浙江中医药大学学报，2022，46（04）：371.

黄芪建中汤

【原文】虚劳里急，诸不足，黄芪建中汤主之。（《金匮要略·血痹虚劳病脉证并治第六》）

黄芪建中汤方　于小建中汤内加黄芪一两半，余依上法。气短胸满者加生姜，腹满者去枣，加茯苓一两半，及疗肺虚损不足，补气加半夏三两。

【病机】脾胃阴阳两虚，偏气虚。

【应用指征】腹中拘急疼痛，喜温熨，自汗，脉虚。

【临床应用】①原治虚劳里急证，脾胃阴阳两虚偏于气虚者应用黄芪建中汤疗效颇佳。②现代临床将本方用于溃疡病、慢性胃炎、慢性消化不良等属于虚寒型的患者。症见胃痛日久，痛处喜按，饥饿则痛，得食则减，喜热畏凉，舌苔薄白，脉虚而缓。如有肝胃不和之吐酸、噫气、呕逆、胀满等，可酌加乌贼骨、煅瓦楞子、川楝子。本方尚可用于脾胃素虚，卫阳不固，易感外邪者。

【典型病案】于某，男，43 岁。胃脘痛历 20 余年，反复发作，食糯米而痛减，夜半不能平卧，起坐稍缓，畏寒喜暖，面白神疲，纳少便溏。胃镜检查：十二指肠球部溃疡、变形，伴有激惹现象。舌淡苔薄，脉虚弦。处方：生黄芪 30g，桂枝 4.5g，杭白芍 12g，生姜 2 片，九香虫 2.4g，大枣 4 枚，炙甘草 45g，饴糖 30g（冲），茯苓 9g。5 剂，每日 1 剂，水煎服。药后胃脘痛大减，夜得安卧，精神亦可，大便已实，守方连服，随访年余未作。杨建宇 . 国医大师经方验案精选［M］. 北京：学苑出版社，2011.

【辨证思路解析】

病证辨析：患者长期有胃脘痛、神疲面白等症，与《金匮要略》中“虚劳里急，诸不足，黄芪建中汤主之”十分相像，且患者的疼痛具有畏寒喜暖的特点，故诊断为胃痛的脾胃虚寒证。

病因病机分析：患者长期胃脘疼痛，久痛必虚。脾胃虚弱，中焦阳虚日久，失于温煦，则形寒怕冷，畏寒喜暖；脾气虚，气血生化乏源，失于濡养，故出现神疲面白、纳少；中焦阳虚，影响脾胃运化水液，故便溏。但中医辨证其本在脾胃阳气虚损，以健脾温阳、祛寒除湿立法，所谓异病同治。其病机是脾胃阴阳气虚。

治法与方药分析：病属于胃疼的脾胃虚寒证。治以温中补气，和里缓急。方用黄芪建中汤加减。方中黄芪甘温入肺，健脾益气；饴糖甘温补虚，缓急止痛，共为方中君药。桂枝助阳，芍药益阴，二药相合，调和阴阳，化生气血为臣；生姜、大枣辛甘相合，健脾益胃，调和营卫，为佐药；炙甘草益气健脾，调和诸药为使；且炙甘草味甘，与桂枝、饴糖相配"辛甘化阳"，合芍药"酸甘化阴"。诸药相合，益气建中，方可化源足，气血生，营卫调，诸症平。

【参考病案】董某，女，35 岁，2016 年 12 月 6 日初诊。胃脘胀满不适 5 个月余。患者 5 个多月前无明显诱因出现胃脘胀满不适，自服奥美拉唑等药效果不佳。行胃镜示非萎缩性胃炎。现症见胃脘胀满不适，自觉冷痛，泛酸烧心，伴有干呕，口干口苦，平素情绪差，纳一般，眠可，小便可，大便不成形，日 4 ～ 5 次。舌淡红，苔薄白，边有齿痕，脉沉弦。西医诊断：慢性非萎缩性胃炎；中医诊断：痞满（脾胃虚寒）。

拟方：黄芪 15g，桂枝 9g，白芍 15g，百合 15g，乌药 10g，香附 15g，良姜 10g，鸡内金 20g，山药 30g，槟榔 10g，砂仁 10g，炙甘草 6g。7 剂，水煎服，日 1 剂。7 日后复诊，自觉诸症减轻。上方继服 14 剂，病愈。刘越萌，孙建光. 孙建光教授运用黄芪建中汤加减治疗脾胃病验案［J］. 中国民族民间医药，2017，26（10）：77.

肾气丸

【原文】虚劳腰痛，少腹拘急，小便不利者，八味肾气丸主之。(《金匮要略·血痹虚劳病脉证并治第六》)

夫短气，有微饮，当从小便去之，苓桂术甘汤主之；肾气丸亦主之。(《金匮要略·痰饮咳嗽病脉证并治第十二》)

男子消渴，小便反多，以饮一斗，小便一斗，肾气丸主之。(《金匮要略·消渴小便不利淋病脉证并治第十三》)

问曰：妇人病，饮食如故，烦热不得卧，而反倚息者，何也？师曰：此名转胞，不得溺也，以胞系了戾，故致此病，但利小便则愈，宜肾气丸主之。(《金匮要略·妇人杂病脉证并治第二十二》)

肾气丸方 干地黄八两 薯蓣四两 山茱萸四两 泽泻三两 茯苓三两 牡丹皮三两 桂枝一两 附子一两（炮）

上八味，末之，炼蜜和丸梧子大，酒下十五丸，加至二十五丸，日再服。

【病机】肾气不足。

【应用指征】小便不利，腰部酸痛，劳累时加重，少腹拘急不舒。

【临床应用】①原治虚劳病肾气虚、肾阳虚、阴阳两虚；痰饮病、消渴病、妇人转胞。②现代临床多将本方用于肾病综合征、慢性肾炎、性功能低下、精少不育、不孕症、慢性前列腺炎、尿频遗尿、高血压、糖尿病、慢性支气管哮喘等。

【典型病案】患者，女，51岁，2019年5月13日就诊。腰椎滑脱病史5年，间断出现腰酸，劳累加重，休息后缓解，1周前因久站出现腰酸加重。刻下症：腰部酸软乏力，喜按喜揉，怕冷，腿软无力，遇累、久坐、久站加剧，口干，小便不利，夜尿3次，舌淡苔白，脉沉细。处方：生地黄24g，山药12g，山萸肉12g，牡丹皮9g，茯苓9g，泽泻9g，桂枝3g，黑顺片3g（先煎），续断片10g，狗脊10g。每日1剂，煎汤顿服，每日2次。

2019年5月27日复诊，诸症明显减轻，又予中成药浓缩金匮肾气丸4瓶（每瓶200粒装），每次8粒，每日3次，温水送服。2019年6月27日复诊，腰酸诸症皆除，平素遇劳累时偶有腰酸，嘱患者再服浓缩金匮肾气丸2～6个月以资巩固。2019年12月随诊，患者正常上班，未见腰酸发作。钟润芬．八味肾气丸治疗慢性腰酸的体会［J］．中国民间疗法，2021，29（3）：63.

【辨证思路解析】

病证辨析：患者出现腰酸乏力、小便不利等症，与《金匮要略》中“虚劳腰痛，少腹拘急，小便不利者，八味肾气丸主之”论述相像，且患者久坐、久站加重，脉沉细，是肾气不足之象，故诊断为腰酸之肾气不足证。

病因病机分析：患者步入中老年阶段，加上有腰椎滑脱病史，故本偏肾虚。腰酸病位在肾，肾主骨、生髓，腰为肾之府，由肾精所溉，若肾精不足，则不能充养腰脊，以致腰脊酸软无力，绵绵不已；肾气不足且病久损伤阳气，不能温煦机体，故出现怕冷、腿软无力等症；肾阳不足，蒸腾气化不足，故出现小便不利，夜尿频多；脉沉细是肾气不足之象。因此，其病机是肾气不足。

治法与方药分析：病属于腰酸的肾气亏虚证。治以温补肾气。方用肾气丸加减。肾气丸中重用干地黄大补肾阴以生肾气；山药、山茱萸补肝益肾健脾；泽泻利湿泄浊；茯苓渗利脾湿；牡丹皮活血以治相火；少量桂枝、附子宣通血气、温阳补肾。全方阴阳并补，阴中求阳，共奏补肾壮腰、温阳助阳之效。

【参考病案】患者，男，28岁，2019年5月8日到我科初诊，工作为IT职员。就诊时患者自述失眠时间超过2年，刻下症：入睡困难，睡后容易出现惊醒的情况，午夜惊醒后难以再次入睡，伴腰酸、多汗、多梦、口干、便溏、怕冷、夜尿频多。患者发育营养状况较差，精神萎靡，脸色苍白，舌边尖红，苔薄白，脉弦细，尺脉弱。辨证：脾肾阳虚，肝郁化火。治法：补益脾肾，养心安神，疏肝解郁。中成药：金匮肾气丸，2次/天，2丸/次，上午与下午各用淡盐水温服1次。合自拟方：夜交藤、珍珠母各30g，山药、薏苡仁各20g，炒枣仁、金樱子、党参、生地黄各15g，益智仁、盐补骨脂、炒白术、夏枯草各12g，乌药、姜半夏、桔梗、百合各9g，生甘草3g。水煎服，取汁300mL，1剂/天，早晚分服。

二诊：服药两周后患者诉入睡困难情况改善，精神好转，多汗、夜尿频多、腰酸及怕冷等症状缓解。但患者仍存在早醒的情况，醒后可模糊入眠，多梦症状无明显改善，舌边红，苔薄白，脉弦细。继续为患者应用金匮肾气丸治疗，上方汤药去金樱子，加化橘红12g，用法同前。

三诊：服药 1 个月后患者病情得到明显改善，仅单独口服金匮肾气丸，停止为患者应用汤药。继续用药 1 个月后，患者诉顽固性失眠症状消失，睡眠状态恢复正常。后随访 3 个月，未见复发。杨慧．金匮肾气丸加减治疗顽固性失眠病案举隅［J］．医学食疗与健康，2020，18（23）：180.

薯蓣丸

【原文】虚劳诸不足，风气百疾，薯蓣丸主之。(《金匮要略·血痹虚劳病脉证并治第六》)

薯蓣丸方 薯蓣三十分 当归 桂枝 干地黄 曲 豆黄卷各十分 甘草二十八分 川芎 麦门冬 芍药 白术 杏仁各六分 人参七分 柴胡 桔梗 茯苓各五分 阿胶七分 干姜三分 白蔹二分 防风六分 大枣百枚（为膏）

上二十一味，末之，炼蜜和丸，如弹子大，空腹酒服一丸，一百丸为剂。

【病机】虚劳兼风。

【应用指征】形体消瘦，神疲乏力，头晕眼花，食欲不振，大便不成形，脉细弱，舌淡嫩。

【临床应用】①原治虚劳风气百疾。②本方临床应用范围较广，常用于治疗慢性肺心病、胃溃疡、慢性肾炎、心功能减退、脱肛、慢性荨麻疹等属阴阳气血俱虚，又感外邪者。

【典型病案】冯某，女，36 岁，教师。患心悸、失眠、头晕、目眩数年，耳鸣，潮热盗汗，心神恍惚，多悲善感，智力记忆锐减，食少纳呆，食不知味，食稍有不适即肠鸣腹泻，有时大便燥结，精神倦怠，月经愆期，白带绵绵，且易外感，每感冒后即缠绵难愈。已经不能再坚持工作，病休在家。数年来治疗从未曾间断，经几处医院皆诊断为神经症。1963 年春天，患者病势日见增重，当时面色皖白、少华，消瘦憔悴。脉缓而无力，舌淡、质胖，舌光无苔。投以薯蓣丸，治疗 3 个月之久，共服 200 丸。诸症如失，健康完全恢复，以后一直很好地工作着。赵明锐．经方发挥［M］．太原：山西人民出版社，1982.

【辨证思路解析】

病证辨析：患者出现心悸、失眠、头晕、记忆力减退、食少等诸不足症，且消瘦、脉缓无力，病程较长，归根到底是脾胃虚弱，气血生化乏源所致，与《金匮要略》中“虚劳诸不足，风气百疾，薯蓣丸主之”颇为相似，故诊断为虚劳病。

病因病机分析：患者病程日久，脾胃运化不足，气血生化无源。气血不足，不能濡养心神，故出现心悸、失眠；气虚血少，不能上荣于头窍，故出现头晕、记忆力减退等症；脾胃失健，运化水谷精微失职，故出现消瘦、面色无华；患者脾胃虚弱，运化水液失职，故患者白带偏多。整体看来，患者一派气血虚弱之象，故易感风受邪。舌淡质胖、脉缓无力是脾胃虚弱之象。其病机是虚劳兼风。

治法与方药分析：病属于虚损证。治以调补脾胃，扶正祛风。方用薯蓣丸。方中以薯蓣为主药，善能调理脾胃，并益肺气；桂枝、柴胡、防风和营卫，散外邪；人参、白术、茯苓、干姜、大枣助阳而补中益气；当归、川芎、芍药、地黄、麦冬、阿胶滋阴养血；杏仁、桔梗、白蔹理气开郁；豆卷、神曲除湿运痰。此方以阴阳兼补，既可以补正，又可以祛邪，补阳而不燥，补阴而不腻，补正而不留邪，祛邪而不伤正，诚为比较理想的强壮剂。

【参考病案】赵某，男，30岁，2017年5月15日初诊。主诉：全身皮肤白斑4～5年。患者5年前颈部、手部皮肤出现白斑，后逐渐增多至腋下、腰腹部、髋部，为求中西医结合治疗，遂就诊于我院皮肤科门诊。刻下：食生冷刺激食物后易呃逆，伴胃部胀痛，胃纳欠佳，二便正常，睡眠尚可，舌淡，苔薄白，脉细弱。否认高血压、糖尿病等其他慢性病史，否认肝炎、结核等传染病史。诊为白驳风，辨证为脾胃虚弱。治拟补气和血，祛风益胃。处方：山药30g，当归10g，桂枝10g，生地黄10g，炙甘草30g，人参10g，川芎10g，白芍10g，麸炒白术10g，麦门冬6g，防风10g，杏仁10g，柴胡5g，桔梗5g，茯苓5g，大枣30g。共30剂，每日1剂，水煎服，配合局部外用补骨脂酊。

2017年6月15日二诊，患者服药后白斑数量未增多，原有白斑范围未扩大，胃部不适感及胃纳情况好转，二便正常，舌淡，苔薄白，脉细弱。前方加焦神曲10g，大豆卷10g。共30剂，每日1剂，水煎服，配合局部外用补骨脂酊。2017年7月15日三诊，患者服药后白斑数量未增多，部分白斑边界缩小，白斑内可见新生色素，胃部不适感基本消失，胃纳可，二便正常，舌淡，苔薄白，脉细，关脉尺脉略沉。前方继服，共30剂，每日1剂，水煎服，配合局部外用补骨脂酊。王世博，宋秀祖．基于“风气百疾”理论探析白癜风临证论治［J］．浙江中医药大学学报，2022，46（4）：395.

酸枣仁汤

【原文】虚劳虚烦不得眠，酸枣仁汤主之。（《金匮要略·血痹虚劳病脉证并治第六》）

酸枣仁汤方 酸枣仁二升 甘草一两 知母二两 茯苓二两 川芎二两（《深师》有生姜二两）

上五味，以水八升，煮酸枣仁，得六升，内诸药，煮取三升，分温三服。

【病机】肝阴不足，心血亏虚。

【应用指征】虚烦不眠，烦扰不宁，舌红，脉细数。

【临床应用】①原治虚劳不寐。②本方对于阴虚内热引起的失眠、盗汗、惊悸、精神抑郁等病证有较好的疗效，临证可根据病情，随证加减用药。火旺者加黄连；阴虚甚者加百合、生地黄；烦躁多怒，睡眠不安，加牡蛎、白芍、石决明；肝阴不足，大便燥结者，可与二至丸合用；素体痰盛，苔腻，脉滑，本虚标实者，可与温胆汤合用；精神抑郁，喜悲伤者，可与甘麦大枣汤合用，并酌加首乌藤、合欢皮。

【典型病案】刘某，女，50岁，2017年4月7日初诊。患者诉近1个月来睡眠差，入睡难、易醒，伴心烦、口渴、口干，纳食差，小便可，大便干结，月经量少，不规律，舌红，苔薄黄，脉细数。处方：炒酸枣仁 12g，茯神 30g，知母 10g，川芎 8g，生地黄 10g，玉竹 10g，郁金 10g，首乌藤 30g，陈皮 6g，砂仁 6g，焦山楂 10g，炒神曲 10g，炒麦芽 10g，沙苑子 30g，金雀根 30g。7 剂，水煎，每天 1 剂，分早晚 2 次服用。4 月 14 日复诊，自述服药后，睡眠大为好转，食欲亦较前增强，仍有口干、心烦，舌红，苔薄，脉细数，薄黄苔未见。继服原方 7 剂，2 天服 1 剂，每天 1 次。嘱患者平素注意调节自身的情绪，多培养自己的兴趣爱好。覃鑫，薛莎．薛莎运用酸枣仁汤加减治疗围绝经期失眠验案 3 则［J］. 湖南中医杂志，2019，35（1）：77.

【辨证思路解析】

病证辨析：患者出现失眠、口干、心烦、口渴等阴虚之症，与《金匮要略》"虚劳虚烦不得眠，酸枣仁汤主之"颇为相似；且患者为女性，以血为用，七七之时，肝血多亏虚，故诊断为失眠之肝血不足证。

病因病机分析：患者为女性，步入中老年阶段，本就易肝血亏虚，再加上患者失眠 1 个月之久，更加耗伤肝血。肝血不足，心血亏虚，不能濡养心神，故出现失眠；肝本藏血，主疏泄，患者已至七七之时，天癸竭，地道不通，故月经偏少且不规律；心肝阴虚甚而化热，进而出现诸如心烦、口渴、口干等阴津亏虚之症；阴津亏虚，不能濡养大肠，故大便干；舌红苔黄、脉细数也是阴虚化热之象。其病机是肝血不足，心血亏虚。

治法与方药分析：病属于不寐之阴虚化热证。治以滋阴清热，安神和中。方用酸枣仁汤加味。酸枣仁汤中重用酸枣仁为君，以其甘酸质润，入心、肝之经，养血补肝，宁心安神；茯苓宁心安神；知母苦寒质润，滋阴润燥，清热除烦，共为臣药，与君药相伍，以助安神除烦之功；佐以川芎之辛散，调肝血而疏肝气，与大量的酸枣仁相伍，辛散与酸收并用，补血与行血结合，具有养血调肝之妙；甘草和中缓急，调和诸药为使。

【参考病案】吴某，男，74 岁，2018 年 6 月 11 日初诊。主诉：因反复心悸 2 年，加重 2 月。患者于 2 年前无明显诱因开始出现心悸，呈阵发性，偶有胸闷，无放射痛，无头昏头痛、晕厥黑蒙、恶心呕吐等不适，于西南医院住院，行冠脉造影检查提示回旋支近段轻度狭窄约 40%，经治疗后好转出院，院外一直口服冠心病二级预防用药，心悸、胸闷仍反复发作，多在劳累或眠差后出现。2 个月前因失眠加重后患者感心悸、胸闷症状明显，发作频繁，伴有胸部针刺样疼痛，遂于重庆医科大学第一附属医院住院，完善动态心电图检查提示频发室性早搏（3820 次 /24 小时），予美托洛尔缓释片、参松养心胶囊口服减轻早搏负荷等治疗，症状缓解不明显，自行停服所有药物治疗，为求中医治疗，遂就诊。现症见心悸，偶感胸闷，活动后气短、心累，无明显胸痛及放射痛，无头昏头痛，无晕厥黑蒙，无恶心呕吐等，纳可，眠差（既往睡眠障碍病史 10 余年，长期口服佐匹克隆片帮助睡眠），二便调。舌淡红，苔白腻，脉细结代。心电图提示窦性心律、频发室性早搏。西医诊断：频发室性早搏；睡眠障碍；冠状动脉粥样硬化。中医诊断：心悸（气阴两虚）。治以益气养阴，宁心安神。方以炙甘草合酸枣仁汤加减：炙甘草 15g，生地黄 15g，桂枝 15g，火麻仁 15g，知母 15g，当归 15g，川芎 15g，柴胡 15g，木香 15g，人参 10g，麦冬 10g，大枣 10g，酸枣仁 30g，茯苓 30g，黄精 30g，浮小麦30g，龙骨30g（先煎），牡蛎30g（先煎）。共5剂，水煎服。

2019年6月15日二诊，患者心悸发作次数减少，睡眠时间较前延长，易惊醒，余症同前。舌淡红，苔薄白，脉细结代。在前方的基础上，加用远志、磁石（先煎）各15g。共7剂。2019年6月21日三诊，患者心悸较前明显好转，睡眠时间可延长到5小时，活动后轻微气短、心累，余同前。守上方续服7剂。复查心电图提示窦性心律，正常范围心电图。陈红梅，何德英.炙甘草汤合酸枣仁汤治疗频发室性早搏一例［J］.临床医药文献电子杂志，2020，7（30）：173.

大黄䗪虫丸

【原文】五劳虚极羸瘦，腹满不能饮食，食伤、忧伤、饮伤、房室伤、饥伤、劳伤、经络营卫气伤，内有干血，肌肤甲错，两目黯黑。缓中补虚，大黄䗪虫丸主之。（《金匮要略·血痹虚劳病脉证并治第六》）

大黄䗪虫丸方 大黄十分（蒸） 黄芩二两 甘草三两 桃仁一升 杏仁一升 芍药四两 干地黄十两 干漆一两 虻虫一升 水蛭百枚 蛴螬一升 䗪虫半升

上十二味，末之，炼蜜和丸小豆大，酒饮服五丸，日三服。

【病机】阴虚致瘀，瘀久成劳。

【应用指征】肌肤甲错，两目黯黑，舌有瘀点或瘀斑，脉涩。

【临床应用】①原治虚劳干血病。②现代临床本方用于良性肿瘤、肝脾肿大、肝硬化、子宫肌瘤、结核性腹膜炎、食管静脉曲张、妇女瘀血经闭、腹部手术后之粘连疼痛、冠心病、高脂血症、脑血栓、脂肪肝、脉管炎等有瘀血征象者。因本方具有很强的破血逐瘀功效，临床也有用本方治疗血栓闭塞性脉管炎、静脉曲张综合征、下肢栓塞性深部静脉炎、四肢浅部静脉炎等周围血管疾病者。

【典型病案】周某，女，22岁，未婚，长春卷烟厂工人，1996年10月初诊。患者素有月经愆期史，量少，色暗，时有瘀血块，有痛经史。1995年春天，无明显诱因出现闭经，至今一年又七个月未来潮，现周身乏力，口燥不欲饮水，胸腹胀满，少腹隐痛，痛连腰背，日渐消瘦，纳少，久治未效而来诊。临床所见：患者面色暗红，皮肤干燥，少腹胀痛拒按，双下肢如鱼鳞状，大便燥结，舌质暗红，有瘀斑，舌苔薄黄，脉沉涩。西医诊断为继发性闭经；中医诊断为血瘀证。经闭已达半年之久，患者面色暗红、腹痛诸症，确属虚劳夹瘀的久瘀蓄积症，故以大黄䗪虫丸投之，每日3次，每次2丸。患者服药4日后月经来潮，经行6日，血色暗红有块，量中等，说明瘀血得去，新血得生。经后继服逍遥汤以调经血，经后22天，又以上法服大黄䗪虫丸1周，经血复来如故，次月经行届时而下，终获痊愈。高鹏翔，徐丹，高鹏武.大黄䗪虫丸治疗闭经118例的临床观察［J］.贵阳中医学院学报，2006，28（1）：22.

【辨证思路解析】

病证辨析：患者月经有瘀血块、口燥、皮肤如鱼鳞般等症，与《金匮要略》中“五劳虚极羸瘦，腹满不能饮食，食伤、忧伤、饮伤、房室伤、饥伤、劳伤、经络营卫气伤，内有干血，肌肤甲错，两目黯黑。缓中补虚，大黄䗪虫丸主之”论述相像，故诊断为虚劳干血证。

病因病机分析：劳伤日久不愈，身体极度消瘦。正气虚极，不能推动血脉正常运行，从而产生瘀血。瘀血日久者谓“干血”。瘀血内停，阻滞气机，脾失健运，故腹满不能饮食；瘀血不去，新血不生，肌肤失养，故粗糙如鳞甲状；血不上荣，故面色暗红；瘀血内阻，少腹内气机不畅，故出现少腹胀痛拒按；瘀血日久化热，故大便干结，舌苔黄，有瘀斑；脉沉涩也是瘀血内阻之象。因此，其病机是阴虚致瘀，瘀血内阻。

治法与方药分析：病属虚劳干血之闭经。治宜缓中补虚，祛瘀生新。方用大黄䗪虫丸。方中大黄逐瘀攻下，凉血清热；䗪虫破散癥积瘀血，共为君药。桃仁、干漆、蛴螬、水蛭、虻虫活血通络，攻逐瘀血，共为臣药；黄芩清热，助大黄以除瘀热；杏仁降气，脾气行则血行，并协桃仁以润燥；生地黄、芍药养血滋阴，共为佐药；甘草和中补虚，调和诸药，为使药。全方寓补血于祛瘀之中，养血而不留瘀，祛瘀而不伤正；药物取其猛，剂型用其丸，剂量服其微，则猛而不峻，渐消缓散。

【参考病案】陈女，年17岁，患干血痨。经停逾年，潮热，盗汗，咳逆，不安寝，皮肉消脱，肌肤甲错，腹皮急，唇舌过赤，津少，自医无效，住医院亦无效。抬至我处，困惫不能下轿，因就轿边诊视。脉躁急不宁，虚弦虚数。予曰：脉数、身热、不寝，为劳病大忌。今三者俱全，又加肉脱皮瘪，几如风消，精华消磨殆尽，殊难着手。渠乃为敷陈古今治劳方治，略以《金匮》以虚劳与血痹合为一篇颇有深意。仲景主小建中汤阴阳形气俱不足者调以甘药，唐代孙氏又从中悟出复脉汤，仲景用刚中之柔，孙氏用柔中之刚，功力悉敌。究之死血不去，好血无由营周；干血不除，新血无由灌溉。观大黄䗪虫丸多攻破逐瘀之品，自注缓中补虚，主虚劳百不足。乃拟方：白芍18g，当归12g，生地12g，鳖甲15g，白薇9g，紫菀9g，百部9g，甘草3g，大黄䗪虫丸10粒。煎剂分2次服，丸药分2次用药汁吞下。

10日后复诊，咳逆略缓，潮热盗汗渐减，原方去紫菀、百部加藏红花、琥珀末各2.4g，丸药米酒下。又10日复诊，腹皮急日渐觉舒，潮热盗汗止，能安寐，食思渐佳，改用复脉汤，嘱守服久服。越3月，予在高笋塘闲步，在某药店门首见一女，酷似陈女，询之果然，系在梁家作客，已面有色泽，体态丰腴，不似以前羸。虚劳素称难治，然亦有短期治愈者。冉雪峰.冉雪峰医案［M］.北京：人民卫生出版社，1959.

《千金翼》炙甘草汤

【原文】《千金翼》炙甘草汤（一云复脉汤）：治虚劳不足，汗出而闷，脉结悸，行动如常，不出百日，危急者，十一日死。(《金匮要略·血痹虚劳病脉证并治第六》)

《外台》炙甘草汤：治肺痿涎唾多，心中温温液液者。(《金匮要略·肺痿肺痈咳嗽上气病脉证并治第七》)

伤寒，脉结代，心动悸，炙甘草汤主之。(177)

《千金翼》炙甘草汤方 甘草四两（炙） 桂枝 生姜各三两 麦门冬半升 麻仁

半升　人参　阿胶各二两　大枣三十枚　生地黄一斤

上九味，以酒七升，水八升，先煮八味，取三升，去滓，内胶消尽，温服一升，日三服。

【病机】久病气血阴阳亏虚。

【应用指征】汗出而胸闷，脉结代，心动悸，舌光少苔。

【临床应用】①原治心悸之心气不足证。②现代临床本方用于功能性心律不齐的期外收缩，有较好效果。对风湿性心脏病、病毒性心肌炎、甲状腺功能亢进症等见心悸、气短、脉结代，属气虚血少者，均可加减应用；并可用于气阴两伤之虚劳干咳等症。

【典型病案】钱某，男，52岁，科研人员。先则眩晕少寐，继则怔忡无时，病已3年，入夏心悸更甚，口干汗出，五心烦热，面赤火升，舌质红，无苔，脉细代而数。处方：党参15g，麦冬12g，五味子9g，炙甘草12g，桂枝9g，丹参15g，生地15g，麻子仁9g，阿胶9g（烊化，冲入），生姜3片，大枣10枚，酒30g（入煎）。水煎服，方7剂。姜春华，戴克敏．姜春华经方发挥与应用［M］．北京：中国中医药出版社，2012.

【辨证思路解析】

病证辨析：因思虑过度，损伤心脾，致使气虚不能生血，气血两亏，发为神志不安而心律失常；患者出现怔忡、口干汗出、舌质红等阴虚的证候，与《千金翼》炙甘草汤"治虚劳不足，汗出而闷，脉结悸，行动如常，不出百日，危急者，十一日死"论述相似，故诊断为心悸的气血不足证。

病因病机分析：患者失眠已3年，久病多耗伤气血阴阳，损伤脾胃。患者脾失健运，气血生化乏源，阴血不足，心体失养，或心阳虚弱，不能温养心脉，故心动悸；病程日久，耗气伤津，故出现口干、五心烦热、面赤等阴伤之证；舌质红、脉细代而数也是津液耗伤之象。因此，其病机是气血阴阳俱虚。

治法与方药分析：病属于心悸的气血不足证。治以益气滋阴，养血宁心。方用《千金翼》炙甘草汤合生脉饮加减。生脉饮益气养阴。炙甘草汤中重用生地黄滋阴养血为君。配伍炙甘草、人参、大枣益心气，补脾气，以资气血生化之源；阿胶、麦冬、麻仁滋心阴，养心血，充血脉，共为臣药。佐以桂枝、生姜辛行温通，温心阳，通血脉，诸厚味滋腻之品得姜、桂则滋而不腻。原文用法中加清酒煎服，以清酒辛热，可温通血脉，以行药力，是为使药。

【参考病案】王某，26岁，2018年5月5日因停经52天，下腹坠痛伴阴道流血2天来诊。患者既往月经规律，14岁月经初潮，行经期2～3天，月经周期35～38天，量少，色淡红，偶见少量血块，经前无特殊不适，经净后多见小腹空痛、腰酸，余无不适。LMP（末次月经）2018年3月14日，3天净，量、色、质及伴随症状同前。2017年停经49天自然流产1次，夫妻双方及胚胎染色体检查未见明显异常。既往无慢性病史，平素神疲懒言，倦怠乏力，面、唇淡白少华，常见心悸失眠、头晕眼花，劳累后症状加重。患者因近期工作劳累，考虑月经延后为正常情况，未给予特殊处理。2天前劳累后出现下腹坠痛，伴有阴道流血，量少色淡，余无特殊不适。刻诊见下腹坠痛、阴道流血，量少色淡质稀，头晕、神疲乏力，劳则气短，纳呆眠可，大便稀溏，小便少，舌淡胖，舌边齿痕明显，苔薄白，两寸关部脉缓，两尺部脉略滑。B 超提示宫内妊娠，符合 7 周，胎心搏动规律，分析宫内胚胎存活。患者正值壮年，既往无慢性病史，气血虚弱表现明显，结合就诊时症状，可诊断为胎动不安病，证候为气血虚弱证，系由患者先天禀赋不足，以致气血虚弱，冲任不足，母体载胎养胎能力不足。治宜补养气血安胎，方用炙甘草汤加减：炙甘草 25g，党参 15g，熟地黄 15g，桂枝 3g，阿胶 11g（烊化），麦冬 9g，白术 9g，酒黄精 9g，苎麻根 12g，莲房炭 12g，生姜 9g（自备），大枣 6 枚。水煎服，共 7 剂。

7 日后二诊，服药平妥，停经 55 天出现恶心干呕，晨起加重，下腹坠痛较之前明显减轻，服药 5 天后阴道流血消失，头晕、神疲乏力较之前减轻，大便质软成形，小便正常，纳眠可，舌淡胖，苔薄白，舌边齿痕较之前减轻，脉象两寸部缓，右关部缓，左关部略滑，两尺部滑。B 超提示宫内妊娠，符合 8 周，胎心搏动规律。改方苎麻根改 6g，去莲房炭，加橘皮 9g、竹茹 9g，余药不变。水煎服，共 7 剂。7 日后三诊，服药平妥，恶心干呕、下腹部坠痛消失，头晕及神疲乏力明显改善，大小便正常，纳眠可，舌象无明显改善，脉象两寸部缓，两关部略滑，两尺部滑。改方去苎麻根，余药不变，水煎服，共 14 剂。20 日后复诊，除晨起恶心干呕外，已无明显不适。B 超提示宫内妊娠，符合 12 周，NT 数值属正常范围。孕期定期产检，未再见异常腹痛及阴道流血情况。后顺产一足月健康活婴。王世皙，王哲．炙甘草汤加减治疗气血虚弱型胎动不安病临证感悟［J］．世界最新医学信息文摘，2019，19（100）：154.

第十五章　肺痿肺痈咳嗽上气病

《金匮要略·肺痿肺痈咳嗽上气病脉证并治第七》论述了肺痿、肺痈、咳嗽上气 3 种疾病的证治。因其病变部位均在肺，故合为一篇讨论。肺痿是肺气痿弱不振，以多唾浊沫、短气为主症，分虚热和虚寒两种证型。肺痈是感受风邪热毒，致使肺生痈脓，以咳嗽、胸痛、吐腥臭脓痰为主症。咳嗽上气，即咳嗽气逆，有虚实之分，本篇所论多是外寒内饮所致咳喘气逆、吐痰或喉中痰鸣，甚则不能平卧的咳喘病证。

射干麻黄汤

【原文】咳而上气，喉中水鸡声，射干麻黄汤主之。(《金匮要略·肺痿肺痈咳嗽上气病脉证并治第七》)

射干麻黄汤方　射干十三枚（一法三两）　麻黄四两　生姜四两　细辛三两　紫菀三两　款冬花三两　五味子半升　大枣七枚　半夏大者八枚（洗）（一法半升）

上九味，以水一斗二升，先煮麻黄两沸，去上沫，内诸药，煮取三升，分温三服。

【病机】寒饮郁肺，肺失宣降。

【应用指征】咳嗽气喘，喉中痰鸣，胸膈满闷，不能平卧，舌苔白滑，脉浮弦或浮紧。

【临床应用】①原治痰饮郁结，气逆喘咳证。②本方对哮喘、喘息性支气管炎、支气管肺炎、肺气肿、肺心病、风心病、百日咳等，以咳喘、喉中痰鸣、咯痰色白为特征者，不论老幼，均有较好疗效。

【典型病案】谢某，男，年龄 8 个半月。因感冒咳嗽 2 周，高热 4 天，于 1961 年 4 月 17 日住某医院。住院检查摘要：体温 39℃，脉搏 104 次 / 分，发育营养中等，两肺呼吸音粗糙，有散在中小水泡音。血化验：白细胞总数 11500/mm^3，中性 58%，淋巴 41%，单核 1%。尿蛋白（++）。咽拭子培养为金黄色葡萄球菌；凝固酶试验（+），少数绿脓杆菌；药物敏感试验：对各种抗生素均为阴性；咽拭子病毒分离为Ⅲ型腺病毒；补体结合试验效价 1∶32 倍；胸透：右上肺有片状阴影。临床诊断腺病毒肺炎。

病程与治疗：入院前两周咳嗽痰多，至第 10 天突然高热持续不退，伴有呕吐夹痰奶等，食纳差，大便黄色黏稠，日一二次，精神萎靡，时而烦躁，入院后即用中药桑菊饮、葛根芩连汤加味、安宫牛黄散及竹叶石膏汤等均未效。于 4 月 21 日请蒲老会诊：体温 38 ～ 40℃，无汗，呕吐，下利，每日平均 10 多次，呼吸不畅，喉间痰阻，喘促膈动，面色苍白，胸腹微满，脉虚，舌红无苔。此属表邪郁闭，痰饮阻肺，正为邪遏之候。治宜辛温开闭，涤痰逐饮。方用射干麻黄汤加减。处方：射干七分，麻黄五分，细辛五分，五味子三十粒，干姜三分，紫菀八分，法半夏一钱，大枣四枚。

进2剂后体温由40℃降至正常，烦躁渐息，微咳不喘，喉间痰减，呼吸较畅，面色渐荣，手足心润，胸腹已不满，下利亦减，脉缓，舌质红，苔少。郁闭已开，肺气未复。宜益气化痰为治，方宗生脉散加味。处方：沙参二钱，麦冬一钱，五味子二十粒，紫菀八分，法半夏一钱，枇杷叶三钱，生姜二片，大枣二枚。进2剂后咳止，一切正常，观察4天痊愈出院。中医研究院．蒲辅周医案［M］．北京：人民卫生出版社，1975.

【辨证思路解析】

病证辨析：患者主症为高热无汗，呼吸不畅，喉间痰阻，喘促膈动，与射干麻黄汤之主症颇为相似，故诊为寒饮郁肺证。

病因病机分析：风寒之邪外袭肌表，卫阳被遏，腠理闭塞则无汗；邪正相争则高热；外寒触动伏饮，寒饮郁肺，肺失宣降，则呼吸不畅；内有痰饮，气道不利，痰气相击，则喉间痰阻；寒饮郁肺，浊气逆乱于胸中，则喘促膈动，胸腹微满；痰饮随寒气上冲，则呕吐。而前医作温病论，投以解表、清热、开窍之剂，故无效，且苦寒之药败伤胃气，故下利，每日10多次。舌红无苔为肺之气阴已虚之象；面色苍白、脉虚皆为风寒夹饮，郁闭日久之征。其病机为寒饮郁肺，肺失宣降。

治法与方药分析：此属表邪郁闭，痰饮阻肺，正为邪遏之候。治宜辛温开闭，涤痰逐饮。方用射干麻黄汤加减。方中射干消痰开结，降逆气；麻黄宣肺平喘；半夏、干姜、细辛温散寒饮；紫菀温肺止咳；五味子收敛肺气，并制约麻、辛、姜、夏之过散；大枣安中扶正，调和诸药。诸药合用，散中有收，开中有合，共奏止咳化痰、平喘散寒之功。

【参考病案】常某，女，56岁，2000年11月19日初诊。患哮喘30余年，加重4年，每年立冬后即复作。经某医院诊为慢性支气管炎，经治疗效不显。诊见白天发作轻，晚上加重，哮喘，喉中哮鸣音，吐白痰，甚则汗出，影响睡眠，腰酸痛，畏寒怕冷，手足发凉，胃脘受凉则不适，舌稍紫、尖边赤，苔薄稍黄，脉沉细弱。证为本虚标实。虚喘治肾，实喘治肺。拟温肺化饮法。射干、桂枝、白芍、干姜、法半夏、款冬花、桃仁、苦杏仁各10g，炙甘草5g，补骨脂12g，细辛3g，炙麻黄、五味子各6g。5剂，每天1剂，水煎服。另嘱患者每晚嚼服核桃3枚，生姜3片，红参1片，久服有益肾敛肺化痰之功。

11月30日二诊，药后咳喘痰鸣大减，白天基本不发作，每晚21时至凌晨3时有咳喘，咽痒即咳嗽，甚则喘，喉中哮鸣音，仍畏寒怕冷，手足发凉，晨起口干，舌稍紫，苔薄白，脉沉弱。守温肺化饮之法继用。上方去桃仁、款冬花、补骨脂、法半夏，加紫苏子、白芥子各10g，姜半夏12g，炮附子5g。守方加减服10余剂，咳喘缓解，仍觉怕冷，嘱服金匮肾气丸调理。杨利．邓铁涛教授运用经方治验4则［J］．新中医，2004，36（6）：11.

厚朴麻黄汤

【原文】咳而脉浮者，厚朴麻黄汤主之。(《金匮要略·肺痿肺痈咳嗽上气病脉证并治第七》)

厚朴麻黄汤方 厚朴五两 麻黄四两 石膏如鸡子大 杏仁半升 半夏半升 干姜二两 细辛二两 小麦一升 五味子半升

上九味，以水一斗二升，先煮小麦熟，去滓，内诸药，煮取三升，温服一升，日三服。

【病机】寒饮夹热，上逆迫肺而近于表。

【应用指征】咳嗽胸满，烦躁，咽喉不利，痰声辘辘，苔白滑，脉浮。

【临床应用】①原治咳嗽上气，寒饮郁热证。②现代常用于急性支气管炎、支气管哮喘、上呼吸道感染等见本方证者。

【典型病案】苏某，男，66岁，退休工人，1982年8月26日初诊。患慢性支气管炎已5年，每年秋季发作，冬季严重，喘咳不止，夜不能躺平，抱枕少寐，又咳喘而醒，至来年初夏乃止，年复一年，越来越重，气短心悸，活动后加剧，痰多，屡服中西药不效，近来又服60余剂中药未效。X线诊断肺气肿。舌胖、边有齿印，脉浮紧。处方：厚朴15g，麻黄12g，炒杏仁9g，石膏24g，小麦18g，五味子9g，干姜6g，细辛6g，半夏9g。服12剂，喘止，气短大见减轻，纳增，体力增加。今冬未再出现哮喘气短。刘景祺．经方验［M］．呼和浩特：内蒙古人民出版社，1987.

【辨证思路解析】

病证辨析：《金匮要略》中指出："咳而脉浮者，厚朴麻黄汤主之。"本案患者患慢性支气管炎已5年，每年秋季发作。其主症为咳喘不止，夜不能平卧，气短心悸，痰多，脉浮紧，与厚朴麻黄汤之主症相似，又责之反复发作，正气已虚，故诊为素体气虚，风寒犯肺之喘证。

病因病机分析：患者患慢性支气管炎已5年，秋冬易外感风寒之邪，内侵于肺，故秋季发作，冬季严重，初夏乃止；肺主气，外合皮毛，风寒之邪经皮毛、口鼻犯于肺，触动痰饮，肺失宣降而气上逆，则咳喘不已；卧则痰阻气道，呼吸更加困难，故夜不能躺平，抱枕少寐，又咳喘而醒；寒痰凝滞，阻碍气机，心阳不宣，则气短心悸，动则加剧；肺失宣降，津聚为痰，故痰多；舌胖、边有齿印皆为寒饮郁肺之征；脉浮紧为风寒在表之象，"浮"既指脉象，又指寒饮上逆迫肺而近于表之病机。综上，其病机为素体气虚，风寒犯肺。

治法与方药分析：此属素体气虚，风寒犯肺。治宜散寒宣肺，降气除满。方用厚朴麻黄汤。方中以厚朴、杏仁下泄胸中气实以治标；麻黄开腠驱邪，宣肺平喘，配辛寒之石膏以发越水气；细辛、半夏、干姜兼驱客寒而涤痰饮；咳喘日久，正气已伤，故用五味子收敛肺气，小麦养心护卫安中。全方合用，共奏扶正祛邪、宣肺平喘之功。

【参考病案】朱小祥，病患咳嗽，恶寒头疼，胸闷气急，口燥烦渴，尿短色黄，脉浮而小弱。据证分析，其由邪侵肌表，寒袭肺经，肺与皮毛相表里，故恶寒而咳；浊痰上泛，冲激于肺，以致气机不利，失于宣化，故胸满气促；燥渴者，则为内有郁热，津液不布，因之饮水自救；又痰积中焦，水不运化，上下隔阻，三焦决渎无权，故小便黄短；脉浮则属外邪未解，小弱则因营血亏损，显示脏气之不足，如此寒热错杂、内外合邪之候，宜合治不宜分治，要不出疏表利肺、降浊升清之大法，因处以《金匮》厚朴麻黄汤。其方麻、石合用，不唯功擅辛凉解表，而且祛痰力巨；朴、杏宽中定喘，辅麻、石以成功；姜、辛、味温肺敛气，功具开阖；半夏降逆散气，调理中焦之湿痰；尤妙在小麦一味补正，斡旋其间，相辅相需，以促成健运升降诸作用。但不可因麻黄之辛、石膏之凉、干姜之温、小麦之补而混淆杂乱目之。药服3剂，喘满得平，外邪解，烦渴止。再2剂，诸恙如失。赵守真．治验回忆录［M］．北京：人民卫生出版社，1962.

泽漆汤

【原文】脉沉者，泽漆汤主之。(《金匮要略·肺痿肺痈咳嗽上气病脉证并治第七》)

泽漆汤方 半夏半升 紫参五两（一作紫菀） 泽漆三斤（以东流水五斗，煮取一斗五升） 生姜五两 白前五两 甘草 黄芩 人参 桂枝各三两

上九味，㕮咀，内泽漆汁中，煮取五升，温服五合，至夜尽。

【病机】寒饮夹热，内结胸胁而近于里。

【应用指征】咳嗽喘促，胸胁引痛，身体浮肿，小便不利，脉沉。

【临床应用】①原治水饮内停，咳而脉沉者。现常用于治疗饮热迫肺，病位偏里之证。②现代本方多用于肺气肿、肺心病、细菌性胸膜炎、结核性胸膜炎、胸腔积液及肺部癌肿等。

【典型病案】曾某，男，50余岁，农民。形体尚壮实，3年来长期咳嗽，吐泡沫痰夹少量稠黏痰，时作喘息，甚则不能平卧，咳喘冬夏均有发作，无外感时也可突然发作，面目及四肢凹陷性浮肿，饮食尚佳，口渴喜饮（不分冷热），口腻，大便时干时稀，小便短少，曾服小青龙、射干麻黄、杏苏散、苓甘五味姜辛汤等，均无显效，时作时止，舌苔薄白有津，舌根苔微黄，脉不浮而见沉滑。处方：半夏半升，紫参五两，泽漆三斤，生姜五两，白前五两，甘草、黄芩、人参、桂枝各三两。1剂咳吐涎痰明显减少，腹泻2次。再进4剂，诸症痊愈。观察3年未复发。张家礼．漫谈泽漆汤——附彭履祥教授治验一例［J］．成都中医学院学报，1978（2）：105.

【辨证思路解析】

病证辨析：患者3年来长期咳嗽，其脉不浮而见沉滑，是水饮蓄结于里之征象；又咳喘时作、吐泡沫痰、面目四肢浮肿、二便不利，与泽漆汤之主症颇为相似，故诊为水饮内停，气郁化热之肺胀。同样是寒饮夹热引起的咳嗽，但有表里之不同，故脉象有浮沉之别。本案中脉沉滑主水饮蓄结于里，当与厚朴麻黄汤之脉浮相区别。

病因病机分析：肺失宣降，津聚为痰，且有化热之象，则吐泡沫痰夹少量稠黏痰；痰阻气道，呼吸不利，则时作喘息，甚则不能平卧；肺之通调失司，津液不能正常输

布，则口渴喜饮；水气外溢肌表，则面目及四肢浮肿；水饮郁肺，影响大肠的传导功能，则大便时干时稀；肺失宣肃，水液不能下渗于膀胱，且气郁化热伤津，则小便短少；案中前数方无效，乃因其解表散寒、宣肺降气之力多，而消水逐水之力少；舌根苔微黄，为气郁化热之象；舌苔薄白有津，脉不浮而见沉滑，皆为水饮内停之征。综上，其病机为水饮内停，气郁化热。

治法与方药分析：此属肺胀，水饮内停，气郁化热。治宜逐水消饮，止咳平喘。采用“导水下行，因势利导”之法，方用泽漆汤。方中泽漆为君，因其功专于消痰行水也；桂枝通阳，温化水气；紫参，《本经》言其利小便，通大便；白前温肺，止咳平喘；生姜、半夏健胃涤痰、散饮；黄芩苦寒清肺，除水饮郁生之热；人参、甘草扶正健脾，运化水湿。原文中本方先煎泽漆，汤成之后入诸药，取其逐饮为先，领诸药而治咳逆之气。

【参考病案】张某，女，72岁，1987年10月25日诊。患慢性支气管炎伴肺气肿10年，素日气短，劳则作喘。旬日前，贪食肥厚，复勉强作劳，遂扰动宿疾，咳痰肿满，气急息迫，某医院诊为肺源性心脏病，于西药治疗1周罔效。刻诊：面晦紫虚肿，咳逆气促，鼻张抬肩，膈膨胀，不能平卧，痰涎壅盛，咯吐不爽，心慌不宁，颈静脉怒张，肝肋沿下3cm，伴明显压痛，剑突下上腹部动悸可见，下肢呈凹陷性水肿，小便不利，大便数日未行。唇青紫，口干不欲饮，舌质紫暗，苔白厚，脉沉有结象。辨属痰饮潴留，胸阳阻遏，气滞血瘀，肺病累心。治宜开结降逆，决壅逐水。拟泽漆汤原方：泽漆30g，紫菀、白前、生姜各15g，半夏、党参、桂枝、黄芩、炙甘草各10g。5剂，煎服。二诊诉药后诸症明显好转，泻下黏浊物甚多，脉转缓，续予原方5剂。三诊时，咳平喘宁，肿消痰却，肝大缩回，小便通利，纳谷馨，改拟金水六君煎调理，连进月余，病情稳定。经询访，年内未再反复。海崇熙．泽漆汤治疗肺系急重病验案三则［J］．国医论坛，1991，6（3）：14.

麦门冬汤

【原文】大逆上气，咽喉不利，止逆下气者，麦门冬汤主之。（《金匮要略·肺痿肺痈咳嗽上气病脉证并治第七》）

麦门冬汤方　麦门冬七升　半夏一升　人参二两　甘草二两　粳米三合　大枣十二枚

上六味，以水一斗二升，煮取六升，温服一升，日三夜一服。

【病机】肺胃阴虚，虚火上炎。

【应用指征】咳唾涎沫，短气喘促，咽喉干燥不利，欲得凉润，舌红少苔，脉象虚数。

【临床应用】①原治虚热肺痿之肺胃阴伤，火逆上气证。②现代临床的慢性咽炎、慢性支气管炎、百日咳、肺结核、尘肺等表现为肺阴亏虚，虚火上炎者，均可用本方治疗。本方也可以养胃阴，对慢性胃炎、胃及十二指肠溃疡有良好效果。还有报道用此方治疗鼻咽癌、肺癌、喉癌、食管癌放疗后出现的口干、咽干、舌红少津等毒副反应，效果良好。若津伤甚者，可加沙参、玉竹以养阴液；若阴虚胃痛、脘腹灼热者，可加石斛、白芍以增加养阴益胃止痛之功。

【典型病案】李某，女，36岁，已婚，1982年4月8日初诊。患者水肿时起时消2年余，历医十数，用开鬼门、洁净府、去菀陈莝等法，服五苓散、五皮饮、真武汤、疏凿饮子等利水方药，效果不著。经某医院检查化验，诊为慢性肾炎，予可的松、环磷酰胺、利尿合剂等治疗，其水肿仍时起时消。医患悉以为苦，遂商治于我处。察患者一身悉肿，目胞光亮，面白鲜明，两颧红赤，咽喉干燥不利，频频咳吐浊沫，舌体瘦小质红，乏津少苔，脉沉细略数。处方：麦冬30g，太子参20g，法半夏10g，怀山药（代粳米）20g，大枣12g，白芍20g，甘草10g。上方服完10剂，小便量日渐增多，肿势已轻，浊沫大减。药已中病，遵岳美中教授“慢性病有方有守”之训，原方续服10剂。三诊时诉服药已1个月，水肿消尽，浊沫不吐，为巩固疗效，仍以养阴生津、健脾益肺之剂以善其后。随访5年，病未复发。*唐忠明．经方治验三则［J］．国医论坛，1989（3）：23.*

【辨证思路解析】

*病证辨析：*吴瑭云：“余见世人每遇浮肿，便与淡渗利小便之法，岂不畏津液消亡而成三消证，快利津液为肺痈肺痿证。”细揣此案，其病机演变与《金匮要略》所论之肺痿相似，且有咳吐浊涎沫、咽喉干燥、脉沉细略数等阴虚内热之证，故诊断为水肿继发肺痿。

*病因病机分析：*患者水肿两年余，前医投以大量利水之剂，反复损伤津液，阴虚则生内热，发为本病。肺气痿弱，津液不能正常输布，反停聚于肺，受热煎熬，遂成痰浊，故频频咳吐浊沫；阴液不足，津不上承，则咽喉干燥；两颧红赤为阴虚内热之象；舌体瘦小质红、乏津少苔、脉沉细略数亦为阴虚内热之征。其病机为阴津亏损，肺叶失濡。

*治法与方药分析：*此案的病机演变以阴津亏损，肺叶失濡为主，故当用麦门冬汤加减以养阴润肺，培土生金。方中以麦门冬重用为君，甘寒清润，养阴生津，滋液润燥，兼清虚热，两擅其功。半夏降逆下气，化痰和胃，又防大剂量麦门冬之滋腻壅滞，二药相辅相成。太子参健脾补气，俾脾胃气旺，自能于水谷之中生化津液，上润于肺，亦即“阳生阴长”之意。甘草、山药、大枣甘润性平，培土生金。《神农本草经》载白芍有“利小便，益气”之功，与甘草相配，有酸甘化阴之妙，如是阴液恢复，肺叶得润，脾能健运，阴生阳长，不利水而水肿自消矣。

【参考病案】陆某，男，50岁，兰州大学干部，1980年3月23日初诊。患者于7天前突然鼻出血不止，尚伴有轻微咳嗽，平素有慢性气管炎和高血压病。住院后血压波动在150/100～120/80mmHg（20/13.33～16/10.67kPa）之间。化验：血红蛋白7g%，血小板124000，出血时间1分钟，凝血时间1分30秒。体查：鼻腔有渗血，无明显出血点。舌红苔薄白，脉关尺滑数有力而两寸无力。诊断为鼻衄。方用麦门冬汤止逆下气，方中去逗留热邪之粳米，加润燥之蜂蜜，再加竹茹以清络脉之热。麦冬21g，党参

6g，半夏9g，炙甘草6g，大枣4枚，蜂蜜30g，竹茹30g。水煎去渣入蜜，搅匀服。3剂。服上药1剂后血即止，嘱其再继服2剂以巩固疗效。诊其脉，两寸较前有力。患者要求改治慢性气管炎，故又用二陈汤加杏仁、竹茹以治之。权依经．古方新用［M］．兰州：甘肃人民出版社，1981.

葶苈大枣泻肺汤

【原文】肺痈，喘不得卧，葶苈大枣泻肺汤主之。(《金匮要略·肺痿肺痈咳嗽上气病脉证并治第七》)

肺痈胸满胀，一身面目浮肿，鼻塞清涕出，不闻香臭酸辛，咳逆上气，喘鸣迫塞，葶苈大枣泻肺汤主之。(方见上，三日一剂，可至三四剂，此先服小青龙汤一剂，乃进。小青龙汤方见咳嗽门中)。(《金匮要略·肺痿肺痈咳嗽上气病脉证并治第七》)

支饮不得息，葶苈大枣泻肺汤主之。(《金匮要略·痰饮咳嗽病脉证并治第十二》)

葶苈大枣泻肺汤方 葶苈（熬令黄色，捣丸如弹子大） 大枣十二枚

上先以水三升，煮枣取二升，去枣，内葶苈，煮取一升，顿服。

【病机】邪实壅肺，肺失宣降。

【应用指征】胸闷气急，喘不得卧，痰涎壅盛，气急浮肿，苔腻脉滑。

【临床应用】①原治痰水壅实之咳喘胸满。②本方为现代临床常用方剂，多配合其他药物治疗渗出性胸膜炎、喘息性支气管炎、肺源性心脏病心力衰竭、风湿性心脏病心力衰竭等属实邪壅肺，气机阻滞，症见喘息不得平卧者。若痰多喘逆明显，合三子养亲汤以降气化痰；若发热喘促较重，合麻杏甘石汤以清热平喘；若喘不得卧，手足逆冷，合参附汤以益气回阳。

【典型病案】辛未7月中旬，余治一陈姓疾。初发时，咳嗽，胸中隐隐作痛，痛连缺盆。其所吐者，浊痰腥臭，与悬饮内痛之吐涎沫，固自不同，决为肺痈之始萌。遂以桔梗汤，乘其未集而先排之。进5剂，痛稍止，诸证依然，脉滑实。因思是证确为肺痈之正病，必其肺脏壅阻不通而腐，腐久乃吐脓，所谓久久吐脓如米粥者，治以桔梗汤。今当壅塞之时，不去其壅，反排其腐，何怪不效也。《淮南子》云：葶苈愈胀。胀者，壅极不通之谓。《金匮》曰：肺痈，喘不得卧，即胀也。《千金》重申义曰：肺痈胸满胀，故知葶苈泻肺汤非泻肺也，泻肺中壅胀。今有此证，必用此方，乃以葶苈子15g，大黑枣12枚。凡5进，痛渐止，咳亦爽。其腥臭夹有米粥状之痰，即腐脓也。后乃以《千金》苇茎汤，并以大小蓟、海藻、桔梗、甘草、杜赤豆出入加减成方。至8月朔日，先后凡15日有奇，用药凡10余剂，始告全瘥。9月底其人偶受寒冷，宿恙又发，乃嘱兼服犀黄醒消丸，以45g分作5服。服后，腥臭全去，但尚有绿色之痰，复制1料服之，乃愈，而不复来诊矣。曹颖甫．经方实验录［M］．上海：上海科学技术出版社，1979.

【辨证思路解析】

病证辨析：案中患者初发时，胸中隐隐作痛，痛连缺盆，吐浊痰腥臭，其所吐之物

为腥臭浊痰，与悬饮所吐涎沫不同，脉滑实。纵观脉症，可诊为邪实壅滞之为肺痈。肺脏壅阻不通而腐，腐久乃吐脓，此时肺气被迫已甚，故须峻药顿服，以逐其邪。

病因病机分析：患者咳嗽，胸中隐痛，吐出浊痰腥臭，曹氏先用桔梗汤，诸症依然，脉来滑实，乃因肺脏壅阻不通，当泻肺中壅胀，初诊不去其壅，反排其腐，治标不治本，故无效。邪犯于肺，肺气壅滞，故咳嗽，胸中隐隐作痛；邪实壅肺，开始生痈，则吐出浊痰腥臭；脉滑实为痰浊壅滞之象。其病机为邪实壅肺，肺失宣降。

治法与方药分析：此属邪实壅滞于肺，肺气不利。治宜开泻肺气，逐痰去壅。《淮南子》云：葶苈愈胀。胀者，壅极不通之谓。《千金》重申义曰：肺痈胸满胀，故知葶苈泻肺汤非泻肺也，泻肺中壅胀。因此，方用葶苈大枣泻肺汤。方中葶苈子辛苦寒，能开泻肺气，逐一切痰浊水湿之实邪；大黑枣缓中补脾，安中以缓和药性，防葶苈子之猛峻，泻不伤正。二药合用，共奏泻肺利水、下气平喘之功。

【参考病案】患者，男，71 岁，初诊时间 2001 年 10 月 25 日。患者因咳嗽反复发作 4 ～ 5 年，复发加重伴胸闷等症就诊。自感胸部闷痛，不能侧卧，时感心慌心悸，咳嗽阵作，痰黄稠有腥味，烦躁汗出，颜面及双下肢微肿，口渴不欲饮，小便黄少，舌质红，苔黄腻，脉滑数。听诊双肺呼吸音粗，可闻及散在哮鸣音，双肺可闻及少许湿啰音，心音低钝、遥远，心率 75 次 / 分，律齐。追溯病史，患者半年前曾因咳嗽、呼吸困难等症到曲靖人民医院就诊，胸片示心包积液，但查无病因，经引流等治疗后好转。在我院做相关检查，查血常规示白细胞计数 9.6×10^{12}/L，中性粒细胞 88%，淋巴细胞 12%，摄胸片示慢性支气管炎；心包积液（少量）；胸腔积液（少量）。辨证当属支饮，饮邪留伏，心血瘀阻，且久病之后，气阴两虚，虚实夹杂之证。治宜泻肺逐瘀为主，方选葶苈大枣泻肺汤加地龙：葶苈子 15g，大枣 9g，地龙 15g。其中地龙甘寒，具活血化瘀、祛痰利水、止咳平喘之功。每日服 1 剂，连服 5 剂，患者感小便较多，病情明显减轻，胸中如失重物，感舒畅已极，已无心慌心悸、胸部闷痛等症，颜面及双下肢微肿亦减，感咳嗽时作，痰黄或白、质稠。上方续服 15 剂，患者感病情明显缓解，复查胸片示心包积液及胸腔积液均已吸收。随访 1 年余，心包积液及胸腔积液无复发。杨坤宁，杨关琼，张梅．葶苈大枣泻肺汤临床应用举隅［J］．中华当代医学，2004，2（2）：75.

越婢加半夏汤

【原文】咳而上气，此为肺胀，其人喘，目如脱状，脉浮大者，越婢加半夏汤主之。（《金匮要略·肺痿肺痈咳嗽上气病脉证并治第七》）

越婢加半夏汤方　麻黄六两　石膏半斤　生姜三两　大枣十五枚　甘草二两　半夏半升

上六味，以水六升，先煮麻黄，去上沫，内诸药，煮取三升，分温三服。

【病机】风热夹饮，上逆迫肺。

【应用指征】上气喘咳，胸闷，身形如肿，目睛胀突，脉浮大。

【临床应用】①原治饮热迫肺之肺胀。②现代本方常用于治疗急慢性支气管炎、支气管哮喘、百日咳、肺气肿、肺心病等疾病。

【典型病案】张某，男，71岁，于2001年3月14日来诊。患慢性支气管炎、阻塞性肺气肿30余年，咳痰喘反复发作，经常应用抗生素治疗。今年春季又因外感而宿痰复发，咳喘不得平卧。西医给予头孢唑啉钠、氨茶碱等西药抗炎、平喘治疗半月，病情无缓解，症状如故，故转中医诊治。查体：咳嗽痰白质稠，喘促不得平卧，目如脱状，口干，口渴，便干，时有发热，微恶风寒，舌质红少津，苔黄腻，脉浮数而滑。处方：麻黄10g，石膏40g，半夏10g，生姜6g，红枣4枚，甘草5g，另加海浮石25g。服1剂后，热退喘减，已能着枕，又连服5剂，咳喘已消失，纳增，睡眠良好，大便亦正常。继服六君子汤加减培土生金以善其后。蔡丽威，于殿宏，于敏，等.越婢加半夏汤治愈肺胀两则［J］.吉林中医药，2002，22（5）：55.

【辨证思路解析】

病证辨析：该患者久患肺疾，肺气已虚，肺失宣降之职，津液不得输布，痰湿内生，蕴于肺内，久则成为宿痰。当时乃阳春三月，阳气上升，外感风温之邪，肺为华盖，首当其冲，内外合邪，引发宿痰，痰热上逆而成。诊断为痰热郁肺之肺胀。

病因病机分析：患者素有痰饮，复感外邪，饮热壅塞于肺，肺气胀满，逆而不降，则喘促不得平卧，目如脱状；热伤津液，且肺失通调，津液不布，故口干，口渴，便干；外邪袭表，卫阳损伤，则微恶风寒；正邪抗争，故时有发热；舌质红少津、苔黄腻均为痰热壅肺之征；脉浮数而滑亦为饮热迫肺之象。

治法与方药分析：此属痰热迫肺之肺胀。治宜宣肺散饮，降逆平喘，兼清郁热。方用越婢加半夏汤加减。方中麻黄宣肺平喘，发散风邪，石膏清泄郁热，两者相配，发越水气，兼清里热；半夏降逆散结，燥化痰湿；生姜辛散，外配麻黄发越水气，内助半夏降逆化饮；海浮石清肺化痰；大枣补脾制水，与生姜合用，调和营卫；甘草调和诸药，且缓麻黄之散、石膏之寒，使攻邪而不伤正。

【参考病案】刘某，女，35岁。因妊娠8个月，全身浮肿，咳嗽气逼，入省妇女保健院，住院治疗已7天，曾服氢氯噻嗪及中药五皮饮加白术、当归、黄芪等剂，全身浮肿加剧，腹水增加，病情严重，正在考虑引产未决之际，经该院应邀会诊。诊得患者颜面及全身浮肿，恶风鼻衄，咳喘不已，呕逆不能食，大便尚通，小便短赤，舌苔白、尖红，脉浮数有力。虽未见发热、口渴等症，而肺经风水交冲夹有胃热之候显然可见。遂从《金匮》风水论治。处方越婢加半夏汤加味：麻黄4.5g，生石膏12g，法半夏6g，生甘草3g，生姜4.5g，红枣4枚，加杏仁9g。连服6剂，虽汗出不多，而尿量增加，输出量大于输入量，每天高达2900mL，全身浮肿消失，腹水亦除，体重由61kg减至46kg，心肺正常，咳喘见平，饮食、睡眠均恢复正常。杨志一.医案札记［J］.江西医药，1963（9）：29.

小青龙加石膏汤

【原文】肺胀，咳而上气，烦躁而喘，脉浮者，心下有水，小青龙加石膏汤主之。

（《金匮要略・肺痿肺痈咳嗽上气病脉证并治第七》）

小青龙加石膏汤方　麻黄　芍药　桂枝　细辛　甘草　干姜各三两　五味子　半夏各半升　石膏二两

上九味，以水一斗，先煮麻黄，去上沫，内诸药，煮取三升。强人服一升，羸者减之，日三服，小儿服四合。

【病机】外寒内饮夹热。

【应用指征】肺气胀满，咳喘，烦躁，脉浮。

【临床应用】①原治肺胀，咳而上气，烦躁而喘，心下有水气，脉浮者。②现代本方常用于支气管哮喘、慢性支气管炎、肺气肿等属寒饮素盛，因气候变化而诱发者。

【典型病案】冯某，女，6岁，1961年3月14日会诊。腺病毒肺炎住院3周，发热，咳嗽气喘，发憋，面青白，下利，肺部啰音较多。舌淡苔灰黑，脉滑数。处方：麻黄1.5g，干姜0.9g，细辛0.9g，五味子10枚（打），法半夏3g，桂枝1.5g，生石膏6g，炙甘草1.5g，杏仁10枚，白芍1.5g，大枣2枚。以水300mL，分3次温服。

3月16日复诊，身微热，面红润，咽间有痰，胃口好些，大便次数已减少。舌淡苔灰黑已减，脉滑微数。治宜调和脾胃，理肺化痰。处方：法半夏3g，橘红2.4g，炙甘草1.5g，紫菀2.4g，五味子10枚（打），细辛0.9g，苏子3g（炒），前胡1.5g，生姜2片，大枣2枚。3月17日三诊，热退，喘减，精神转佳，食纳好。脉缓，舌淡，苔减。继服前方而愈。中医研究院.蒲辅周医疗经验［M］.北京：人民卫生出版社，1976.

【辨证思路解析】

病证辨析：患儿发病3周，发热，咳喘，下利，当属外寒内饮，虽无烦躁，但脉来滑数，亦主饮邪郁久化热，符合小青龙加石膏汤之外寒内饮夹热证，故诊断为外寒内饮夹热之肺胀。

病因病机分析：外有寒邪，邪正相争，则发热；内有水饮犯肺，肺气失于宣降，则咳嗽气喘；痰饮阻肺，气道不利，则发憋，面青白；仲景《伤寒论》早有明言“伤寒表不解，心下有水气，干呕发热而咳，或渴，或利……小青龙汤主之”，可见水饮犯胃可致下利；舌淡苔灰黑，为痰饮内停之象；饮邪郁久化热，故脉滑数。其病机为外寒内饮，郁而化热。

治法与方药分析：此属外寒内饮而夹热。治宜发散风寒，温化寒饮，兼清郁热。方用小青龙加石膏汤加减。方中麻黄、桂枝辛温散寒，宣肺平喘；白芍与桂枝调和营卫；干姜、细辛、半夏化饮降逆；五味子收敛肺气，并制约麻黄发散太过；石膏取少量清郁热，并与麻黄相伍以发越水饮郁热；杏仁降气平喘；甘草、大枣调和诸药。

【参考病案】李某，女，38岁。患喘息性支气管炎已10余年，近2年发作频繁，曾服中药及有关成药，无显效。现面唇略呈青紫，喘息甚剧，胸中烦闷不适，舌苔白滑，舌质红，脉浮滑有力。窃思患者为素有痰饮之人，常为外邪引发，其治是在消炎止咳平喘，而忽视宣肺解表。今观此候，显属内饮兼外感，饮邪夹热之证。遂拟小青龙加石膏汤1剂，嘱服后以观进退。处方：桂枝10g，麻黄10g，白芍12g，甘草3g，干姜

10g，五味子 5g，细辛 5g，半夏 10g，石膏 30g。3 日后，患者谓服 1 剂后无不良反应，遂连服 2 剂，喘咳大减，痰较前易咯出，胸中不烦闷。诊其舌苔渐退，脉滑而有力。于前方去麻黄、石膏，加鱼腥草、紫菀、杏仁。服 2 剂后，诸恙悉平。陈治恒．运用《伤寒》《金匮》方治疗典型病例介绍［J］．成都中医学院学报，1982（3）：36.

《千金》苇茎汤

【原文】《千金》苇茎汤：治咳有微热，烦满，胸中甲错，是为肺痈。(《金匮要略·肺痿肺痈咳嗽上气病脉证并治第七》)

苇茎二升　薏苡仁半升　桃仁五十枚　瓜瓣半升

上四味，以水一斗，先煮苇茎得五升，去滓，内诸药，煮取二升，服一升，再服，当吐如脓。

【病机】瘀热蕴结，肺失清肃。

【应用指征】胸痛，咳嗽，吐痰腥臭或脓血，舌红苔黄腻，脉滑数。

【临床应用】①原治痰瘀互结，热毒壅滞之肺痈证。②现代本方常用于肺脓疡、大叶性肺炎、支气管炎、渗出性胸膜炎、支气管扩张等属瘀热蕴肺者。

【典型病案】李某，男，70 岁，2010 年 10 月 19 日初诊。胸闷 1 年，消瘦 4 月余。2008 年因胸闷、右季肋疼，经 CT 证实右肺上叶癌，肝内胆管结石，近 4 个月消瘦，体重下降 10kg。不思饮食，疲乏，气短，夜尿频多，不咳嗽，但有黏痰，咯血，面色萎黄，消瘦，舌红，苔根黄糙，脉细涩。西医诊断为肺癌。处方：鲜芦根、鲜茅根、冬瓜子、生薏米、太子参、生麦芽、白花蛇舌草各 30g，桃仁、杏仁、半夏、郁金、砂仁、甘草各 10g，麦冬、浙贝、沙参、半枝莲各 15g。每日 1 剂，水煎服。

11 月 2 日二诊，服药 14 剂，右季肋时疼，下肢浮肿，舌红，苔中黄，脉细数。前方去太子参、半夏，加石斛、党参、桑白皮各 15g，茯苓 10g。每日 1 剂，水煎服。加用七厘散口服以止痛。11 月 16 日三诊，继服 14 剂，右胸及季肋胀痛，足胫及踝微肿，舌红，苔薄，脉沉细。药用鲜芦根、鲜茅根、冬瓜子、生薏米、太子参、茯苓、猪苓、白花蛇舌草各 30g，桃仁、杏仁、川椒目、大黄、甘草各 10g，麦冬、汉防己、葶苈子、阿胶、半枝莲各 15g。每日 1 剂，水煎服。另取炮山甲、土鳖虫各 60g，共研细末入胶囊中，每次 3 粒，每日 2 次。服药后患者疼痛明显减轻。李超，赵建国．苇茎汤治疗肺癌 1 例［J］．山西中医，2012，28（5）：4.

【辨证思路解析】

病证辨析：本案患者所患为肺癌，在肺癌发病机制中，痰瘀既是脏腑功能失调，邪毒蕴肺的病理产物，又是致使正气内虚，邪毒与之胶结成块的致病因素。其中患者的疲乏气短、黏痰、咯血、舌红、苔根黄糙、脉细涩等症状是痰热壅肺的表现，《黄帝内经》云“热胜则肉腐，肉腐则为脓”，热毒蕴肺，痰瘀互结而成肺痈，故本案可诊为痰热壅滞之肺痈证。

病因病机分析：痰热壅结于肺，胸中气机不利，故胸闷、右季肋疼；痰热壅滞，损伤津液，则有黏痰；热伤肺络，肺失清肃，气逆于上，则咯血；病之日久，气阴耗伤，则不思饮食，疲乏，气短；舌红，苔根黄糙，脉细涩，皆为气阴不足，痰热内蕴之象。

治法与方药分析：此属气阴两虚，痰热壅肺。治以益气养阴，清肺化痰。方用苇茎汤加减。方中芦根、茅根清肺泄热；薏苡仁、冬瓜子下气排脓，善消内痈；桃仁活血祛瘀；己椒苈黄丸清肺化痰排脓，泻肺逐水；太子参、麦冬益气养阴；另服七厘散、炮山甲、土鳖虫活血止痛。

【参考病案】李某，女，38岁，农民，经产妇，2000年8月6日就诊。诉乳肿痛、乳头溢脓3年，伴乏力、纳减，经中西医多方治疗，效果不佳。查神疲，右乳头内缩，多导管口溢液，色黄黏稠，味腥臭，乳晕暗红，水肿，乳晕下可扪及硬结，触痛（++），舌淡，苔黄腻，脉细。证属湿热内蕴，气血亏虚。治以清热渗湿排脓为主，佐以益气养血，扶正托毒。苇茎30g，薏苡仁30g，冬瓜子30g，桃仁10g，生芪30g，当归10g。服药5剂后，觉乳头溢脓增多变稀，乳晕肿痛稍减，硬结变软。续服5剂后，右乳头间断可见少许淡黄色液体溢出，乳晕下硬结变小。效不更方，守上方加穿山甲30g，再服10剂后，精神好转，纳食正常，右乳头无内陷，无溢液，乳晕皮色如常，乳晕下硬结消失，舌淡苔薄白，脉细。予参苓白术散合四物汤加减10余剂，诸症悉除。随访2年未复发。阮兜喜．苇茎汤临床新用［J］．四川中医，2004，22（4）：26.

第十六章 奔豚气病

《金匮要略·奔豚气病脉证治第八》论述奔豚气病的病因和证治。奔豚气病是一种发作性的病证。病发时患者自觉有气从少腹起，向上冲逆，至胸或达咽，后冲气下降，发作停止。发时痛苦至极，缓解后却如常人。因病发突然，气冲如豚之奔，故命名为奔豚气病。本篇所述奔豚气病与《素问·骨空论》之“冲疝”、《难经》之“肾积奔豚”有类似之处，应注意鉴别。

奔豚汤

【原文】奔豚气上冲胸，腹痛，往来寒热，奔豚汤主之。(《金匮要略·奔豚气病脉证治第八》)

奔豚汤方 甘草 芎䓖 当归各二两 半夏四两 黄芩二两 生葛五两 芍药二两 生姜四两 甘李根白皮一升

上九味，以水二斗，煮取五升，温服一升，日三夜一服。

【病机】肝郁化热，冲气上逆。

【应用指征】气从少腹上冲胸或至咽喉，时作时止，腹痛，往来寒热，舌红苔黄，脉弦或数。

【临床应用】①原治肝郁化热的奔豚气病。②现代临床本方常用于癔病、神经官能症、肝胆疾患等属肝郁化热者。伴喘急胸闷、咳嗽痰多者，加杏仁、麻黄、半夏以化痰止咳平喘；伴骨节酸痛、活动不利者，加苍术、白术、青风藤、海风藤；伴大便秘结干燥者，加大黄、陈皮等。

【典型病案】任某，女，28岁。患者两年来闲居在家，心情不好。近两月来突然发作气自少腹上冲，直达咽喉，窒闷难忍，仆倒在地，发作数分钟后自行缓解，竟如常人，每周发作数次，伴有失眠、多梦、脱发。经各医院检查，未查出阳性病理体征，遂诊断为癔病。舌红苔薄，脉弦细。疑为奔豚气病，遵仲景奔豚汤原方治之：当归、法半夏各9g，生甘草、川芎、黄芩、白芍、生姜各6g，葛根、李根白皮各12g。水煎。连进3剂后，其病顿失。随访4年，未再发作。钱光明．奔豚汤运用体会［J］．浙江中医杂志，1982，17（5）：225.

【辨证思路解析】

病证辨析：本案患者两年来闲居在家，心情不好，可见其郁结之久。近两月来突然发作气自少腹上冲，直达咽喉，窒闷难忍，仆倒在地，发作数分钟后自行缓解如常人，符合奔豚气病，且伴有失眠、多梦、脱发、脉弦细等肝气郁结之证，故可诊为肝气奔豚。

病因病机分析：奔豚气究其病因，为患者闲居在家，郁结日久，气机逆乱所致。肝气郁结日久，肝郁化热，冲气上逆，则突然发作气自少腹上冲，直达咽喉；冲气下降后则自行缓解竟如常人；热扰心神则失眠多梦；病之日久，阴血不足，肝肾亏虚，则脱发；舌红苔薄、脉弦细皆为肝郁化热，阴血不足之象。其病机为肝郁化热，冲气上逆。

治法与方药分析：此属肝气郁结，化热上冲。治宜养血平肝，和胃降逆。方用奔豚汤。方中大寒之李根白皮清肝热、降逆气、止奔豚，配伍苦寒之黄芩，下肝气清郁热；肝者“体阴用阳”，故用当归、白芍养阴血，川芎行气活血，调和肝脏气血，恢复其藏血、疏泄之功；葛根升脾阳，半夏、生姜和胃降逆，体现肝脾同调；“肝欲苦，急食甘以缓之”，甘草之甘可缓中，且调和诸药。诸药合用，肝脾两调，诸症则愈。

【参考病案】鲍某，男，43岁，1998年7月21日就诊。有神经性头痛病史10余年，每因情志不畅或受热后复发，曾做头颅CT及眼底检查均无异常。先后服用镇脑宁、卡马西平、维生素类及中药汤剂治疗，有逐渐加重之势。平素性情急躁易怒，口干口苦，此次因工作不顺心发作2天，头痛难忍，呈刺痛和跳痛，烦躁失眠，胸胁胀痛，不食，口服镇脑宁、芬必得，肌内注射颅痛定后稍缓，过后其痛如前。诊见痛苦表情，头痛发作时有气冲颠顶、头眼发胀欲仆之感，舌质略红，苔薄黄，脉弦紧。乃情志不舒，肝阳上逆所致。用奔豚汤加减治之：当归10g，川芎10g，黄芩10g，白芍10g，葛根15g，半夏12g，李根白皮15g，地龙10g，牛膝10g，菊花10g，郁金10g，甘草6g，生姜3g。3剂。服后头痛大减，唯烦闷少寐，上方加酸枣仁15g，服5剂后头痛基本消失。乃以前方制成散剂，每次9g，日2次，服半月以巩固疗效。马文奇.奔豚汤新用[J].中医杂志，2000，41（2）：86.

第十七章　胸痹心痛短气病

《金匮要略·胸痹心痛短气病脉证治第九》虽包括胸痹、心痛、短气三病，但实际上是论述胸痹与心痛的成因、脉证及证治，且以论胸痹为主。痹者，闭也，不通之义，胸痹指胸膺部满闷窒塞甚至疼痛；心痛与胸痹密切相关，以心痛彻背为主要特点；短气是呼吸短促，为胸痹、心痛病兼见的症状。由于胸痹、心痛及短气都是心胸部位的病变，三者在症状上相互联系，故合为一篇讨论。

栝楼薤白白酒汤

【原文】胸痹之病，喘息咳唾，胸背痛，短气，寸口脉沉而迟，关上小紧数，栝楼薤白白酒汤主之。(《金匮要略·胸痹心痛短气病脉证治第九》)

栝楼薤白白酒汤方　栝楼实一枚（捣）　薤白半斤　白酒七升

上三味，同煮，取二升，分温再服。

【病机】上焦阳虚，痰浊上乘，胸阳痹阻。

【应用指征】胸部闷痛，甚至胸痛彻背，喘息咳唾，短气，舌苔白腻，脉沉弦或紧。

【临床应用】①原治胸阳不振，气滞痰阻之胸痹。②现代临床本方用于治疗冠心病心绞痛、非化脓性肋软骨炎、肋间神经痛、慢性支气管炎等属胸阳不振，痰阻气滞者。若痰浊较甚者，酌加半夏、石菖蒲、厚朴等以增强燥湿化痰之效；阳虚寒阻，可加干姜、肉桂、附子以助温阳散寒；气滞较著，见胸满而胀，或兼逆气上冲者，加厚朴、枳实、桂枝以下气除满；兼血瘀，见舌质暗红或有瘀斑者，加丹参、红花、赤芍、川芎以活血祛瘀。

【典型病案】唯劳力伛偻之人，往往病此（编者按：此指胸痹），予向者在同仁辅元堂亲见之。病者但言胸背痛，脉之，沉而涩，尺至关上紧，虽无喘息咳吐，其为胸痹，则确然无疑。问其业，则为缝工；问其病因，则为寒夜伛偻制裘，裘成稍觉胸闷，久乃作痛。予即书瓜蒌薤白白酒汤授之。处方：瓜蒌 15g，薤白 9g，高粱酒 1 小杯。2 剂而痛止。翌日，复有胸痛者求诊，右脉沉迟，左脉弦急，气短。问其业，则亦缝工。其业同，其病同，脉则大同而小异，予授以前方，亦 2 剂而瘥。盖伛偻则胸膈气凝，用力则背毛汗泄，阳气虚而阴气从之也。曹颖甫．曹氏伤寒金匮发微合刊［M］．上海：上海科学技术出版社，1956.

【辨证思路解析】

病证辨析:《诸病源候论·胸痹候》云:“寒气客于五脏六腑，因虚而发，上冲胸间，则胸痹。”本案患者寒夜伛偻制裘，因夜晚易受寒袭，又劳力伤阳，伛偻则胸膈气凝，阳虚而阴气乘之，故胸痹作矣；又有胸背痛、脉沉而涩、尺至关上紧等气滞痰阻的表现，故可诊为胸阳不振，气滞痰阻之胸痹。

病因病机分析：本案患者胸背痛，系寒夜劳力伛偻所致。劳力伤阳，又阴寒乘之，发为胸痹；痰浊阻滞，胸阳不宣，心脉痹阻，则胸闷，久乃作痛；上焦阳气不足，胸阳不振，故脉沉迟。其病机为阳虚阴乘，胸阳不振。

治法与方药分析：此属上焦阳虚，阴邪上乘，胸阳痹阻。治宜通阳宣痹，豁痰利气。方用瓜蒌薤白白酒汤。方中瓜蒌为君，理气宽胸，涤痰散结。该药擅长利气散结以宽胸，并可稀释软化稠痰以通胸膈痹塞。薤白为臣，通阳散结，行气止痛。本品辛散苦降，温通滑利，善散阴寒之凝滞，行胸阳之壅结。瓜蒌配伍薤白，既祛痰结，又通阳气，相辅相成。佐以高梁酒，辛散温通，行气活血，既轻扬上行而助药势，又可加强薤白行气通阳之力。

【参考病案】张某，男，17岁，1991年5月就诊。诉两年前练习举重用力不当，致胸部疼痛，不敢深吸气，咳嗽阵痛，但外无肿胀及固定压痛点。经服用跌打丸、云南白药、百宝丹等药后缓解，但遗留胸部闷胀感伴短气，劳累后症状加重，此次买煤推车后胸部胀痛而就诊。检查见两侧胸廓对称，自感右侧胸部疼痛不舒，呼吸不畅，语言低微，时需深吸一口长气方感舒适，脉细弱涩滞，苔薄白。心电图检查无异常。临床诊断为陈旧性胸内伤而致胸阳不振，气机结滞。治宜通阳散结，行气止痛。处方：全瓜蒌15g，薤白12g，广木香9g，枳壳9g，青陈皮各9g，乌药9g，元胡9g，炙甘草9g，白酒30g。水煎，饭后服用。服药3剂后，症状大部缓解停诊。3个月后遇劳累又复发，续按上方嘱服8剂而痊愈，至今未见复发。焦鼎九．瓜蒌薤白白酒汤加减治疗陈旧性胸内伤［J］．四川中医，2005，23（4）：82.

栝楼薤白半夏汤

【原文】胸痹不得卧，心痛彻背者，栝楼薤白半夏汤主之。(《金匮要略·胸痹心痛短气病脉证治第九》)

栝楼薤白半夏汤方 栝楼实一枚（捣） 薤白三两 半夏半斤 白酒一斗

上四味，同煮，取四升，温服一升，日三服。

【病机】痰饮壅盛，胸阳痹阻。

【应用指征】胸中满痛彻背，背痛彻胸，不能安卧，短气，舌质紫暗或有暗点，苔白或腻，脉迟。

【临床应用】①原治痰盛瘀阻胸痹证。②现代临床本方用于治疗冠心病心绞痛、风湿性心脏病、室性心动过速、肋间神经痛、乳腺增生症、慢性阻塞性肺疾病、创伤性气胸、老年咳喘、慢性支气管炎、慢性肺炎、慢性胆囊炎等属上述证候者。本方加丹参、

三七、檀香等治疗冠心病；加浙贝母、芥子、乳香、没药治疗乳腺增生症；加紫菀、款冬花等治疗老年咳喘；加杏仁、石菖蒲、射干、紫菀等治疗慢性支气管炎；加枳壳、大腹皮、葛根、丹参等治疗慢性胆囊炎等，均取得了良好的效果。

【典型病案】杨某，女，70岁，1994年1月31日初诊。患者于两月前因冠心病大面积心肌梗死入某医院抢救。出院后，因气候突变，寒流袭来，又感胸部闷胀，气短，心前区隐隐作痛，两胁亦持痛不休，左手臂胀麻，伴有咳吐白黏痰、腹胀、大便干燥等症。患者精神紧张，夜寐易发惊悸。视其舌苔白腻，脉来沉弦而滑。处方：糖瓜蒌30g（先煎），薤白6g，半夏15g，旋覆花10g，红花10g，茜草10g，桂枝10g，丹参20g，郁金10g，木香10g，紫降香10g。服5剂后，胸满、胸痛大为缓解，咳痰减少，夜睡已能成寐。又续服5剂，诸症皆安。陈明，刘燕华，李芳．刘渡舟临证验案精选［M］．北京：学苑出版社，1996.

【辨证思路解析】

病证辨析："胸痹"一证，与西医学所谓的"冠心病"比较类似，《金匮要略》将本证病因病机概括为"阳微阴弦"四字。"阳微"即寸脉来微，主胸中阳气不足；"阴弦"指尺脉见弦，主在下痰浊水邪反盛。《伤寒论·辨脉法第一》云"阳脉不足，阴往乘之"，故胸阳不振，反使下焦之阴邪乘虚犯上，使心脉痹阻，气血不通。《素问·调经论》曰："寒气积于胸中而不泻，不泻则温气去，寒独留则血凝泣，凝则脉不通。"因此导致了胸痹心痛证候的发生。纵观本案，脉证合参，当诊为胸阳痹阻，痰浊凝聚之胸痹。

病因病机分析：患者上焦阳气不足，又遇气候突变，寒流袭来，阴邪痹阻，故发为本病。胸阳不振，肺失宣肃，则胸部闷胀、气短；痰浊阻滞，胸阳不宣，心脉痹阻，则心前区隐隐作痛；两胁疼痛之原委，亦属胸痹逆气上冲之类；心阳不振，则精神紧张，夜寐易发惊悸；舌苔白腻、脉来沉弦而滑皆为痰浊痹阻胸阳之征。其病机为胸阳痹阻，痰浊凝聚。

治法与方药分析：此属痰浊壅盛，胸阳痹阻。治宜宣痹通阳，豁痰通络止痛，佐以疏肝理气。方用栝楼薤白半夏加减。方中以栝楼薤白半夏汤、旋覆花汤及颠倒木金散三方相合，用栝楼薤白半夏汤通阳开痹，宣化痰浊之邪；旋覆花汤活血通络止痛，斡旋胸胁之气；颠倒木金散则专以硫肝理气，而行气血之滞为特长也。

【参考病案】陈某，男，61岁。胸骨后刀割样疼痛频发4天，心电图提示急性前壁心肌梗死，收入病房。刻下胸痛彻背，胸闷气促，得饮则作恶欲吐，大便3日未解，苔白腻，脉小滑。阴乘阳位，清阳失旷，气滞血瘀，不通则痛。《金匮要略》曰："胸痹不得卧，心痛彻背者，栝楼薤白半夏汤主之。"治从其意：栝楼实9g，薤白头6g，桃仁9g，红花6g，丹参15g，广郁金9g，制香附9g，制半夏9g，茯苓12g，橘红6g，全当归9g，生山楂12g。本例痰浊内阻，气滞血瘀，先用栝楼薤白半夏汤加味，通阳散结，豁痰化瘀，服15剂，症状消失。心电图提示急性前壁心肌梗死恢复期，后以生脉散益气养阴调治，共住院25天，未用西药。张伯臾．张伯臾医案［M］．上海：上海科学技术出版社，1979.

枳实薤白桂枝汤

【原文】胸痹心中痞，留气结在胸，胸满，胁下逆抢心，枳实薤白桂枝汤主之；人参汤亦主之。（《金匮要略·胸痹心痛短气病脉证治第九》）

枳实薤白桂枝汤方　枳实四枚　厚朴四两　薤白半斤　桂枝一两　栝楼实一枚（捣）

上五味，以水五升，先煮枳实、厚朴，取二升，去滓，内诸药，煮数沸，分温三服。

【病机】胸阳不振，痰浊中阻，气结于胸。

【应用指征】胸中痞满，气从胁下冲逆，上攻心胸，舌苔白腻，脉沉弦或紧。

【临床应用】①原治胸阳不振，痰气互结之胸痹。②现代本方常用于冠心病心绞痛、肋间神经痛、非化脓性肋软骨炎等属胸阳不振，痰气互结者。若寒重者，可酌加干姜、附子以助通阳散寒之力；气滞重者，可加重厚朴、枳实用量以助理气行滞之力；痰浊重者，可酌加半夏、茯苓以助消痰之力。

【典型病案】王某，男，62岁。患冠心病已5年，经某医院心电图检查，诊断为冠心病心绞痛，左前支部分瘀阻，后壁供血不良。现症见胸闷、心悸，心痛，痰多气短，纳呆食少，形寒肢冷，酸痛，畏寒重，虽近火盖被亦无减轻，苔薄白，舌胖，脉弦滑。处方：附片9g，桂枝6g，厚朴9g，枳实9g，瓜蒌实15g，薤白9g，半夏9g，陈皮6g，茯苓9g，丹参30g，桑枝30g，甘草6g。方14剂。药后，胸闷、心悸、心痛及痰饮均减少，但肢冷畏寒略减。守上方加干姜5g，党参、黄芪各12g。续服2个月，复查心电图未见异常，已正式上班。姜春华，戴克敏.姜春华经方发挥与应用［M］.北京：中国中医药出版社，2012.

【辨证思路解析】

病证辨析：本案患者后壁供血不良，且有胸闷、心悸、心痛，伴有气短、痰多等症，故可诊为胸痹。《证治汇补·惊悸怔忡》云："有停饮水气乘心者，则胸中辘辘有声，虚气流动；水既上乘，心火恶之，故筑筑跳动，使人有怏怏之状，其脉偏弦。"心悸、形寒肢冷、畏寒重、虽近火盖被亦无减轻为心肾阳虚之征。综上，可诊断为心肾阳虚，寒痰瘀阻之胸痹。

病因病机分析：患者患冠心病日久，病属本虚标实，阴寒痰浊之邪上乘，凝聚胸间，则胸闷气短、痰多；心阳不振，失于温运，则心悸；阳气不运，心脉痹阻不通，则心痛；心肾阳虚，则形寒肢冷，畏寒重；心脉瘀阻，痹阻经络，则酸痛；苔薄白、舌胖、脉弦滑皆为阳虚痰阻之征。其病机为心肾阳衰，寒痰停滞，心脉瘀阻，痹阻经络。

治法与方药分析：此属心肾阳衰，寒痰瘀阻。治拟温肾强阳，蠲除寒痰，宣畅心脉，通痹活络。以附片加枳实薤白桂枝汤与二陈汤加减。方中用附、桂温肾强阳以治心肾阳衰，合二陈汤及枳实薤白桂枝汤，温化痰饮，宣畅心脉，则离照当空，阴霾自散，加桑枝通痹活络。后加干姜，与附子、甘草相配为四逆汤，回阳救逆，再与益气药同用，温阳益气，终获良效。

【参考病案】安某，女，74岁，1965年6月14日初诊。患心绞痛1年多，常胸前剧痛，每次发作则不能平卧，呼吸困难，大汗出，经常服用硝酸甘油、氨茶碱，大便干，口干不思饮，苔白厚，脉弦细。证属痰阻胸阳，瘀血阻络。治以化痰通阳，祛瘀通脉。与瓜蒌薤白半夏汤加味：瓜蒌45g，薤白27g，半夏70g，白酒60mL，桂枝10g，枳实10g，桃仁10g，陈皮30g，白芍12g。以水煎服。上药服3剂，痛减，但小有劳则发心区痛，上方加茯苓12g，继服6剂，胸痛时作时休，仍以上方稍加减，服1个月后胸痛不再发作。冯世纶，张长恩.经方传真：胡希恕经方理论与实践（修订版）[M].北京：中国中医药出版社，2008.

茯苓杏仁甘草汤

【原文】胸痹，胸中气塞，短气，茯苓杏仁甘草汤主之，橘枳姜汤亦主之。（《金匮要略·胸痹心痛短气病脉证治第九》）

茯苓杏仁甘草汤方 茯苓三两 杏仁五十个 甘草一两

上三味，以水一斗，煮取五升，温服一升，日三服。不差，更服。

【病机】饮阻气滞，偏于饮阻。

【应用指征】胸闷，短气，或似有水饮逆窜胸中，舌淡，苔滑，脉沉或滑。

【临床应用】①原治饮阻胸痹证。②现代本方用于冠心病、肺源性心脏病、风湿性心脏病、肋间神经痛、神经性头痛、支气管炎、支气管哮喘、肺气肿、前列腺炎、膀胱炎等临床表现符合饮阻胸痹证者。

【典型病案】富某，女，56岁，干部，1985年4月5日就诊。症见心动悸，脉结代。心电图示频发室性早搏。经中西药（中药如炙甘草汤等；西药如氯化钾、乙胺碘呋酮等）治疗不效，伴胸闷窒塞、短气、脘闷、纳呆、恶心欲吐，一日中之大半倚卧床榻，动之稍剧即短气，动悸不已。观其体丰，面白，舌略胖，苔薄白润。拟茯苓杏仁甘草汤加味：茯苓30g，杏仁10g，炙甘草10g，枳壳10g。水煎，日1剂。1剂入咽，短气窒塞大减，3剂毕，早搏消失，脉缓匀齐，纳增，追访至今未再发。陈津生.运用经方治疗心律失常[J].北京中医，1988（3）：19.

【辨证思路解析】

病证辨析：本案之脉结代，先投炙甘草汤之所以不效，是因其非由阴阳俱损所致。其主症以胸闷窒塞、短气为主，为胸痹之象，而其体丰、面白、脘闷欲吐、舌略胖等，属于湿痰壅盛，阳气不能通达之征。纵观脉证，符合茯苓杏仁甘草汤饮阻气滞、偏于饮阻之证，故本案可诊为饮阻气滞胸痹证。

病因病机分析：由于痰湿阻滞，阳气不能通达，心阳不振，故心动悸、脉结代；痰浊阻滞胸中，则胸闷窒塞、短气；饮阻气滞，脾失健运，胃失和降，则脘闷、纳呆、恶心欲吐；体丰、面白为湿痰壅盛，阳气不能通达之征；舌略胖、苔薄白润亦为湿痰壅盛之象。其病机为饮阻气滞。

治法与方药分析：此属湿痰壅盛，阳气郁遏。治宜涤痰宽胸，祛湿通阳。方用茯苓杏仁甘草汤加味。方中茯苓作用于中焦，可健脾化痰，逐中焦之水，平上冲之气；杏仁作用于上焦，逐胸中之水，降肺之逆气，又可开胸散结；甘草缓中健脾，使水饮去而肺气利；又加枳壳以逐痰宽胸。诸药合用，共奏健脾化痰、祛湿通阳之功。

【参考病案】王某，男，68岁。患者因阵发性心前区闷痛1周入院，入院时还伴有心慌、喘气、胸闷、双下肢浮肿、纳差，大小便正常。查舌质淡红，苔薄白，脉弦。心电图检查报告示前间壁心肌梗死。中医辨证考虑心脉瘀阻，痰饮阻滞。治拟活血通瘀、宣肺化饮之法。处方：茯苓、全瓜蒌各15g，杏仁、郁金、太子参各12g，甘草、当归、赤芍、川芎、桃仁、薤白各10g。服上方7付后，患者心前区疼痛缓解，心慌、喘气、胸闷等症状明显好转，心电图复查较前明显改善。随后以茯苓杏仁甘草为基础，加党参、郁金、当归、川芎各12g，全瓜蒌、五味子、丹参各10g，桂枝、陈皮各6g，调理月余，康复出院。刘绍炼．茯苓杏仁甘草汤加味临症举隅［J］．四川中医，1998，16（3）：54.

橘枳姜汤

【原文】胸痹，胸中气塞，短气，茯苓杏仁甘草汤主之，橘枳姜汤亦主之。（《金匮要略·胸痹心痛短气病脉证治第九》）

橘枳姜汤方　橘皮一斤　枳实三两　生姜半斤

上三味，以水五升，煮取二升，分温再服。

【病机】饮阻气滞，偏于气滞。

【应用指征】心下痞满，呕吐气逆，舌质淡，苔薄白，脉沉。

【临床应用】①原治胸痹，胸中气塞，呼吸短促，心下硬满，呕吐哕逆。②现代临床本方常用于治疗冠心病、慢性气管炎、肺气肿、急慢性胃炎等疾病。

【典型病案】何某，男，34岁。诉咳嗽5年，经中西医久治未愈。西医拟诊为支气管炎，屡用棕色合剂、青霉素等药；中医认为“久咳”，常用半夏露、麦金杏仁糖浆等，皆不效。细询咳虽久而并不剧，痰亦不多；其主要症状为入夜胸中似有气上冲至咽喉，呼呼作声，短气，胃脘、胸胁及背部隐隐作痛，畏寒，纳减，脉迟而细，苔薄白。处方：橘皮12g，麸枳实12g，生姜15g，姜半夏12g，茯苓12g。

二诊：服药3剂，诸症消退，胁背部痛亦止，唯胃脘尚有隐痛，再拟原方出入。橘皮12g，麸枳实9g，生姜12g，桂枝6g，陈薤白9g，全瓜蒌12g。

三诊：5年宿疾，基本痊愈，痛亦缓解，再拟上方去薤、蒌、桂枝，加半夏、茯苓、甘草以善其后。姚国鑫，蒋钝儒．橘枳生姜汤治疗胸痹的体会［J］．中医杂志，1964（6）：22.

【辨证思路解析】

病证辨析：本案患者咳嗽已5年，中医认为“久咳”，常用半夏露、麦金杏仁糖浆等，皆不效。因为其重点不在咳嗽，而在胸中气塞、短气、夜间有气上冲咽喉，以及胃

脘、胸胁、背部之隐痛，此为胸痹之轻证，且以气滞为主。纵观脉证，与橘枳姜汤之主症颇似，故可诊断为饮阻气滞之胸痹证。

病因病机分析：痰饮内停，胃失和降，上冲咽喉，则胸中似有气上冲至咽喉；水饮内阻，气机不利，则呼呼作声、短气；气滞则血行不畅，故有胃脘、胸胁及背部隐隐作痛之症；脉迟而细、苔薄白皆为饮阻气滞之象。其病机为饮阻气滞，胃失和降。

治法与方药分析：此属饮阻气滞之候。治宜下气和胃，祛痰化饮。方用橘枳姜汤加味。方中橘皮宣通气机，理气和胃；枳实消痰下气，以通痞塞；生姜温阳散饮，和胃降逆；半夏、茯苓化痰逐饮。诸药合用，肺胃并治，能使气行饮消。

【参考病案】王某，男，21 岁，未婚，农民，1972 年 12 月 25 日初诊。病史：胸中闷痛，不能仰睡，仰睡则痛重，侧位则轻；徐缓行步则轻，劳动过累则重，有时咳嗽震动则胸中更痛，已近 2 个月。近几天，头晕头痛，夜难入睡，食欲减退，全身乏力，大小便正常。检查脉象沉而微弦，舌质红，苔淡白薄滑。体温 37℃，血压 110/75mmHg（14.7/10kPa），肝脾不肿大，心肺无异常，营养中等。辨证：胸阳不振，痰浊上壅，气滞不降，痹阻胸阳。治则：开胸通痹，理气利痰，畅达气机，活血化瘀。处方以橘枳姜汤合瓜蒌薤白白酒汤加减。橘红 30g，枳实 15g，全瓜蒌 20g，薤白 15g，降香 10g，丹参 30g，甘草 3g，生姜 10g，白酒 15g（冲）。

12 月 28 日二诊，服药 3 剂，胸痛减轻，夜能入眠，渐能仰睡，继服上方。1973 年 1 月 12 日三诊，又服药 5 剂，胸痛基本消失，但食欲不好，消化不良，脉沉而缓，舌苔淡白。改服保和丸 1 盒，每服 1 丸，日 3 次，温开水下，数日后痊愈。王寿亭，王现图，张志兴，等.临证实效录［M］.郑州：河南科学技术出版社，1982.

薏苡附子散

【原文】胸痹缓急者，薏苡附子散主之。（《金匮要略·胸痹心痛短气病脉证治第九》）

薏苡附子散方　薏苡仁十五两　大附子十枚（炮）

上二味，杵为散，服方寸匕，日三服。

【病机】阴寒凝聚不散，阳气痹阻不通。

【应用指征】胸痹，喘息咳唾，胸背彻痛，形寒，四末厥冷，筋脉拘急，舌淡，苔白滑，脉沉紧或细迟。

【临床应用】①原治阳虚寒湿胸痹证。②现代将本方改为汤剂适当加味治疗心绞痛，或用薏苡附子散合芍药甘草汤加味，重用薏苡仁 60 ～ 90g，治疗坐骨神经痛。

【典型病案】吴某，女，49 岁，干部。患冠心病心绞痛已近两年，常感胸膺痞闷、憋气，甚则不能平卧，服瓜蒌薤白半夏汤加丹参、鸡血藤、降香等多剂，证情已趋和缓。今日突然心胸疼痛，痛连脊背，呻吟不已，口唇青紫，手足冰冷，额汗如珠，家属急来邀诊，舌暗水滑，脉弦迟极沉。询其原因，系由洗头劳累受凉所致。此属寒甚而阳衰，痹甚而血阻，若疼痛不解，阳将脱散，生命难保，故急以大剂薏苡附子散合独参汤加味救治：薏苡仁 90g，熟附子 30g，人参 30g，参三七 24g。先煎参、附，后纳苡仁、三七，浓煎频呷。只 2 剂，疼痛即缓解，厥回肢温，额汗顿止。杨医亚，王云凯．中医自学丛书·金匮［M］．石家庄：河北科学技术出版社，1985.

【辨证思路解析】

病证辨析：患者患冠心病心绞痛已近两年，且常感胸部痞闷，甚至不能平卧，可见其阳气痹阻之日久。近日又因洗头劳累，突然心胸疼痛、痛连脊背、手足冰冷、额汗如珠等。“突然”两字可见胸痹心痛发作之急，正如《医宗金鉴》“缓急者，或缓而痛暂止，或急而痛复作也”。此为劳累受凉，寒湿聚于上焦，胸痹疼痛突然发作，故本案可诊为胸痹急证。

病因病机分析：患者本有胸阳不振、痰饮痹阻之证，近日又因洗头劳累受凉，感受寒湿之邪，阳气更为不足。寒湿痹阻，阳气不通，则心胸疼痛，痛连脊背；阴寒闭阻，血行不畅，则口唇青紫；阳气衰微，不能通达于四肢，则手足冰冷，额汗如珠；舌暗水滑、脉弦迟极沉均为阴寒痹阻，阳气衰微之征。其病机为阳衰阴盛，痹阻不通。

治法与方药分析：此属寒甚而阳衰，痹甚而血阻，若疼痛不解，阳将脱散，生命难保。治以回阳救逆，散寒通阳。方用大剂薏苡附子散合独参汤加味。方中薏苡仁除湿宣痹，缓筋脉拘急；熟附子温经止痛；人参大补元气，复脉固脱；参三七活血止痛。全方合用，共奏回阳救逆、散寒通痹止痛之功。

【参考病案】胡某，男，55 岁，1993 年 6 月诊。患胸背痛，时轻时重 1 周余，伴有胃脘不适，时时欲呕，口吐唾沫，脉沉紧，苔略腻。治以仲景薏苡附子散合吴茱萸汤加减。薏苡仁 15g，制附子 6g，吴茱萸 4.5g，党参 9g，干姜 3g，大枣 15 枚，高良姜 6g，厚朴 6g。服 4 剂后，干呕吐涎沫已止，胸背痛缓解，但仍时而急迫，脉沉，苔略腻。药已中病，再进前药 4 剂，服后胸痹即愈。随访半年未见复发。王桐萍．薏苡附子散与薏苡附子败酱散临床应用举隅［J］．北京中医药大学学报，1994，17（6）：61.

桂枝生姜枳实汤

【原文】心中痞，诸逆，心悬痛，桂枝生姜枳实汤主之。(《金匮要略·胸痹心痛短气病脉证治第九》)

桂枝生姜枳实汤方 桂枝三两 生姜三两 枳实五枚

上三味，以水六升，煮取三升，分温三服。

【病机】寒饮上逆，阻痹心胸。

【应用指征】心下痞闷，牵引悬痛，呕逆，舌苔白，脉弦。

【临床应用】①原治寒饮上逆心痛证。②现代临床可将本方用于慢性胃炎、胃下垂水饮停留者；或胸痹心痛，痰饮所致；或心胃阳气不足之冠心病、心绞痛、风心病等。若呕吐者，加半夏，甚者酌加大黄；痛甚者，加香附、木香、延胡索；眩晕者，加白术、茯苓、泽泻；嗳气者，酌加旋覆花、代赭石、陈皮等。

【典型病案】吴某，男，45 岁。近年来自觉胸中郁闷，常欲叹息，胃中嘈杂，时有涎唾。最近病情加重，有胸前压痛感，心悬如摆，短气不足以息，闻声则惊，稍动则悸，心烦失眠，精神困倦，食纳尚可，口干不欲饮，小便频而短。察其体质肥胖，素贪甘脂。诊脉弦而数，舌胖苔白。处方：嫩桂枝 5g，淡生姜 5g，炒枳实 6g，法半夏 9g，鲜竹茹 10g，云茯苓 10g，广橘皮 6g，全瓜蒌 9g，薤白头 6g，炙甘草 5g。

复诊：数象转缓，苔呈薄腻，胸满略舒，心痛已止，但惊悸仍影响睡眠。津液布化不施，乃由脾气之虚。法当治以辛散，佐以苦温，化饮运脾，以护心阳，此为子来救母之法。处方：云茯苓 10g，漂白术 9g，嫩桂枝 5g，法半夏 6g，广橘皮 6g，炒枳实 6g，全瓜蒌 9g，薤白头 9g，炙甘草 5g，九节菖蒲 3g。本方服至 20 余剂，诸症若失。李聪甫．试论胸痹与脾胃辨证的关系［J］．中医杂志，1983（1）：13.

【辨证思路解析】

病证辨析：本案患者自觉有胸前压痛感，心悬如摆，短气不足以息，与桂枝生姜枳实汤之心中痞、诸逆、心悬痛等主症颇为相似，故可诊为胸痹。察其体质肥胖，素贪甘脂，诊脉弦而数、舌胖苔白，可知其是由痰饮上凌，心阳被遏，肺气郁滞而病胸痹。

病因病机分析：患者由于素贪甘脂以致脾气虚弱，脾失健运，水湿聚而为痰，则精神困倦，口干不欲饮，小便频而短；痰饮逆于肺则时有涎唾、短气不足以息，聚于心则自觉胸中郁闷、常欲叹息、心悬如摆；心阳不伸，则闻声则惊，稍动则悸；脉弦系痰饮上盛，数乃心阳不伸；舌胖苔白为脾失健运，痰饮上凌之征。其病机为脾失健运，痰饮上凌，心阳被遏，肺气郁滞。

治法与方药分析：病由脾气虚而不能散精，反化成痰，上逆于肺，郁遏于心。治法当予驱逐痰饮为主，兼运脾胃。方用桂枝生姜枳实汤加味。方中桂枝、薤白通阳散结；生姜温中散饮；枳实、法半夏、瓜蒌化痰散痞；竹茹清热除烦化痰；茯苓健脾渗湿；橘皮健脾行气，燥湿化痰；炙甘草补脾和胃。

【参考病案】患者，女，46 岁。经常性胃胀满闷，食不消化，口吐涎水，饱胀嗳气，按之心下有振水音，气短疲惫，营养欠佳。吞钡影示胃下垂，张力低，有大量潴留液。刻诊：面容憔悴，色萎黄，形体瘦弱，经常性少食，多食胃胀，甚者吐水带食，舌胖淡、有齿痕，脉虚大而滑。治法：补气温胃，通阳化饮。方以桂枝生姜枳实汤加味：桂枝 20g，生姜 30g，枳实 15g，苍白术各 15g，党参 30g，吴茱萸 9g，草果仁 12g（去皮打碎入煎），猪苓 18g，槟榔片 10g，厚朴 15g，茯苓 30g。日 1 剂，水煎，分早晚 2 次温服。药服 7 剂，胃中水饮减少，胀满减轻，纳谷渐增，脉转虚缓，气短疲乏感仍觉明显，于上方加黄芪 30g，大枣 10 枚。治疗月余，诸症悉除。陈锐．桂枝生姜枳实汤临床新用［J］．中国社区医师，2011，27（17）：15.

乌头赤石脂丸

【原文】心痛彻背，背痛彻心，乌头赤石脂丸主之。(《金匮要略·胸痹心痛短气病脉证治第九》)

乌头赤石脂丸方　蜀椒一两（一法二分）　乌头一分（炮）　附子半两（炮）（一法

一分） 干姜一两（一法一分） 赤石脂一两（一法二分）

上五味，末之，蜜丸如梧子大，先食服一丸，日三服（不知，稍加服）。

【病机】阳气衰微，阴寒痼结。

【应用指征】心痛彻背，背痛彻心，四肢厥逆，舌淡胖紫暗，苔白腻，脉沉紧。

【临床应用】①原治阴寒痼结心痛证。本方为古人治疗"真心痛"的救急药。②现代临床本方常用于治疗冠心病心绞痛、心肌梗死，以及陈寒痼冷脘腹痛等属阴寒痼结者。

【典型病案】吕某，女，62岁，1983年2月15日就诊。间发左胸疼2年。近日天气寒冷，自觉胸闷不适，今晨突发心绞痛不休，急用硝酸甘油片含舌下无效，求余诊治。症见心痛彻背，时有昏厥，汗出肢冷，唇舌青紫，脉细微欲绝；心电图示急性下壁心肌梗死。处方：乌头10g，乌附片30g，干姜10g，川椒8g，赤石脂15g，桂枝15g，红参15g。水煎。一昼夜急服2剂，心痛大减，汗止肢温，昏厥随之而除。共服5剂，心痛消失，唯有胸闷不适，舌质淡红，苔白，脉象沉细。心电图复查提示窦性心动过缓；冠状动脉供血不足。危证已去，改用枳实薤白桂枝汤加丹参20g，瓜蒌10g，黄芪20g，红花4g，调治1月而愈。随访1年未见复发。李济民．经方治疗急证二则［J］．国医论坛，1989（2）：14.

【辨证思路解析】

病证辨析：患者突发心绞痛而急用硝酸甘油无效，心电图提示急性下壁心肌梗死，故当辨为"真心痛"；又有心痛彻背、昏厥肢冷、唇舌青紫、脉细微欲绝等内闭外脱之危证，故可诊为阴寒凝滞，阳虚欲脱之真心痛证。

病因病机分析：患者心阳素虚，由于天气变化，外寒乘虚而入，阴寒凝聚心脉，不通则痛，则心痛彻背；心脉瘀阻，阳虚欲脱，则时有昏厥，汗出肢冷；唇舌青紫、脉细微欲绝皆为阴寒凝滞，阳气衰微之象。其病机为阴寒凝滞，心脉瘀阻，阳虚欲脱。

治法与方药分析：证属寒凝痹阻，阳虚欲脱之候。治宜回阳救逆固脱。急用乌头赤石脂丸加减。方中急用乌头、附子回阳救逆，川椒、干姜温阳散寒，赤石脂固涩敛脱，加桂枝温通心阳，红参扶助真元，使阳回、寒散、痹通而奏效。

【参考病案】刘某，男，73岁。患冠心病、心肌梗死，住某军医院。脉症：心痛彻背，背痛彻心，面色发绀，汗出肢冷，舌质紫暗，脉象沉细。此为心阳衰弱，心血瘀阻，治宜回阳固脱，通瘀止痛。用乌头赤石脂丸：炮乌头5g，炮附子10g，川椒3g，干姜5g，赤石脂10g，加红参10g，苏木10g，作汤剂服，并配合西药抢救。1剂汗止肢温，再剂心痛渐止，继用柏子养心丸调理。谭日强．金匮要略浅述［M］．北京：人民卫生出版社，1981.

第十八章 腹满寒疝宿食病

《金匮要略·腹满寒疝宿食病脉证治第十》论述腹满、寒疝、宿食病的病因、病机、脉证和治疗。腹满是以腹部胀满为主要症状的一类疾病，常见于以脾胃病为代表的多种疾病的演变过程中，病因病机较复杂。按《素问·太阴阳明论》“阳道实，阴道虚”的理论，本篇腹满可概括为两类：属于实证热证的病变多与胃肠有关，属于虚证寒证的病变多与脾有关。寒疝是指因寒气攻冲而引起的以腹中拘急疼痛为特征的一种病证，与后世所述疝气病不同。宿食即伤食，又称食积，是因脾胃功能失常或暴饮暴食致使食物滞留于胃肠，经宿不化而引起的一种疾病。因三病的病位、症状、治法有相似之处，即病位涉及胃肠，症状多为腹满或疼痛，治法可互参，故合为一篇讨论。

厚朴七物汤

【原文】病腹满，发热十日，脉浮而数，饮食如故，厚朴七物汤主之。(《金匮要略·腹满寒疝宿食病脉证治第十》)

厚朴七物汤方 厚朴半斤 甘草三两 大黄三两 大枣十枚 枳实五枚 桂枝二两 生姜五两

上七味，以水一斗，煮取四升，温服八合，日三服。呕者加半夏五合，下利去大黄，寒多者加生姜至半斤。

【病机】表证未罢，邪热入里，壅滞于肠。

【应用指征】腹满，腹痛，发热，饮食如故，大便不畅，舌淡，脉浮数。

【临床应用】①原治腹满里实兼表证。②本方除用于治疗寒实内结与寒热错杂型腹满外，现代临床还常用于治疗表里同病的胃肠型感冒、急性肠炎、痢疾初起、肠梗阻等疾病。

【典型病案】潘某，男，43岁。先因劳动汗出受凉，又以晚餐过饱伤食，致发热恶寒，头疼身痛，脘闷恶心，单位卫生科给以藿香正气丸3包，不应，又给保和丸3包，亦无效；仍发热头痛，汗出恶风，腹满而痛，大便3日未解。舌苔黄腻，脉浮而滑。处方：厚朴10g，枳实6g，大黄10g，桂枝10g，甘草3g，生姜3片，大枣3枚，白芍10g。嘱服2剂，得畅下后即止后服，糜粥自养，上症悉除。谭日强．金匮要略浅述［M］．北京：人民卫生出版社，1981.

【辨证思路解析】

病证辨析：患者汗出受凉，又因晚餐过饱伤食，见有发热头痛、汗出恶风等表证，又有腹满而痛、大便不解等里证，病属表里同病，故当诊为腹满里实兼表证。

病因病机分析：患者因劳动汗出受凉，外感风寒，又以晚餐过饱伤食，致腹满里实，而出现表邪未尽，里实壅滞之证。外感风寒，经脉不利，则头疼身痛；里实壅滞，胃失和降，则脘闷恶心；先与藿香正气丸只顾解表，而里证未除，故无效；后与保和丸只除里积，而未解表，亦无效；此时里证已入里成实化热，腑气不通，故腹满而痛，大便不畅；舌苔黄腻、脉浮而滑皆为表邪未尽，而里已化热成实之象。病机为表邪未尽，里实壅滞。

治法与方药分析：此属表邪未尽，里实已成。治以表里双解为法。方用厚朴七物汤加减。方中厚朴下气除满；配枳实、大黄下气荡实泄热；桂枝、生姜辛温散寒，解肌发表；甘草、大枣和中气而调和诸药；白芍与桂枝等量，即寓桂枝汤以解肌表之邪，调和营卫。

【参考病案】蒋某，男，12 岁，1958 年 10 月 10 日诊。前天下午在学校剧烈运动后，急饮凉汽水 2 瓶，不久即觉身冷，腹胀，痞满，口淡不欲食。刻诊：脘腹胀满、胀痛，偶得矢气后痛稍减，纳呆，泄泻，畏寒，手足不温，舌淡有瘀点，苔薄白腻，脉沉细略滑。证属寒邪内阻，气滞食积。治宜表里双解，温中散寒，消食导滞，行气止痛。方用厚朴七物汤加减：厚朴、枳实、焦三仙各 15g，桂枝、木香、砂仁各 9g，大枣 10g，生姜 3g，甘草 6g，鸡内金 30g。药后 2 小时左右，即频频矢气，腹胀痛减轻，次日早起脘腹舒畅，知饥欲食。服完 2 剂，诸症痊愈。余祥贵．厚朴七物汤加减治疗脘腹胀满疼痛［J］．四川中医，1989（11）：27.

附子粳米汤

【原文】腹中寒气，雷鸣切痛，胸胁逆满，呕吐，附子粳米汤主之。（《金匮要略·腹满寒疝宿食病脉证治第十》）

附子粳米汤方 附子一枚（炮） 半夏半升 甘草一两 大枣十枚 粳米半升

上五味，以水八升，煮米熟汤成，去滓，温服一升，日三服。

【病机】脾胃虚寒，寒饮上逆。

【应用指征】腹中冷痛，胸胁逆满，呕吐，肠鸣辘辘，苔白滑，脉沉迟。

【临床应用】①原治中焦虚寒并水饮内停腹满。②现代常将本方用于霍乱四逆、胃寒反胃，以及属中焦虚寒停饮的胃痉挛、消化性溃疡等疾病，寒盛痛甚者加干姜、肉桂等，呕甚者加吴茱萸、竹茹等，夹食滞者加神曲、鸡内金等。

【典型病案】周某，女，65 岁，1994 年 3 月 28 日初诊。病人腹中绞痛，气窜胁胀，肠鸣辘辘，恶心呕吐，痛则欲便，泻下急迫，便质清稀。某医院诊断为肠功能紊乱，服中西药效果不显。病延 20 余日，经人介绍，转请刘老诊治。其人身凉肢冷，畏寒喜暖，腹痛时则冷汗淋漓，心慌气短。舌淡而胖，苔腻而白，脉沉而缓。处方：附子 12g，半夏 15g，粳米 20g，炙甘草 10g，大枣 12 枚。服 3 剂，痛与呕减轻，大便成形，又服 2 剂，病基本痊愈。改投附子理中汤以温中散寒。调养 10 余日，即康复如初。陈明，刘燕华，李芳．刘渡舟临证验案精选［M］．北京：学苑出版社，1996.

【辨证思路解析】

病证辨析：《灵枢·五邪》云："邪在脾胃……阳气不足，阴气有余，则寒中肠鸣腹痛。"本案患者主症为腹中绞痛、气窜胁胀、肠鸣辘辘、恶心呕吐，符合附子粳米汤的"腹中寒气，雷鸣切痛，胸胁逆满，呕吐"等阴寒内盛之证，且腹痛时冷汗淋漓、身凉肢冷，是脾胃阳虚之证。综观脉症，当诊为脾胃阳虚，寒邪内盛之腹满。

病因病机分析：本案为胃肠阳虚寒盛，水饮不化之候。阴寒凝滞于腹，经脉收引，则腹中绞痛。腹中寒气奔迫，上攻胸胁，则见胸胁胀满，恶心呕吐，即《素问·举痛论》所谓"寒气客于肠胃，厥逆上出，故痛而呕也"。脾胃阳虚，不能运化水湿，反下渗于肠，则肠鸣辘辘，泻下清稀。病情迁延20余日，寒邪内盛，阳气愈发虚衰，故身凉肢冷，畏寒喜暖。舌淡胖、苔白腻皆为寒饮内停之象，脉沉缓亦为阳气虚衰，寒邪内盛之象。

治法与方药分析：此属脾胃阳气虚衰，寒邪内盛。治宜温中止痛，散寒降逆。方用附子粳米汤。方中附子温中祛寒以止腹痛，半夏化湿降逆以止呕吐，粳米、大枣、甘草扶益脾胃以缓急迫。诸药配伍，共奏温中止痛、散寒止呕之效。

【参考病案】彭某夜间来谓："家母晚餐后腹内痛，呕吐不止。煎服姜艾汤，呕病未少减，且加剧焉，请处方治之。"吾思年老腹痛而呕，多属虚寒所致，处以砂半理中汤。黎明彭君谓服药痛呕如故，四肢且厥，势甚危迫，恳速往。同诣其家，见其母呻吟床笫，辗转不宁，呕吐时作，痰涎遍地，唇白面惨，四肢微厥，神疲懒言，舌质白胖，按脉沉而紧。她称："腹中雷鸣剧痛，胸膈逆满，呕吐不止，尿清长。"凭证而论，则为腹中寒气奔迫，上攻胸胁，胃中停水，逆而作呕，阴盛阳衰之候。《金匮要略》叙列证治更切："腹中寒气，雷鸣切痛，胸胁逆满，呕吐，附子粳米汤主之。"尤在泾对此有精辟论述："下焦浊阴之气，不特肆于阴部，而且逆于阳位，中虚而堤防撤矣。故以附子补阳驱阴，半夏降逆止呕，而尤赖粳米、甘草培令土厚而使敛阴气也。"彭母之恰切附子粳米汤，可以无疑矣！但尚恐该汤力过薄弱，再加干姜、茯苓之温中利水以宏其用。服2帖痛呕均减，再2帖痊愈。改予姜附六君子汤从事温补脾肾，调养10余日，即健复如初。赵守真．治验回忆录［M］．北京：人民卫生出版社，1962.

厚朴三物汤

【原文】痛而闭者，厚朴三物汤主之。(《金匮要略·腹满寒疝宿食病脉证治第十》)

厚朴三物汤方　厚朴八两　大黄四两　枳实五枚

上三味，以水一斗二升，先煮二味，取五升，内大黄，煮取三升，温服一升，以利为度。

【病机】实热内积，气机壅滞。

【应用指征】腹部胀满疼痛，大便不通，无矢气，舌红苔黄，脉弦有力。

【临床应用】①原治腹满气滞内实证。②现代常将本方用于治疗急性肠炎、痢疾、肠功能紊乱、不完全性肠梗阻等以脐腹痞满胀痛、便秘为主要表现者。一般需要随症加味，才能获得更好疗效，如食滞，加山楂、麦芽、莱菔子；腹胀甚者，加大腹皮、莱菔子；血瘀加桃仁、赤芍、丹参；蛔虫梗阻肠道，加槟榔、苦楝根皮、川椒。

【典型病案】患者，男，57岁，1993年3月20日就诊。有胃痛史20余年，间歇性发作，伴烧心反酸，有时大便呈黑色。4天前突然发热恶寒、头身疼痛，2天后寒热渐平，但腹痛胀满，呈阵发性加剧，呕吐频作，每因进食或饮水而诱发，呕吐物初为食物和黏液，后为黄绿色液体。服中西药物效果不显，于3月20日来我院外科就诊，经X线腹部透视，发现肠腔内有大量气体和液平面。诊断：完全性单纯性肠梗阻。建议立即手术治疗，病人惧怕手术，邀吾师赵广安诊治。症见烦躁不安，腹胀、疼痛，自觉有气体在腹内冲动，达右上腹时疼痛剧烈，大便2天未行，亦无矢气，小便量少色赤。切诊腹痛拒按，听诊肠蠕动音高亢。舌质略赤，苔黄燥，脉沉滑。处方：厚朴100g，枳实30g，大黄15g（后入）。水煎分2次服。1剂后腹中矢气频频，随后泻下燥屎及黏液。3剂后诸症消失，再予健脾和胃药3剂调理而愈。张宗圣．厚朴三物汤验案三例［J］．山东中医杂志，1997，16（8）：375.

【辨证思路解析】

病证辨析：患者素有胃痛史，现初感风寒，迁延数日，主症为烦躁不安、腹胀腹痛、大便不通、无矢气等一派实热内积之象，与厚朴三物汤"痛而闭"相似，即腹满胀痛而大便秘结，故诊为腹满气滞内实证。本证应与厚朴七物汤之证相鉴别。此属里实证较重，彼属里实较轻但兼表寒。

病因病机分析：患者初病为寒邪袭表，经脉不利，故发热恶寒，头身疼痛；寒邪入里化热，与胃肠郁热搏结，气机不畅，则腹痛胀满，呕吐频作；热扰心神，则烦躁不安；肠道燥屎内结，腑气不通，则自觉有气体在腹内冲动，大便不通、无矢气；舌质略赤，苔黄燥，为实热内积之征；脉沉滑亦为实热内积，腑气不通之候。病机为实热内积，腑气不通。

治法与方药分析：此属实热内积，腑气不通之候。治宜通腑下气，泄热导滞。方用厚朴三物汤。方中厚朴行气消满；大黄、枳实泄热导滞。三药相合，使气滞通畅，实积消除，腑气得以通畅，则诸症自解。

【参考病案】王某，女，78岁，2001年10月8日就诊。小便点滴难通、腹胀难忍10多天。曾经西医治疗效果不佳，其女背至医院门诊，要求导尿缓解症状。口渴欲饮，但由于小便不通，大便不爽，腹胀难忍而水米均不敢进食2天。试治于中医。诊见形体消瘦，痛苦病容，腹胀拒按，舌紫，苔黄燥，脉沉细。证属内实气滞，气不化水。内脏痹阻较甚，化机欲灭，病机已迫，非大剂排荡不为功。但年老体衰，不受攻伐，治宜行气开闭，化瘀导滞。拟厚朴三物汤加味：厚朴、枳实、大黄、木通、连翘、天花粉、川明参各20g，滑石40g，石膏30g，石斛15g。1剂，水煎服，日服4次。恐年老体衰，不胜药力，嘱其少少与之。10日，其女来称，服药后二便均已通利，口渴大减，腹胀减轻，能进食半碗稀粥。照前方再配1剂，以巩固疗效。1月后随访未复发。徐忠健．厚朴三物汤加味治疗癃闭6例［J］．四川中医，2002，20（9）：34.

大建中汤

【原文】心胸中大寒痛，呕不能饮食，腹中寒，上冲皮起，出见有头足，上下痛而不可触近，大建中汤主之。(《金匮要略·腹满寒疝宿食病脉证治第十》)

大建中汤方 蜀椒二合（去汗） 干姜四两 人参二两

上三味，以水四升，煮取二升，去滓，内胶饴一升，微火煎取一升半，分温再服；如一炊顷，可饮粥二升，后更服，当一日食糜，温覆之。

【病机】脾胃阳虚，阴寒内盛。

【应用指征】脘腹疼痛，痛无定处，呕不能食，手足厥冷，舌白腻，脉沉伏。

【临床应用】①原治中阳衰弱，阴寒内盛之脘腹剧痛证。②现代本方常用于虚寒性吐利，以及慢性胃炎、胃痉挛、消化性溃疡、内脏下垂等病证。此外，对于疝瘕或蛔虫引起的寒性腹痛，或因寒结而大便不通者，也有一定效果。

【典型病案】陈某，女，37 岁。素体虚寒，常喜热饮，一日不慎受凉，脘腹急痛如刀割，疼痛放射至肩胛部，痛楚甚剧，时而辗转反侧，合眼甩头，伴有恶心，呕吐苦汁，并吐出蛔虫 1 条。触诊在上腹近心窝处剧痛拒按，四肢发凉。察其舌淡，苔薄白，脉象沉弦。诊断为蛔厥，即胆道蛔虫症。处方：川椒 3g，干姜 6g，党参 9g，红糖 1 匙。先煎前 3 味，去滓，纳红糖，微火调烊，趁小口顿服。服后随即痛止，安然入睡，熟睡一夜，次日下床，一如常态，嘱其节饮食、慎生冷，善自调理。至今 17 年，追访未再发。王锦槐．大建中汤治蛔厥［J］．浙江中医杂志，1981，16（5）：210.

【辨证思路解析】

病证辨析：患者不慎受凉后脘腹急痛，痛而拒按，呕吐苦汁，看似为实证，但根据其素体虚寒体质，恶心呕吐、四肢发凉、脉象沉弦等症状，实为脾胃阳虚，阴寒内盛之重证，故诊为阳虚阴盛腹痛证。

病因病机分析：本案患者素体虚寒，因不慎受凉后，寒邪内侵，经脉气血运行不畅，则脘腹急痛，放射至肩胛部；疼痛剧烈，心神不安，则时而辗转反侧，合眼甩头；中阳不足，胃失和降，则恶心，呕吐苦汁；舌淡苔薄白，脉象沉弦，皆为阳虚寒盛之征。其病机为中阳虚衰，阴寒内盛。

治法与方药分析：此属脾胃阳虚，阴寒内盛之候。治宜温中散寒，安蛔止痛。方用大建中汤加减。方中川椒温脾胃，助命火，散寒止痛；以辛热之干姜温中散寒，助川椒散寒之力；红糖温补中虚，助川椒止痛之功；党参补脾益气，配合红糖重建中脏。全方合用，共奏温中补虚、缓急止痛之功。

【参考病案】杨某，男，6 岁。患蛔虫性肠梗阻，脐腹绞痛，呕吐不能食，呕出蛔虫 1 条。患儿面色萎黄有虫斑，身体瘦弱，手脚清冷，按其腹部有一肿块如绳团状，舌苔薄白，脉象沉细。此中气虚寒，蛔虫内阻。治以温中散寒，祛蛔止痛，用大建中汤：西党参 10g，川椒 3g，干姜 3g，饴糖 30g，加槟榔 10g，使君子 10g。嘱服 2 剂。因患儿哭闹不休，进城买药缓不济急，乃先用青葱、老姜切碎捣烂，加胡椒末拌匀，白酒炒热，布包揉熨腹部，冷则加热再熨。肠鸣转气，腹痛渐减。此时药已买到，急煎成汤，分小量多次服。1剂呕吐已止，再剂腹痛消失，并排出蛔虫100多条。后用当归生姜羊肉汤，加食盐少许佐餐，治其贫血。谭日强.金匮要略浅述［M］.北京：人民卫生出版社，1981.

大黄附子汤

【原文】胁下偏痛，发热，其脉紧弦，此寒也，以温药下之，宜大黄附子汤。（《金匮要略·腹满寒疝宿食病脉证治第十》）

大黄附子汤方 大黄三两 附子三枚（炮） 细辛二两

上三味，以水五升，煮取二升，分温三服。若强人，煮取二升半，分温三服。服后如人行四五里，进一服。

【病机】寒实内结，腑气不通。

【应用指征】腹胁疼痛，大便秘结，发热，手足厥冷，舌苔白腻，脉弦紧。

【临床应用】①原治寒实内结腹满痛证。②现代本方常用于治疗胸腹绞痛、脐痛拘挛急迫为主症的病证，如慢性痢疾、慢性肾功能不全、肠梗阻等属寒实内结者。

【典型病案】郑某，男，28岁。胃脘疼痛、发热，反复发作3年，近3个月来加剧，某医院诊为慢性胰腺炎急性发作，予中药清胰汤、复方大柴胡汤及西药等治疗3个多月，疼痛不但不减，反日渐加重。查其疼痛至甚，弯腰，辗转不安，有时用头碰墙以减轻痛苦，腹胀拒按，发热，舌苔薄白，指微冷，脉弦而紧。处方：附子9g，细辛3g，大黄3g，枳实9g，厚朴10g。昼夜兼进2剂，次晨来诊云：痛减七八。效不更方，继服10剂，诸症基本消失，但20多天后，因吃冷食又复发，继服15剂而愈。朱进忠.大黄附子汤的临床应用［J］.山西医药杂志，1983（6）：372.

【辨证思路解析】

病证辨析：胃脘疼痛有寒、热、虚、实之别，本案患者胃脘疼痛反复加剧，予清胰汤、复方大柴胡汤等清热通腑药均无效，可知并非实热证。患者主症为疼痛至甚、腹胀拒按、发热、指微冷、脉紧弦等一派寒实之象，综其脉症，与大黄附子汤之主症颇为相似，故诊为腹满寒实内结证。

病因病机分析：寒实内结，腑气不通，则疼痛至甚，腹胀拒按；因其脉不浮不滑，可知发热既非阴盛阳浮之兆，也非外寒表邪之象，更非阳明腑实之征，而是阴寒内盛，阳气被遏，营卫失调的反映；寒实结滞，阳气不通，则指微冷；脉弦紧主寒主痛，为寒实内结之征。病机为寒实结滞，腑气不通。

治法与方药分析：此属寒实结滞，内外俱急之重症。急予温中散寒，通里止痛。方用大黄附子汤加味。方中附子辛热，温里散寒；细辛辛温宣通，散寒止痛，与附子相配，使寒邪易散；大黄苦寒，荡涤积结，协附子、细辛破结滞之寒邪；加枳实、厚朴行气止痛。全方合用，共奏温中散寒、通下止痛之功。

【参考病案】钟大满，腹痛有年，理中四逆辈皆已服之，间或可止。但痛发不常，或一月数发，或二月一发，每痛多为饮食寒冷之所诱致。自常以胡椒末用姜汤冲服，痛得暂解。一日，彼晤余戚家，谈其痼疾之异，乞为诊之。脉沉而弦紧，舌白润无苔，按其腹有微痛，痛时牵及腰胁，大便间日 1 次，少而不畅，小便如常。吾曰："君病属阴寒积聚，非温不能已其寒，非下不能荡其积，是宜温下并行，而前服理中辈无功者，仅祛寒而不逐积耳。依吾法两剂可愈。"彼曰："吾固知先生善治异疾，倘得愈，感且不忘。"即书予大黄附子汤：大黄 19g，乌附 9g，细辛 4.5g。并曰："此为《金匮》成方，屡用有效，不可为外言所惑也。"后半年相晤，据云："果两剂而瘥。"赵守真．治验回忆录［M］．北京：人民卫生出版社，1962.

乌头煎

【原文】腹痛，脉弦而紧，弦则卫气不行，即恶寒，紧则不欲食，邪正相搏，即为寒疝。绕脐痛，若发则白汗出，手足厥冷，其脉沉弦者，大乌头煎主之。(《金匮要略·腹满寒疝宿食病脉证治第十》)

乌头煎方　乌头大者五枚（熬，去皮，不㕮咀）

上以水三升，煮取一升，去滓，内蜜二升，煎令水气尽，取二升，强人服七合，弱人服五合。不差，明日更服，不可一日再服。

【病机】阴寒痼结，阳气痹阻。

【应用指征】阵发性绕脐剧痛，面白唇青，汗出肢冷，舌淡苔白，脉沉弦。

【临床应用】①原治阴寒痼结寒疝证。②本方为辛热峻剂，现代临床可用其治疗内寒较严重的胃肠神经官能症、胃肠痉挛、风湿性关节炎、类风湿关节炎等疾病。

【典型病案】沈某，50 余岁，1973 年 6 月间初诊。有多年宿恙，为阵发性腹痛，因旧病复发，自外地来京住院。1959 年曾在我院做阑尾炎手术，术后并无异常。此次诊为胃肠神经官能症。自述每发皆与寒冷疲劳有关。其症：腹痛频作，痛无定位，唯多在绕脐周围一带，喜温可按，痛甚以至汗大出。查舌质淡，苔薄腻而滑，脉沉弦。诊系寒气内结，阳气不运。寒则凝泣，热则流通。寒者热之，是为正治。曾投理中汤，药力尚轻，若不胜病，非大乌头煎不可，故先小其量以消息之。乌头用 4.5g，以药房蜜煎不便，盖蜜煎者缓其毒也，权以黑豆、甘草以代之。2 剂后，腹痛未作，汗亦未出，知药症相符，乌头加至 9g。4 剂后复诊，腹痛已止，只腹部微有不适而已。第见腻苔已化，舌转嫩红，弦脉缓和，知沉寒痼冷得乌头大热之品，焕然冰释矣。病者月余，痊愈出院。魏龙骧．续医话四则［J］．新医药学杂志，1978（12）：14.

【辨证思路解析】

病证辨析：尤在泾在《金匮翼》中云："疝者，痛也。不特睾丸肿痛为疝，即腹中攻击作痛，控引上下者，亦得名疝。"疝遇寒则发，故谓之寒疝也。而本案患者有腹痛旧疾，且每次发病皆与寒冷疲劳有关，其主症为绕脐腹痛、痛甚则大汗出、脉沉弦，符合寒疝之表现，故诊为阴寒痼结寒疝证。

病因病机分析：患者因寒冷疲劳而发病，寒气搏结不散，阳气不行，则绕脐腹痛，痛无定位；寒则凝泣，热则流通，故腹痛喜温可按；由于疼痛加重使气机闭塞，阴阳之气难以顺接，故痛甚以至汗大出；舌质淡、苔薄腻而滑皆为寒邪内盛之征；脉沉弦为阳与阴寒相搏进一步深入之象。病机为阴寒痼结，阳气不运。

治法与方药分析：此属寒气内结，阳气不行。治以起沉寒，缓急痛。方用乌头煎。方中以大辛大热的乌头起沉寒痼冷，温通经脉，缓急止痛，但因乌头有毒，故用白蜜解毒，且以缓急止痛，并能延长乌头之药效。遗憾的是，药房蜜煎不便，故以黑豆、甘草代之。否则，疗效必定更为迅捷。

【参考病案】京师界街贾人井筒屋播磨家仆，年70余。自壮年患疝瘕，十日、五日必一发，壬午秋大发，腰脚挛急，阴卵偏大欲入腹，绞痛不可忍。众医皆以为必死。先生诊之，作大乌头煎使饮之。斯臾，眩瞑气绝，又顷之，心腹鸣动，吐出水数升，即复故，尔后不复发。陆渊雷．金匮要略今释［M］．北京：人民卫生出版社，1955.

当归生姜羊肉汤

【原文】寒疝腹中痛，及胁痛里急者，当归生姜羊肉汤主之。(《金匮要略·腹满寒疝宿食病脉证治第十》)

产后腹中㽲痛，当归生姜羊肉汤主之；并治腹中寒疝，虚劳不足。(《金匮要略·妇人产后病脉证治第二十一》)

当归生姜羊肉汤方　当归三两　生姜五两　羊肉一斤

上三味，以水八升，煮取三升，温服七合，日三服。若寒多者，加生姜成一斤；痛多而呕者，加橘皮二两，白术一两。加生姜者，亦加水五升，煮取三升二合，服之。

【病机】血虚内寒，经脉失养。

【应用指征】腹中绵绵作痛，喜温喜按，或有胁痛里急，面白无华，唇舌淡白，脉虚缓或沉细。

【临床应用】①原治血虚内寒寒疝证。②现代本方多用于食疗强身，尤其是产后及失血后的调养。现代临床还常用于治疗血虚内寒性产褥热、产后恶露不绝、肌衄、久泻及低血压性眩晕、十二指肠球部溃疡等，使用时应酌情加味。如见寒甚，加重生姜剂量，或加肉桂、附子；痛而呕者，加橘皮、白术；痛剧，加乌药、沉香、川楝子；气虚，加黄芪、人参；瘀血内阻，加桃仁、红花、丹参；肝肾不足，加枸杞子、当归、何首乌、菟丝子。

【典型病案】王某，女，27岁，1999年3月10日初诊。患者两个月前生产时失血过多，致身体虚弱，动则汗出。产后2周又不慎受风寒，开始感觉四肢关节酸痛怕冷，继之遍身关节酸痛，肢体麻木，以下肢为重，多方治疗，效果不佳而来诊。诊见患者精神不振，面色萎黄，舌质淡红少苔，脉细而无力。检查未发现异常体征。处方：当归100g，鲜羊肉600g，黄芪50g，白芍30g，桂枝10g，大枣100g。先将羊肉切成薄片，与大枣一同入锅，加水3000mL，煮沸30分钟后再加生姜片及用纱布包裹其他药物，文火煎煮50～60分钟。服时可佐少量食盐，分3次热服，吃肉喝汤，每日1剂。服

10剂后诸症消失而愈。随访半年未复发。杨洪安，邢秀云，安良毅．当归生姜羊肉汤加味治疗产后身痛96例［J］．中国民间疗法，2004，12（2）：30.

【辨证思路解析】

病证辨析：患者产后失血过多，又不慎受寒，继而出现关节酸痛、肢体麻木、面色萎黄、舌淡脉细等一派血虚有寒之象，与当归生姜羊肉汤之主症颇为相似，故当诊为血虚内寒寒疝证。此证与绕脐剧痛、肢冷汗出、面白唇青、脉沉弦为主症的阴寒痼结寒疝证有明显不同，应注意鉴别。

病因病机分析：本病多因产后气血亏损，运行无力，或风寒湿邪乘虚侵袭，留滞于经络肌肉之间，气血运行不畅，不通则痛；且气虚血少，不能充养周身，四肢百骸空虚，筋脉关节失于濡养，营卫失和，故见肢体麻木。产后气虚，脏腑功能减弱，水湿运化无力，故有全身重着感。气血亏虚，失于濡养，则精神不振，面色萎黄。舌质淡红少苔、脉细而无力皆为气血亏虚，经脉失养之象。病机为气血两虚，筋脉失养。

治法与方药分析：辨证为产后气血双亏，风寒乘虚而入，痹阻脉络，筋脉关节失养。治以补血益气，温经散寒，通络止痛。方用当归生姜羊肉汤加味。方中当归性味甘温，补血活血，温经通脉；生姜辛温，温中散寒；羊肉为血肉有情之品，温补气血，即《黄帝内经》所谓“形不足者温之以气，精不足者补之以味”；再加桂枝以温通血脉，调和营卫；黄芪益气行血，配当归又能生血补血；白芍补血养血且能缓解桂枝辛热之燥性，以防伤阴；大枣补中健脾，益气养血。诸药合用，共奏益气补血、温经通络、散寒止痛之功。

【参考病案】李某，女，19岁，未婚，务农，1984年12月由其母陪伴前来就诊。主诉：冬季经水不潮3年。患者15岁时月事初潮，50天左右一行，色淡、量少，一日即净。至16岁，每逢入冬寒冷之时则信水不至，待来年春暖花开之际月经方来。停经期间，白带淋沥、质清稀，周身困倦、乏力。诊时经水50余天未行，面色萎黄，畏寒、身冷，四肢不温，述其脐下时时有凉气，若置冰霜，大便溏薄，舌淡，苔薄白，脉沉细。此乃血虚寒凝之证。治宜补血温中。方用当归生姜羊肉汤：当归50g，生姜100g，羊肉半斤。上3味，加水2500mL，煎取1000mL，每次温服250mL，日服2次。服药两天，面色华润，自觉有力，畏寒身冷、小腹寒凉消失，手足转温，白带减少。复服8天，月经来潮。随嘱月经净后20天，继服上药6天，以资巩固。后经随访，病告痊愈。刘爱国．当归生姜羊肉汤治愈冬季闭经二例［J］．国医论坛，1989（2）：49.

乌头桂枝汤

【原文】寒疝腹中痛，逆冷，手足不仁，若身疼痛，灸刺诸药不能治，抵当乌头桂枝汤主之。(《金匮要略·腹满寒疝宿食病脉证治第十》)

乌头桂枝汤方　乌头

上一味，以蜜二斤，煎减半，去滓，以桂枝汤五合解之，得一升后，初服二合；不知，即取三合；又不知，复加至五合。其知者，如醉状，得吐者，为中病。

桂枝汤方　桂枝三两（去皮）　芍药三两　甘草二两（炙）　生姜三两　大枣十二枚

上五味，㕮，以水七升，微火煮取三升，去滓。

【病机】风寒痹阻，营卫不和。

【应用指征】腹中痛，手足逆冷，麻木不仁，身疼痛，舌苔薄白，脉弦紧。

【临床应用】①原治寒疝兼表证。②现代本方常用于痛风、风湿与类风湿性关节炎、坐骨神经痛等辨证属于风寒湿邪外侵且以寒邪为甚者。以上肢痛为主者，加羌活、白芷、威灵仙、姜黄、川芎等；以下肢关节痛为主者，加独活、牛膝、防己、萆薢等；以腰腿痛为主者，加杜仲、桑寄生、狗脊、川续断、淫羊藿、巴戟天等；血瘀甚者，加穿山甲、五灵脂等。此外，还常用其加味治疗腹股沟斜疝，痛引睾丸、少腹者，加橘核、荔枝核、小茴香等；腹中攻痛不解者，加吴茱萸、川椒、乌药等。有人还用本方合人参养营汤治疗血栓闭塞性脉管炎属寒凝血滞，经脉壅塞之证，多获良效。

【典型病案】袁某，青年农妇，体甚健，经期准。一日，少腹大痛，筋脉拘急而未稍安，虽按亦不住，服行经调气药不止，迁延10余日，病益增剧。迎余治之。其脉沉紧，头身痛，肢厥冷，有时汗出，舌润，口不渴，吐清水，不发热而恶寒，脐以下痛，痛剧冷汗出，常觉有冷气向阴户冲去，痛处喜热敷。此由阴气积于内，寒气结搏而不散，脏腑虚弱，风冷邪气相击，则腹痛里急，而成纯阴无阳之寒疝。窃思该妇经期如常，不属于血凝气滞，亦非伤冷食积，从其脉紧肢厥而知为表里俱寒，而有类于《金匮》之寒疝。其谓："腹痛脉弦而紧，弦则卫气不行，即恶寒；紧则不欲食，邪正相搏，即为寒疝。"本病证状虽与上引《金匮要略》原文略出入，而阴寒积痛则属一致。处方：制乌头12g，桂枝18g，芍药12g，甘草6g，大枣6枚，生姜3片。水煎，兑蜜服。上药连进2剂，痛减厥回，汗止人安。换方当归四逆加吴茱萸生姜汤，以温通经络，清除余寒，病竟愈。赵守真．治验回忆录［M］．北京：人民卫生出版社，1962.

【辨证思路解析】

病证辨析：本案患者少腹大痛，筋脉拘急，肢厥冷，脐以下痛，痛剧冷汗出，因其经期如常，不属于血凝气滞，亦非伤冷食积；又有脉沉紧、头身痛、有时汗出、口不渴、吐清水、不发热而恶寒等表证，故此为表里俱寒，而有类于《金匮要略》之寒疝，故诊为表里俱寒之寒疝证。

病因病机分析：此由阴气积于内，寒气搏结而不散，脏腑衰弱，风冷邪气相击，则腹痛里急，而成纯阴无阳之寒疝。阴盛阳衰，不能达于四末，则肢厥冷，有时汗出；阴气积于内，胃失和降，则口不渴，吐清水；寒邪在表，营卫不和，经脉肌腠经气阻遏，则头身痛，不发热而恶寒；脉沉紧为表里俱寒之征。

治法与方药分析：此属表里俱寒之寒疝。治宜起沉寒，和营卫。方用乌头桂枝汤。方中乌头大辛大热，祛散沉寒；桂枝助阳通络，解肌发表；白芍固腠理和血脉，二者一治卫强，一治营弱，散中有收，发中有补，使表邪得解，营卫调和。生姜辛温，既助桂枝辛散表邪又和胃止呕。大枣益气补中。甘草合桂枝则辛甘化阳以实卫，合白芍则酸甘化阴以和营。全方合用，则表里双解寒邪。

【参考病案】胡某，男，56岁。患慢性风湿性关节炎，四肢关节疼痛，下肢清冷，不可屈伸，前医曾用五积散、桂枝芍药知母汤、当归四逆汤等方均不效。舌质淡，中有薄黑苔，脉象沉细。此寒凝关节，营卫不行，宜温经散寒为治，用乌头桂枝汤：桂枝10g，白芍10g，甘草3g，生姜5片，大枣3枚，另用炮乌头10g、白蜜30g加水久煎，取浓汁兑服。3剂后，下肢转温，关节痛减，继用三痹汤善其后。谭日强．金匮要略浅述［M］．北京：人民卫生出版社，1981.

第十九章　五脏风寒积聚病

《金匮要略·五脏风寒积聚病脉证并治第十一》论述五脏风寒、五脏死脉（真脏脉）、三焦各部病证及积、聚、槃气的鉴别。以上诸病均与五脏有关，故合为一篇讨论。原文五脏风寒部分脱简较多，脾中风、肾中风、肾中寒和肺、脾、肝、肾四脏“所伤”未论及，三焦各部病证和积聚病证亦略而不详，唯对肝着、脾约、肾着的证治论述较为具体，是本篇之重点。

旋覆花汤

【原文】肝着，其人常欲蹈其胸上，先未苦时，但欲饮热，旋覆花汤主之。(《金匮要略·五脏风寒积聚病脉证并治第十一》)

寸口脉弦而大，弦则为减，大则为芤，减则为寒，芤则为虚，寒虚相搏，此名曰革，妇人则半产漏下，旋覆花汤主之。(《金匮要略·妇人杂病脉证并治第二十二》)

旋覆花汤方　旋覆花三两　葱十四茎　新绛少许

上三味，以水三升，煮取一升，顿服之。

【病机】肝经气血瘀滞，着而不行。

【应用指征】胸胁痞闷或胀痛、刺痛，喜热饮或揉按、捶打胸部。

【临床应用】①原治肝着气血郁滞证。②目前临床上常用本方加活血化瘀、理气宣络之品治疗肋间神经痛、慢性肝胆疾患、慢性胃炎、冠心病等，也有医家用本方配合祛风药治疗偏头痛和面瘫。

【典型病案】刘某，女，24岁。素来情怀抑郁不舒，患右胁胀痛、胸满有2年之久，迭经医治，屡用逍遥、越鞠疏肝解郁之药而不效。近几日胁痛频发，势如针刺而不移动，以手击其痛处能使疼痛减缓，兼见呕吐痰涎，而又欲热饮，饮后暂时心胸为之宽许。舌质暗，苔薄白，脉来细弦。处方：旋覆花10g（包煎），茜草12g，青葱管10g，合欢皮12g，柏子仁10g，丝瓜络20g，当归10g，紫降香10g，红花10g。服药3剂，疼痛不发。陈明，刘燕华，李芳.刘渡舟临证验案精选［M］.北京：学苑出版社，1996.

【辨证思路解析】

病证辨析：按《金匮要略·五脏风寒积聚病脉证并治》“肝着，其人常欲蹈其胸上，先未苦时，但欲饮热，旋覆花汤主之”，“肝着”为肝失疏泄，气血郁滞，肝络瘀积不通所致。辨识本证当着眼于以下两点：一是“其人常欲蹈其胸上”，二是“但欲饮热”。本案患者胁痛欲以手击其胁间，且热饮后胸胁暂宽，符合“肝着”病之证候特点，故诊为肝着气血郁滞证。

病因病机分析：由于患者素来抑郁不舒，肝脏受邪而疏泄失常，其经脉气血郁滞，着而不行，故胁痛如针刺而不移动；若用手揉按、捶打胸部，可暂时使气机舒展，促进气血运行而缓解症状，故以手击其痛处能使疼痛减缓；肝失疏泄，气机升降失常，则呕吐痰涎；若得热饮可使气机通利，故欲热饮，饮后暂时心胸为之宽许；舌暗、苔薄白、脉细弦皆为肝经气血郁滞之象。其病机为气血郁滞，着而不行。

治法与方药分析：病属“肝着”之证。治宜行气活血，化瘀通络。方用旋覆花汤加味。旋覆花汤原方由旋覆花、新绛、葱白三味组成，功专下气散结，疏肝利肺，活血通络。新绛为茜草所染，药店无售，临床常以茜草或红花代之。本案加降香以助旋覆花下气散结；加当归、丝瓜络以助茜草活血化瘀通络；加合欢皮、柏子仁既能疏肝郁以理气，又能养肝血以安神。诸药合用，使肝升肺降，气机调和，血络通畅，则诸症可解。

【参考病案】于某，男性，36岁，1980年6月23日初诊。病家自述强力负重后，出现左侧胸胁疼痛如刺，痛处不移，且入夜更甚，夜寐不安，以手按揉稍舒，咽喉略燥，喜热饮，舌质偏暗，脉沉涩。治拟活血祛瘀，疏肝通络。旋覆花18g（包），茜草根6g，归尾、郁金各9g，青葱5支。服药3剂后，胸胁疼痛大减，夜寐随之亦转安宁。续用原方3剂，巩固治之而愈。何若苹.中国百年百名中医临床家丛书·何任[M].北京：中国中医药出版社，2001.

甘草干姜茯苓白术汤

【原文】肾着之病，其人身体重，腰中冷，如坐水中，形如水状，反不渴，小便自利，饮食如故，病属下焦，身劳汗出，衣（一作表）里冷湿，久久得之，腰以下冷痛，腹重如带五千钱，甘姜苓术汤主之。（《金匮要略·五脏风寒积聚病脉证并治第十一》）

甘草干姜茯苓白术汤方 甘草二两 白术二两 干姜四两 茯苓四两

上四味，以水五升，煮取三升，分温三服，腰中即温。

【病机】寒湿侵袭，阳气痹阻。

【应用指征】腰部冷痛沉重，口不渴，小便不利，舌淡苔白，脉沉迟或沉缓。

【临床应用】①原治寒湿下侵之肾着。②本方除用于治疗肾着外，现代临床主要用于治疗寒湿型腰痛、腰椎间盘突出症、慢性盆腔疼痛及慢性腹泻等。若寒多痛甚者，可酌加附子、细辛，以助温经散寒之力。

【典型病案】汤某，男，42岁，工人，1993年9月初诊。腰痛重滞3年余，面浮足肿，两脚逆冷。自谓缘于抬重物汗出受冷后，经中西医诊治日久无效。血、尿等多项检查无明显异殊。近来症状有增无减，不能正常工作。纳常，便溏，溲利而不多。舌苔白根腻，脉沉缓。析前医之治，或以肝肾不足之风湿痹论治而投独活寄生汤之类；或用麻黄连翘赤小豆汤清利水湿等，终因方不对证而罔效。处方：干姜9g，茯苓皮30g，白术20g，生甘草6g，陈葫芦壳15g，川续断、杜仲各9g。服药4剂，诸症若失。续进7剂，痊愈而上班工作。3年顽疾竟然冰释。金国梁.何任研究和运用仲景方一席谈[J].

江苏中医，1994，15（7）：3.

【辨证思路解析】

病证辨析：肾着由寒湿痹于腰所致，腰为肾之外府。本案患者主症为腰痛重滞、面浮足肿、两脚逆冷、溲利而不多，符合肾着之征。纵观脉症，与甘草干姜茯苓白术汤证颇为相似，故诊为寒湿下侵之肾着病。

病因病机分析：肾着之发病，多因身劳汗出，汗出阳虚，而久居潮湿之地，或涉水冒雨，或水中作业。本案患者正是因抬重物汗出受冷，致寒湿之邪侵入腰部，阳气痹阻，着而不行，故腰痛重滞；寒湿滞于腰部，阳气痹阻，气化失司，则面浮肢肿，两脚逆冷；湿邪下趋于肠，则便溏，溲利而不多；舌苔白根腻，脉沉缓，皆为寒湿痹阻之征。前医只补益肝肾或清利水湿，而未顾及阳气，故无效。病机为寒湿滞于腰，阳气痹阻。

治法与方药分析：此属肾着之为病。寒湿滞着肾府，阳气不得伸行。治宜《金匮要略》甘草干姜茯苓白术汤加减温行阳气，散寒除湿，暖土胜水。方中干姜温中祛寒；茯苓皮淡渗利湿，二者配合，一温一利，温以逐寒，利以渗湿，寒去湿消，病本得除。白术健脾燥湿，俾脾气健运，则湿去而不得聚。甘草调和脾胃而理中州。葫芦壳利水消肿。川续断、杜仲补益肝肾，祛风除湿。全方合用，共奏温中祛寒、燠土胜湿之效。

【参考病案】冯某，男，54岁。患腰部冷痛，如坐水中，饮食少思，大便稀溏，舌苔白滑，脉象濡缓。此寒湿着于腰部肌肉，腰为肾之府，即《金匮》所谓“肾着”之病。治宜温中散寒，健脾燥湿。用甘姜苓术汤：干姜6g，甘草3g，茯苓10g，白术12g。服5剂，并配合温灸理疗，食欲好转，大便成条。仍用原方加党参12g，再服5剂，腰痛亦止。谭日强．金匮要略浅述［M］．北京：人民卫生出版社，1981.

第二十章 痰饮咳嗽病

《金匮要略·痰饮咳嗽病脉证并治第十二》重点论述痰饮。痰饮有广义和狭义之分：篇名之“痰饮”为其总称，属广义，赅痰饮、悬饮、溢饮、支饮四类。四饮之中的“痰饮”属狭义，仅指饮邪停留于肠胃的病变。所论咳嗽仅指由痰饮引起的一个症状，而不包括所有咳嗽。因饮邪所致的咳嗽是支饮的主症之一，将其冠于篇名之中，提示四饮之中的支饮为其重点。痰饮病总的治则是“以温药和之”。

肾气丸

【原文】夫短气有微饮，当从小便去之，苓桂术甘汤主之，肾气丸亦主之。(《金匮要略·痰饮咳嗽病脉证并治第十二》)

男子消渴，小便反多，以饮一斗，小便一斗，肾气丸主之。(《金匮要略·消渴小便不利淋病脉证并治第十三》)

问曰：妇人病，饮食如故，烦热不得卧，而反倚息者，何也？师曰：此名转胞，不得溺也。以胞系了戾，故致此病，但利小便则愈。宜肾气丸主之。(《金匮要略·妇人杂病脉证并治第二十二》)

肾气丸方 干地黄八两 薯蓣四两 山茱萸四两 泽泻三两 牡丹皮三两 茯苓三两 桂枝一两 附子一两（炮）

上八味，末之，炼蜜和丸梧子大，酒下十五丸，加至二十九，日再服。

【病机】肾之阴精不足，肾阳虚弱，气化失常。

【应用指征】腰酸足肿，阳痿早泄，羸瘦，畏寒足冷，渴喜热饮，少腹拘急不仁，小便不利或小便反多，入夜尤甚，尿有甘味，舌淡而胖，苔少无津，脉沉细无力，尺部尤弱。

【临床应用】①原治虚劳腰痛、痰饮、消渴、脚气、转胞、小便不利等。②现代常用本方治疗动脉硬化、高血压、慢性肾炎、尿毒症、神经衰弱、前列腺肥大、无精子症、慢性支气管炎、肺气肿、慢性喉炎、老年性白内障、慢性肾盂肾炎、膀胱括约肌麻痹、尿潴留、坐骨神经痛等。临证可酌加天花粉、黄精、枸杞子、天冬润燥填精，人参、黄芪、五味子、覆盆子、鹿角胶益气温肾。若并见胃热者，亦可与白虎加人参汤合用。

【典型病案】1971年3月，余受周恩来总理的委派，参加我国一个医疗组，赴国外为患者治病。患者72岁，男性，身材魁梧，形体肥胖，无明显病容。自述排小便不畅、尿线变细已数月。无尿路刺激症状，下腹部不痛，亦不发烧。溺色清，小腿无力，转弯时步态不稳，有将跌倒之势。既往有高血压病史。舌象无改变，脉稍数无力。患病后曾在本国和西方某国经治无效。由于疾病影响工作，心情颇为焦虑。医疗组体检之后，诊断为脑动脉硬化、震颤麻痹，前列腺肥大。纵观诸证，病变以肾阳不足为主，肺虚血滞次之。但临证处理时，亦须顾及肺金，使金水相生，有利于疾病的康复。遂予补阴配阳、化气行水之味，佐以益气通络之品。投金匮肾气汤合加减补阳还五汤治之。处方：干地黄 24g，山萸肉 12g，怀山药 12g，粉丹皮 9g，茯苓 9g，建泽泻 9g，炮附子 4.5g，紫油桂 3g，生黄芪 30g，橘络 3g，地龙皮 4.5g。水煎，每日服 1 剂。

方中广地龙一味，为了确定其质量是否合格，余曾亲自品尝。服药过程中，每天查看病情，并配合针灸、按摩以治其外，嘱增加活动量以助气血运行。4 剂服已，溺即通畅，小便次数减少，精神和体力状况有所改善，未出现不适反应。15 剂之后，大见起色，排尿趋于正常。继续治疗至 25 天，排尿基本正常，气力倍增，步态渐正。徒步行程由治疗前的半里，于治疗后增加至 3 里路，并能陪同医疗组人员一起登山、游湖。中医研究院西苑医院．岳美中医话集［M］．北京：中医古籍出版社，1981.

【辨证思路解析】

病证辨析：患者小便不畅，尿道变细，溺色清，与《金匮要略·痰饮咳嗽病脉证并治》中叙述的小便不利有相似之处，当诊断为由于肾气不足，膀胱气化不利所导致的小便不利。此外，还见到小腿无力，步态不稳，欲跌倒，这是由于肾虚则子盗母气，致令肺气不足，气血流行不畅，造成筋肉失养。同时患者有高血压病史，是由于阴阳失去协调，导致浮阳上越而血压升高。但是患者无尿路刺激症状，下腹部不痛，亦不发烧，由此可排除尿道感染类疾病。

病因病机分析：患者年逾古稀，表面虽似壮实，体内相火已衰，肾阳已虚，气化不行，下焦排泄功能减损，故尿线变细、排尿困难。肾阳虚不能与阴配合，失去平秘协调之用，浮越向上，是以血压增高。肾虚则子盗母气，致令肺气不足，气血流行不畅，筋肉失养，故小腿无力，行步不正，实乃中风前驱症也。脉稍数无力也是由于肾阳虚衰，推动无力所致。因此，本病病机为肾阳虚衰，肺虚血滞。

治法与方药分析：本病为肾气不足，膀胱气化不利所导致的小便不利。治疗应当温肾壮阳，补肺之虚，益气通络。方用金匮肾气汤合加减补阳还五汤治之。方中干地黄为君，滋补肾阴，益精填髓。臣以山茱萸补肝肾，山药健脾气，固肾精。二药与地黄相配，补肾填精，谓之三补。臣以附子、桂枝，温肾助阳，生发少火，鼓舞肾气。佐以茯苓健脾益肾，泽泻、牡丹皮降相火而制虚阳浮动，且有渗湿泻浊、调通水道之功。同时配合黄芪、橘络、地龙益气通络。

【参考病案】州守王用之，先因肚腹膨胀，饮食少思，服二陈、枳实之类，小便不利，大便不实，咳痰腹胀；用淡渗破气之剂，手足俱冷。此足三阴虚寒之证也，用金匮肾气丸，不月而康。薛已．内科摘要［M］．南京：江苏科学技术出版社，1985.

甘遂半夏汤

【原文】病者脉伏，其人欲自利，利反快，虽利，心下续坚满，此为留饮欲去故也，甘遂半夏汤主之。(《金匮要略·痰饮咳嗽病脉证并治第十二》)

甘遂半夏汤方 甘遂（大者）三枚 半夏十二枚（以水一升，煮取半升，去滓） 芍药五枚 甘草（如指大）一枚（炙）

上四味，以水二升，煮取半升，去滓，以蜜半升，和药汁煎取八合，顿服之。

【病机】饮留成实，欲去未尽，新饮日积。

【应用指征】病者脉伏，心下痞坚胀满，其人欲自利，下利稀水浊沫后，坚满暂时减轻，但顷刻坚满又复作。

【临床应用】①原治留饮欲去。②现代临床用本方治疗心包积液、胸腔积液、溃疡性结肠炎、增生性肠结核、肝硬化腹水、肝癌、脑积液伴癫痫、小儿百日咳等疾病。

【典型病案】吴孚先治西商王某，气体甚厚，病留饮，得利反快，心下续坚满，鼻色鲜明，脉沉。此留饮欲去而不能尽去也。用甘遂、甘草、半夏、白芍，加蜜5匙顿服，前症悉痊。或问：甘遂与甘草，其性相反，用之无害而反奏效，何也？曰：正取其性之相反，使自相攻击，以成疏瀹决排之功。魏之琇．续名医类案［M］．北京：人民卫生出版社，1982.

【辨证思路解析】

病证辨析：患者留饮脉沉，得利反快，心下续坚满，符合甘遂半夏汤证；又鼻色鲜明，亦为饮也，与甘遂半夏汤证所述有相似之处，故当诊为留饮病。

病因病机分析：水饮留而不去，谓之留饮。饮留心下，阳气被遏，故病者脉沉。其自欲下利，饮邪随利而减，有欲去之势，故利后反快。但虽然下利，心下继续痞坚胀满，此为未尽之饮依然日积，复聚于心下。

治法与方药分析：饮邪欲去而未尽，必用甘遂半夏汤因势利导之。方中甘遂苦寒有毒，功专逐水，《本经》谓其主“留饮”，留者攻之，故为君药；半夏辛温有毒，蠲饮散结，《本经》谓其主“心下坚”，结者散之，故为臣药；又恐甘遂攻下峻猛，故佐以白芍酸收，不致过于伤正；甘草与甘遂相反，合而用之，取其相反相成，激发留饮得以尽去，而为反佐；使以白蜜益气安中，缓解药毒。诸药合用，俾留饮尽去而正气不伤，充分说明“药有个性之特长，有利即有弊；方有合群之妙用，有利而无弊”。本方煎煮之法，当甘遂与半夏同煮，芍药与甘草同煮，最后将两种药汁和蜜合煮，顿服，较为适当。

【参考病案】闫某，男，56岁。彪形大汉，声如洪钟，但面色稍带萎黄。述每晨必泻，呈喷射状，有时迫不及待，腹中满痛拒按，泻后稍觉轻松，但中午腹满如故，口干不欲饮，如此已七八年。素嗜酒肉，舌苔白腻，脉微细而滑。先予无忧散（炙黄芪、木通、桑白皮、陈皮、白术、木香、胡椒、牵牛子）1剂，次日来云：“服药后泻肚几次，只是不济多大事，肚子过会儿还是照样胀。”即处甘草10g，半夏10g，白芍15g，甘遂

3.5g（研末），蜂蜜 150g 为引。嘱先煎前 3 味，取汁 100mL 合蜜，将甘遂末兑入，再微火煎开，空腹顿服。两日来云："服药后微感腹痛，后即泻七八次，排出黏液黄水不少，腹中再也未胀痛，今晨也没腹泻。"后因病愈未再来。蔺振玉．通因通用治顽泻［J］．上海中医药杂志，1997（2）：17.

木防己汤

【原文】膈间支饮，其人喘满，心下痞坚，面色黧黑，其脉沉紧，得之数十日，医吐下之不愈，木防己汤主之。（《金匮要略·痰饮咳嗽病脉证并治第十二》）

木防己汤方 木防己三两 石膏十二枚（鸡子大） 桂枝二两 人参四两

上四味，以水六升，煮取二升，分温再服。

【病机】水饮夹热，结聚胸膈，正气已虚。

【应用指征】膈间支饮，气喘胸满，心下痞坚，面色黧黑，小便不利，大便不通，脉沉紧。

【临床应用】①原治支饮，虚实错杂证。②现代本方常用于胸腔积液、渗出性胸膜炎、渗出性心包炎及慢性支气管炎、肺心病、痹证等。体虚者，重用党参 25 ～ 30g；寒邪内盛，痰饮甚者，重用桂枝 10 ～ 15g，轻用石膏 5g；热邪内炽者，重用石膏 30g 以上；湿邪内盛或痹肿严重者，可重用防己。

【典型病案】刘翁茂名，年近古稀，酷嗜酒，体肥胖，精神奕奕，以为期颐之寿可至。讵意其长子在 1946 年秋因经商折阅，忧郁以死，家境日转恶化，胸襟以而不舒，发生咳嗽，每晨须吐痰数口，膈上始宽，但仍嗜酒，借资排遣。昨日饮于邻居，以酒过量而大吐，遂病胸膈痞痛，时吐涎沫。医用涤痰汤有时少安，旋又复作，渐至面色黧黑，喘满不宁。翁于吾为近戚，义不可却，买舟同往，至则鱼更三跃矣。翁见泣下，娓娓谈往事不休。诊脉沉弦无力，自言膈间胀病，吐痰略松，已数日未饮酒，食亦不思，夜间口干燥，心烦难寐，如之何而可？吾再三审视，按其心下似痛非痛，随有痰涎吐出；再从其脉沉弦与胸胀痛而论，实为痰饮弥漫胸胃之间而作痛。又从病理分析，其人嗜酒则湿多，湿停于胃而不化，水冲于肺则发喘，阴不降则阳不升，水势泛滥，故面黧，湿以久郁而化热，津不输布，故口渴。统而言之，乃脾湿不运，上郁于肺所致。

若言治理，如用小陷胸汤清热化痰，则鲜健脾利水之功；如用苓桂术甘汤温阳燥湿，则乏清热之力；欲求其化湿利水清热诸作用俱备，莫若《金匮》之木防己汤。方是：防己、党参各 12g，石膏 18g，桂枝 6g，另加茯苓 15g，增强燥脾利水功能而大其效。3 剂喘平，夜能成寐，舌现和润，胸膈略舒，痰吐亦少，尚不思食。复于前方中去石膏增佛手、砂仁、内金调气开胃。又 4 剂各证递减，食亦知味，精神转佳，唯膈间略有不适而已。吾以事不能久留，书给《外台》茯苓饮调理而归。赵守真．治验回忆录［M］．北京：人民卫生出版社，1962.

【辨证思路解析】

病证辨析：患者年近古稀，嗜酒。病咳嗽，每晨须吐痰数口，膈上始宽，可见为膈间支饮；但仍嗜酒，遂致胸膈痞痛，时吐涎沫。医用涤痰汤有时少安，旋又复作，渐至面色黧黑，喘满不宁，食亦不思，夜间口干燥，心烦难寐，按其心下似痛非痛，随有痰涎吐出，脉沉弦无力。与木防己汤所述症状相似，故应当诊为膈间支饮证。本病当与小陷胸汤证和苓桂术甘汤证做鉴别，如用小陷胸汤清热化痰，则鲜健脾利水之功；如用苓桂术甘汤温阳燥湿，则乏清热之力。

病因病机分析：患者平素嗜酒则湿多，长子去世，胸襟不舒，忧思伤脾，故脾虚失运，上郁于肺，故发为咳嗽痰多，时吐涎沫；饮邪逆迫肺，心阳不布，气机不利，则气喘胸满；饮停心下则心下痞满，按其心下似痛非痛；饮聚于膈，营卫运行不利，则面色黧黑。饮病见面色黧黑是病程较长的标志。湿以久郁而化热，津不输布，故口渴。统而言之，本病病机为脾湿不运，上郁于肺所致。

治法与方药分析：本病属膈间支饮证。治疗应当利水降逆，扶正补虚。方用木防己汤加减。木防己汤中防己转运胸中之水以下行，喘气可平；湿久热郁，则有石膏以清之；又恐胃气之伤、阳气之弱，故配党参益气，桂枝温阳，以补救石膏、防己之偏寒而助成其用，乃一攻补兼施之良法，切合于本证者。最终用《外台》茯苓饮消其痰气，以善其后。

【参考病案】耿某，女，38岁。气短心悸数十年，喘咳气短不能平卧，全身水肿，腹大如鼓2年，某医院诊为风湿性心脏病、心力衰竭、心源性肝硬化，住院治疗1年多，虽然气短心悸好转，但腹胀、水肿、紫绀不减，后请某医以真武汤、实脾饮等加减治之，诸症非但不减，反见口渴加重，审其全身水肿，腹胀如鼓，有青筋暴露，面颊、口唇、手足均紫暗而冷，呼吸困难，不能平卧，舌质紫暗，舌苔黄厚而干，脉虚大紧数而促或兼结涩。综合脉症，诊为水饮阻滞，心阳亏损，瘀血凝结，肺胃郁热之证。拟木防己汤加味化饮散结，活血清热。处方：防己10g，桂枝10g，人参10g，生石膏15g，茯苓10g，杏仁10g，苍术12g，川牛膝12g。服药4剂，腹胀、水肿、气短均改善，食纳增加。继服30剂，腹水消失，水肿、紫绀、气短等症亦大减。乃接上方继服1个月，诸症大部消失。朱进忠．木防己汤的临床应用［J］．山西中医，1989，5（4）：24.

木防己汤去石膏加茯苓芒硝汤

【原文】膈间支饮，其人喘满，心下痞坚，面色黧黑，其脉沉紧，得之数十日，医吐下之不愈，木防己汤主之。虚者即愈，实者三日复发，复与不愈者，宜木防己汤去石膏加茯苓芒硝汤主之。(《金匮要略·痰饮咳嗽病脉证并治第十二》)

木防己汤去石膏加茯苓芒硝汤方　木防己二两　桂枝二两　人参四两　芒硝三合　茯苓四两

上五味，以水六升，煮取二升，去滓，内芒硝，再微煎，分温再服，微利则愈。

【病机】水饮夹热，结聚胸膈，正气未虚。

【应用指征】喘息咳嗽，甚至不能平卧，胸闷，心下痞坚，心悸，面色黧黑，舌质淡红或苔薄而润，脉沉滑。

【临床应用】①原治病程较长，实中有虚，寒饮夹热病情复杂者。②现代本方常用于胸腔积液、渗出性胸膜炎、渗出性心包炎及慢性支气管炎、肺心病、痹证等。体虚者，重用党参 25 ～ 30g；寒邪内盛，痰饮甚者，重用桂枝 10 ～ 15g，轻用石膏 5g；热邪内炽者，重用石膏 30g 以上；湿邪内盛或痹肿严重者，可重用防己。

【典型病案】张女士，1940 年 5 月 2 日诊。小产之后，腹胀大，系正虚水气内停，月经照行，脉沉弦，舌苔黄白相兼，大便时闭，治当益气利水。宜木防己去石膏加茯苓芒硝汤。处方：木防己 9g，桂枝 12g，甘草 9g，党参 9g，赤白茯苓各 12g，芒硝 9g，白术 12g，冬葵子 12g，杏仁 12g，冬瓜子 12g。服药 5 剂，二便微利，腹胀大减，唯睡时仍有水声辘辘作响，脉弦，苔白，当再益气利水。上方去芒硝、冬葵子、冬瓜子，加生薏苡仁 12g。再服 5 剂而愈。何任．金匮方百家医案评议［M］．杭州：浙江科学技术出版社，1991.

【辨证思路解析】

病证辨析：患者小产之后，正虚水气内停，腹部胀大，且大便时闭，邪无出路，虽与木防己汤去石膏加茯苓芒硝汤所述症状不完全相符，但是总的病机是相同的，故应当服用木防己汤去石膏加茯苓芒硝汤使结聚之饮邪从前后分消而去。

病因病机分析：患者小产之后，正气大虚，无力运化水饮，故导致水气内停，而致腹部胀大。水气内停而致腑气不通，故见大便时闭，使水饮之邪无出路，水饮深伏于里，故脉见沉弦；水饮之邪郁久化热，故舌苔黄白相兼。本病病机为产后正虚，水气内停。

治法与方药分析：本案患者小产之后，正虚水气内停，腹部胀大，且大便时闭，邪无出路，故方用木防己、赤茯苓、白茯苓、白术、冬葵子、冬瓜子利水从前阴而出；芒硝泻下，从后阴而出；桂枝通阳，助膀胱气化；杏仁开上，即所以泄下；复有党参益气，甘草和中，利水而不伤正气。复诊腹胀大减，故于前方去芒硝、冬葵子、冬瓜子等通利之品，加生薏苡仁健脾利水，以善其后。

【参考病案】患者，女，52 岁，诊于 1977 年 1 月 24 日。宿有喘疾，逢冬即发。因起居不慎，感寒致喘，倚息不得卧，咳吐白色泡沫样痰，面色黧黑，精神恍惚，目如脱状，口唇紫绀，肢冷汗出，爪甲色青，颈脉动，胁下硬，按之痛，尿少浮肿，心下坚满，舌质紫暗，苔腻微黄，脉沉微无力。听诊：心率 120 次 / 分，心音低钝，两肺可闻湿啰音及哮鸣音，肺动脉第二心音亢进。X 线检查：肺纹理粗乱模糊，肋间隙增宽，膈肌下降。血检：血红蛋白 19.5g，二氧化结合力 65% 容积。辨证：心肾阳衰，血脉瘀滞，痰浊阻肺，通调失职。治法：温补心肾，益气话血，化痰定喘，宣肺利水。木防己汤去石膏加茯苓芒硝汤加味：木防己 10g，桂枝 15g，人参 15g（单煎兑入），茯苓 30g，制附子 15g，丹参 18g，桃、杏仁各 12g，苏子 12g，石韦 18g，椒目 15g，甘草 12g。每日 1.5 剂，水煎分早午晚 3 次温服。

药服 5 剂，阳回肢温，汗少尿多，喘咳见缓，稍能平卧，浮肿消退，紫绀好转，继服 8 剂，诸症悉缓。陈锐．木防己汤、木防己去石膏加茯苓芒硝汤临床新用［J］．中国社区医师，2011，27（25）：12.

泽泻汤

【原文】心下有支饮，其人苦冒眩，泽泻汤主之。(《金匮要略·痰饮咳嗽病脉证并治第十二》)

泽泻汤方 泽泻五两 白术二两

上二味，以水二升，煮取一升，分温再服。

【病机】脾虚饮停，蒙蔽清阳。

【应用指征】饮停心下，清阳不升，浊阴上犯证，见水肿，头目昏眩，舌淡胖，苔白滑，脉沉弦。

【临床应用】①原治支饮冒眩证。②现代本方广泛用于梅尼埃病、突发性耳聋、慢性支气管炎等属脾虚饮泛者。有报道用泽泻汤加减治疗中耳积液者，因“泽泻能使清气上升，除头目诸疾”，配茯苓以减轻迷路水肿，加石菖蒲通九窍，对耳部闷胀不适、耳鸣、听力下降者效佳。痰热者加黄芩、龙胆草，气虚者加党参、炙黄芪，阴虚者加生地黄、石斛、麦冬，外感风寒者加辛夷、防风、苍耳子，外感风热者加桑叶、菊花，外感风寒者加辛夷花。临床还常用本方加山楂、丹参等治疗高脂血症。

【典型病案】管右，住南阳桥花场，9月1日初诊。咳吐沫，业经多年，时冒眩，冒则呕吐，大便燥，小溲少，咳则胸满。此为支饮，宜泽泻汤。处方：泽泻40g，生白术18g。服之1剂，既觉小溲畅行，而咳嗽大平。续服5剂，其冬竟得安度。曹颖甫.经方实验录［M］.上海：上海科学技术出版社，1979.

【辨证思路解析】

病证辨析：患者咳吐胸满，此心下有支饮也；时冒眩，与泽泻汤证所述相似，故当诊为支饮冒眩证。

病因病机分析：患者饮停于中，升降受阻，浊阴不能上行，清阳不能上达，故会出现头昏目眩；饮邪上逆于肺，故咳而喘满；水饮内停，水道不通，津液运行失常，故而可见便燥，溲少。本病的病机为脾虚饮停，蒙蔽清阳。

治法与方药分析：本病属于支饮冒眩证。治宜泽泻汤健脾化饮，降逆止咳。方中重用泽泻利水消饮，导浊阴下行；白术健脾制水，培土以断饮邪之源。两药合用，使浊阴下走，不再上冒清阳，新饮绝源而升降复常。浊阴已降，清阳上达，故冒眩自愈。同时白术又能健脾胃以止呕逆，行津液而润大便，配合泽泻善于通利水道，故对兼见呕吐、便燥、溲少等症者，尤为适宜。

【参考病案】朱某，男，50岁，湖北潜江县人。头目冒眩，终日昏昏沉沉，如在云雾之中，且两眼懒睁，两手发颤，不能握笔写字。切其脉弦软，视其舌肥大异常，苔呈白滑，而根部略腻，颇以为苦。辨为“心下有支饮，其人苦冒眩”之证，疏《金匮》泽泻汤：泽泻24g，白术12g。服第一煎后，因未见任何反应。患者对家属说：此方药仅两味，吾早已虑其无效，今果然矣。孰料第二煎后，覆杯未久，顿觉周身与前胸后背漐漐汗出，以手拭汗而黏，自觉头清目爽，身轻快之至。又服3剂，继续出微汗少许，久困之疾从此而愈。陈明，刘燕华，李芳.刘渡舟临证验案精选［M］.北京：学苑出版社，1996.

厚朴大黄汤

【原文】支饮胸满者，厚朴大黄汤主之。（《金匮要略·痰饮咳嗽病脉证并治第十二》）

厚朴大黄汤方 厚朴一尺 大黄六两 枳实四枚

上三味，以水一升，煮取二升，分温再服。

【病机】饮热郁肺，腑气不通。

【应用指征】咳喘，短气不得卧，咳痰清稀量多，胸中憋闷，腹胀，大便秘结，舌苔或白或黄腻，脉弦有力。

【临床应用】①原治饮阻气逆，腑气不通之心下时痛，兼腹满便秘。②现代本方用于支饮兼胸满者，常与化痰止咳方药合用；用于实热脘痛时，可与消导药物同用；用于渗出性胸膜炎时，可与柴胡陷胸汤同用。

【典型病案】何某，男，71岁，村民。初诊：1988年5月22日下午3时。反复咳喘27年。10天前因逢气候变冷而受凉，初起咳嗽，吐痰清稀量多，继则气喘，胸部满闷如窒，不能平卧，全身浮肿，心悸，小便短少，纳差乏力，在当地卫生院经中西药物治疗罔效，遂转诊于我院。诊见端坐呼吸，张口抬肩，喘息气粗，精神疲惫，面目浮肿，面色青紫，口唇发绀，颈脉怒张，虚里搏动应手急促，双下肢按之没指，舌淡红，舌苔白，脉弦数。病系支饮，证属痰饮壅迫肺胸，治予宣通肺气，逐饮祛痰。投厚朴大黄汤：厚朴30g，生大黄16g，枳实4枚。1剂。

次日复诊。患者诉昨日下午6时煎服中药1次（量约150mL）。前半夜胸满渐止，喘促大减，并解水样大便五次，量约三痰盂，余症减轻，后半夜能平卧入睡。诊见面转喜色，精神欠佳，面目微浮，呼吸平稳，双下肢按之稍没指，舌淡红苔薄白，脉缓微弦。此饮去大半，肺气已通，已非原方所宜，乃转住院部改服六君子汤加减健脾和胃，杜绝痰饮之源。调治2周，症状消失出院。刘伟.《金匮要略》厚朴大黄汤证辨识［J］.北京中医学院学报，1989，12（1）：23.

【辨证思路解析】

病证辨析：患者咳嗽，吐痰清稀量多，继而气喘，不能平卧，甚则出现端坐呼吸、张口抬肩、喘息气粗、精神疲惫、面色青紫、口唇发绀、颈脉怒张等喘证重象，同时伴有全身浮肿，心悸，小便短少，纳差乏力，虚里搏动应手急促，双下肢按之没指，舌淡红，舌苔白，脉弦数，当诊为支饮病。尤其出现了胸部满闷如窒、纳差乏力，与厚朴大黄汤证所述症状相似，故进一步诊为支饮腹满证。

病因病机分析：患者年过古稀，素有痰饮，反复咳喘27年，10天前又因感受寒邪，咳喘复发，是外寒引动伏饮。饮聚胸膈，凌心射肺，肺失宣降，心阳被遏，则咳嗽气逆，短气不得卧，胸部满闷如窒，甚至出现端坐呼吸、张口抬肩、喘息气粗、精神疲惫、面色青紫、口唇发绀、颈脉怒张等喘证重象。肺合皮毛，水随气逆，故可见全身浮肿。饮聚胸肺，水气凌心，故可见心悸。肺合大肠，饮热郁肺，肺气不宣，致大肠气机阻滞，故见纳差乏力。饮邪郁于胸肺，郁久化热，故见舌淡红，脉弦数。其病机为素有痰饮，复感寒邪，引动伏饮，痰饮壅迫胸肺，郁久化热，腑气不通。

治法与方药分析：病属支饮腹满证，治当宣通肺气，逐饮祛痰。方用厚朴大黄汤。鉴于患者已年过古稀，体质尚虚，故先开药1剂。1剂后饮去大半，肺气已通，已非厚朴大黄汤所宜，乃转住院部改服六君子汤加减健脾和胃，杜绝痰饮之源，达到祛邪而不伤证、中病即止的功效。本方重用厚朴、大黄在于治痰饮结实，有开痞满、通大便的功效。病在上而治下，因肺与大肠相表里。三药合用，通腑泄热，则肺气得降而胸满喘息自除。

【参考病案】韩某，女，60岁。患者自20年前即患咳喘，每年冬季加重，于10天前开始因家务劳累汗出着凉，咳喘加重，终日咳吐稀痰，量多。近二三天来，痰量增加，胸满憋加重，并兼见腹胀，大便三日未排，不能进食，难以平卧，邀余诊治。患者面部似有浮肿，但按之并无压痕，呈咳喘面容，舌苔薄黄，脉象弦滑有力。两肺布满干啰音，两肺底有少许湿啰音。肝脾未触及，下肢无可陷性水肿。随诊为慢性支气管炎合并感染。证属痰饮腑实，遂以厚朴大黄汤合苓甘五味姜辛夏仁汤。处方：厚朴18g，大黄10g，枳实10g，茯苓14g，甘草6g，五味子10g，干姜6g，细辛5g，半夏12g，杏仁10g。上方服1剂后，大便得通，腹胀胸闷、咳喘症状明显减轻，服用4剂后，胸憋腹胀消失，咳喘已减大半，且可平卧，舌苔转为薄白，脉象仍滑，遂改用二陈汤加减治其痰。王占玺．张仲景药法研究［M］．北京：科学技术文献出版社，1984.

小半夏汤

【原文】呕家本渴，渴者为欲解。今反不渴，心下有支饮故也，小半夏汤主之。(《金匮要略·痰饮咳嗽病脉证并治第十二》)

黄疸病，小便色不变，欲自利，腹满而喘，不可除热，热除必哕。哕者，小半夏汤主之。(《金匮要略·黄疸病脉证并治第十五》)

诸呕吐，谷不得下者，小半夏汤主之。(《金匮要略·呕吐哕下利病脉证治第十七》)

小半夏汤方 半夏一升 生姜半斤

上二味，以水七升，煮取一升半，分温再服。

【病机】饮停心下，胃失和降，胃气上逆。

【应用指征】心下有支饮，短气咳逆，兼有呕吐，呕而不渴，以及诸呕吐谷不得下，苔白腻，脉弦滑。

【临床应用】①原治支饮呕吐，太阴虚寒之黄疸病误用苦寒而致哕，以及多种原因引起的呕吐。②现代凡梅尼埃病、贲门痉挛、幽门梗阻、胃扭转、胃癌、胃炎、胰腺炎、胆囊炎、尿毒症等，或因放射治疗、化学治疗引起的呕吐及神经性呕吐，符合本方证者，均可以本方为主，随症加减。

【典型病案】王某，27 岁。脉沉，短气，咳甚，呕吐饮食，便溏泄，乃寒湿郁痹，渍阳明胃，营卫不和，胸痹如闭，无非阳不旋运，夜阴用事，浊泛呕吐矣。庸医治痰顺气，治肺论咳，不思《内经》胃咳之状，咳逆而呕耶！小半夏汤加姜汁。叶天士．临证指南医案［M］．上海：上海人民出版社，1976.

【辨证思路解析】

病证辨析：患者症见短气咳嗽、呕吐饮食、脉沉，为胃咳。《素问・咳论》云："胃咳之状，咳而呕。"而本证与小半夏汤所述症状符合，短气咳嗽当属于支饮范畴，而兼有呕吐，故当属于支饮病中的呕吐病证。

病因病机分析：饮邪停留心下，水饮上逆于肺，故见短气咳嗽。饮邪停聚于胃，胃失和降，饮随胃气上逆，胃的运化受纳功能异常，故见呕吐，大便溏泄。饮邪内停，故见脉沉。本病的病机为饮邪停聚心下，胃失和降。

治法与方药分析：本病属于支饮呕吐。治疗用小半夏汤加姜汁，散寒化阴，降逆止呕。方中半夏辛温，涤痰化饮，降逆止呕，为治饮病的要药；生姜辛散，温中降逆，消散寒饮，又能抑制半夏之悍性。孙思邈说："生姜，呕家之圣药，呕为气逆不散，故用生姜以散之。"又加生姜汁以温散胃中水饮，饮去则咳、呕自止。

【参考病案】陈某，男，53 岁，住院号 72395。1973 年 10 月 22 日因慢性胃窦炎伴息肉样变，行胃次全切除术，术后第 6 天发生胆汁性呕吐，持续 70 多天不能进食，全靠输液维持。每次呕吐大量苦水（胆汁），曾于同年 12 月 21 日行第 2 次手术（松解粘连），但呕吐未能缓解，予中药旋覆代赭汤、泻心汤、左金丸等加减，以及益气养阴、生津和胃等剂治疗亦无效。1974 年 1 月 4 日改用小半夏汤加人参。方用生半夏 9g，生姜 9g，别直参 9g（另煎），浓煎 40mL，分两次服。服 1 剂后，苦水明显减少，连服 5 剂，未再呕吐，并能进食。张剑秋．小半夏汤止呕作用的临床观察［J］．上海中医药杂志，1979（4）：24.

己椒苈黄丸

【原文】腹满，口舌干燥，此肠间有水气，己椒苈黄丸主之。（《金匮要略・痰饮咳嗽病脉证并治第十二》）

防己椒目葶苈大黄丸方　防己　椒目　葶苈（熬）　大黄各一两

上四味，末之，蜜丸如梧子大，先食饮服一丸，日三服，稍增，口中有津液。渴者加芒硝半两。

【病机】肠间积聚成实，气机壅滞。

【应用指征】腹满，口干舌燥，大便秘结，小便不利，浮肿，脉沉弦有力。

【临床应用】①原治肠间饮聚成实，病邪滞于中，腹满口燥，二便不利。②现代本方对肺心病、心包炎、胸膜炎、哮喘、肝硬化腹水、急性肾功能衰竭、幽门梗阻等属饮邪内结、痰热壅滞的实证，均有一定疗效。

【典型病案】朱某，男，25 岁。春间患风寒咳嗽，及至全身浮肿，医用开鬼门法，浮肿全消，但咳嗽仍紧，腹感满胀，迁延半年，腹大如鼓。吾夏月治其邻人某之病，因来复诊，按脉沉实，面目浮肿，口舌干燥，却不渴，腹大如瓮，有时鸣声胀满，延及膻中，小便黄短，大便燥结，数日一行，起居饮食尚好，殊无羸状。如果属虚，服药当效，而反增剧者，其为实也明甚。审病起源风寒，太阳之表邪未尽，水气留滞，不能由肺外散，反而还渐深入中焦，与太阴之湿混合为一，并走肠间，辘辘有声，而三焦决渎无权，不从膀胱气化而外溢，积蓄胃肠而成水臌。当趁其体质未虚，乘时而攻去之。依《金匮》法，处防己椒目葶苈大黄丸（改汤）。此以防己、椒目行水，葶苈泻肺，大黄清肠胃积热，可收快利之效。药后水泻数次，腹胀得减。再2剂，下利尤甚，腹又遂消，小便尚不长，用扶脾利水滋阴之法，改服茯苓导水汤配吞六味地黄丸，旬日而瘥。赵守真．治验回忆录［M］．北京：人民卫生出版社，1962.

【辨证思路解析】

病证辨析：患者腹大如鼓，有时鸣声胀满，面目浮肿，口舌干燥，却不渴，小便黄短，大便燥结，脉来沉实，此为水臌。与己椒苈黄丸证相互照应，故应当诊为因水气留滞，渐入中焦，使肠间饮聚成实的病证。

病因病机分析：患者春间感受风寒，太阳之表邪未尽，水气留滞，不能由肺外散，反而还渐深入中焦，与太阴之湿混合为一，脾胃运化失职，肺气不能通调水道，致使水留滞肠间，故见腹大如瓮，有时鸣声胀满。水饮不化，津液不能上承，则口干舌燥，但不喜饮水。而三焦决渎无权，不从膀胱气化而外溢，故可见面目浮肿。脾胃运化失职，膀胱气化不利，故可见小便黄短，大便秘结。水饮内停，积聚肠间成实，故脉象沉实。其病机为水气留滞，渐入中焦，肠间积聚成实，气机壅滞。

治法与方药分析：病属水饮积聚肠间成实而致的气机壅滞。治当攻坚逐饮，化气行水。以其饮食尚佳，趁其体实，应投以己椒苈黄丸。方中防己苦泄，渗透肠间水气；椒目辛散，除心腹留饮。两药合用，导水气从小便而出。葶苈开宣肺气，通利肠道，大黄荡涤肠胃，两药合用，逐水从大便而出。诸药合用，前后分消，共奏攻坚逐饮、化气行水之功。药后水泻数次，腹胀得减，再进茯苓导水汤（《证治准绳》方：赤苓、麦冬、泽泻、白术、桑白皮、槟榔、紫苏、木瓜、大腹皮、陈皮、木香、砂仁、灯心）合六味地黄丸扶脾利水滋阴，以善其后。此病初起时，医用六君子汤、实脾饮之类，均作虚治，以致实者愈实，导致水臌重症，故医者辨证用药可不慎乎！

【参考病案】马某，男，55岁。患肺源性心脏病10余年。长年咳喘，心悸，1980年入冬后心悸加重，周身浮肿，喘息难卧，因三度心衰而住院。症见面色青黑，周身浮肿，腹满而喘，心悸，不能平卧，唇口青紫，痰涎壅盛，四肢厥冷，二便不利，舌质紫，苔薄黄，脉细促。脉率110次/分，血压86/50mmHg。此属久病正虚，腑气不通，大实之中有羸状。治宜肃肺降浊，兼以益气温阳。防己、炮附子各15g，椒目、葶苈子、大黄各5g，干姜、红参各10g，茯苓30g。嘱其浓煎频服。服3剂后，排出脓样黏秽粪便，小便通利，下肢转温，心悸喘促减轻。服10剂后肿消，能下床活动，服24剂后，症状基本消失，能做轻体力劳动。追访1年未见复发。唐祖宣．己椒苈黄丸的临床应用［J］．湖北中医杂志，1984（2）：18.

小半夏加茯苓汤

【原文】卒呕吐，心下痞，膈间有水，眩悸者，小半夏加茯苓汤主之。（《金匮要略·痰饮咳嗽病脉证并治第十二》）

先渴后呕，为水停心下，此属饮家，小半夏加茯苓汤主之。（《金匮要略·痰饮咳嗽病脉证并治第十二》）

小半夏加茯苓汤方 半夏一升 生姜半斤 茯苓三两

上三味，以水七升，煮取一升五合，分温再服。

【病机】心下停饮，上逆胸膈，胃失和降。

【应用指征】呕吐，兼有痞眩悸，或兼有口渴欲饮。

【临床应用】①原治饮家呕吐。②现代本方可治病毒性心肌炎、冠状动脉供血不足、高血压病属风湿痰浊上扰者。另外，肾炎尿毒症、食管癌、胃脘痛、晕车晕船等出现呕吐而辨证与痰饮有关者，均可选用本方治疗。

【典型病案】傅某，时当暑月，天气亢燥，饮水过多，得胸痛病，大汗呕吐不止。视之口不渴，脉不躁，投以温胃之剂，胸痛遂愈，而呕吐未除，自汗头眩加甚。再以温胃方加黄芪予服，服后亦不见效，唯汗出抹拭不逮，稍动则眩晕难支，心下悸动，举家咸以为脱，吾许以1剂立愈。半夏15g，茯苓9g，生姜1片，令即煎服。少顷汗收呕止，头眩心悸顿除。谢映庐．谢映庐医案［M］．上海：上海科学技术出版社，1962.

【辨证思路解析】

病证辨析：患者暑天饮水太过，水停心下，而致胸痛、汗出、呕吐不止。以其口不渴、脉不躁、无阳热见症，先作胃寒治，投以温胃之剂，胸痛虽愈而呕吐、汗出、眩晕、心悸诸症蜂起。

病因病机分析：患者暑天饮水太过，水停心下，饮阻气滞，发为胸痛；膈间水饮随胃气上逆，则发为呕吐；水饮上泛，清阳不升，则头目眩晕；水气凌心，则心悸。其病机为水停心下，饮阻气逆而致呕吐，眩晕，心悸。

治法与方药分析：病属水停心下，饮阻气逆而呕。治宜小半夏加茯苓汤降逆和胃，导水下行。方中生半夏降逆止呕，生姜和胃散痞，加茯苓导水下行，以定眩悸。1剂而汗收呕止，眩悸顿除。谭日强教授认为：小半夏加茯苓汤证“即小半夏汤证兼见目眩心悸者”，甚有见地。

【参考病案】患者，女，30岁，牧民。患者饮食生冷诱发胃脘痛，1973年9月12日来诊。症见胃脘痛，打呃，吐清水痰涎，畏寒，痛时喜温熨按，腹胀，食欲减退，吞酸嗳气，口不渴喜热饮，舌苔白，脉微沉紧。此为过食生冷，寒积于中，阳气不振，寒邪犯胃所致。治宜温胃散寒，祛痰止痛，引水下行。处方小半夏加茯苓汤：半夏40g（先煎半小时），茯苓30g，生姜30g。服药4剂后，诸症全部消失而愈。为巩固疗效，继服2剂，病情稳定。追访5年未复发。王子德．小半夏加茯苓汤临床运用探讨［J］．四川中医，1983（2）：25.

《外台》茯苓饮（类方）

【原文】《外台》茯苓饮：治心胸中有停痰宿水，自吐出水后，心胸间虚，气满不能食，消痰气，令能食。(《金匮要略·痰饮咳嗽病脉证并治第十二》)

茯苓　人参　白术各三两　枳实二两　橘皮二两半　生姜四两

上六味，水六升，煮取一升八合，分温三服，如人行八九里，进之。

【病机】脾胃虚弱，痰气中阻。

【应用指征】心胸满闷，不能食，倦怠乏力，舌淡，苔白滑，脉缓弱。

【临床应用】①原治胃虚停饮证，以胸满、腹胀、心下痞、纳差为主症。②现代单用本方较少，多以此方为基础加减调治腹胀、腹痛、浮肿纳呆、少气乏力、眩晕等病证。

【典型病案】患者，女，65 岁。胃胀满反复 10 余年，曾查胃镜示慢性非萎缩性胃炎，时口干，情绪微烦，乏力，纳可，眠可，月经断，大便可，舌质淡，苔薄白，脉缓无力。诊断为胃痞，证属脾胃气虚。治宜健脾益气除胀。予外台茯苓饮加减：党参片 15g，茯苓 15g，白术 15g，生姜 15g，陈皮 10g，枳壳 10g，法半夏 10g，炙甘草 6g，枇杷叶 10g，川芎 10g，砂仁 5g，生麦芽 20g，百合 15g。7 剂，颗粒剂，开水冲服，每日 2 次。7 日后患者复诊，胃胀满近消，口微渴，大便干。加天花粉 15g，砂仁减至 3g，继服 10 剂。10 剂后，诸症悉除。3 个月后随访，病情未复发。王亚楠，刘春龙，蔡春江，等.刘春龙应用外台茯苓饮治疗脾胃病验案举隅［J］.中医临床研究，2020，12（15）：6.

【辨证思路解析】

病证辨析：本案患者胃胀满反复 10 余年，曾查胃镜示慢性非萎缩性胃炎，因虚而生痞满，胃痞日久，脾胃愈虚，观其症状及舌脉，一派脾胃虚弱之象，与《外台》茯苓饮（类方）所述条文相符合，当为脾胃虚弱，运化无力，升降失常。

病因病机分析：患者由于脾胃虚弱，运化无力，故可出现胃部胀满不舒；全身症状可表现为神疲乏力、情绪微烦；脾气虚则舌质淡，苔薄白，脉缓无力。本病的病机为脾气虚弱，运化无力。

治法与方药分析：患者诊断为胃痞，证属脾胃气虚。治宜健脾益气除胀。予《外台》茯苓饮加减。方中用党参、白术健脾气，以制水饮；茯苓健脾利水，使饮邪有出路；陈皮、枳壳调理气机，生姜辛温消痰以和胃；加法半夏燥湿降逆消痞；加生麦芽健脾和胃，疏肝行气；加炙甘草安中调药，以此达到药性平和、补而不滞、健脾益气、和胃除胀之功。川芎行气，砂仁温中理气；口干，加枇杷叶润肺下气；百合养阴润肺，清心安神；天花粉生津止渴。大便干则减辛温砂仁之用量，防其燥伤津液。

【参考病案】任某，女，48 岁，初次就诊日期 2017 年 7 月 23 日。患者胃脘部疼痛伴胀满不适 5 年，伴恶心、呕吐清水痰涎半年余。刻诊见胃脘部疼痛伴胀满不适，恶心，呕吐清水痰涎，偶有反酸，喜温喜按，遇冷加重，嗳气，头晕，心悸，形体消瘦，面色皖白，疲乏无力，口干，大便略稀，偶有肠鸣，纳差，眠差，舌质淡红，苔白根部腻，脉沉弱。处方《外台》茯苓饮加减：茯苓 20g，党参 10g，炒白术 20g，枳实 20g，陈皮 15g，生姜 4 片，炒酸枣仁 25g，甘草 10g。7 付，水煎服。1 周后患者于门诊复诊，患者自述服药后恶心及呕吐感减轻，胃脘部畏寒感有所缓解，头晕及心悸均有所减轻，排便有所改善。上方加入木香 10g，陈皮用量加至 20g，以加强其理气止痛之功效。继续服用 7 付，水煎服。三诊诉服药后胃脘部疼痛伴胀满不适减轻，但仍有反酸、眠差、纳呆，余均有缓解。舌质淡，苔根部略腻。故调整处方，继续应用《外台》茯苓饮加减：茯苓 20g，党参 10g，炒白术 20g，枳实 20g，陈皮 20g，生姜 4 片，炒酸枣仁 25g，甘草 10g。7 付，水煎服。刘斯琦，贾秋颖.《外台》茯苓饮治疗慢性胃炎（痰饮停胃证）的经验总结［J］. 现代养生，2018（24）：162.

苓甘五味姜辛汤

【原文】冲气即低，而反更咳、胸满者，用桂苓五味甘草汤去桂，加干姜、细辛，以治其咳满。（《金匮要略·痰饮咳嗽病脉证并治第十二》）

苓甘五味姜辛汤方 茯苓四两 甘草 干姜 细辛各三两 五味子半升

上五味，以水八升，煮取三升，去滓，温服半升，日三服。

【病机】体虚寒饮蕴肺，肺气上逆。

【应用指征】咳痰量多，清稀色白，或喜唾涎沫，胸闷不舒，舌苔白滑，脉弦滑。

【临床应用】①原治寒饮咳嗽病。②现代本方可用于慢性支气管炎、肺气肿等因痰湿、寒饮所致的迁延性咳喘。若咽痒甚，畏风鼻塞者，可加苏叶、防风、杏仁；呛咳面红，便秘者，加大黄、石膏；有肺结核病史者，可加百部、紫菀等。

【典型病案】廖某，男，55 岁，门诊号 41636。发热，喘咳，多痰。患者平素痰多，时有喘咳。2 天前受凉，喘咳复作，痰多稀白，不能平卧，伴有寒热，脉浮滑略数，舌苔白滑。麻黄 9g（去节），桂枝 9g，白芍 9g，细辛 3g，炙甘草 6g，干姜 9g，法半夏 9g，五味子 6g，北杏 9g。1 剂。

复诊热退，喘稍平，精神较好，仍不思食，痰多。拟方：茯苓 12g，炙甘草 9g，干姜 9g，细辛 6g，五味子 12g。2 剂。三诊诉胃口稍好，痰亦减少，喘自平，苔白，脉缓。拟茯苓 24g，桂枝尖 24g，白术 12g，炙甘草 12g。连服 6 剂，症状消失。程祖培. 苓甘五味姜辛汤临床应用［J］.《广东医学》祖国医学版，1964（5）：23.

【辨证思路解析】

病证辨析：患者平素内有停饮，复因外感风寒，内外合邪，而致恶寒发热，喘咳多痰，其色稀白，不能平卧，脉浮滑略数，舌苔白滑，与苓甘五味姜辛汤证所述颇为相似，故当辨为外寒引动内饮的支饮证。

病因病机分析：患者初诊时，由于受凉，感受外寒，外邪袭表，正邪交争，表闭阳郁，不得宣泄，故发热，伴有寒热往来；外寒引动内饮，水寒射肺，肺气失宣，故咳喘，不能平卧；外有表寒，内有寒饮，故脉浮滑略数，舌苔白滑。本病的病机为素有水

饮内停上焦，复感寒邪于外，外寒引动内饮，水邪壅肺。

治法与方药分析：病属外寒引动内饮的支饮证。治当解表散寒，温肺化饮。方用小青龙汤。鉴于本证兼有喘咳不能卧，故在小青龙汤基础上加杏仁宣肺平喘。复诊热退，喘稍平，精神较好，仍不思食，痰多。说明服药 1 剂后，表解热退，喘亦稍平，但痰饮仍未化，故转用苓甘五味姜辛汤温化寒饮。方中重用茯苓，一则导其既聚之饮从小便而去，二则治其生痰之源，使脾运健而湿无由聚，故为君药；臣以干姜、细辛温肺散寒化饮；为防干姜、细辛耗散肺气，故佐以五味子敛肺止咳；使以甘草调和诸药。全方散中有敛，开中有阖，使肺寒得温，痰饮得化，咳满即愈。三诊胃口稍好，痰亦减少，喘自平，苔白，脉缓，以苓桂术甘汤健脾化饮以善其后。值得提出的是，本案先用表里双解法，其次治肺，再次治脾，由浅入深，治法有序，值得深思。

【参考病案】刘某，男，33 岁，1987 年 3 月 10 日诊。患咳嗽、气紧、胸闷半年余，经透视诊断为支气管炎。屡服中西药，其效不佳。症见咳嗽痰多，清稀色白，胸闷不适，气紧，不能平卧，口渴喜热饮，四肢不温，背心冷，得温则咳嗽缓解，舌苔白滑，脉弦滑。此乃寒痰蓄肺，肺气失宣。治以散寒肃肺，涤痰蠲饮。药用茯苓 15g，干姜、苏子各 10g，五味子、细辛各 6g，甘草 3g。水煎服，1 日 1 剂。服上方 3 剂后，症状减其大半。继服 3 剂，症状全部消失，唯感食欲不振、气短、乏力，以益气健脾、实卫固表治之：党参、茯苓各 15g，黄芪 24g，防风、白术各 10g，甘草 3g。连服 3 剂，痊愈。徐兴亮．苓甘五味姜辛汤临床运用体会［J］．四川中医，1990（7）：10.

第二十一章　消渴小便不利淋病

《金匮要略·消渴小便不利淋病脉证并治第十三》所论消渴病以口渴多饮、多食易饥、小便频多、久则形体消瘦为主要特征。消渴病的病机，突出了胃热、肺胃津伤、肾虚三个方面，为后世将消渴病分为上、中、下“三消”奠定了基础。小便不利，指小便短少或排尿不畅，是许多疾病过程中的症状。所涉内容，既可见于伤寒太阳、阳明病，也可见于杂病。病变均与肾和膀胱有关。淋病是以小便淋沥涩痛为主的病证，这里所论仅涉及淋病的主症和治疗禁忌。

栝楼瞿麦丸

【原文】小便不利者，有水气，其人苦渴，栝楼瞿麦丸主之。（《金匮要略·消渴小便不利淋病脉证并治第十三》）

栝楼瞿麦丸方　栝楼根二两　茯苓　薯蓣各三两　附子一枚（炮）　瞿麦一两

上五味，末之，炼蜜丸梧子大，饮服三丸，日三服；不知，增至七八丸，以小便不利，腹中温为知。

【病机】上燥下寒水停证。

【应用指征】眩晕，小便不利，腹中寒冷，腰以下肿，失眠烦热，口干舌燥，舌淡苔薄白，脉沉细无力。

【临床应用】①原治肾阳虚水泛引起的小便不利、上焦口渴者。②现代将本方用于因阳弱气化不利，水停不行，症见上喘、中胀、下癃的慢性肾炎、尿毒症、心源性水肿，可在本方基础上加椒目、沉香、车前子、怀牛膝；亦用于产后水肿、石淋及前列腺肥大所致的癃闭、小便不利。

【典型病案】余某，72岁，患小便点滴不通，曾用八正、五苓及西药利尿、导尿诸法均不效，患者拒用手术，经友人介绍余诊。诊见口渴甚苦而不欲饮，以水果自舐之，小便点滴不通，少腹胀急难忍，手足微凉，舌质胖有齿痕，苔黄腻偏干，脉沉细而数。诊为高年癃闭，投栝楼瞿麦丸加车前子、牛膝。处方：天花粉12g，瞿麦10g，茯苓12g，山药12g，牛膝12g，车前子12g（包），熟附子10g。药服1剂，小便渐通，胀急略减，再服3剂，病去若失。程昭寰.谈《金匮》栝楼瞿麦丸证［J］.山东中医杂志，1983（2）：8.

【辨证思路解析】

病证辨析：患者年过古稀，小便点滴不通，口渴甚苦，少腹胀急难忍，手足微凉，与栝楼瞿麦丸证所述颇似，当诊为上燥下寒水停的小便不利证。此外，可见舌质胖有齿痕，故当兼有脾虚。

病因病机分析：患者年过古稀，肾阳虚衰，不能蒸化津液，津不上承，上焦反生燥热，故其人口渴；阳虚不化，水滞不行，故小便不利，点滴不通；肾阳虚衰，下焦虚寒，寒凝气滞，故见少腹胀急难忍，手足微凉；脾虚失运，故见舌质胖有齿痕；其脉数则是因为上焦燥热。其病机为脾肾阳虚，上燥下寒，水饮停滞。

治法与方药分析：病属上燥下寒水停而致的小便不利证。治当温肾利水，生津润燥。方用栝楼瞿麦丸加减。方中天花粉润燥生津而止渴；山药甘淡益脾而制水；茯苓、瞿麦淡渗以利水；附子温肾阳而化气，使肾阳复而气化有权。气化行则水道利，津液上达，诸症即平。肺、脾、肾三脏兼顾，蜜丸递进，实为肾气丸之变制。但本方重在滋阴润燥、蒸津利水，而肾气丸旨在蒸津摄水，各有所长。

【参考病案】毛某，男，34 岁，1959 年 4 月 18 日初诊。肾阳不足，气化失司，痰水内壅，上喘外肿，小溲量少，大便干结，胸胁疼痛，面色淡白，脉左沉细，右沉滑，舌色淡红。治以温肾通阳利水为主，通便逐痰为辅。瞿麦 9g，淡附子 6g，茯苓 24g，天花粉 9g，怀山药 12g，椒目 1.5g，沉香 3g，车前子 9g，怀牛膝 9g，控涎丹 3g（吞）。3 剂。

二诊时，元阳复，小便增，水肿退，胸胁痛减，腹软，纳增，面色转佳，稍感头晕，脉缓，舌淡红，苔薄白。前方去控涎丹，迭进 16 剂。三诊时病瘥，脉缓，舌淡红，拟温煦元阳，巩固治效。瞿麦 15g，淡附子 6g，茯苓 24g，怀山药 12g，椒目 1.5g，车前子 9g，怀牛膝 9g，巴戟肉 9g，川断 9g。4 剂。浙江省中医院．魏长春临床经验选辑［M］．杭州：浙江科学技术出版社，1984.

第二十二章 水气病

《金匮要略·水气病脉证并治第十四》主要论述水气病的脉因证治。篇中将水气病分为风水、皮水、正水、石水及黄汗，讨论了水气病的发病机理，在治疗上明确提出腰以上肿当发汗、腰以下肿当利小便，以及对于病水腹大、小便不利者可攻下逐水的治法，并重点论述了风水、皮水、气分和黄汗的证治。另外，本篇还提到五脏水和气分、水分、血分等概念及相应的证治。

越婢加术汤

【原文】里水者，一身面目黄肿，其脉沉，小便不利，故令病水。假如小便自利，此亡津液，故令渴也。越婢加术汤主之。(《金匮要略·水气病脉证并治第十四》)

里水，越婢加术汤主之，甘草麻黄汤亦主之。(《金匮要略·水气病脉证并治第十四》)

越婢加术汤方 麻黄六两 石膏半斤 生姜三两 甘草二两 白术四两 大枣十五枚

上六味，以水六升，先煮麻黄，去上沫，内诸药，煮取三升，分温三服。恶风加附子一枚（炮）。

【病机】肺失宣化，脾失运化，停水外溢，内兼郁热。

【应用指征】皮水，一身面目悉肿、小便不利、苔白、脉沉者。

【临床应用】①原治皮水表实夹热证。②现代临床将本方主要用于急性肾炎、带状疱疹后神经痛、慢性风湿性关节炎、慢性阻塞性肺疾病急性发作、糖尿病肾病、湿疹等病证。

【典型病案】陈某，女，16岁，学生。月经来潮时受湿，经后周身浮肿。人民医院门诊诊断为急性肾小球肾炎，治疗无效，就诊于予。患者头面及四肢肿大如水疱，周身皮肤光泽，按之凹陷，询其小便短涩，大便不畅，舌苔薄白质润，一身沉重，精神萎靡，嗜睡，气促，纳差，其脉浮数。《金匮》云:“皮水其脉亦浮，外证跗肿，按之没指，不恶风，其腹如鼓，不渴，当发其汗。”遂遵其法，投以越婢加术汤。处方：麻黄，石膏，白术，甘草，生姜，大枣。3剂。服完2剂，身微汗，小便略畅；服完3剂，汗出，小便通畅，浮肿全消，思食。复诊脉缓，面苍白，精神略差，处以六君子汤加当归、黄芪，调理脾胃，和其营血，康复如常。湖南省中医药研究所.湖南省老中医医案选［M］.长沙：湖南科学技术出版社，1980.

【辨证思路解析】

病证辨析：患者月经来潮时受湿，经后周身浮肿，症见头面及四肢肿大如水疱，周身皮肤光泽，按之凹陷，脉浮数。此与《金匮要略》中所云“皮水，其脉亦浮，外证胕肿，按之没指，不恶风，其腹如鼓，不渴，当发其汗”颇似，由此可辨证为皮水；同时伴有小便短涩，大便不畅，舌苔薄白质润，一身沉重，精神萎靡，嗜睡，气促，纳差，与越婢加术汤证所述有相同之处，故可辨证为皮水表实夹热证。需要鉴别的是“经先断后发肿者为血分”，今察其证无少腹痛，入夜无热及谵语，溲便均不利，是血分无证也。

病因病机分析：患者经行受湿，湿阻困脾，脾失健运，水饮内停，寒水射肺，故肺失宣化，脾失运化，停水外溢，发为皮水。水液不循常道输布，故见头面及四肢肿大如水疱，周身皮肤光泽，按之凹陷，同时兼见小便不利，大便不畅。由于湿困脾运，故见精神萎靡，嗜睡，纳差。肺失宣化，故见气促。水郁于内而化热，故见脉数。本病的病机为肺失宣化，脾失运化，停水外溢，内兼郁热。

治法与方药分析：病属皮水表实夹热证。治当发汗散水，兼清郁热。方用越婢加术汤。方中麻黄发汗利水，石膏清热而不伤阴，白术健脾除湿利水，益以甘草调和诸药，大枣、生姜调和营卫。本方发汗解表、清里除湿同用，使湿热之邪得以汗解，则水肿自消。后处以六君子汤加当归、黄芪，调理脾胃，和其营血，康复如常。本案先祛邪，后扶正，符合“急则治标，缓则治本”的治疗原则。

【参考病案】兰某，女，14岁。脉数，水气由面肿至足心，经谓病始于上而盛于下者，先治其上，后治其下。以腰以上肿当发汗例，越婢加术汤法。麻黄15g（去节），白术9g，杏仁泥15g，石膏18g，桂枝9g，炙甘草3g。水5杯，煮取2杯，先服1杯，得汗止后服，不汗再服。

二诊：生石膏24g，麻黄9g（去节），生姜3片，炙甘草6g，杏仁泥15g，桂枝6g，大枣2枚（去核）。水8杯，煮取3杯，分3次服，以汗出至足为度，又不可使汗淋漓。

三诊：水气由头面肿至足下，与越婢法，上身之肿已消其半，兹脉弦而数，以凉淡复微苦利其小便。飞滑石15g，生薏苡仁15g，杏仁9g，茯苓皮18g，黄柏炭3g，海金沙18g，泽泻9g，白通草9g。不能戒咸，不必服药。3剂。吴瑭．吴鞠通医案［M］．北京：人民卫生出版社，1985.

越婢汤

【原文】风水恶风，一身悉肿，脉浮不渴，续自汗出，无大热，越婢汤主之。(《金匮要略·水气病脉证并治第十四》)

越婢汤方 麻黄六两 石膏半斤 生姜三两 大枣十五枚 甘草二两

上五味，以水六升，先煮麻黄，去上沫，内诸药，煮取三升，分温三服。恶风者加附子一枚炮，风水加术四两。

【病机】风水夹郁热。

【应用指征】风水证，症见发热、恶风寒、一身悉肿、骨节疼痛；或身体反重而酸、汗自出；或目窠上微拥，即眼睑水肿，如蚕新卧起伏，其颈脉动，按手足肿下陷而不起，咳喘胸闷，咽痛口渴，尿少色黄，苔薄白或黄白相间而润，脉浮或寸口脉沉滑。

【临床应用】①原治风水而肺卫有郁热。②现代临床常将本方用于治疗急性肾炎、流行性出血热（发作期）、肾炎初期、慢性肾炎急性发作、不明原因之水肿、过敏性皮肤病等属肺卫郁热类疾病。

【典型病案】史某，男，8岁，1962年4月4日初诊。1个月前，继感冒高热数日后，全身出现浮肿。经某医院尿常规检查：尿蛋白（+++），白细胞（+），颗粒管型1%～2%（高倍视野），诊为急性肾小球肾炎。服西药治疗半月余不效，来我院就诊。症见头面、四肢高度浮肿，眼睑肿势尤甚，形如卧蚕，发热汗出，恶风口渴，咳嗽气短，心烦溲赤，舌质红，苔薄黄，脉浮数，体温39.5℃。证属风水泛滥，壅遏肌肤。治宜宣肺解表，通调水道。方用越婢汤加味：麻黄10g，生石膏20g，炙甘草6g，生姜4片，大枣4枚，杏仁10g。水煎服。

1962年4月7日二诊，浮肿见消，咳嗽大减，仍汗出恶风，体温38.5℃，尿蛋白（++），未见红白细胞及管型。舌苔转白，脉浮缓。效不更方，原方加苍术8g，3剂。药后热退肿消，诸症悉除，尿检正常，遂停药。以后追访年余，疗效巩固，病未复发。王明五，张永刚．经方治疗风水［J］．北京中医，1985（5）：20.

【辨证思路解析】

病证辨析：患者就诊时症见恶风，头面、四肢高度浮肿，眼睑肿势较甚，形如卧蚕，同时见脉浮。此与《金匮要略》中所云“风水，其脉自浮，外证骨节疼痛，恶风”类似，由此可辨为风水。同时症见发热汗出，恶风口渴，与越婢汤证有异曲同工之妙，故进一步诊断为风水夹郁热证。

病因病机分析：患者感冒高热数日后，全身出现浮肿，是由于外感风邪，因致感冒，迁延不愈，水为风激而泛溢周身，故见全身浮肿。风水之病，因风致水，来势急而病在表，故可见脉浮、恶风等表证。病久邪气入里化热，故见发热口渴、心烦溲赤、舌质红、苔薄黄、脉浮数等一派热象。水邪上犯于肺，故见咳嗽气短。风热之邪性偏开泄，故见汗出。本病的病机为外邪侵袭，肺失通调，郁里化热，风水夹郁热。

治法与方药分析：病属风水夹郁热证。治当散邪清热，发越水气。方用越婢汤加减。方中重用麻黄，配生姜以宣散发越，石膏辛凉以清内郁之热，甘草、大枣和中以助药力。同时配伍杏仁止咳平喘，宣发肺气。3日后浮肿见消，咳嗽大减，但仍有发热、汗出、恶风的症状，苔转白，脉浮缓，可见水肿、咳嗽、郁热等症都有所减轻，但风寒表证仍在，故在原方基础上配伍苍术祛散风寒，燥湿健脾，遂诸症皆除，疗效巩固，病未复发。本例辨证灵活，添一症则添一药，易一症则易一药，初诊有咳嗽气短的症状，故临证添加杏仁一药止咳平喘，宣发肺气。二诊风寒表证未除，故又添加苍术一药祛散风寒，燥湿健脾，值得借鉴。

【参考病案】患者陆某，年逾四旬，务农为业，1954年6月病风水。时当仲夏，犹衣棉袄，头面周身悉肿，目不能启，腹膨若瓮，肤色光亮，恶风发热无汗，口微渴，纳呆溺少，咳嗽痰多，气逆喘促，不能正偃，倚壁而坐。前医迭进加减五皮饮，并配西药治疗，非唯无效，且见恶化，乃邀余往诊，一望显属风水重证，因审《金匮》辨水肿证之脉，谓风水脉浮，此证寸口脉位肿甚，无从辨其脉之为浮为沉，然据其主诉及临床表现，则属风水，即仿《金匮》越婢汤加味。方用净麻黄 18g，生石膏 15g，粉甘草 6g，飞滑石 12g（分两次送服），鲜生姜 4 片，大枣 12 枚（劈）。嘱服后厚覆取汗。

服后约 1 小时许，周身皆得透汗，三更内衣，小便亦多，气机渐和，寒热消失，身肿腹胀随消十之八，病果顿挫，患者喜出望外。复诊寸口，可行切诊，濡滑之脉，形诸指端，舌苔淡白，神色颇佳，较之初诊，判若两人，唯偶或咳嗽，肺胀余波未清耳。为疏方以五苓散加味：炒白术 15g，猪苓 15g，云茯苓 15g，桂心 1.8g，泽泻 9g，光杏仁 9g，桑白皮 9g，飞滑石 9g（分 2 次送服），鲜白茅根 120g（去心），鲜枇杷叶 2 片（去毛）。连进 3 剂而愈。追访，病未复发。顾处真．顾处真医案［J］．江苏中医，1965（11）：2.

防己茯苓汤

【原文】皮水为病，四肢肿，水气在皮肤中，四肢聂聂动者，防己茯苓汤主之。（《金匮要略·水气病脉证并治第十四》）

防己茯苓汤方　防己三两　黄芪三两　桂枝三两　茯苓六两　甘草二两

上五味，以水六升，煮取二升，分温三服。

【病机】水气壅盛于肌肤，阳气郁滞。

【应用指征】四肢浮肿，按之没指，不恶风，腹肿胀如鼓，不渴，小便不利，舌淡苔白，脉浮。

【临床应用】①原治脾肺气虚，水湿停留；皮水。②现代临床多将本方用于治疗急、慢性肾炎，营养不良性水肿，尿毒症等疾病；浮肿明显，加大腹皮、生姜皮、桑白皮、车前子；下肢肿，身重乏力，加大腹皮、木瓜。小儿肾病综合征应用防己茯苓汤加减，药用茯苓、防己、黄芪、大腹皮各 6g，桂枝 3g，炙甘草 2g，陈皮、焦白术各 4g。肿甚者加猪苓、泽泻、玉米须；大量蛋白尿者，重用黄芪，加太子参、菟丝子、补骨脂；阳虚明显者，加淫羊藿、巴戟天；阴虚为主者，去桂枝加女贞子、牡丹皮、生地黄、枸杞子、山茱萸；伴咳喘者加葶苈子、杏仁。

【典型病案】男，28 岁。病浮肿 1 年，时轻时重，用过西药，也用过中药健脾、温肾、发汗、利尿法等，效果不明显。当我会诊时，全身浮肿，腹大腰粗，小便短黄，脉象弦滑，舌质嫩红，苔薄白，没有脾肾阳虚的证候。进一步观察，腹大按之不坚，叩之不实，胸膈不闷，能食，食后不作胀，大便每天 1 次，很少矢气。汉防己、生黄芪、带皮苓各 15g，桂枝 6g，炙甘草 3g，生姜 2 片，红枣 3 枚。用黄芪协助防己，桂枝协助茯苓，甘草、姜、枣调和营卫，一同走表，通阳气以行水，使之仍从小便排出。服 2 剂后，小便渐增，即以原方加减，约半个月症状完全消失。秦伯未．谦斋医学讲稿［M］．上海：上海科学技术出版社：1978.

【辨证思路解析】

病证辨析：患者就诊时症见全身浮肿、腹大腰粗、脉弦滑、舌红苔白，此为有水气，但是没有脾肾阳虚的症状，进一步观察，腹大按之不坚，叩之不实，胸膈不闷，能食，食后不作胀，大便每天1次，很少矢气，说明水不在里而在肌表。因此，考虑到《金匮要略》所说的风水和皮水，这两个证候都是水在肌表，但风水有外感风寒症状，皮水则否，故此诊断为皮水。

病因病机分析：由于肺失通调，脾失健运，水液不循常道输布，故症见全身浮肿、腹大腰粗。肺失宣发，不能通调水道，下输膀胱，故可见小便短黄。由于水不在里而在肌表，故腹大按之不坚，叩之不实，胸膈不闷，能食，食后不作胀，大便每天1次，很少矢气。本病病机属于水湿潴留于皮里，肺失通调，脾失健运。

治法与方药分析：病属皮水证。皮水证可以采用汗法，但是久病已经用过汗法，不宜再伤卫气，故不宜采用麻黄加术汤和越婢加术汤发汗，而选用防己茯苓汤通阳化气，分消水湿。方中防己、黄芪相配，益气利水；桂枝、茯苓相合，通阳利水；黄芪、桂枝相协，又有温通表阳、振奋卫气之功。服后小便渐增，说明水气已经从小便分消而去，半个月后症状完全消失。

【参考病案】孔某，女，59岁。面目四肢皆肿，腹膨然胀大有水，胸痞满痛，咳嗽喘急，大便溏泄，完谷不化，小便短涩。诊视脉弦缓无力，舌质淡，苔薄白。检查有大量蛋白尿及管型。《金匮》指出："面目身体四肢皆肿，小便不利，脉之，不言水，反言胸中痛，气上冲咽，状如炙肉，当微咳喘。"此属脾胃中阳不足，脾机失运不能制水，水气上凌，窒塞咽中如炙肉，故增咳喘。法当扶脾利肺，化气行水，仿防己茯苓汤意：生黄芪10g，云茯苓13g，姜半夏7g，大腹皮10g，汉防己10g，广陈皮7g，桑白皮6g，川桂枝5g，炒苏子5g，西砂仁3g，炙甘草2g。复诊，泻止喘减，尿量增多，腹胀消退，但四肢水肿时消时长，咳喘未平，水气上迫而肺失清肃。当益肺气、运脾机以消肾水之泛滥。原方改炙甘草13g，去半夏、桂枝、砂仁，加漂白术10g，生薏苡仁13g，赤小豆13g，生姜皮5g。肿胀喘咳相继缓解，渐至康复。李聪甫．李聪甫医案［M］．长沙：湖南科学技术出版社，1979.

甘草麻黄汤

【原文】里水，越婢加术汤主之；甘草麻黄汤亦主之。(《金匮要略·水气病脉证并治第十四》)

甘草麻黄汤方 甘草二两 麻黄四两

上二味，以水五升，先煮麻黄，去上沫，内甘草，煮取三升，温服一升，重覆汗出，不汗，再服。慎风寒。

【病机】水湿浸渍于肌理，阳气郁阻。

【应用指征】皮水无汗，脘腹胀满，身重恶寒，口不渴，小便不利，苔白滑，脉沉或迟。

【临床应用】①原治脾寒阳郁水气证。②现代常将本方用于肾小球肾炎初期、慢性肾盂肾炎、风湿性心脏病、慢性胃炎等属脾寒阳郁者。若身冷而无汗者，加桂枝以助发汗之力；若腹满者，加厚朴、生姜，以行气消胀；若食少者，加扁豆、薏苡仁，以健脾化湿和胃。

【典型病案】王某，男，3岁，1983年10月27日由儿童医院转来本院。患儿1周前发热、咽痛，经治疗热退，因汗出过多，其母用凉毛巾揩之，次日下午，患者脸、睑部出现浮肿，到某医院确诊为急性肾炎。用西药效微，转本院中医诊治。症见睑为卧蚕，全身浮肿，头面、下肢尤甚，其睾丸肿大如小杯，尿2日来几闭，不欲饮食，呼呼作喘，《金匮》云“气强则为水”“风气相击”，治以麻黄15g，甘草15g。水煎，频频而少喂。患儿家长每10分钟喂1勺，半剂尽，尿道口淋滴尿液，半小时后，第1次排尿（300mL），又隔45分钟，第2次排尿（700mL），此时喘促减，余嘱尽剂，夜间服5～6次，次日清晨，其肿大消，身渍渍汗出，改培土利湿剂善后。顾正龙．提壶揭盖法治疗风水关格［J］．中医药研究，1984（1）：22.

【辨证思路解析】

病证辨析：患者症见眼睑肿胀如卧蚕、全身浮肿、头面和下肢尤甚、小便不通、饮食不佳，同时呼呼作喘，由于没有明显的身体恶风的症状，可以判断不为风水，同时出现饮食不佳，可见脾失健运，伴见呼呼作喘，可见肺失通调，故诊断为皮水，同时也并无明显的热象，故为皮水表实而无里热证。

病因病机分析：寒湿侵袭，脾胃阳郁，浊气不降，则饮食不佳。阳气不化，水气内盛而外溢，则身肿。水气内结，不得下行，则小便不利或少。水饮阻滞，肺失通调，则见呼呼作喘。本病的病机为水湿浸渍肌理，阳气郁阻，脾失健运。

治法与方药分析：病属皮水表实证，但由于没有明显的热证，故不采用越婢加术汤发汗。皮水无里热而欲发汗，可用甘草麻黄汤宣散水气。方中麻黄发越阳气，宣畅气机，辛散升浮，上开肺气而发汗，苦降下行，通调水道，下输膀胱而利水，使水湿之邪从上下分消，为君药。甘草补中益气，调和脾胃，又能缓解麻黄辛散太过之性，使汗不伤正，为佐使药。合而用之，发汗利水而不伤正，使水湿迅速从上下分消。

【参考病案】御广式添番森村金之丞，患久年哮喘，感触风寒则必发作，不能动摇。余谕之曰：积年之沉疴，非一朝药石所能除，但可先驱其风寒，以桂枝加厚朴杏子汤及小青龙汤发表之。表证解，则与麻黄甘草汤服之。二三帖，喘息忽平，行动复常，得以出事。其人大喜，每自效此法而调药有效。经年后，外感稍触，喘息亦大减云。汤本求真．皇汉医学［M］．上海：上海中华书局，1929.

麻黄附子汤

【原文】水之为病，其脉沉小，属少阴；浮者为风。无水虚胀者，为气。水，发其汗即已。脉沉者宜麻黄附子汤，浮者宜杏子汤。（《金匮要略·水气病脉证并治第十四》）

麻黄附子汤方 麻黄三两 甘草二两 附子一枚（炮）

上三味，以水七升，先煮麻黄，去上沫，内诸药，煮取二升半，温服八分，日三服。

【病机】素体阳虚，复感外邪。

【应用指征】水肿，一身悉肿，恶风寒，不发热，身无汗，口不渴，舌苔白滑，脉沉。

【临床应用】①原治正水。②现代临床中，本方也可治疗肺源性心脏病、冠心病心律失常、病态窦房结综合征、肾炎水肿等。

【典型病案】张某，女，23 岁。全身浮肿、尿少 5 日。半月前感冒，咽喉痛，发热恶寒。近 5 日来尿少，腰痛，眼睑及两脚浮肿，日渐加重，纳呆。尿常规可见蛋白、红细胞、白细胞及管型。两脚极度浮肿，两踝不见，皮肤发凉，皮肤皱纹消失，眼睑浮肿。舌淡、边有齿印，苔白滑，脉关滑尺沉紧。此为正水，乃太少两感，治以解表温里，化气行水。处方：麻黄 9g，炮附子 3g，炙甘草 6g。服 1 剂。夜间小便一痰盂，小腿及足部浮肿去大半。服 3 剂后，浮肿全消，纳增，尿常规化验正常。追访 1 年无复发。张甦颖．麻黄附子汤证辨析［J］．山东中医药大学学报，2007，31（1）：8.

【辨证思路解析】

病证辨析：患者半月前感冒，咽喉痛，发热恶寒，近五日尿少，腰痛，眼睑及两脚浮肿，为素体阳虚，复感外邪，与麻黄附子汤证所述相似，故应当诊断为正水。

病因病机分析：由于患者素体阳虚，又感受外邪，故见感冒、咽喉痛、发热恶寒等外感表证。近 5 日又见尿少，腰痛，眼睑及两脚浮肿，这是因为患者脾肾阳虚，水湿泛滥所致。因此，本病的病机为太少两感，素体阳虚，复感外邪。

治法与方药分析：患者为脾肾阳虚，水湿泛溢而导致的正水。治疗应当温阳发汗，化气行水。方用麻黄附子汤。方中麻黄配附子外发其汗而达水邪外出，内温其阳而致蒸化水气，又有甘草缓中，使麻黄发汗而不致太过，附子温阳而作用持久。全方药共三味，邪正兼顾，可以治少阴阳虚水气之证。

【参考病案】赵某，女，40 岁。患者 2 月头面上身水肿，西安某医院诊为急性肾小球肾炎，经治疗未见好转。返里后复请当地中医，辄投越婢汤、五苓散、真武汤等方，肿势无减，病情日渐加重，遂来我处诊治。就诊时，头面肿胀特甚，五官失相，难以辨识，两臂、胸腹、腰背肿胀异常，按之凹陷不起，并见无汗身重、微恶风寒、小便不利等，舌质淡，舌体胖大，苔白而润，脉沉细而弦。详审病程与治疗经过，咎其用药不效之故，辨证为阳虚表闭之重证风水，方用《金匮》麻黄附子汤。疏方麻黄 60g（先煎去上沫），熟附子 45g，甘草 24g。1 剂，水煎 2 次，共取药 1250mL，分 6 次热服，每小时服 1 次，约 250mL，嘱其以汗出为度。一服药后无明显感觉，二服身体渐有热感，三服周身润潮似有汗出，四服遍身微汗，故停五服。停药后微汗持续 5 小时左右方减，小便量同时递增，水肿明显消退。至翌日水肿消退十之八九，嘱其饮食调养，静息 1 日。9 月 22 日复诊，水肿消退，食欲增加，但时觉汗出，恶风，神疲身重，改为益气固表、通阳利水之法，方用《金匮》防己茯苓汤善后。疏方汉防己 12g，生黄芪 15g，桂枝 9g，茯苓 12g，甘草 6g。2 剂。药后诸症悉除，体力渐复而告愈。柴瑞霁，柴瑞霭．柴浩然运用麻黄附子汤治疗重症风水的经验［J］．中医药研究，1989（2）：29.

黄芪芍药桂枝苦酒汤

【原文】问曰：黄汗之为病，身体肿，发热汗出而渴，状如风水，汗沾衣，色黄如柏汁，脉自沉，何从得知？师曰：以汗出入水中浴，水从汗孔入得之，宜芪芍桂酒汤主之。(《金匮要略·水气病脉证并治第十四》)

黄芪芍药桂枝苦酒汤方 黄芪五两 芍药三两 桂枝三两

上三味，以苦酒一升，水七升，相和，煮取三升，温服一升，当心烦，服至六七日乃解。若心烦不止者，以苦酒阻故也。

【病机】表卫不固，水湿滞于肌腠，湿郁化热，湿热交蒸。

【应用指征】汗沾衣，色正黄如柏汁，身肿，发热，骨节疼痛，不恶风，汗出而渴，脉沉迟。

【临床应用】①原治营卫郁滞，湿热阻遏的黄汗病。②现代以本方加减治疗黄汗病，临床个案报道不少。在具体应用时，清利用茵陈蒿、栀子、车前子、虎杖，渗利用茯苓、薏苡仁、泽泻，敛汗用浮小麦、龙骨、牡蛎等。本方也有用于急性黄疸型肝炎见黄汗者。

【典型病案】丁某，女，55岁，农民，1980年8月2日初诊。患者素体尚健，夏月参加田间劳动，经常汗出入水中，以贪图一时之快。于就诊前1周发现汗出色黄，如山栀子色，整件白衬衫染成黄衬衫。汗出时用毛巾擦之亦同样黄染。因汗出色黄，持续不愈，恐患黄疸病（指黄疸型肝炎）而来我院求治。据诉：自出黄汗以来，自觉全身骨节酸痛，尤以腰背为甚，容易烦躁，无故发怒，胸闷烦热，而风吹之又觉畏寒，伴头晕目眩，心悸怔忡，口淡无味，纳谷不馨，脉细带数，舌淡红少苔。查其衣衫汗渍，色正黄如柏汁。检尿胆原、尿胆素阴性，查白细胞计数5.2×10^9/L，中性粒细胞72%，淋巴细胞28%，血小板11.4×10^9/L，血压16/9.6kPa，肝脾未及，心肺正常。按中医辨证为气阴两亏，湿热内蕴，属《金匮》黄汗证。选用芪芍桂酒汤加味：黄芪30g，桂枝10g，黄酒1匙（冲） 牡蛎30g，青蒿10g。5剂。药完随访，汗出已无黄染，至今未再发。董汉良．黄汗治验案［J］．上海中医药杂志，1984（1）：6.

【辨证思路解析】

病证辨析：患者由于夏月参加田间劳动，经常汗出入水中，近1周发现汗沾衣、色黄，与芪芍桂酒汤证所述颇似，故初步诊断为黄汗病。同时患者伴有容易烦躁、无故发怒、胸闷烦热等热象之征，故进一步诊断为营卫郁滞，湿热阻遏的黄汗病。

病因病机分析：究其原因，为“汗出入水中浴，水从汗孔入得之”。汗出之时，腠理开泄，表卫空疏，水寒之气容易内侵。水湿停于肌腠，营卫郁滞，湿热交蒸而成黄汗。水湿浸渍骨节，故见全身骨节酸痛，腰背为甚。湿热交织于胸中，故见胸闷烦热，容易烦躁，无故发怒。湿阻中焦，故见纳谷不馨。气阴亏虚，故见头晕目眩，心悸怔忡，口淡无味，舌淡红少苔。本病的病机为气阴两亏，营卫郁滞，湿热阻遏。

治法与方药分析：本病属于气阴两亏，营卫郁滞，湿热阻遏的黄汗病。治宜固表祛湿，调和营卫，兼泄营热、益气养阴。方用黄芪芍药桂枝苦酒汤加减。方中黄芪走表，益气祛湿，桂枝、芍药调和营卫，苦酒即米醋，用以泄营中郁热。诸药相伍，使营卫气血调和通畅，则水湿除而黄汗止。由于患者兼有气阴两亏的症状，故本案去芍药，加牡蛎、青蒿。牡蛎潜阳补阴，重镇安神；青蒿能清退虚热，退黄。全方共奏益气养阴、固表祛湿之效。

【参考病案】李某，女，30 岁，工人。因长期低烧来门诊治疗，屡经西医检查未见任何器质性病变，经服中药未效。症见口渴，出黄汗，恶风，虚极无力，下肢肿重，舌苔薄白，脉沉细。查黄疸指数正常，身体皮肤无黄染。此为黄汗表虚津伤甚者，拟黄芪芍桂苦酒汤。生黄芪 15g，芍药 10g，桂枝 10g，米醋 30g。上药服 6 剂，诸症尽去。胡希恕．黄汗刍议［J］．北京中医，1983（4）：7.

桂枝加黄芪汤

【原文】黄汗之病，两胫自冷；假令发热，此属历节。食已汗出，又身常暮盗汗出者，此劳气也。若汗出已反发热者，久久其身必甲错；发热不止者，必生恶疮。若身重，汗出已辄轻者，久久必身瞤。瞤即胸中痛，又从腰以上必汗出，下无汗，腰髋弛痛，如有物在皮中状，剧者不能食，身疼重，烦躁，小便不利，此为黄汗，桂枝加黄芪汤主之。(《金匮要略・水气病脉证并治第十四》)

诸病黄家，但利其小便，假令脉浮，当以汗解之，宜桂枝加黄芪汤主之。(《金匮要略・黄疸病脉证并治第十五》)

桂枝加黄芪汤方 桂枝 芍药各三两 甘草二两 生姜三两 大枣十二枚 黄芪二两

上六味，以水八升，煮取三升，温服一升，须臾饮热稀粥一升余，以助药力，温覆取微汗；若不汗，更服。

【病机】营卫失调，阳郁而水湿停滞。

【应用指征】身疼痛，腰以上汗出，下无汗，腰髋弛痛，不能食，长期关节疼痛，汗出恶风明显，四肢关节冷，或身热，或肢体麻木不仁，苔薄白，脉缓。

【临床应用】①原治气虚湿盛阳郁的黄汗病。②现代本方用于汗腺炎之湿阻阳郁证，表现为汗出色黄如柏汁、身重、汗后肌肉跳动、腰以上汗出、腰以下无汗、腰髋疼痛、如有物在皮中、剧者不能食、身疼重、烦躁、小便不利等；冠心病心律失之心气（阳）不足证，表现为心悸气短、自汗、头晕乏力、舌质淡红有瘀点、苔薄白、脉结代或沉迟等；夏季气虚感冒之气虚风寒证，表现为发热有汗或无汗，发热持续或起伏，汗出热退，退而复升，或发热汗出热不退，牙龈咽喉无红肿，舌淡红或淡暗，苔薄白而润或白厚，脉浮缓或沉细无力，可伴有头痛身困、鼻塞流清涕、咳嗽、恶心、呕吐。

【典型病案】韩某，女性，41 岁，哈尔滨人，以肝硬变来门诊求治。其爱人是西医，检查详尽，诊断肝硬变已确信无疑。其人面色黧黑，胸胁窜痛，肝脾肿大，腰胯痛重，行动困难，必有人扶持，苔白腻，脉沉细，黄疸指数、胆红素皆无异常，皮肤、巩膜初因未注意黄汗，数与疏肝和血药不效。后见其衣领黄染，细问：乃知其患病以来即不断汗出恶风，内衣每日更换，每日黄染，遂以调和营卫、益气固表以止汗祛黄为法。予桂枝加黄芪汤治之：桂枝 10g，白芍 10g，炙甘草 6g，生姜 10g，大枣 4 枚，生黄芪 10g。嘱其温服之，并饮热稀粥，盖被取微汗。上药服 3 剂，汗出身痛减，服 6 剂汗止，能自己行走，继依证治肝病乃逐渐恢复健康，返回原籍。2 年后特来告知仍如常人。胡希恕．黄汗刍议［J］．北京中医，1983（4）：7.

【辨证思路解析】

病证辨析：患者素有肝硬变，就诊时症见衣领黄染，汗出恶风，腰膀疼痛，行动困难，胸胁窜痛，与桂枝加黄芪汤证所述症状有相同之处，故当诊断为气虚湿盛阳郁的黄汗病。

病因病机分析：由于水湿停于肌腠，营卫郁滞，湿热交蒸，故见黄染。阳气不足，胸阳痹阻而见胸胁窜痛。表卫不固，上焦阳虚，故见汗出恶风。水气内停，下焦湿盛，则见下半身腰髋部疼痛乏力。本病病机为气虚湿盛阳郁的黄汗。

治法与方药分析：本例是肝硬变并见黄汗之证，黄汗不去，则肝病长期治疗不效，提示了仲景学说的先表后里治则的正确性、重要性，也提示医者必须掌握黄汗的证治。因本案患者有汗出恶风、身痛身重等，为桂枝汤的适应证，故治疗以桂枝汤调和营卫。因表虚湿浸，故加黄芪益气固表，使营卫协和，正气固于皮表，汗止湿消，黄汗自除，是为黄汗的正证和正治的方法。

【参考病案】马某，女，36 岁，1978 年 6 月 26 日初诊。自述 1977 年 4 月生产后第 4 天做输卵管结扎手术，阴道出血，几经调治，月余方止。但周身发肿、发胀，动则汗出，出汗时汗孔部如针刺样疼痛，汗后疼痛缓解。始则诸症较轻，以后逐渐加重，虽经多方治疗，疗效不显。患者体胖，如浮肿状，但肌肤按之无凹陷，皮色淡黄发亮，汗液黏腻，有多处汗毛部位可见微微下陷的小凹窝，以肩、背、胸、腹、上肢为明显，发热，微恶风寒，气微喘，时而心烦、恶心，身觉沉重、乏力，诸症皆多在午后增重，口不干渴，饮食一般，大便如常，小便微黄，舌质淡嫩稍胖，苔薄白，脉浮虚且滑。证属产后失血，气血两虚，腠理不密，复又外感风邪，致使营卫失和，卫郁而不能行水，汗湿留滞于肌肤。湿性黏滞，气滞血瘀，诸症由斯而生。出汗乃湿浊有外泄之机，因湿外泄不畅，故出汗时汗孔如针刺样疼痛，汗出则积湿稍去，气血通畅，汗孔疼痛亦随之暂时缓解。拟解肌驱风，疏表散湿，调和营卫，参考《金匮》治黄汗之法。拟方嫩桂枝 9g，杭白芍 9g，荆芥穗 6g，生黄芪 12g，炙甘草 6g，生姜 4g，大枣 3 枚。3 剂，水煎服。1978 年 6 月 30 日二诊，药后汗孔疼痛明显减轻，身已不觉发胀，精神较前为佳，但午后仍有发热，汗后恶风寒犹存，舌淡胖，苔薄白，脉虚滑。仍守前方 3 剂。工隽田．桂枝加黄芪汤治疗汗孔痛［J］．河南中医，1985（2）：22.

桂枝去芍药加麻黄细辛附子汤

【原文】气分，心下坚，大如盘，边如旋杯，水饮所作，桂枝去芍药加麻辛附子汤

主之。(《金匮要略·水气病脉证并治第十四》)

桂枝去芍药加麻黄细辛附子汤方 桂枝三两 生姜三两 甘草二两 大枣十二枚 麻黄 细辛各二两 附子一枚(炮)

上七味,以水七升,煮麻黄,去上沫,内诸药,煮取二升,分温三服,当汗出,如虫行皮中,即愈。

【病机】阳气虚弱,阴寒内盛,水寒凝结于心下。

【应用指征】心下坚,大如盘,边如旋杯,手足逆冷,腹满肠鸣,恶寒身冷,骨节疼痛。

【临床应用】①原治阳虚阴凝气分病。②本方温阳散寒之力强,现代临床上凡内脏机能衰退而见水肿,如风心病、肺心病、肝硬化腹水等属阳虚阴凝,并与本方证相符者,皆可加减运用。《金匮方歌括》在本方基础上加一味知母,称消水圣愈汤,为治水肿所常用。

【典型病案】一妪,61岁,夙患肺源性心脏病。3个月前,因咳喘、心悸、腹水而住院治疗月余,诸恙均已平复。近因受寒、劳累,诸恙复作,咳喘较剧,夜难平卧,心下坚满,按之如盘如杯,腹大如鼓,下肢浮肿,小便不多,面色灰滞,舌质紫,苔薄,脉沉细。心阳不振,大气不运,水邪停聚不化,予桂枝去芍药加麻黄附子细辛汤原方,连进5剂,咳喘遂平,心下坚满已软,腹水稍退,但下肢依然浮肿。续予原方加黄芪、防己、椒目,连进8剂,腹水退净,下肢浮肿亦消十之七八,再以温阳益气、调补心肾之剂以善其后。朱良春.朱良春医案[J].江苏中医杂志,1982(5):35.

【辨证思路解析】

病证辨析:患者夙患肺源性心脏病,近因受寒、劳累,出现心下坚满,按之如盘如杯,此与桂枝去芍药加麻辛附子汤证所述颇似,故当诊断为阳虚阴凝的气分病;同时还见腹大如鼓、下肢浮肿、小便不多、脉沉细等阳虚的症状。

病因病机分析:由于心阳不振,阳虚阴凝,大气不运,水邪停聚不化,故见心下坚满,按之如盘如杯,腹大如鼓。阳气虚弱,膀胱气化不行,故见小便不多。阳盛阴衰,水气停聚不化,故见下肢浮肿。舌质紫、苔薄、脉沉细皆为阳虚寒凝,阴阳不相顺接之征。本病病机为心阳不振,阳虚寒凝,水邪停聚不化。

治法与方药分析:本病属阳虚寒凝的气分病。治宜温通阳气,散寒化饮。方用桂枝去芍药加麻辛附子汤。桂枝汤去芍药,一是芍药性微寒而酸收,非本证所宜;二是去芍药则甘辛温通之力增,再加麻黄细辛附子汤则温经散寒之效更强,体现了"大气一转,其气乃散"的精神。

【参考病案】丁某,男,43岁。胁痛3年,腹满膨胀3月,经检查诊为肝硬化腹水,屡用利水诸法不效。就诊时见腹大如鼓,短气撑急,肠鸣辘辘,肢冷便溏,小便短少,舌质淡,苔薄白,脉沉细。诊为阳虚气滞,血瘀水停。桂枝10g,生麻黄6g,生姜10g,甘草6g,大枣6枚,细辛6g,熟附子10g,丹参30g,白术10g,三棱6g。服药30剂腹水消退,诸症随之而减,后以疏肝健脾之法,做丸善后。陈明,刘燕华,李芳.刘渡舟临证验案精选[M].北京:学苑出版社,1996.

枳术汤

【原文】心下坚，大如盘，边如旋盘，水饮所作，枳术汤主之。(《金匮要略·水气病脉证并治第十四》)

枳术汤方 枳实七枚 白术二两

上二味，以水五升，煮取三升，分温三服，腹中软，即当散也。

【病机】脾虚气滞，水饮痞结于心下。

【应用指征】脘腹痞满而胀，心下坚，大如盘，边如旋盘。

【临床应用】①原治脾虚气滞饮停所致的心下痞满。②现代临床上如内脏弛缓无力（包括胃下垂、消化不良等），均可参考应用本方。本方加人参、茯苓、陈皮、生姜，即是《金匮要略·痰饮咳嗽病脉证并治第十二》中的《外台》茯苓饮，可“消痰食，令能食”，有益气健脾、行气蠲饮之效。后世在枳术汤中加荷叶以升胃气，并改为丸剂，方便使用。

【典型病案】唐某，男，47岁，1972年11月4日初诊。脘腹胀滞，食后为甚，自觉按之有坚实感，大便欠调，或难下，或溏泄，苔厚脉涩。治以健脾胃，消胀满（西医诊断为胃下垂，胃肠功能紊乱）。方用枳实12g，土炒白术9g，补中益气丸15g（包煎）。服10剂。11月15日复诊，谓上方服用3剂后即感脘腹胀滞减轻，大便日下已成形，服完10剂甚觉轻舒，效不变法，原方再续服7剂。何任．金匮要略新解［M］．杭州：浙江科学技术出版社，1981.

【辨证思路解析】

病证辨析：患者脘腹作胀，经西医诊断为胃下垂、胃肠功能紊乱。审其脉证，脘腹胀满，食后更甚，大便不调，脉现涩象，乃是脾虚气滞所致，症状与枳术汤证颇相类似，故用消痞健脾之枳术汤并益气升阳之补中益气丸合治而获效。

病因病机分析：患者脾虚气滞，脾运失司，水湿痞结于心下，故出现脘腹胀滞，食后更甚，自觉按之有坚实感。水湿内停，脾运失司，故见大便失调，或难下，或溏泄。本病病机为脾虚气滞，水饮内停。

治法与方药分析：本病属脾虚气滞饮停所致的心下痞满。治宜行气散结，健脾化饮。方中枳实行气散结消痰，白术健脾燥湿化饮，二药相合，健运脾气以消除水湿。

【参考病案】谢某，男，48岁，农民，1990年10月初诊。近年来脘腹胀满，食后为甚，自觉心窝下按之有坚实感，时有肠鸣，大便或艰或稀，苔白，脉细涩。当地医院X线钡餐检查诊为慢性浅表性胃炎、胃下垂。诊毕，何老辨证为脾胃虚弱，水饮痞结。盖心下胃也，胃气虚弱，升降乏力，运化失司，遂致水饮痞结于心下。病与《金匮要略·水气病脉证并治第十四》“心下坚，大如盘，边如旋盘，水饮所作，枳术汤主之”方证相合。治宜行气消痞，健脾化饮，枳术汤主之。枳实15g，土炒白术20g。服药7剂，症状减轻。28剂后，病已十去其九。再予原方加补中益气丸30g（包煎）。继服半月而收全功。金国梁．何任研究和运用仲景方一席谈［J］．江苏中医，1994，15（7）：4.

第二十三章　黄疸病

《金匮要略·黄疸病脉证并治第十五》论述了黄疸病的脉证及治疗。黄疸病以目黄、身黄、小便黄为主症，有谷疸、酒疸、女劳疸之分。黄疸的病因分为外感与内伤两个方面，外感多属于湿热疫毒所致，内伤常与饮食、劳倦、病后有关，内外病因互相关联，引起湿邪困阻脾胃，壅塞肝胆，疏泄失常，胆汁泛溢，而发生黄疸。黄疸的辨证以阴阳为纲，分为阳黄与阴黄。治疗以清利湿热为主，汗、吐、下、和、温、清、消、补八法贯穿其中。

栀子大黄汤

【原文】酒黄疸，心中懊侬，或热痛，栀子大黄汤主之。(《金匮要略·黄疸病脉证并治第十五》)

栀子大黄汤方　栀子十四枚　大黄一两　枳实五枚　豉一升

上四味，以水六升，煮取二升，分温三服。

【病机】湿热积于中焦，上蒸于心。

【应用指征】一身尽黄如橘子色，身热口渴，心中热痛或足下热，懊侬不宁，不思饮食，小便短赤或大便秘结，苔黄或黄腻，舌质红，脉沉或兼数。

【临床应用】①原治酒疸热重于湿。②现代本方主要用于热重湿轻之肝胆疾患，如急性黄疸型传染性肝炎及其他黄疸病，也可用于无黄疸型肝炎。本方亦可用于热扰胸膈兼有腑气不通的神经官能症，外用可治疗痛证、软组织损伤、关节扭伤等。本方之豆豉应为淡豆豉，目前市场上常见的甜豆豉或咸豆豉不宜使用。

【典型病案】吴某，男，45岁，工人，1971年8月5日就诊。病者心中懊侬，发热身黄已两周。自述25年来嗜酒成癖，酒后多少食或者不食。上月中旬，酒后心中烦扰热闷，小便不爽，次日身热瘙痒，腹满，恶心，继而发现全身微黄，经市医院诊断为急性传染性肝炎（黄疸期），因西药过敏而求助中药治疗。现症：巩膜、全身皮肤黄染如橘子色，大便秘结，小便不利，舌红苔黄腻，脉沉弦。体温38.2℃，血压160/110mmHg。血检白细胞21000，肝功能和黄疸指数均有明显改变。据证诊为酒疸。治宜清泄实热，方用栀子大黄汤加味：栀子15g，大黄10g，枳实15g，豆豉10g，黄芩15g，葛花5g。服上方17剂，大便通，小便利，热降黄退，思食神安。继以上方加减服用35剂，诸症悉除，肝功能基本恢复正常。嘱其断酒自养。秦书礼．秦书礼医案［J］．江苏中医杂志，1987（2）：8.

【辨证思路解析】

病证辨析：患者素爱饮酒，饮酒之后，出现巩膜、全身皮肤黄染如橘子色，诊断为黄疸，同时出现心中烦扰热闷的症状，与栀子大黄汤证所述颇似，进一步诊断为酒疸，其次患者出现大便秘结、小便不利、舌红苔黄腻、脉沉弦的症状，为热势较甚，热重于湿的表现。

病因病机分析：患者素爱饮酒，湿热积于中焦，上蒸于心，故见心中烦扰热闷。湿热熏积，蒸迫于血分，行于体表，可见巩膜、皮肤黄染如橘子色。热势较甚，故见大便秘结，小便不利，舌红苔黄腻。本病的病机为湿热熏积，上蒸于心。

治法与方药分析：本病属热重于湿的酒疸，治宜清心除烦，破结泄热，方用栀子大黄汤加减。栀子大黄汤中栀子、豆豉开郁清热除烦，专治心中懊侬，佐以大黄、枳实专破结泄热，以治心中热痛。酒疸积热于胃，胃热独盛，但使胃热得清，诸症将不治自愈。

【参考病案】陈某，男，42岁，农民，1986年9月26日诊。患者1985年春患急性黄疸型肝炎，于当地医院临床治愈。同年7月病情复发，后屡经治疗，病情时轻时重，缠绵不愈。刻诊：精神尚可，面色熏黄，巩膜黄染中等，周身肌肤瘙痒、发黄，胸胁胀闷，右上腹压痛明显，食欲欠佳，厌油腻食物，小溲黄赤，大便多呈灰白色，肝肋缘下2.5cm，脾未触及，脉弦滑，舌红苔白。辨属肝失条达，胆失疏泄，治宜疏肝泄胆，启上夺下。方药：①瓜蒂散（甜瓜蒂、赤小豆等分，研末）3g，每次取1g，吸入两鼻腔内，约30分钟，由鼻孔滴出黄水。每5天行一次。②栀子大黄汤（栀子、枳实各12g，豆豉、大黄各10g）煎服，每日1剂。服瓜蒂散3次，以第2次滴出黄水最多，约150mL，黄水滴出后，黄疸顿减，胸胁爽快，饮食倍增。汤剂先服15剂，黄疸尽除，诸症悉退，复查肝功能各项均达正常值。停药观察1年，未见反复。海崇熙．守用经方治疗“慢肝”举验［J］．国医论坛，1989（5）：21.

茵陈五苓散

【原文】黄疸病，茵陈五苓散主之。（《金匮要略·黄疸病脉证并治第十五》）

茵陈五苓散方 茵陈蒿末十分 五苓散五分

上二物和，先食饮方寸匕，日三服。

【病机】湿热熏蒸，湿重于热。

【应用指征】全身面目皆黄，黄色鲜明，小便不利，食欲减退，舌苔白腻，脉浮缓，或见形寒发热、头痛、恶心呕吐、便溏等症。

【临床应用】①原治湿重于热之黄疸。②现代本方治疗湿重于热之黄疸，常加藿香、豆蔻、佩兰等芳香化浊之品，以宣利气机而化湿浊；若湿热交蒸较甚，可加栀子柏皮汤以增强泄热利湿之功；若兼呕逆者，乃因胃浊上逆，宜酌加半夏、陈皮降逆止呕；若兼食滞不化，而大便尚通者，加枳实、神曲等消食和胃；若腹胀较甚，加大腹皮、香附、木香行气除满。

【典型病案】周某，男，27岁。因于暑汗劳役，秋初皮肤熏黄，目如金色，胸痞腹胀，郁闷而烦，小溲短赤。诊视脉弦而滑。乃由脾不胜湿，湿阻少阳升发之机，湿热蕴蒸，郁滞成疸。当治以淡渗，佐以苦辛。西茵陈10g，赤茯苓10g，淡猪苓7g，建泽泻7g，炒山栀5g，酒黄柏5g，青陈皮各5g，炒六曲7g，姜半夏7g，炒苍术5g，鲜竹茹10g，汉防己7g，左秦艽7g。复诊，服10剂，目肤黄染尽退，但小溲色如浓茶，仍感痞闷呆纳。原方加砂仁3g，数服贴然。李聪甫．李聪甫医案［M］．长沙：湖南科学技术出版社，1979.

【辨证思路解析】

病证辨析：患者由于暑汗劳役，症见皮肤熏黄，目如金色，可见是湿热熏蒸，发为黄疸；同时伴见胸痞腹胀，郁闷而烦，由此可辨为湿重于热证，方用茵陈五苓散。

病因病机分析：患者由于暑汗劳役，外感暑湿，湿热熏蒸，蒸迫血分，行于体表，发为黄疸，见其皮肤熏黄，目如金色。湿阻中焦，影响气机运行，可见胸闷腹胀，郁闷而烦。同时湿郁化热，膀胱气化不利，可见小溲短赤。湿阻化热，可见脉弦而滑。本病的病机为湿热熏蒸，湿重于热。

治法与方药分析：病属湿热熏蒸，湿重于热的黄疸病。治宜清热利湿退黄。方用茵陈五苓散加减。茵陈五苓散中以五苓散化气行水，茵陈蒿清利湿热，对于湿重于热小便不利的黄疸病，可谓正治之法。湿热成疸，乃脾不胜湿，湿阻少阳升发之机而致，故李老投茵陈五苓散加减利湿邪而散结热，待湿去热清，则少阳胆气自和，黄疸自退。

【参考病案】马某，女，30岁，已婚，农民。平时带下量多，色白或黄，质稠秽，近日因田间劳动，复为暴雨淋湿，现腰脊酸胀欲折，肢节烦痛，带下量多，质如涕而有臭秽之气，小便短涩，脉缓，苔白黄厚腻，舌质如平。证属湿热下注，兼有外邪，仿太阳蓄水证之法为治。绵茵陈20g，桂枝5g，土茯苓20g，白术9g，泽泻12g，猪苓12g，防风5g，独活5g。每日水煎服1剂，连服3剂。中华全国中医学会．中华全国中医学会仲景学说讨论会论文汇编［G］．北京：［出版者不详］，1982.

大黄硝石汤

【原文】黄疸腹满，小便不利而赤，自汗出，此为表和里实，当下之，宜大黄硝石汤。(《金匮要略·黄疸病脉证并治第十五》)

大黄硝石汤方　大黄　黄柏　硝石各四两　栀子十五枚

上四味，以水六升，煮取二升，去滓，内硝，更煮取一升，顿服。

【病机】邪热传里，里热成实，燥结发黄。

【应用指征】身黄如橘子色，自汗出，溲赤，腹部满胀，疼痛拒按，大便干结，苔黄，脉沉实，或见发热烦喘、胸满口燥、肚热等症。

【临床应用】①原治黄疸病热盛里实。②现代临床本方常用于急性传染性肝炎大便燥结者。黄疸鲜明者，常合用茵陈蒿汤加强其清热利湿退黄之功。如症见胁痛胀满者，加郁金、川楝子、青皮等；小便短赤而少者，加滑石、冬葵子等；若阳明热结，潮热谵语、便秘、黄疸色深、脉沉实者，可用芒硝软坚泄热，以急下存阴。

【典型病案】罗某，男，31岁，1979年12月2日初诊。患者间歇发热，头痛甚剧，自觉头及胸中为热气充塞，烦闷胀迫不堪，喘促气逆，胸痞欲呕，昏冒酩酊，甚则反复颠倒，呼叫如狂，继而身瞤头摇，大汗涌出而热退神清。如此反复发作已月余。唇焦，鼻黑，目赤，渴不欲饮，腹硬满，大便难，小便黄浊不利，足下恶风，舌质深红、有裂纹，苔黄厚腻而燥，中有黑苔，脉沉滑数。曾服西药，无效。处方：大黄12g（后下），硝石12g（后下），黄柏12g，生山栀子12g。急煎顿服。

服药2剂，得下利，质稠恶臭，中有黑色粪块若干。烦热除，腹满去，喘呕定，汗止神安。改用栀子柏皮汤合猪苓汤方。服6剂，小便畅行，身热尽除。再书方，芦根30g，天花粉15g，淡竹叶9g，浮小麦30g，生甘草12g。煎服代茶。逾4月随访，患者云已遵嘱戒酒，远肥甘厚味，病未再复。王晓萌．经方治验案例三则［J］．河南中医，1985（3）：16.

【辨证思路解析】

病证辨析：患者唇焦，鼻黑，目赤，渴不欲饮，腹硬满，大便难，小便黄浊不利，足下恶风，舌质深红、有裂纹，苔黄厚腻而燥，中有黑苔，脉沉滑数，皆为热盛里实之征。《金匮要略》曰："黄疸腹满，小便不利而赤，自汗出，此为表和里实，当下之，宜大黄硝石汤。"此证虽无身黄症状，但病机与之相同，故治法亦可相通。

病因病机分析：内热泄而复壅，必是气机有所抑遏，不得宣畅。喘呕烦热诸症，可随汗出而减，知肺气未致闭塞，病根不在上焦。腹满便难，是中焦腑实之象；郁冒战汗，乃壅热蓄极而达之兆；渴不欲饮，胸痞苔腻，小便不利，属湿浊内蕴之候。此阳明湿热壅盛，结聚成实之证。实邪中阻则升降气郁，致热闭于上而足下恶风。湿热胶结黏滞，难以随汗外散，故汗，热起伏，辗转发作。汗多伤津，可使燥结益坚；腑实不除，势必遏气化热，更使汗多津耗。患者唇焦、鼻黑、舌裂，已濒肺胃津涸，病从燥化之境。非峻下急夺，荡其瘀垢，不足以泄热存津，解其困厄，故用大黄硝石汤。

治法与方药分析：因为表和无病，里热已成实，故治疗以攻下法通腑泄热，方用大黄硝石汤。方中栀子、黄柏清里泄热，大黄、硝石攻下瘀热，全方共奏清热通便、利湿退黄之功。

【参考病案】郭某，男，48岁，工人，门诊就诊。患者开始发热，恶寒，头眩恶心，继而但热不寒，唯头汗出，心下烦闷，口干渴欲饮，下腹胀满，两胁下胀拒按，大便4日未解，一身面目尽黄，光亮有泽，小便短少，如栀子汁，脉滑数有力。肝功能：黄疸指数52mg/dL，硫酸锌浊度22U，谷丙转氨酶480U/L，脉症合参，系热瘀于内，湿热熏蒸，热盛于湿之"阳黄"。遂投大黄硝石汤合茵陈蒿汤，清泄胆胃湿热，更佐茯苓、扁豆淡渗利湿健脾。方用茵陈18g，栀子18g，大黄9g，黄柏9g，芒硝9g，茯苓18g，扁豆18g。

服5剂后，大便通利，小便转淡黄，腹部微胀，其他证情亦有好转。肝功能化验检查：黄疸指数7mg/dL，硫酸锌浊度15U，谷丙转氨酶185U/L。上方微事增损，去芒硝、大黄，加柴胡6g，胆草5g，以平肝、泄热，勿使乘土，续服8剂。三诊时，诸症已愈，以栀子柏皮汤合参苓白术散，清余邪而调脾胃，续服5剂善后。半月后访已上班工作。李哲夫．黄疸湿热辨［J］．湖北中医杂志，1981（6）：27.

虚劳小建中汤

【原文】男子黄，小便自利，当与虚劳小建中汤。（《金匮要略·黄疸病脉证并治第十五》）

虚劳小建中汤方 桂枝三两（去皮） 甘草三两（炙） 大枣十二枚 芍药六两 生姜三两 胶饴一升

上六味，以水七升，煮取三升，去滓，内胶饴，更上微火消解，温服一升，日三服。

【病机】中焦虚寒，肝脾失和，化源不足。

【应用指征】腹中拘急疼痛，喜温喜按，神疲乏力，虚怯少气；或心中悸动，虚烦不宁，面色无华；或伴四肢酸楚，手足烦热，咽干口燥；舌淡苔白，脉细弦。

【临床应用】①原治中焦虚寒，肝脾不和证。②现代临床本方用于治疗胃及十二指肠溃疡、慢性肝炎、神经衰弱、再生障碍性贫血（再障）、功能性发热属于中气虚寒，阴阳气血失调者。若中焦寒重者，可加干姜以增强温中散寒之力；兼有气滞者，可加木香行气止痛；便溏者，可加白术健脾燥湿止泻；面色萎黄、短气神疲者，可加人参、黄芪、当归以补养气血。

【典型病案】彭某，年20余，身面俱黄，目珠不黄，小便自利，手足烦热，诸医治疗无功。予诊其脉细弱，默思黄疸虽有阴阳之不同，未有目珠不黄、小便自利者。脉证合参，脾属土，为荣之源，而主肌肉，此为脾虚而荣血虚羸，不荣于肌肉，土之本色外越也。《金匮要略》云："男子黄，小便自利，当与虚劳小建中汤。"当从虚劳治例，与小建中汤加参归以益气养荣。10余服，热止黄退。汤万春．万健臣先生医案摘录［J］．中医杂志，1963（9）：25.

【辨证思路解析】

病证辨析：患者就诊时见身面俱黄，而目珠不黄，此外黄疸病由湿热内蕴引起，其症多小便不利，今小便自利而黄不去，可知非湿热黄疸，而为脾胃气虚，肌肤失荣所致。与虚劳小建中汤证所述颇似，故应当诊断为虚黄。

病因病机分析：由于患者脾胃气血虚弱，脾主肌肉，脾虚而气血虚羸，不荣于肌肉，土之本色外越，故见身面俱黄，目珠不黄。但是并不影响膀胱气化，故见小便自利，与黄疸的湿热蕴结导致的小便不利有明显的区别。因此，本病的病机为脾胃气血虚弱。

治法与方药分析：本病属脾胃气血不足，故用小建中汤启生化之源，使气血充盈，气色外荣，则虚黄自退。虚劳小建中汤中重用甘温质润之饴糖为君，温补中焦，缓急止痛。臣以辛温之桂枝温阳气，祛寒邪；酸甘之白芍养营阴，缓肝急，止腹痛。佐以生姜温胃散寒，大枣补脾益气。炙甘草益气和中，调和诸药，是为佐使之用。其中饴糖配桂枝，辛甘化阳，温中焦而补脾虚；芍药配甘草，酸甘化阴，缓肝急而止腹痛。六药合用，温中补虚，缓急之中，蕴有柔肝理脾、益阴和阳之意，用之可使中气强健，阴阳气血生化有源，故以“建中”名之。

【参考病案】李某，女，24岁，1987年6月6日就诊。于6个月前觉吞咽梗阻，食后呕吐，时轻时重；轻时，吞咽饮食困难；重时，稀饭、开水均难咽下，伴胸胁疼痛，失眠易怒。经某医院检查，诊断为贲门失弛缓症。今日因吞咽梗阻，食后呕吐加重，而来就诊。刻下面色苍白，语声低微，倦怠乏力，烦躁易怒，舌质淡嫩，苔少而干，脉细弱。辨证：中焦虚寒，脾胃失健。治法：温中补虚，健脾强胃。小建中汤主之：桂枝30g，白芍60g，炙甘草、大枣、生姜各10g，饴糖100g。8剂后，症状消失，再做食管钡餐检查数次，均未发现异常。魏传余，刘帮林．小建中汤治愈一例贲门失弛缓症［J］．四川中医，1987，5（12）：22.

第二十四章　惊悸吐衄下血胸满瘀血病

《金匮要略·惊悸吐衄下血胸满瘀血病脉证治第十六》论述惊、悸、吐血、衄血、下血和瘀血等病，胸满仅是瘀血的伴见症状，不是独立的疾病。由于上述病证均与心和血脉有密切联系，故合为一篇讨论。

惊与悸有别。惊指惊恐，精神不定，卧起不安；悸是自觉心中跳动不安。惊发于外，多自外来，悸在于内，多自内生。但惊与悸又互有联系，突然受惊必然导致心悸，心悸又易见惊恐，故常惊悸并称。吐血、衄血、下血和瘀血皆为血脉之病，属血证范围，是本篇论述的重点。

桂枝去芍药加蜀漆牡蛎龙骨救逆汤

【原文】火邪者，桂枝去芍药加蜀漆牡蛎龙骨救逆汤主之。(《金匮要略·惊悸吐衄下血胸满瘀血病脉证治第十六》)

桂枝去芍药加蜀漆牡蛎龙骨救逆汤方　桂枝三两（去皮）　甘草二两（炙）　生姜三两　牡蛎五两（熬）　龙骨四两　大枣十二枚　蜀漆三两（洗去腥）

上为末，以水一斗二升，先煮蜀漆，减二升，内诸药，煮取三升，去滓，温服一升。

【病机】火邪强迫发汗，致心阳受损，神气浮越。

【应用指征】但寒不热，或热少寒多，口不渴，胸胁痞满，神疲肢倦，兼见心悸、惊狂、卧起不安、苔白腻等症。

【临床应用】①原治火邪致惊。②现代临床本方常用于治疗冠心病、风湿性心脏病、心脏神经官能症、室性心动过速、心律不齐、心肌缺血、室性早搏、精神分裂症、神经性头痛等，证属心阳虚夹痰浊者。

【典型病案】胡纫秋，于酷热时偶有不适，医用柴、葛、香薷药散之，反恶寒胸痞。更医用枳、朴、槟榔以泻之，势日剧。延孟英视之，自汗不收，肢背极冷，奄奄一息，脉微无神。曰：禀赋素亏，阳气欲脱，此必误认表证使然。予救逆汤加参、芪，服之渐安，继以补气生津，调理匝月而痊。王士雄．王孟英医案［M］．上海：上海科学技术出版社，1989.

【辨证思路解析】

病证辨析：患者先由误汗伤阳，以致恶寒胸痞；又误下伤阳，则阳气欲脱，自汗不敛，肢背极冷，奄奄一息，脉微无神，与桂枝去芍药加蜀漆牡蛎龙骨救逆汤证所述病机颇似，故选用本方加参、芪温阳益气，强心固脱。

病因病机分析：患者由于酷热偶有不适就诊，由于前医误诊，用汗法、下法损伤阳气。阳气虚弱，不能顾护肌表，可见自汗不敛；阳气不足，失于温煦，阳虚则生内寒，故见肢背极冷。阳气不养精神，不能温通血脉，鼓动无力，则见奄奄一息，脉微无神。本病的病机为误治伤阳，阳气欲脱。

治法与方药分析：本病属误治伤阳，阳气欲脱，故治宜温阳镇惊、安神涤痰。方用桂枝去芍药加蜀漆牡蛎龙骨救逆汤。方中桂枝、甘草辛甘化合，以复心阳；生姜、大枣调和营卫，龙骨、牡蛎镇惊安神，摄纳浮阳；心阳既虚，痰浊易阻，故加蜀漆涤痰散结；去芍药者，恐其阴柔酸收，不利于心阳振奋。本案幸得孟英投以救逆汤加参、芪温阳益气，强心固脱，终于力挽狂澜，转危为安。胸痞去芍药，为仲景之法，可见对后世有深远的影响。

【参考病案】董某，男，28岁，因精神受刺激而成疾。自称睡眠不佳，心中烦躁，幻视、幻听、幻觉，有时胆小害怕，有时悲泣欲哭，胸中烦闷，自不能已。视其舌苔白腻而厚，切其脉弦滑。辨为痰热内阻，上扰心宫，而肝气复抑所致。蜀漆6g，黄连9g，大黄9g，生姜9g，桂枝6g，龙骨12g，牡蛎12g，竹茹10g，胆南星10g，菖蒲9g，郁金9g。服2剂而大便作泻，心胸为之舒畅。后用涤痰汤与温胆汤交叉服用而获愈。刘渡舟．新编伤寒论类方［M］．太原：山西人民出版社，1984.

半夏麻黄丸

【原文】心下悸者，半夏麻黄丸主之。(《金匮要略·惊悸吐衄下血胸满瘀血病脉证治第十六》)

半夏麻黄丸方　半夏　麻黄等分

上二味，末之，炼蜜和丸小豆大，饮服三丸，日三服。

【病机】水饮内停，胃阳被遏，心下悸动。

【应用指征】心悸或怔忡，胸闷或胸满，咳唾清痰涎沫，舌淡，苔薄滑，脉沉或滑。

【临床应用】①原治饮邪凌心证。②现代临床本方常用于慢性支气管炎、室性心动过速、心律不齐、心肌炎、风湿性心脏病、支气管哮喘等属水饮内停者。慢性支气管炎偏寒者与三拗汤同用；偏于饮邪而咳者，合用苓甘五味姜辛汤；偏于热咳者，合用麻黄杏仁甘草石膏汤。呕恶者，加陈皮、生姜以降逆行水；兼下肢水肿者，加泽泻、猪苓、车前子等以利水消肿；口渴者，加党参或人参以益气生津。

【典型病案】顾某，男，58岁。入冬以来自觉“心窝部”跳动，曾做心电图，无异常。平时除有老年性慢性支气管炎及血压略偏低外，无他病。脉滑，苔白。予姜半夏、生麻黄各30g，研末和匀，装入胶囊。每日3次，每次2丸，服后心下悸即痊愈。何任．《金匮》摭记（六）［J］．上海中医药杂志，1984（12）：21.

【辨证思路解析】

病证辨析：患者脉滑、苔白，为水饮内停之证。水饮亦可犯肺，故可伴见胸脘痞满，咳唾清痰涎沫，同时患者平时有老年性慢性支气管炎，又心悸入冬而发，阳郁不宣，故用半夏麻黄丸属方证相对，两剂而愈。

病因病机分析：由于患者水饮内停，故可见脉滑、苔白。同时水饮内停，胃阳被遏，故见心下悸动。本病病机属于水饮内停，胃阳被遏。

治法与方药分析：本病属饮邪凌心之证。水饮内停，上凌于心，遏阻心阳，而致心下悸动。治宜温阳化饮，通阳止悸。方用半夏麻黄丸。方中麻黄、半夏，一宣一降，前者宣通肺气，以散水邪；后者和胃降逆，以蠲寒饮。二者相合，用于饮盛而阳郁的病变。又因水饮既积，难以骤除，又麻黄过用，发越津气，故本方以丸剂小量，缓缓图之，可知仲景制方之严谨。

【参考病案】顾某，男，58岁。患者夙有慢性支气管炎，入冬以来，自感心窝部悸动不宁，久不减轻，脉滑，苔白。心电图检查尚属正常。宜蠲饮治之。姜半夏、生麻黄各30g。上两味各研细末和匀，装入胶囊中。每次服2丸，蜜糖冲水吞服，1日3次，胶丸服完后，心下悸动已瘥。又续配一方，以巩固治疗。何若苹．半夏麻黄丸的临床应用［J］．浙江中医杂志，1988（4）：178.

柏叶汤

【原文】吐血不止者，柏叶汤主之。（《金匮要略·惊悸吐衄下血胸满瘀血病脉证治第十六》）

柏叶汤方　柏叶　干姜各三两　艾三把

上三味，以水五升，取马通汁一升，合煮取一升，分温再服。

【病机】中气虚寒，气不摄血。

【应用指征】吐血不止，色暗红，面色苍白或萎黄，舌淡苔黄，脉微弱或虚而无力。

【临床应用】①原治虚寒吐血证。②现代临床本方用于治疗上消化道出血、胃溃疡、十二指肠溃疡、肝硬化、食管静脉曲张出血、肺结核出血、血小板减少性紫癜等，证属中气虚寒，失于统摄者。古人常用马通汁止血，目前常用童便代之，其效亦佳。为了加强本方的止血效果，也可将柏叶、干姜、艾叶三药炒炭应用。

【典型病案】彭某，男，43岁。患支气管扩张、咯血，并有结核病史。一般来说，此类病人多属阴虚血热之体，治宜养阴清肺。但此患者咳痰稀薄，形寒畏冷，舌苔薄白，脉象沉缓。前医用四生丸加白芍、白及、仙鹤草之类，反觉胸闷不适，食纳减少。此肺气虚寒，不能摄血所致。拟温肺摄血。用柏叶汤：侧柏叶12g，干姜炭5g，艾叶3g，童便1杯（兑）。服2剂，咯血已止，仍咳稀痰，继用六君子汤加干姜、细辛、五味子，服3剂，咳嗽减轻，食欲转好。谭日强．金匮要略浅述［M］．北京：人民卫生出版社，1981.

【辨证思路解析】

病证辨析：患者咳痰稀薄，形寒肢冷，舌苔薄白，脉象沉缓，是由肺气虚寒，不能摄血所致咯血。前医反用四生丸来凉血止血，使肺气更加虚寒，反觉胸闷不适，食纳减少，此为误治。

病因病机分析：由于肺气虚寒，不能温化痰饮，故见咳痰稀薄；肺主卫外，肺气虚寒，则失于温煦，故见形寒肢冷；舌苔薄白、脉象沉缓为虚寒之征。本病病机为中气虚寒，气不摄血。

治法与方药分析：本病由中气虚寒，气不摄血所致。治宜温中止血，方用柏叶汤。柏叶汤寒热并用，方中柏叶寒能清热，涩能止血，为君药；干姜、艾叶温经止血，使阳气振奋，摄血归经，为臣佐药；马通汁即白马屎用水化滤其汁，引上逆之血导而下行，为使药。现代多不用马通汁而用童便代之。为了增强本方的止血效果，可将柏叶、干姜、艾三药炒炭应用，并可加入阿胶，疗效当更为确切。

【参考病案】段某，男，38岁，干部，1960年10月1日初诊。旧有胃溃疡病，并有胃出血史，前20日大便检查潜血阳性，近因过度疲劳，加之公出逢大雨受冷，饮葡萄酒一杯后，突然发生吐血不止，精神萎靡。急送某医院，检查为胃出血，经住院治疗两日，大口吐血仍不止，恐导致胃穿孔，决定立即施行手术，迟则将失去手术机会。而患者家属不同意，半夜后请蒲老处一方止血。蒲老曰：吐血已两昼夜，若未穿孔，尚可以服药止之。询其原因，由受寒饮酒致血上溢，未可以凉药止血，宜用《金匮要略》侧柏叶汤，温通胃阳，消瘀止血：侧柏叶9g，炮干姜6g，艾叶6g，浓煎取汁，兑童便60mL，频频服之。次晨往诊，吐血渐止，脉沉细涩，舌质淡，无苔，原方再进，加西洋参12g益气摄血、三七6g（研末吞）止血消瘀，频频服之。次日复诊，血止，神安欲寐，知饥思食，并转矢气，脉两寸微，关尺沉弱，舌质淡无苔。此乃气弱血虚之象，但在大失血之后，脉证相符为吉，治宜温运脾阳，并养荣血，佐以消瘀，逐渐恢复健康。中医研究院．蒲辅周医案［M］．北京：人民卫生出版社，1975.

黄土汤

【原文】下血，先便后血，此远血也，黄土汤主之。（《金匮要略·惊悸吐衄下血胸满瘀血病脉证治第十六》）

黄土汤方 甘草　干地黄　白术　附子（炮）　阿胶　黄芩各三两　灶中黄土半斤

上七味，以水八升，煮取三升，分温二服。

【病机】脾气虚寒，气不摄血。

【应用指征】虚寒便血，血色紫暗，并伴有腹痛，喜温喜按，面色无华，神疲懒言，四肢不温，舌淡，脉细虚无力。

【临床应用】①原治虚寒便血。②现代本方用于各种血证的治疗，如吐血、衄血、崩漏、尿血等，证属脾气虚寒，统摄无权者。出血多者，酌加三七、阿胶、白及、艾叶；气虚甚者，加党参、黄芪；虚寒甚者，加炮姜、肉桂、补骨脂，去黄芩或改用黄芩炭。本方还可加赤石脂，以增强温补涩血之效。

【典型病案】李某，女，46 岁，工人，1971 年 6 月 4 日初诊。素有溃疡病，胃脘刺痛，近半月来大便次数多，如柏油，隐血强阳性，四肢不温，面色苍黄，脉细无力，苔白。治拟温健脾土并止血。处方：炙甘草 9g，白术 12g，伏龙肝 30g，干地黄 12g，制附子 4.5g，炒阿胶 12g，黄芩 9g，党参 9g，白及 9g，三七粉 3g（分吞）。5 剂，药后便次减少，便色转正常。续予调治，隐血转阴。何任 . 金匮要略新解［M］. 杭州：浙江科学技术出版社，1981.

【辨证思路解析】

病证辨析：患者近半月来大便次数多，并伴有出血，同时可见四肢不温、面色苍黄、脉细无力、苔白等脾气虚寒证，与黄土汤证所述颇似，故可诊断为中焦虚寒，气不摄血的虚寒便血证。

病因病机分析：患者素有胃溃疡，胃脘刺痛，久病及脾，致脾气虚寒，失于温运，阴寒内生，故可见四肢不温；脾气不足，运化失职，可见面色苍黄；脾气虚弱，无力统摄血行，而致血溢脉外，出现隐血强阳性；脉细无力、苔白均为脾气虚寒之征。本病的病机是脾气虚寒，气不摄血。

治法与方药分析：本病由中焦脾气虚寒，统摄无权而血渗于下所致。治宜温脾摄血。方用黄土汤。方中灶心土又名伏龙肝，温中涩肠止血；白术、甘草健脾补中；制附子温阳散寒，虽无止血作用，却有助于中阳恢复而起到止血作用；干地黄、阿胶滋阴养血以止血；黄芩苦寒，作为反佐，防温燥动血。药味相协，共奏温中止血之功。再加党参补气摄血，三七、白及祛瘀止血，确有良效。

【参考病案】常某，男，38 岁。患鼻出血 10 多年，每年总有数次发作，每发作一次，连续出血四五天，每日流出量 20 ～ 30mL，经服凉血止血药即愈。近 2 年来病势略有加重，病发作时虽再服前药，也是或效或不效，后改为用西药止血剂，如安络血、仙鹤草素等止血，亦未治愈，仍不断复发。1969 年秋天的一次鼻出血，血量很多，曾用各种止血药品都止不住。当时患者面色苍白，手足厥逆，消化迟滞，脉沉迟无力，舌胖而淡。诊断为中气虚寒，统摄无权，投以黄土汤 1 剂后血即减少，3 剂全止。后用此方加减配制丸药服两三个月，数年来未见复发。赵明锐 . 经方发挥［M］. 太原：山西人民出版社，1982.

泻心汤

【原文】心气不足，吐血，衄血，泻心汤主之。（《金匮要略・惊悸吐衄下血胸满瘀血病脉证治第十六》）

泻心汤方　大黄二两　黄连　黄芩各一两

上三味，以水三升，煮取一升，顿服之。

【病机】心火亢盛，迫血妄行。

【应用指征】吐血衄血，量多，色鲜红，来势急，面红口渴，神烦便秘，舌红苔黄，脉洪数。

【临床应用】①原治热盛吐衄。②现代本方用于治疗多种血证，如吐血、衄血、便血、尿血、紫癜等，证属心火亢盛，迫血妄行者。

【典型病案】张某，男，35岁。患鼻衄不止，症见心烦，口渴饮冷，精神不衰，舌质红，苔黄腻，脉滑数。患者平素嗜酒成癖。四诊合参，证属肺胃火郁，治当清肺火，解郁热，投以仲景大黄黄连泻心汤。方用大黄9g，黄连6g，黄芩9g。用开水浸泡，取汁分3次服。衄止则停服。上方服1剂，鼻衄即止。戴丽三．戴丽三医疗经验选［M］．北京：人民卫生出版社，2011.

【辨证思路解析】

病证辨析：患者症见鼻衄不止、心烦、口渴饮冷、舌质红、苔黄腻、脉滑数等，皆为一派热象，可诊断为热盛鼻衄，证属肺胃火郁。

病因病机分析：由于患者平素嗜酒，积热于内，灼伤阳络，故可见鼻衄不止；心火亢盛，扰乱心神于内，迫血妄行于上，则见心烦不安、口渴饮冷；热盛则苔黄腻、脉滑数。本病病机为肺胃火郁，迫血妄行。

治法与方药分析：本病当属肺胃火郁。治宜清肺火，解郁热。投以仲景大黄黄连泻心汤清热泻火而止血。方中黄连长于泻心火，黄芩泻上焦火，大黄苦寒降泄，三药合用，直折其热，使火降则血亦自止。本方清热止血而无留瘀之弊，故为治疗血热吐衄之良方。

【参考病案】阮某，男，68岁，住院号751995，1975年5月1日初诊。有高血压病史10余年，时常头晕心悸，近来胃脘不适，嘈杂吞酸，昨起大便色黑、量多，曾晕厥1次，口苦，脉弦小，苔黄腻。肝阳上亢，湿热内蕴，阴络损伤而便血，拟苦寒泻火，化湿泄热，方以《金匮》泻心汤加味：炒黄连2.4g，炒黄芩9g，大黄炭6g，槐花炭12g，白及片9g，制半夏9g，佛手片4.5g。3剂。

5月4日二诊，大便先黑后黄，量不多，胸脘不舒，口干苦，脉弦小，苔薄黄腻，肠胃湿热蕴滞尚未清，仍守前法。炒川连2.4g，炒黄芩9g，大黄炭9g，制半夏9g，江枳壳9g，炒槐花12g，焦楂曲各9g。2剂。5月6日三诊，大便色黄，隐血转阴，心腹烦热，口干便艰，脉弦滑，苔黄腻渐化。湿热未净，肝胃不和，拟小陷胸汤加味以宽胸泄热。炒黄连3g，制半夏9g，全栝楼12g，云茯苓9g，川楝子9g，白藜芦9g，佛手片4.5g，火麻仁12g（研）。3剂出院。严世芸．张伯臾医案［M］．上海：上海科学技术出版社，1979.

第二十五章 呕吐哕下利病

呕吐是以胃内容物由口中吐出为主症的疾病。有声有物谓之“呕”，有物无声谓之“吐”。临床呕与吐常兼见，难以截然分开，故合称“呕吐”。哕即呃逆，是指气逆上冲，喉间呃呃连声，声短而频，不能自止。下利包括泄泻和痢疾。泄泻以排便次数增多、粪便稀溏甚至泻出如水样为主；痢疾以腹痛、里急后重、下利赤白脓血为主。上述疾病均与脾胃功能失常相关，常常相互影响，多合并发生。

猪苓散

【原文】呕吐而病在膈上，后思水者，解，急与之。思水者，猪苓散主之。(《金匮要略·呕吐哕下利病脉证治第十七》)

猪苓散方 猪苓 茯苓 白术各等分

上三味，杵为散，饮服方寸匕，日三服。

【病机】饮邪未尽，胃阳未复。

【应用指征】呕吐清稀涎水，呕后喜饮，或胸满，或胸闷，膈间逆满，或口渴，舌淡，苔薄，脉沉。

【临床应用】①原治膈间饮停呕吐证。②现代临床将本方用于急慢性胃炎、神经性呕吐、幽门水肿、心律失常等；此外亦可治疗脾虚泄泻、小儿单纯性消化不良、2型糖尿病、肝硬化腹水等属于脾虚饮停者。

【典型病案】刘某，男，26岁。忽然患腹痛如刀割，腹胀如鼓，大便不通，大渴，床头用釜盛茶水，每饮一大杓，饮下不久即呕出，呕后再饮，寝室满地是水。据西医诊断是“肠套叠”，须大手术，病延至三日，医皆束手，危在旦夕。余诊其脉沉紧而滑，首用白术、茯苓、猪苓各五钱，水煎服1剂，呕渴皆除，大便即通。继用附子粳米汤，腹痛、腹胀等症亦渐痊愈。湖南省中医药研究所.湖南中医医案选辑(第一集)[M].长沙：湖南人民出版社，1960.

【辨证思路解析】

病证辨析：患者大渴，每饮一大杓，饮下不久即呕出，呕后再饮，寝室满地是水，与猪苓散证所述症状相似，当诊为呕吐病；此外，患者腹胀如鼓，脉沉紧而滑，由此可知患者体内应有大量水液停积，故当辨为饮邪停聚。

病因病机分析：患者出现的一系列症状是因为体内有大量的水饮停聚。由于饮邪停聚，阻遏气机，故患者出现腹大如鼓。气机被阻，推动无力，出现大便不通。饮邪困阻脾胃，脾失健运，津液不能上承，故患者大渴，渴则喜饮。旧饮尚未除尽，新饮骤增，胃中停饮上逆而呕。呕后再饮则为停饮从呕吐而去，饮去阳复之征，此时应少少与饮之，令胃气和则愈，而患者却用釜盛茶水，每饮一大杓，因胃弱不能消水，势必造成水饮再滞。脉沉说明病邪在里而不在表；脉紧而滑则是内有饮停的重要表现。综上，其病机为饮停胃肠，困阻脾胃。

治法与方药分析：此属饮邪停聚，困阻脾胃，运化失常，水液代谢障碍。治疗以健脾利水为主要原则，方用猪苓散崇土而逐水。方中用二苓淡渗利水，白术健脾以运湿。配制散剂，取"散者散也"之意，使水去饮散，气行水行，则思水呕吐自解，大便自通。腹胀、腹痛仍轻微存在，故继用附子粳米汤温阳散寒，降逆化饮。方中附子温中散寒止痛，半夏化湿降逆止呕，粳米、甘草、大枣扶益脾胃以缓急，从而缓解患者腹胀、腹痛的症状。

【参考病案】谢某，27 岁，2005 年 4 月 11 日就诊。妊娠 42 天，进食后立即恶心呕吐 4 天，吐出食物，口淡多涎，喜冷饮，饮入则舒，腰酸，舌淡红，苔薄腻，脉细滑。猪苓 12g，白术 12g，茯苓 12g，肉桂 4g，杜仲 10g。3 剂。2005 年 4 月 14 日复诊，恶阻消失，腰痛减轻，无不适，舌脉如上。中药守上方续进 4 剂。2005 年 4 月 18 日三诊，吃水果之后口淡恶心 4 天，舌脉如上。中药守上方加吴茱萸 3g，3 剂。2005 年 4 月 21 日四诊，口淡，进食之后即觉恶心，无嗳气，大便软，舌淡红，苔薄白，脉细。治以温胃清热，健脾化饮。猪苓 12g，白术 12g，茯苓 12g，半夏 12g，炒黄芩 5g，炒黄连 3g，干姜 5g，炙甘草 6g，党参 12g，大枣 6 个，炒粳米 30g。5 剂。服药之后恶阻消失。马大正．经方治疗妊娠恶阻验案 6 则［J］．河南中医，2007（12）：11.

大半夏汤

【原文】胃反呕吐者，大半夏汤主之。(《千金》云：治胃反不受食，食入即吐。《外台》云：治呕心下痞硬者）(《金匮要略·呕吐哕下利病脉证治第十七》)

大半夏汤方 半夏二升（洗完用） 人参三两 白蜜一升

上三味，以水一斗二升，和蜜扬之二百四十遍，煮取二升半，温服一升，余分再服。

【病机】胃阳不足，脾阴亏虚，不能消磨腐熟水饮。

【应用指征】朝食暮吐，或暮食朝吐，或呕吐涎沫，或饮食不消，四肢乏力，懒动，脘腹冷痛，或胸中冷，苔白滑，脉浮涩或弦迟。

【临床应用】①原治脾胃虚寒饮逆证。②现代将本方加减后可治神经性呕吐、急性胃炎、胃及十二指肠溃疡、贲门痉挛、胃扭转、胃癌等。久病血亏而大便如羊屎者，加当归、火麻仁、郁李仁；郁久化热伤阴，热伤阴络而便血，兼见口干者，加黄芩、麦冬、白及；上腹部隐痛，大便色黑而无热者，为气虚便血之证，加生黄芪、白及；胸腹胀满，便秘者，加枳实、厚朴、槟榔；因情志不畅，时发呕吐、嗳气者，加乌药、青皮、陈皮；面色白，畏寒肢冷明显者，加川椒、生姜。

【典型病案】杨某，女，43岁。数年来胃脘胀满，近半年来呕吐清水，伴有眩晕，吐尽水后，眩晕始好，伴有大便秘结，二三日一行，舌胖有齿印，脉弦滑。经某医院诊断为慢性胃炎，幽门不完全梗阻。拟以大半夏汤及苓桂术甘汤加减。处方：制半夏15g，太子参30g，蜂蜜60g，嫩苏梗15g，茯苓15g，桂枝9g，白术9g。方5剂。服药2剂后，呕吐即停止，大便转正常。5剂药尽，病愈，呕吐止，胃不再胀满。姜春华，戴克敏.姜春华经方发挥与应用［M］.北京：中国中医药出版社，2012.

【辨证思路解析】

病证辨析：患者近半年来以呕吐清水为主要症状，与大半夏汤证所述“胃反呕吐”症状相似，可以诊断为呕吐病。患者呕吐物清稀可知为寒性病变，胃脘胀满可知病变部位在胃，同时考虑到患者患病时间较长，且数年来胃脘胀满，正气可能会存在不足，应为虚寒性病变。由此患者应为虚寒胃反型呕吐。

病因病机分析：脾阳不振，运化失司，水饮内停，气机不畅，患者出现胃脘部胀满。舌体胖大有齿印，脉来弦滑，也同样反映出患者体内有大量的水液停积。脾虚不能化气生津，肠道失去津液的濡养，才会伴有大便秘结，二三日一行。患者体内水饮内停，影响脾胃功能，胃气不降反升，故近半年呕吐清水。饮为阴邪，浊邪害清，体内的水饮之邪随呕吐上逆，蒙蔽清窍而致眩晕，吐后饮邪稍减，眩晕始好。综上，其病机为脾阳不振，水饮内停。

治法与方药分析：此乃脾胃素虚，运化失司，水饮停滞。治以温阳化饮，健脾利湿。选用大半夏汤及苓桂术甘汤加减。方用苓桂术甘汤消除痰饮；大半夏汤补中降逆，方中半夏降逆止呕，太子参补虚养胃，蜂蜜甘润缓中；加嫩苏梗理气畅中，共收益气生津、降逆止呕之效。

【参考病案】王某，男，58岁，江苏如皋人。呕吐不食，食则良久吐出，夹有痰饮，大便半月未行，口干思饮，形体消瘦，精神萎靡，言语无力，已历两月。脉象细弱，舌质淡红而干。高年久病，胃气虚弱，脾失运化，痰饮内停，肠中津枯。治欲扶其正而虑助其痰，欲祛其痰而恐肠更燥，欲润其燥而惧呕更著，病极棘手，故拟大半夏汤试服。姜半夏15g，红参10g，水煎取液，兑入白蜜60g，少量多次，频频饮服。3剂后，呕吐渐止，大便亦通，胃气复苏，肠燥得润，转危为安。继用原法调理将息，呕吐不作，大便畅行，体弱渐复，终获痊愈。王兴华，张前德，范建民.张谷才运用经方治疗胃病经验［J］.河北中医，1986(5)：25.

大黄甘草汤

【原文】食已即吐者，大黄甘草汤主之。(《外台》方，又治吐水)(《金匮要略·呕吐哕下利病脉证治第十七》)

大黄甘草汤方　大黄四两　甘草一两

上二味，以水三升，煮取一升，分温再服。

【病机】实热壅阻胃肠，腑气不通，胃气上冲。

【应用指征】食已即吐，口渴，口臭，便秘，口干，口苦，呕吐，或大便干，或心烦，舌红苔黄，脉滑或数。

【临床应用】①原治胃热气逆证。②现代用本方治疗急性胃炎、幽门水肿、食管炎、急性胆囊炎、慢性肾炎、肾病综合征、急性食管炎、传染性脓疱疮等临床表现符合胃热气逆证者。此外，本方加减对疗疮发背、泌尿系感染等亦有良效。本方常用于呕吐属胃肠实热者。呕甚者加竹茹、瓦楞子、芦根等；热甚者加栀子、黄连、黄芩等；大便秘结者加芒硝；吐出物酸苦者，宜合用左金丸。

【典型病案】一少妇妊娠三四月，患食已即吐、吃甚吐甚、吐尽则止。医以妊娠恶阻健脾暖胃治之，其吐更甚。诊之，脉滑而数。此经所谓“一阳病发，其传为膈；三焦火盛，食入还出”，予四物加甘草大黄汤 2 剂而安。此仿古人寓攻于补之意。医贵变通，不可胶柱鼓瑟。处方：熟地、生地、当归各 9 g，甘草、白芍各 4g，大黄 12g，川芎 4g。水煎服。王修善．王修善临证笔记［M］．太原：山西人民出版社，1978.

【辨证思路解析】

病证辨析：患者妊娠三四月，食已即吐，吃甚吐甚，应诊断为妊娠恶阻，医生通过健脾暖胃的方法治疗后，病情反而加重，说明患者并非是脾虚胃寒所致的呕吐，加之脉滑而数是实热的表现，与大黄甘草汤证所述的积热在胃，胃热上冲之呕吐颇似，故应诊为胃肠实热型妊娠恶阻。

病因病机分析：患者因胃肠有实热所致的呕吐。实热壅阻胃肠，胃气不降，加之火性急迫上冲，患者出现食已即吐，吃甚吐甚。热邪鼓动，气盛血涌，血流加速，患者出现数脉；脉来滑利则是妊娠期妇女常见的脉象。综上，其病机为实热壅滞，胃气上逆。

治法与方药分析：本病乃实热壅遏胃肠，胃失和降，胃气上逆。治疗以清热泻实、和胃降逆为主，佐以养血安胎。方用四物汤加大黄甘草汤。大黄甘草汤中大黄荡涤肠胃实热，推陈出新；甘草缓急和胃，安中益气，使攻下而不伤胃。同时在大黄甘草汤的基础上加四物汤以补血止血，防止损伤胎儿。患者处于妊娠这一特殊时期，用药需要格外注意。《素问·六元正纪大论》云：“黄帝问曰：妇人重身，毒之何如？岐伯曰：有故无殒，亦无殒也。帝曰：愿闻其故何谓也？岐伯曰：大积大聚，其可犯也，衰其大半而止，过者死。”殒，损伤之义。这段话的意思是指孕妇患有大积大聚的病时，就可以违反远寒远热的用药原则。在治疗时，使病邪减去其大半就要停药，若过用了，就会使人受伤而死亡。也就是说，妇人妊娠时如确有病邪存在，虽使用峻烈药物，也不会伤害母体，亦不会损伤胎儿。

【参考病案】马某，女，60 岁，2000 年 11 月 24 日初诊。患者食入即吐 3 个月，遇风冷加重，腹胀痛，口干欲饮，失眠，大便干，4 日 1 行，小便量少，舌淡红，苔白燥、有裂纹，脉细弦。生大黄 5g，生甘草 3g，竹茹 6g，荷梗 10g，苏梗、橘叶各 6g，炒谷麦芽各 30g。3 剂。二诊时诉服前方后腹泻 7 次，泻下泡沫样物质，继用方药腹泻轻，现无呕吐，口苦、口干消失，脘腹微痛，腹胀轻，小便量少，纳少，舌淡红中部有裂纹，苔白而燥，脉沉。苍术、厚朴、陈皮各 6g，炙甘草 3g，苏叶、黄连各 2g，石斛 10g，太子参 4g，炒谷麦芽各 30g，以 3 剂调护胃阴而后告愈。侯绍敏．大黄甘草汤治疗呕恶86例观察［J］. 河北中医药，2001，16（4）：28.

茯苓泽泻汤

【原文】胃反，吐而渴，欲饮水者，茯苓泽泻汤主之。（《金匮要略·呕吐哕下利病脉证治第十七》）

茯苓泽泻汤方（《外台》云：治消渴脉绝，胃反吐食之，有小麦一升） 茯苓半斤 泽泻四两 甘草二两 桂枝二两 白术三两 生姜四两

上六味，以水一斗，煮取三升，内泽泻，再煮取二升半，温服八合，日三服。

【病机】胃有停饮，胃失和降，饮随气逆。

【应用指征】呕吐频繁，畏寒，呕后渴欲饮水，或吐出清稀涎水，口淡不渴，舌淡，脉紧或沉。

【临床应用】①原治脾胃寒饮呕渴证。②现代用本方治疗肝硬化腹水、脂肪肝、肝囊肿、慢性肝炎、慢性胃炎、慢性肠炎、神经性呕吐、幽门水肿、慢性肾炎、肾病综合征、泌尿系结石等临床表现符合脾胃寒饮呕渴证者。呕吐甚者，加砂仁、半夏以理气降逆止呕；呕吐清水不止，加吴茱萸以温中降逆止呕；脘腹胀满，苔厚者，去白术，加苍术、厚朴以行气除满；脘闷不食者，加豆蔻、砂仁以化浊开胃。

【典型病案】一妇二十四五，患呕吐，三四日或四五日一发，发必心下痛，如此者二三月，后至每日二发，甚则振寒昏迷，吐后发热。诸医施呕吐之治或驱蛔之药无效。余诊之：渴好汤水甚，因与茯苓泽泻汤，令频服少量，自其夜病势稍缓，二十余日诸症悉退。汤本求真. 皇汉医学［M］. 周子叙译. 北京：人民卫生出版社，1956.

【辨证思路解析】

病证辨析：案中患者呕吐日久为主要症状，应当诊断为呕吐病，再加之渴欲饮水，与茯苓泽泻汤证相似，均表现为“吐而渴，欲饮水”。患者呕吐时伴有心下痛的症状，应为水饮内停，上凌心胸所致，故可以诊断为饮阻气逆之呕吐。

病因病机分析：患者因胃中有停饮，失其和降，饮邪上逆，故呕吐频作。饮停于内，妨碍脾气转输，津液不能布散上达，故渴欲饮水。如此则停水愈多，呕吐愈剧，形成呕吐不止的胃反现象。饮邪上逆，水饮凌心，故患者发必心下痛。严重时，饮邪阻遏阳气，机体失于温煦而振寒，饮邪上蒙清窍而昏迷。吐后饮邪稍减，邪正相争，患者出现发热。综上，其病机为饮阻气逆，上凌心胸。

治法与方药分析：饮邪阻滞，气机上逆，水饮凌心。治以健脾利水，化气散饮。方用茯苓泽泻汤。本方即苓桂术甘汤加泽泻、生姜而成。苓桂术甘汤为仲景治疗中焦停饮的主方。方中用茯苓、泽泻淡渗利水而扶脾，辅以桂枝通阳化气，再加大量生姜温散饮邪，泽泻通利水道，使停饮从小便去之。以其胃中停水，故用小量频服，既有利于药物的吸收，又不至于助长饮邪。

【参考病案】《续建殊录》云：一禅师，平日饮食停滞，胸腹动悸，雷鸣呕吐，腹中痛，志气郁郁不乐。一医与附子粳米汤或半夏泻心汤，不愈。一日呕吐甚，累日绝谷

食，呕吐益甚，服小半夏汤或小半夏加茯苓汤，疲劳日加，烦闷欲死。予投以茯苓泽泻汤，呕吐止，翌日啜粥，不过十日，诸证痊愈。渊雷按：此案必有口渴证，否则投茯苓泽泻汤为尝试而偶中也。初与附子粳米汤不应者，为其腹痛不剧，且无寒证故也。与半夏泻心汤不应者，为其心下不痞硬与腹痛故也。与小半夏及加茯苓汤不应者，为其渴故也。陆渊雷．金匮要略今释［M］．鲍艳举，花宝金，侯炜点校．北京：学苑出版社，2008.

半夏干姜散

【原文】干呕，吐逆，吐涎沫，半夏干姜散主之。(《金匮要略·呕吐哕下利病脉证治第十七》)

半夏干姜散方　半夏　干姜各等分

上二味，杵为散，取方寸匕，浆水一升半，煎取七合，顿服之。

【病机】中阳不足，胃寒气逆。

【应用指征】干呕，或呕吐，吐涎沫，胃脘支结，喜温恶寒，手足不温，舌淡，苔薄白，脉迟或沉。

【临床应用】①原治脾胃饮停吐逆证。②现代用本方治疗急、慢性胃炎，胃或贲门痉挛，胆汁反流性胃炎，食管炎，病毒性心肌炎，前庭神经元炎等，临床表现符合脾胃饮停冲胸证者。

【典型病案】赵某，男，35岁，宁晋县河渠村人，1969年12月1日就诊。患肺结核数年，曾住院数次，近又因咳血而住院，经中西医结合治疗大有好转，但在咳血尚未完全止时，于11月30日回家，因饮食不慎，随即胃脘满闷，将食物全部吐出，遂感胃脘部痞闷，干呕，吐涎沫，口涎增多，随吐随生，而无宁时，且唾液微带甜味，吐唾多时，则现泛泛欲呕，舌淡润无苔，脉沉弱。处方：干姜6g，半夏10g，佩兰叶12g（后入）。水煎服。经服本方后，吐涎沫已愈大半。2剂痊愈，未见任何副作用。孙润斋．运用经方的点滴体会［J］．河北中医，1980（2）：67.

【辨证思路解析】

病证辨析：患者本身患有肺结核病，尚未痊愈，又因饮食不慎导致出现胃脘部的痞闷干呕、吐涎沫等症。据“夫病痼疾加以卒病，当先治其卒病，后乃治其痼疾也”，此次治疗应当注重于患者胃脘部痞闷、干呕、吐涎沫等症，患者脉象沉弱、多涎沫，可知体内阳气不足，再结合半夏干姜散证可知，患者应为阳虚饮停所致的呕吐。

病因病机分析：干呕吐逆与吐涎沫可以同时发生，也可单独出现，在病机上都属于中阳虚弱，温运乏力，寒饮内停，虚寒之气上逆所致。中阳不足，胃寒气逆，则干呕、吐逆；寒饮不化，聚为痰涎，随胃气上逆而出，则口吐涎沫，即所谓“上焦有寒，其口多涎”。综上，其病机为中阳不足，寒饮内盛。

治法与方药分析：此乃中阳不足，运化乏力，寒饮内停，虚寒上逆。治以温中散寒，降逆止呕。方用半夏干姜散加味。方中半夏辛燥，能化痰开结，善降逆气而止呕；

干姜辛热，温胃散寒。两味相伍，温胃化饮止呕。以浆水煮服，取其甘酸能调中止呕；“顿服之”使药力集中而取效捷速。配以佩兰叶则芳香化浊，小其制适可而止，与痼疾亦无碍也。

【参考病案】

1. 口涎多：任某，男，2 岁 4 个月。其母代诉，口涎多及口唇溃疡已年余，经中西药治疗未能有效控制症状，近因病证加重前来诊治。刻诊：口涎较多，口唇有 3 处溃疡，手足不温，舌质淡，苔白略腻，指纹淡滞。辨为脾胃寒饮郁滞证。治当温阳散寒，降逆燥湿。给予半夏干姜散与四逆汤合方：生半夏 10g，干姜 10 g，生川乌 5g，炙甘草 6g。6 剂，第 1 次煎 30 分钟，第 2 次煎 25 分钟，合并药液，每日 1 剂，每次服 5mL，每日服 15 次。用药第 2 日口涎即减少，以前方 6 剂继服。药后口唇溃疡痊愈，以前方 6 剂继服，诸症消除，以前方 3 剂巩固疗效。随访 1 年，一切正常。王付．王付儿科选方用药技巧［M］.2 版．郑州：河南科学技术出版社，2018.

2. 腹胀吐食：孙某，女，1 岁 9 个月。腹胀、食后即吐食已半年余，近因病证加重前来诊治。刻诊：腹胀触之有鼓音，食后吐食，手足不温，舌质淡，苔白略腻，指纹淡红。辨为脾胃寒饮气滞证。治当温阳散寒，降逆燥湿。给予半夏干姜散与橘皮汤合方：生半夏 10 g，干姜 10 g，橘皮 12g，生姜 24 g。6 剂，第 1 次煎 30 分钟，第 2 次煎 25 分钟，合并药液，每日 1 剂，每次服 10mL，每日服 15 次。二诊时诉腹胀基本消除，未再食后即吐食，以前方 6 剂继服。诸症基本消除，以前方 3 剂巩固疗效。随访 1 年，一切正常。王付．王付儿科选方用药技巧［M］.2 版．郑州：河南科学技术出版社，2018.

生姜半夏汤

【原文】病人胸中似喘不喘，似呕不呕，似哕不哕，彻心中愦愦然无奈者，生姜半夏汤主之。(《金匮要略·呕吐哕下利病脉证治第十七》)

生姜半夏汤方 半夏半升 生姜汁一升

上二味，以水三升，煮半夏，取二升，内生姜汁，煮取一升半，小冷，分四服，日三夜一服。止，停后服。

【病机】寒饮搏结胸胃，肺胃气机升降不利，心胸阳气受阻。

【应用指征】胸中烦闷，似喘不喘，胃脘支结，似呕不呕，心下筑筑动，似哕不哕，苔薄白，脉沉或迟。

【临床应用】①原治脾胃饮停冲胸证。②现代用本方治疗急、慢性胃炎，胃或贲门痉挛，胆汁反流性胃炎，食管炎，病毒性心肌炎，前庭神经元炎等，临床表现符合脾胃饮停冲胸证者。

【典型病案】陈某，男，45 天，1995 年 11 月 17 日初诊。近 3 日来不欲吮奶，时吐奶，偶尔吐涎沫，昨晚哭闹甚，欲索一方，苔白，指纹淡红。患儿吐奶当为寒饮阻膈所致，遂予生姜半夏汤：半夏 3g，入煎取汁，加生姜汁 5mL，酌加红糖适量，分 5～6

次灌服，连服2日病愈。张笑平．金匮要略临床新解［M］．合肥：安徽科学技术出版社，2001.

【辨证思路解析】

病证辨析：患儿近日吐奶、吐涎沫，可知为呕吐病；根据小儿食指络脉法可知，指纹淡红乃是寒证的表现。综合来看，与生姜半夏汤证寒饮搏结胸胃所致的似喘不喘、似呕不呕、似哕不哕的病机一致，均为寒饮搏结于胸胃所致，故应当诊断为寒饮搏结于胸胃之呕吐。

病因病机分析：本病因寒饮搏结于胸胃所致。胸为气海，是清气出入升降之道路，且内居心肺，下邻脾胃。寒饮搏结于胸胃，影响脾胃的运化功能，患儿出现近3日不欲饮奶的情况；饮扰于胃，胃失和降，故时吐奶，偶尔吐涎沫；病势欲出不能，欲降不得，以致心胸中烦闷不堪，表现为哭闹不安，欲索一方。苔白、指纹淡红则提示患儿胃寒饮聚集。综上，其病机为寒饮搏结胸胃。

治法与方药分析：此属寒饮内停胸胃，上扰于心。治以辛散寒饮，舒展胸阳，畅达气机。方用生姜半夏汤。本方重用生姜且取汁，在于散饮去结。酌加适量红糖是考虑到患儿年龄尚小，生姜汁过于辛辣，为了取得较好的服用效果所添。“分5～6次灌服”，以免药力过大，反致呕吐，取频服之意，通过药物的持续作用，使寒饮尽散。

【参考病案】陶某，脉左弦坚搏，痰多，食不易运，此郁虑已甚，肝侮脾胃，有年最宜开怀，不致延及噎膈。半夏，姜汁，茯苓，杏仁，郁金，橘红。脉如前，痰气未降。前方去杏仁加白芥子。叶天士．临证指南医案［M］．徐灵胎评．上海：上海人民出版社，1976.

橘皮汤

【原文】干呕，哕，若手足厥者，橘皮汤主之。(《金匮要略·呕吐哕下利病脉证治第十七》)

橘皮汤方 橘皮四两 生姜半斤

上二味，以水七升，煮取三升，温服一升，下咽即愈。

【病机】胃失和降，胃阳被遏。

【应用指征】呕吐，或恶心，或嗳气，脘腹寒痛，受凉呃逆频繁，或手足厥逆，舌淡，苔薄，脉沉紧。

【临床应用】①原治脾胃寒湿气逆证。②现代常将本方用于急性胃炎、幽门不全梗阻、神经性呕吐等胃寒气逆所致的呃逆、呕吐。若呕哕胸满，虚烦不安者，加人参、甘草；里寒甚，四肢厥冷明显者，加吴茱萸、肉桂以温阳散寒降逆；夹有痰滞，脘闷嗳腐，泛吐痰涎，加厚朴、半夏、枳实、陈皮、麦芽等以行气祛痰导滞；兼气机阻滞，胃脘闷胀，呃逆频作，加木香、旋覆花、代赭石以增其理气降逆、和胃止呃之力；哕逆久作不愈，夹瘀血者，酌加桃仁、红花、当归、川芎、丹参。

【典型病案】曾有一男子，于暑月患霍乱，吐泻虽已止，而干呕未除，兼有哕逆，甚至手足微厥，脉细欲绝。更医数人，殆皆附子理中汤及四逆加人参汤，或吴茱萸汤，参附、参姜之类，虽尽其术，不能稍稍容忍。余最后至，诊之，亦所少见，即作橘皮汤，令煮之，斟取澄清，冷热得中，使细细啜之。余亦整日留连病家，再四诊视，甚至药之服法亦不使稍误时刻，减少药能。因是得以安静，遂得救治。汤本求真．皇汉医学［M］．周子叙译．上海：中华书局，1930.

【辨证思路解析】

病证辨析：患者以干呕、哕逆、手足微厥为主要症状，应为胃阳不足所致，前医数人用附子理中汤及四逆加人参汤，或吴茱萸汤、参附、参姜之类皆不奏效，结合与《金匮要略》所述“干呕，哕，若手足厥者，橘皮汤主之”的病证相同，可以推测应为胃阳被遏，寒气上逆所致，故可诊断为胃寒气逆之哕。

病因病机分析：患者干呕与呃逆均是胃气失和，其气上逆所致，但其证候有寒热虚实之分。若寒气滞于胸膈，胸阳不能伸展，寒气上逆则作呕；寒气闭阻于胃，中阳被遏，阳气不能达于四末，则手足厥冷。阳气被遏，鼓动无力，患者的脉象出现细微欲绝。综上，此病机为胃阳被遏，寒气上逆。

治法与方药分析：此属胸中胃阳被遏，胸阳不展，寒气上逆。治以散寒降逆，通阳和胃。方用橘皮汤。方中橘皮理气和胃，生姜散寒降逆止呕，二味合用，使寒去阳通，胃气和降，则干呕、哕与厥冷自愈，故原方后云“下咽即愈”。

【参考病案】1972年秋，某日黄昏后，余自觉有气从胃部上冲，欲呕而不得，欲呃而不能，四肢微冷，病苦难以名状。窃思此乃水饮停于中脘，阻碍气机，欲升不得，欲降不能，阳气不达于四肢之故。遂搜寻橘皮、生姜二物（因时值深秋，已有鲜橘，食橘后留下橘皮，业已干燥；且秋令收获生姜，家有所藏），各取6g许，煎汤温服。药汤下咽须臾，诸症即愈，与数分钟前判若两人，真简便良方也。连建伟．连建伟中医文集［M］．上海：上海科学技术出版社，2004.

橘皮竹茹汤

【原文】哕逆者，橘皮竹茹汤主之。（《金匮要略·呕吐哕下利病脉证治第十七》）

橘皮竹茹汤方 橘皮二升 竹茹二升 大枣三十枚 生姜半斤 甘草五两 人参一两

上六味，以水一斗，煮取三升，温服一升，日三服。

【病机】胃中虚热，气逆上冲。

【应用指征】呃逆不止，或干呕，或神疲，舌红，苔薄黄，脉虚弱。

【临床应用】①原治胃虚夹热呃逆证。②现代将本方常用于慢性消化道疾病、妊娠恶阻、幽门不全梗阻及胃炎之呕吐，以及神经性呕吐、腹部手术后呃逆不止等属于胃虚夹热者。呃逆不止者，加枳实、柿蒂等；胃热较重者，加黄连、栀子；兼痰热者，加竹沥、天竺黄、鱼腥草；兼瘀血者，加桃仁；因呕吐胃阴不足，口渴、舌红苔少、脉细数者，加麦冬、石斛、芦根、沙参以滋养胃阴，降逆止咳。

【典型病案】袁某，女，24岁，1971年4月14日诊。诉急行汗出较多，饮冷开水，即呃逆连声，平素胃弱而饮食不多，宜养胃降逆。处方：橘皮9g，淡竹茹12g，党参12g，炙甘草6g，生姜2片，大枣5枚，柿蒂6g，丁香4.5g。本方仅服1剂，呃即止。老中医经验整理研究小组．何任医案［M］．杭州：浙江科学技术出版社，1978.

【辨证思路解析】

病证辨析：呃逆连声作为患者的主要症状，再加之以饮冷开水可知患者体内应有热邪，结合患者平素胃弱，参照橘皮竹茹汤证可知，此病人应当为胃虚有热之哕逆。

病因病机分析：患者急行汗出是正常的生理现象。体内有热，故喜饮冷；素体胃弱，复有饮冷，寒邪阻遏中焦，胃气上逆，而致呃逆。综上，其病机为胃虚夹热，气逆上冲。

治法与方药分析：此属素体胃虚，体内有热，胃虚夹热上逆。治以温胃散寒，降气止呃。方用橘皮竹茹汤加丁香、柿蒂。方中橘皮理气健胃，和中止呕；生姜降逆开胃；竹茹清热安中，止呕逆；党参、甘草、大枣补虚和中。六味相合，虚热得除，胃气和降，则哕逆自愈。竹茹虽然寒凉，但与大量温热药合用，足以制其寒凉之性，而发挥其降逆止呃的作用。

【参考病案】梅某，女，56岁。眩晕伴呕吐发作已5年，屡治罔效。经某医院诊断为耳源性眩晕。近月来，发作频繁，头晕目眩，常呕吐，面色青黄，脉象弦滑，苔白腻，基部黄。证属痰浊壅阻以致眩晕，宜温化痰浊，以橘皮竹茹及旋覆代赭汤加减：陈皮6g，竹茹9g，旋覆花9g，代赭石15g，生姜3片，大枣4枚。方3剂。药后眩晕呕吐均止，苔腻渐化，唯食量减少。改用香砂六君善其后。随访1年，未复发。姜春华，戴克敏．姜春华经方发挥与应用［M］．北京：中国中医药出版社，2012.

第二十六章　疮痈肠痈浸淫病

疮，古为“创”，《说文解字》云：“创，伤也，疡也。”疮有二意：一为外伤，即所谓“金疮”；一为疮疡之总称。痈分内外：发自体表肌肤者为外痈，如疮痈；生自体内脏腑者为内痈，如肠痈。疮痈，指外部痈肿。浸淫疮为浸淫蔓延、溢出黄水、痛痒难忍的一种皮肤病。疮痈、肠痈、浸淫疮均属于外科疾病。

薏苡附子败酱散

【原文】肠痈之为病，其身甲错，腹皮急，按之濡，如肿状，腹无积聚，身无热，脉数，此为腹内有痈脓，薏苡附子败酱散主之。（《金匮要略·疮痈肠痈浸淫病脉证并治第十八》）

薏苡附子败酱散方　薏苡仁六十分　附子二分　败酱五分

上三味，杵为末，取方寸匕，以水二升，煎减半，顿服。（小便当下）

【病机】痈脓已成，热毒未尽，阳气不行，里虚夹热。

【应用指征】少腹急结不舒，按之有物如肿状，柔软，不大便，或大便不畅，小便尚可，肌肤甲错，舌淡，苔薄白或腻，脉沉。

【临床应用】①原治热毒未尽，里虚夹热证。②现代常将本方用于阑尾脓肿、慢性阑尾炎，也用于腹壁、腹腔、盆腔内的多种慢性化脓性炎症，如慢性盆腔炎、慢性附件炎、卵巢囊肿、前列腺炎、精囊炎。本方还可用于腹部以外的痈脓，如支气管胸膜瘘、肝脓疡等。腹痛甚者加白芍，发热加金银花，局部化脓明显者加天花粉、金银花、白芷，大便干者加大黄，瘀血明显者加桃仁，热毒明显者加蒲公英、紫花地丁、红藤，脘闷口黏纳差者加藿香、砂仁、茯苓，腹胀明显者加木香、厚朴、炒莱菔子等。

【典型病案】顾某，女，38 岁，职工，1978 年 2 月 25 日诊。患肠痈五六年，时发时止，缠绵难愈。近日右下腹又作疼痛，畏寒纳少，脉沉，苔薄白而润，舌边略有瘀点，当用薏苡附子败酱散主之。方用制附子 4.5g，生苡仁 15g，败酱草 15g，红藤 15g，广木香 6g，陈皮 6g。服药 3 剂，右下腹已不觉痛，纳谷如常，畏寒亦除。现腰部酸痛，脉沉细，苔薄白、边青紫，治仿前法加减。方用制附子 4.5g，生苡仁 15g，败酱草 15g，红藤 15g，茯苓 12g，桂枝 4.5g，赤芍 9g，桃仁 9g，丹皮 6g，陈皮 6g。再服 5 剂痊愈。至 1985 年 8 月随访，肠痈未再复发。连建伟．连建伟手书医案［M］．北京：中国中医药出版社，2017.

【辨证思路解析】

病证辨析：患者患肠痈已五六年，时发时止，缠绵难愈，近日又腹痛，加之以畏寒、脉沉、舌苔白润，参考薏苡附子败酱散证所述的痈脓已成，热毒未尽，阳气不行的病证分析可知，这些症状可能与肠痈未愈有关，应当诊断为脓已成之肠痈。

病因病机分析：痈脓已成，阻碍脏腑气血运行，患者出现右下腹疼痛。气血运行受阻，形成血瘀，患者舌边出现瘀点。阳气失于布散，身体失于温煦，故畏寒。脾阳不振，则纳少。脉沉、苔薄白而润则为寒湿内盛之象。其病机为痈脓已成，热毒未尽，阳气不行。

治法与方药分析：此属痈脓郁滞于里，气血运行受阻。治以排脓消肿，行气活血。方用薏苡附子败酱散加木香、陈皮、红藤。方中薏苡仁排脓消肿，开壅利肠；少用附子振奋阳气，辛热散结；佐以败酱草解毒排脓。三味相伍，排脓解毒，散结消肿。加以木香、陈皮增强其理气之功效，以达到气行则血行。加红藤败毒消痈，活血通络。待患者腹痛消失，畏寒解除，唯舌边青紫，再合桂枝茯苓丸方利湿温阳、化瘀活血而获愈。

【参考病案】翟某，女，19岁。于八九岁以来即出现四肢及肩背部皮肤甲错，甲错部分呈盘状型，痒甚。每到夏天即基本上消失，逢冬即又发作，数年来一直如此。1973年求治，细审其症状，患处皮肤异常粗糙，如鱼鳞形状，但与皮癣有明显分别，其他全身皮肤虽不似患处粗糙，但也是干燥，枯涩不润。考虑似仲景所启示的内有瘀血，外失濡养所致的肌肤甲错，遂投以薏苡附子败酱汤：薏苡仁60g，熟附子9g，败酱草30g。连服20余剂后，不仅患处的皮肤改善，瘙痒消失，就连全身皮肤也改变了原来的那种枯涩不润的状态，3年来未发作。到第四年诸症复发如前，又投以上方加减20余剂，痊愈。以后观察数年未见复发。赵明锐．经方发挥［M］．太原：山西人民出版社，1982.

大黄牡丹汤

【原文】肠痈者，少腹肿痞，按之即痛，如淋，小便自调，时时发热，自汗出，复恶寒。其脉迟紧者，脓未成，可下之，当有血。脉洪数者，脓已成，不可下也。大黄牡丹汤主之。(《金匮要略·疮痈肠痈浸淫病脉证并治第十八》)

大黄牡丹汤方　大黄四两　牡丹一两　桃仁五十个　瓜子半升　芒硝三合

上五味，以水六升，煮取一升，去滓，内芒硝，再煎沸，顿服之，有脓当下；如无脓，当下血。

【病机】热毒蓄结肠中，血瘀成痈。

【应用指征】右少腹疼痛拒按，按之痛如淋状，甚则局部肿痞，右腿屈而不伸，伸则痛剧，大便不调，小便自调或黄赤，发热，自汗恶寒，舌红，苔黄腻，脉滑数或涩。

【临床应用】①原治肠痈瘀热证。②现代将本方用于急性阑尾炎，包括急性单纯性阑尾炎、早期化脓性阑尾炎、急性阑尾炎合并局限性腹膜炎、阑尾周围脓肿等，还可用于急性胆囊炎、急性肝脓疡、盆腔残余脓肿、急慢性盆腔炎、血栓性外痔等。腹痛明显者，加芍药、制乳香、制没药以和营止痛；腹胀明显者，加厚朴、木香、枳实、槟榔以宽肠行气，破积去滞；腹部紧张疼痛者，加青皮、延胡索、川楝子以行气止痛；伴大便下血者加地榆、槐角、荆芥炭以凉血止血；脓已成未溃者，加白花蛇舌草、败酱草、薏苡仁、天花粉以清热解毒，消肿排脓；肿块久结不散者，加炮穿山甲、皂角刺、白芷、牡蛎以散结消肿。

【典型病案】齐某，男，28岁。1992年7月9日以粘连性肠梗阻收住院。住院检查摘要：查体温37.5℃，脉搏80次/分，呼吸20次/分，血压16/10.8kPa。红细胞计数4.2×10^{12}/L，白细胞计数11.3×10^{9}/L，中性粒细胞79%。X线腹透示肠腔大量积气。

病程与治疗：患者半年前因患急性化脓性阑尾炎而行阑尾切除术，今腹胀腹痛4小时，呕吐2次，为胃内容物，无矢气，大便2天未下，腹部肠型，肠鸣音亢进。舌质红，苔薄黄而燥，脉弦滑。给予腹部热敷、胃肠减压、补液、灌肠等诸法治疗，5小时病情未见明显好转，在严密观察下给予中药治疗。中医辨证为肠腑不通，气血瘀阻，热毒内结。治宜通腑开结，行气化瘀，清热解毒。方以大黄牡丹皮汤加味：大黄20g，牡丹皮15g，桃仁12g，冬瓜仁30g，芒硝10g（冲），枳实15g，莱菔子30g。水煎250mL，顿服。40分钟转矢气，稍后大便通，先干，后为臭秽稀便，诸症悉除。上方略有出入，继进2剂，观察6天，痊愈出院。随访2年无复发。刘传太.大黄牡丹皮汤验案2则[J].甘肃中医杂志，1996，9（2）：10.

【辨证思路解析】

病证辨析：患者半年前曾患急性化脓性阑尾炎并进行手术切除，现腹胀腹痛，参考大黄牡丹汤证，据肠痈多发于右下腹阑门的角度分析可知，应当为脓未成之肠痈。

病因病机分析：热毒内结，营血瘀滞，肠腑气机失调，经脉不通，故腹胀腹痛；胃失和降，上逆而吐；腑气不畅，故无矢气，大便不下；腹部肠型，肠鸣音亢进，是幽门梗阻的典型表现。舌质红，苔薄黄而燥，脉弦滑，提示患者体内热邪较盛，灼伤津液。其病机为热毒蓄结肠中，血瘀成痈所致。

治法与方药分析：此属热毒内结，气血瘀滞，腑气不畅。治宜通腑开结，行气化瘀，清热解毒。方以大黄牡丹皮汤加味。大黄牡丹汤中大黄、芒硝泄热通腑，逐瘀破结；牡丹皮、桃仁凉血化瘀；瓜子（冬瓜仁）排脓消痈。诸药合用，有泄热通腑、化瘀排脓、消肿散结的作用。加用枳实、莱菔子增强行气之功能。

值得注意的是，临床中治疗肠痈需要把握攻下的时机，通常以脉象来判断肠痈的脓成与否。李时珍《濒湖脉学》论肠痈实热之脉时云“微涩而紧，未脓，当下”，说明此脉乃热伏血瘀，气血郁滞所致。此时虽热毒结聚，气血腐化，但脓尚未成，应急予攻下通腑，荡热逐瘀，消肿排脓，用大黄牡丹汤治之。药后大便带血，为热毒外泄之征。若延至后期，脉见洪数，为热毒已聚，脓已形成，气血已伤，不可再行攻下，以免脓毒溃散。

【参考病案】马某，女，25岁，农民，1977年1月13日诊。产后第16天，近2日来身热，右少腹疼痛难忍，恶露色白，无瘀块，大便2日未解，脉数而涩，苔略黄腻，边有瘀斑。此为瘀热互结下焦，治宜清热化瘀通腑，拟大黄牡丹汤化裁。方用生大黄4.5g（后入），赤芍9g，丹皮9g，冬瓜子12g，生苡仁12g，红藤15g，当归9g，红花4.5g，延胡索9g，山楂炭12g。2剂。患者服药后大便得解，身热腹痛均瘥。连建伟.连建伟中医文集[M].上海：上海科学技术出版社，2004.

第二十七章　妇人妊娠病

妇人妊娠病是指妇女妊娠期间常见的疾病，又称“胎前病”。妊娠病对孕妇的健康及胎儿的发育均有不同程度的影响，甚至会引起堕胎或小产，因此，需要重视妊娠病的防治。常见的妊娠病包括癥病、漏下、妊娠呕吐、腹痛、下血、小便难、水气、胎动不安、伤胎等。妊娠病的治疗原则为治病与安胎并举。临床上凡峻下、滑利、祛瘀、破血、耗气、散气及一切有毒之品都应当慎用或禁用。

桂枝茯苓丸

【原文】妊娠六月动者，前三月经水利时，胎也。下血者，后断三月，衃也。所以血不止者，其癥不去故也。当下其癥，桂枝茯苓丸主之。(《金匮要略·妇人妊娠病脉证并治第二十》)

桂枝茯苓丸方　桂枝　茯苓　牡丹（去心）　桃仁（去皮尖，熬）　芍药各等分

上五味末之，炼蜜和丸，如兔屎大，每日食前服一丸。不知，加至三丸。

【病机】宿有癥积，血瘀内阻，血不归经。

【应用指征】经水漏下不止，血色紫黑晦暗，或经行不定期，或一月再至，或经水不行，或经期正常，少腹痞块，按之坚硬有物，或胎动不安，舌紫或边有瘀斑，脉沉或涩。

【临床应用】①原治（胞宫）癥积证。②凡属瘀阻兼湿滞或瘀痰互结的病证，都可用本方治之。现代临床常用于子宫肌瘤、卵巢囊肿、子宫内膜异位症、乳腺增生、附件炎性包块、前列腺增生、肝囊肿、肝硬变、脂肪肝、输卵管阻塞性不孕症及痛经、闭经、人流术后恶露不尽等符合上述病机者。

【典型病案】刘某，女，30岁，已婚，农民，1998年12月16日初诊。体检B超示右侧输卵管炎性包块8cm×3.3cm。

病程与治疗：患者右下腹疼痛反复半年余，加重10余天，疼痛拒按，面色晦暗，肌肤乏润，头昏乏力，月经淋沥不净，舌质淡红，边有瘀点，脉沉涩。治拟活血散结，破瘀消癥，佐以益气。予桂枝茯苓丸加味：桂枝10g，云苓15g，丹皮6g，桃仁6g，赤芍10g，红藤20g，黄芪20g，刘寄奴10g，延胡索6g，山甲珠5g。每日1剂。连服1个月后，患者自觉右侧下腹疼痛明显减轻，精神较佳，面转红润。于1999年1月25日经净后复查B超示右侧附件炎性包块，约4.2cm×2.8cm。续守原方服用1个月，右下腹痛完全消失，经期正常，神清气爽。于1999年2月23日经净后复查B超提示子宫

附件正常。江南．桂枝茯苓丸加味治附件炎性包块98例［J］. 江西中医药,2000,4(31):25.

【辨证思路解析】

病证辨析：患者经B超检查发现右侧输卵管有炎性包块，还有腹痛，经行异常，舌边有瘀点，同时参考桂枝茯苓丸证条文，可以诊断为癥病。

病因病机分析：内有癥积，血瘀内阻，故腹部疼痛、拒按；瘀血内阻，则舌边有瘀点，脉沉涩；血不归经，则月经淋沥不尽；面色晦暗，肌肤乏润，头昏乏力，则是患病日久，稍有虚象。其病机为宿有癥积，血瘀内阻，血不归经。

治法与方药分析：病属癥积于内，气血瘀滞，血不归经。治以活血散结，破瘀消癥，佐以益气。予桂枝茯苓丸加味。方中桂枝、赤芍通调血脉；牡丹皮、桃仁活血化瘀；茯苓渗湿利水；红藤、黄芪佐以益气养血；延胡索、山甲珠、刘寄奴行气活血消痈。使用丸剂，意在缓消癥积。因癥积为有形痼疾，非短期能除。若用汤剂，既恐药力偏急，久服伤正，又虑服之不便而难以坚持，故多选择丸剂。

【参考病案】陈某，女，成年，已婚，1963年5月7日初诊。自本年3月底足月初产后，至今4旬恶露未尽，量不多，色淡红，有时有紫色小血块，并从产后起腰酸痛，周身按之痛，下半身尤甚，有时左少腹痛，左腰至大腿上三分之一处有静脉曲张，食欲欠佳，大便溏，小便黄，睡眠尚可，面色不泽，脉上盛下不足，右关弦迟，左关弦大，寸尺俱沉涩，舌质淡红无苔。由产后调理失宜，以致营卫不和，气血紊乱，恶露不化。治宜调营卫，和血消瘀。处方：桂枝4.5g，白芍6g，茯苓9g，炒丹皮3g，桃仁3g（去皮），炮姜2.4g，大枣4枚。服5剂。16日复诊，服药后恶露已净，少腹及腰腿痛均消失，食欲好转，二便正常，脉沉弦微数，舌淡无苔。瘀滞已消，宜气血双补，十全大补丸40丸，每日早晚各服1丸，服后已恢复正常。中医研究院．蒲辅周医案［M］. 北京：人民卫生出版社，1975.

芎归胶艾汤

【原文】师曰：妇人有漏下者，有半产后因续下血都不绝者，有妊娠下血者，假令妊娠腹中痛，为胞阻，胶艾汤主之。(《金匮要略·妇人妊娠病脉证并治第二十》)

妇人陷经，漏下黑不解，胶姜汤主之。(臣亿等校诸本无胶姜汤方，想是前妊娠中胶艾汤)(《金匮要略·妇人杂病脉证并治第二十二》)

芎归胶艾汤方（一方加干姜一两，胡氏治妇人胞动，无干姜） 芎䓖二两 阿胶二两 甘草二两 艾叶三两 当归三两 芍药四两 干地黄四两

上七味，以水五升，清酒三升，合煮取三升，去滓，内胶，令消尽，温服一升，日三服。不差，更作。

【病机】冲任虚损，血虚兼寒。

【应用指征】出血，或经血淋沥不止，或崩漏，色淡质稀，或久不受孕，头晕目眩，心悸失眠，面色无华，两目干涩，舌淡，苔薄，脉弱。

【临床应用】①原治血虚出血证。②现代本方用于多种妇科出血病，包括崩漏、产后恶露不绝、胎漏、胎动不安、滑胎等，涉及功能性子宫出血、先兆流产、习惯性流产等疾病。其病机多与冲任脉虚、气血两亏、血分虚寒有关，临床应随症化裁。腹不痛者，可去川芎；血多者，酌减当归用量，并加贯众炭、地榆炭；气虚伴少腹下坠者，加党参、黄芪、升麻；腰酸痛者，加杜仲、川续断、桑寄生；胎动不安者，加苎麻根。本方还可用于治疗胎位不正等。

【典型病案】刘某，女，24岁，工人，结婚两年，婚后未采取任何避孕措施，分别于1996年2月和1996年9月流产两胎，均为孕80天左右时流产。末次月经1997年3月2日，已停经48天，查尿妊娠试验为阳性。入院前两天因劳累后出现阴道少许出血，色淡红，腰酸痛，小腹略感坠痛。入院时上述症状仍在，面黄少华，肢软乏力，轻度恶心，纳食一般，小便正常，大便略结，舌质淡红，苔薄黄，脉细滑。证属血虚肾亏，冲任不固，即予胶艾合剂（阿胶珠、艾叶炭、当归身、白芍、熟地、川芎、炙甘草、菟丝子、桑寄生、川续断、黄芩）30mL口服，每天3次。服药3天，阴道出血即止，腹部坠感消失。继续给予胶艾合剂30mL，每天2次，口服。服药15天，患者阴道一直无出血，腰腹不痛，早孕反应存。B超检查示早孕存活。改为胶艾合剂20mL，每天2次，口服。持续1个月，症状完全消失。出院时已孕3月余，B超示胎儿存活。1年后随访，足月顺产一女婴，生长发育均正常。王敏，高巍，程群.胶艾合剂治疗先兆流产临床疗效观察［J］.时珍国医国药，2000，11（5）：452.

【辨证思路解析】

病证辨析：患者尿妊娠试验阳性，阴道少许出血，腰酸痛，小腹坠胀，参考《金匮要略》芎归胶艾汤证所述，应为胞阻。再依据入院时面黄少华、肢软乏力等，辨证为血虚肾亏。

病因病机分析：冲为血海，任主胞胎，冲任虚而不固，胎失所系，故妊娠下血，小腹坠疼。下血色淡红、面黄少华提示患者可能存在血虚。腰酸痛、肢软乏力则是肾精不足的外在症状。其病机为血虚肾亏，冲任不固。

治法与方药分析：病属冲任不固，胎失所固，血虚精亏。治以养血止血，固经安胎，调补冲任。方用胶艾合剂。方中阿胶补血止血；艾叶温经止血，两药均能安胎。干地黄、白芍、当归、川芎养血和血。甘草调和诸药。加用菟丝子、桑寄生、川续断增强其补肝肾之功。诸药合用，具有养血止血、固经安胎、调补冲任之功。患者处于妊娠这一特殊时期，在治疗的同时需要密切观察胎儿的情况，做到止血与安胎兼顾。

【参考病案】一妇30余岁，患小产7个月之胎4次，质亏，半产多胎，气随血脱，难以收禁也。今孕已6个月，又感不虞。腹中隐痛，有时漏血点滴，形倦乏力，六脉微弱。因气血俱虚，治以增损胶艾四物汤：熟地18g，当归12g，山药、白术各9g，川芎、炙甘草各3g，贡胶、炒杜仲、续断、枸杞各6g，炒艾叶、黑芥穗各5g。2剂后，再服泰山磐石丸：炒山药、炒杜仲、续断各60g，共为细末，蜜丸如梧桐子大，每服50丸，早晚空心开水送下。身体健康，精神倍增，10个月满分娩，子母平安。王修善.王修善临证笔记［M］.太原：山西人民出版社，1978.

当归芍药散

【原文】妇人怀娠，腹中㽲痛，当归芍药散主之。(《金匮要略·妇人妊娠病脉证并治第二十》)

妇人腹中诸疾痛，当归芍药散主之。(《金匮要略·妇人杂病脉证并治第二十二》)

当归芍药散方 当归三两 芍药一斤 茯苓四两 白术四两 泽泻半斤 芎䓖半斤（一作三两）

上六味，杵为散，取方寸匕，酒和，日三服。

【病机】肝脾失调，气郁血滞湿阻。

【应用指征】脘腹疼痛，或小腹疼痛，或腹中急痛，或绵绵作痛，胁肋胀痛，饮食减退，大便不调，头目眩晕，情志不畅，四肢困乏，舌淡，苔薄白，脉沉弦。

【临床应用】①原治肝脾气血虚证。②现代本方广泛用于妇科、内科、五官科、外科等病证，但其病机都属肝脾失调，气郁血滞湿阻。妇科病如胎位不正可加续断、菟丝子、桑寄生、大腹皮、苏叶、陈皮等，先兆流产可加川续断、桑寄生、菟丝子、苎麻根，功能性子宫出血及多种原因引起的阴道出血可加茜草、仙鹤草、黑蒲黄等，慢性盆腔炎可加白花蛇舌草、红藤、薏苡仁，特发性浮肿、妊娠高血压综合征、羊水过多等可加猪苓、陈皮、大腹皮、广木香、砂仁。

【典型病案】宋某，女，26 岁。怀孕 7 个月，时感腹中拘急，绵绵作痛，食欲不振，双下肢浮肿已月余，按之凹陷不起，舌淡苔白润，脉弦滑。系妊娠肝脾不和的腹痛证，用当归芍药散改散为汤：当归 9g，芍药 24g，川芎 6g，茯苓 15g，泽泻 15g，白术 12g。5 剂后腹痛消失，双下肢浮肿渐退。继服 3 剂，诸症悉除，足月顺产 1 子。李翠萍，马文侠.《金匮》方治疗妇科肝病举隅［J］. 国医论坛，1987（4）：38.

【辨证思路解析】

病证辨析：患者以妊娠期间腹中拘急、绵绵作痛作为主要症状，故应诊为腹痛病。食欲不振，双下肢浮肿，脉弦滑，则是脾虚湿盛的典型表现，同时参考《金匮要略》当归芍药散证所述可知，应当为肝脾失调之腹痛。

病因病机分析：肝藏血，主疏泄，脾主运化水湿，妊娠时血聚胞宫养胎，肝血相对不足，则肝失调畅而气郁血滞，木不疏土，脾虚失运则湿生。脾失健运则患者食欲不振，湿邪下注则下肢浮肿、按之凹陷不起。苔白润、脉滑是体内湿邪偏盛的重要表现。腹中拘急、脉弦则是肝失疏泄的重要表现。因此，其病机为肝脾失调，气郁血滞湿阻。

治法与方药分析：病属肝失疏泄，气郁血滞，肝木乘脾，脾虚湿盛。治以养血调肝，渗湿健脾。方用当归芍药汤。方中重用芍药补养肝血，缓急止痛；当归助芍药补养肝血；川芎行血中之滞气，三药共以调肝。泽泻用量亦较重，意在渗利湿浊；白术、茯苓健脾除湿，三者合以治脾。肝血足则气条达，脾运健则湿邪除。

【参考病案】高某，女，32 岁。初诊：1978 年 6 月 14 日。妊娠 5 个月，腹痛阵作，带下频作，便溏足肿，脉濡弱，舌胖，检血象血色素（血红蛋白）偏低，宜疏肝健脾益血。处方：当归身 9g，白芍 15g，川芎 4.5g，土炒白术 12g，太子参 9g，带皮苓 12g，泽泻 6g，炙甘草 6g，广木香 6g，山药 15g。3 剂。6 月 18 日复诊，上方服后腹痛明显减轻，带下亦减，大便正常，原方加减：太子参 9g，当归身 9g，白芍 15g，川芎 4.5g，茯苓 9g，炒白术 12g，泽泻 6g，山药 15g，陈皮 3g。3 剂。老中医经验整理研究小组．何任医案［M］．杭州：浙江科学技术出版社，1978.

干姜人参半夏丸

【原文】妊娠呕吐不止，干姜人参半夏丸主之。(《金匮要略·妇人妊娠病脉证并治第二十》)

干姜人参半夏丸方　干姜一两　人参一两　半夏二两

上三味，末之，以生姜汁糊为丸，如梧子大，饮服十丸，日三服。

【病机】寒饮中阻，脾胃虚寒。

【应用指征】呕吐频繁，或干呕不止，恶心，食欲减退，头晕，倦怠嗜卧，四肢不温，乏力，舌淡，苔白，脉弱。

【临床应用】①原治（妊娠）脾胃虚寒饮逆证。②现代临床将本方主要用于脾胃虚寒、痰饮上逆之妊娠恶阻，常加陈皮、白术、砂仁等。若兼伤阴者，可加石斛、乌梅。本方也可治疗寒饮停胃的腹痛、呕吐、痞证、眩晕等，常合苓桂术甘汤。

【典型病案】林某，26 岁。停经 2 月，开始胃纳不佳，饮食无味，倦怠嗜卧，晨起头晕恶心，干呕吐逆，口涎增多，时或吐出痰涎宿食。根据经验自知是妊娠恶阻，认为恶阻乃妊娠常事，未加适当处理。延时将近一月，渐至水饮不进，食入则吐，所吐皆痰涎清水，稀薄澄澈，动则头晕，甚则呕吐，始延诊治。诊其脉虽细，但滑象明显，面色苍白，形容憔悴，羸瘦衰弱，无力以动，闭眼畏光，面里卧，唇舌色淡，苔白而滑，口中和，四末冷，胸脘痞塞不舒，二便如常而量少。脉症合参，一派虚寒之象毕露。遂拟干姜 4.5g，党参 9g，半夏 4.5g。水煎，日 1 剂。连服 3 剂，呕吐大减，略能进食稀粥和汤饮。再服 3 剂，呕吐俱停，但饮食尚少，继以五味异功散调理而安。7 个月后顺产一男婴。林善星．应用干姜人参半夏汤的一些经验［J］．中医杂志，1964（9）：31.

【辨证思路解析】

病证辨析：患者妊娠期间出现水饮不进、食入则吐、所吐皆痰涎清水、稀薄澄澈、动则头晕，甚则呕吐等症状，再参考《金匮要略》干姜人参半夏丸证所述，应诊断为妊娠恶阻重症。

病因病机分析：饮邪中阻，影响脾胃运化功能，再加未及时治疗所致水饮不进，食入则吐，甚则呕吐。脾胃虚寒，所吐皆痰涎清水，稀薄澄澈。饮邪上逆，清阳不升，动则头晕。病程日久，脾虚气血生化无源，故面色苍白，形容憔悴，羸瘦衰弱，无力以动，闭眼畏光，面里卧，唇舌色淡。脾主四肢，脾胃虚寒，饮停中焦，阳气失于布散，故四末冷。饮邪阻遏，气机不畅，则胸脘痞塞不舒。其病机为寒饮中阻，脾胃虚寒。

治法与方药分析：病属寒饮内停中焦，阻遏阳气，脾胃虚寒。治以温中散寒，化饮降逆。选用干姜人参半夏汤。方中干姜温中散寒，人参扶正补虚，半夏蠲饮降逆，和胃止呕。三药合用，共奏温中散寒、化饮降逆之功。妊娠时应慎用半夏。对于用半夏治疗妊娠恶阻，历代医家均有争议。后世一些医家曾将其列为妊娠忌药，然半夏止呕作用明显，凡属胃虚寒饮的恶阻，临证也可谨慎使用。需要注意的是，一要使用制半夏，且剂量严格按照《中国药典》规定使用。二要与人参（或党参）、白术、甘草、干姜、生姜等配伍应用。

【参考病案】郭某，女，成人，已婚。初诊日期：1959年6月18日。现妊娠1个半月，停经30天即有泛恶呕吐，近4天加重，不能进饮食，呕吐黄水，头晕，大便干燥，舌苔薄腻，根微黄垢，脉软滑微数。辨证：肝胃气逆，痰浊不降。治法：和肝胃，降痰浊。方药：北秫米12g，清半夏9g。2剂。6月20日二诊，入院后服药仍吐，心中烦热，口干且苦，但喜热饮，胃脘作痛，少腹胀坠，舌苔淡黄腻，根微垢，脉左细弦数，右滑数。病因痰湿中阻，胃浊不降，治以益气温中，化痰降浊。党参3g，干姜3g，清半夏3g。3味研末，早晚各服1.5g。服前再加生姜汁4滴，调和徐服。服上药后，呕吐止，诸恙渐安，以后未再服药。中国中医研究院西苑医院.钱伯煊妇科医案［M］.北京：人民卫生出版社，1980.

当归贝母苦参丸

【原文】妊娠小便难，饮食如故，当归贝母苦参丸主之。（《金匮要略·妇人妊娠病脉证并治第二十》）

当归贝母苦参丸方（男子加滑石半两）　当归　贝母　苦参各四两

上三味，末之，炼蜜丸如小豆大，饮服三丸，加至十丸。

【病机】血虚热郁，虚实夹杂。

【应用指征】小便难或不利，或涩痛，少腹胀痛，或空痛，面色不荣，舌淡红，苔薄，脉弱。

【临床应用】①原治膀胱湿热血虚证。②现代本方除能治疗妊娠膀胱炎、妊娠尿潴留外，还可用于慢性支气管炎、肾盂肾炎、盆腔炎、附件炎、急慢性前列腺炎等疾病，运用时应随证加味。如治疗妊娠膀胱炎，偏阴虚者可加生地黄、枸杞子、车前子、泽泻；偏实热者，可加黄柏、淡竹叶、瓜蒌；兼气虚者，可加黄芪、党参、川续断等。

【典型病案】樊某，青年农妇也。劬劳家务，又常作业田间，以家贫，不如是助理，一家未能温饱，故不怀一日告劳也。但其体素不健，疾病时罹，迭来就治，皆数药而安，信甚笃。1944年夏伤于湿热，饮食如常，而小便不利，有涩痛感。时余客零未归，求治于李医，认为湿热所致，先服五苓散去桂加滑石不应，易服八正散亦不应，迁延半月，精神饮食减退，肢倦无力，不能再事劳作。闻吾归，邀为之治，切脉细滑，面色惨淡，气促不续，口干微咳，少腹胀痛，大便黄燥，小便不利而疼。此下焦湿热与上焦肺气不宣，上下失调，故尿闭不通。如仅着重下焦湿热，徒利何益。因师古人上通下利之旨，用宣肺开窍诸品，佐渗利清热药为引导，当可收桴鼓之效。拟用当归贝母苦参丸（改汤）加桔梗、白蔻、鸡苏散等，是以桔、贝、蔻仁开提肺窍，苦参、鸡苏散入膀胱清热利水，当归滋血以补不足。此与头痛医头者大相径庭。果2剂而小便通利，不咳，尿黄而多，此湿热下降之征兆。更以猪苓汤加海金沙、瞿麦滋阴利水，清除积热，数剂小便清，饮食进，略为清补而安。赵守真．治验回忆录［M］．北京：人民卫生出版社，1962.

【辨证思路解析】

病证辨析：患者以小便不利、有涩痛感为主要的症状，与当归贝母苦参丸证所述的“小便难”症状相似，应当诊断为小便难；病位在膀胱，又因夏季感受湿热之邪，加之患者面色苍白，应膀胱湿热血虚，气促不续，口干微咳，为肺热气郁之象，应诊为上下失调之小便难。

病因病机分析：患者平素劬劳家务，又常作业田间，家贫，未能温饱，加之以体素不健，疾病时罹说明患者是正虚体质，此次发病乃感受夏季湿热之邪，迁延日久所致。患者面色惨淡为血虚之象。患者出现大便黄燥一派腑实之象，实乃虚实夹杂之象。患者夏伤于湿热，湿热之邪不在中焦，反结于下焦，影响膀胱的气化功能，故少腹胀痛。肺热气郁，通调失职，则气促不续，口干微咳。下焦湿热与上焦肺气不宣，上下失调，小便不利，有涩痛感。病程迁延日久，损伤人体正气，患者出现精神、饮食减退，肢倦无力。其病机为湿热内结，上下失司。

治法与方药分析：病属湿热蕴结膀胱，肺热气郁，上下失调。治以宣肺开窍，佐以渗利清热。方用当归贝母苦参丸（改汤）加桔梗、白蔻、鸡苏散等，方中桔梗、贝母、白蔻开提肺窍，苦参、鸡苏散入膀胱清热利水，当归滋血以补不足。诸药合用，使血虚得补，热郁得开，湿热得除，水道通调，则小便自能畅利。

【参考病案】

1. 妊娠小便难：一妇妊娠，忽然点滴不下，困惫异常，以当归贝母苦参汤：当归、贝母、苦参各9g，水煎空心服。服之而愈。王修善．王修善临证笔记［M］．太原：山西人民出版社，1978.

2. 妊娠大便难：李某，女，21岁，住醴陵县东堡乡，于1958年8月16日门诊。素体阴虚，肝脾蕴热，妊娠7个月，大便难，小便利。小腹胀坠，阴户肿痛，体温37.4℃，脉弦滑，苔黄白。拟金匮法加减：苦参15g，当归6g，尖贝4.5g，杭芍12g，川芎6g，生地9g，泽泻9g，茯苓9g。未来复诊，后经访问，云服药3剂而愈。萧龙友．现代医案选（第一辑）［M］．北京：人民卫生出版社，1960.

葵子茯苓散

【原文】妊娠有水气，身重，小便不利。洒淅恶寒，起即头眩，葵子茯苓散主之。（《金匮要略·妇人妊娠病脉证并治第二十》）

葵子茯苓散方　葵子一斤　茯苓三两

上二味，杵为散，饮服方寸匕，日三服，小便利则愈。

【病机】气化受阻，水湿内停。

【应用指征】小便不利，洒淅恶寒，起即头眩，少腹胀满，身重，或水肿，舌淡，苔薄，脉沉。

【临床应用】①原治膀胱阳郁水气证。②现代临床本方用于治疗膀胱炎、尿道炎、肾盂肾炎、高血压、脂肪肝、妊娠中毒症等临床表现符合阳郁水气证者。若见腹满，可加紫苏、砂仁；头面、四肢皆肿者，可加泽泻、猪苓；喘者，可加葶苈子、桑白皮。本方亦可与当归贝母苦参丸合用，治疗急性肾炎。

【典型病案】袁某，23 岁。产后次晨即发现小便点滴而下，渐次闭塞不通，小腹胀急疼痛，西医拟诊为膀胱麻痹、尿路感染，经用青霉素、庆大霉素、新斯的明、乌洛托品等药，治疗 5 天未效，无奈放置导尿管以缓解小腹胀痛之苦。闻其语言低弱，少气懒言；观其面色少华，舌质淡，苔薄白；察其脉缓弱。处方：炒冬葵子（杵碎）、云茯苓、党参各 30g，黄芪 60g，焦白术 12g，桔梗 3g。1 剂服后，小便即畅通自如，小腹亦无胀急疼痛感。3 剂服完，诸症悉除，一如常人。哈孝贤，哈小博．金匮妇人篇集义［M］．北京：中国医药科技出版社，2007.

【辨证思路解析】

病证辨析：患者产后出现小便点滴而下，渐次闭塞不通，与《金匮要略》葵子茯苓散证所述的症状相似，应诊为产后小便不通。小腹胀急疼痛，应为膀胱气化失司，故应诊为气化失司之小便不通。

病因病机分析：产时易失血耗气，致肺脾气虚。脾主运化水饮，脾能将水饮化为津液，“脾气散精，上输于肺”，通过肺气宣降输布全身。肺脾功能失调，通调水道功能失司，水液停聚，膀胱气化不利，出现小便不通。膀胱气机运行失常，则小腹胀急疼痛。面色少华，舌质淡，苔薄白，脉缓弱，可知为气血亏虚，乃产时失血所致。其病机为气化受阻，水湿内停。

治法与方药分析：病属膀胱气化受阻，水湿内停，小便不通。治以化气行水，滑利窍道。方用葵子茯苓散加减。方中冬葵子滑利通窍，茯苓淡渗利水，两药合用，水湿去而阳气宣通，气化恢复正常。加桔梗提壶揭盖，以利通调水道；参、术、芪补益脾肺之气虚，助膀胱气化复元，故小便自通。

【参考病案】

1. 病案一：蒋某，32 岁。1996 年 3 月 18 日上午 9 ：20，产房特邀会诊。患者系经产妇，今产后 2 时许，胞衣未能娩出，阴道出血量很少，有时甚至不见出血，腹部显觉增大，按压腹部或子宫部位，有大量血块或血液涌出，血色淡红，小腹微胀，面色白，头晕心悸，神疲气短，汗出肢冷，舌质淡，苔薄白，脉虚弱而涩。处方：炒冬葵子 30g（杵碎），云茯苓 30g，红参片 10g，明附片 10g（先煎），炙黄芪 60g，炙甘草 6g。1 剂，煎两服，上午 11 ：40 时服头煎，药后自觉头晕心悸、神疲气短、汗出肢冷好转，下午 4 ：30 时服二煎，下午 6 ：10 时胞衣自下，出血量约 50mL。为善后起见，又继服 2 剂而康复。周德清，王乃汉．葵子茯苓散在产后病中的活用实例［J］．浙江中医杂志，1997（7）：309.

2. 病案二：洪某，男性，51岁。腰部肾区绞痛，经常性反复发作已2年。今腰部左肾区阵发性绞痛，痛时面色苍白、冷汗、四肢冰凉，脉沉弱，舌质淡白，舌体肥胖。经B超提示左肾下极1.8cm×0.8cm结石，诊为气血两虚型肾结石，采用葵子茯苓散加味：茯苓20g，冬葵子30g，金钱草20g，海金沙30g，炒鸡内金20g，鱼脑石10g，王不留行20g，赤芍20g，党参30g，甘草10g，硝石10g，虎碧10g（研末另冲）。水煎服，每日1剂。连服10剂，症状全部消失，经B超检查示结石消失。随访2年未见复发。钟相根．大国医系列之传世名方·张仲景传世名方［M］．北京：中国医药科技出版社，2013.

当归散

【原文】妇人妊娠，宜常服当归散主之。(《金匮要略·妇人妊娠病脉证并治第二十》)

当归散方 当归 黄芩 芍药 芎䓖各一斤 白术半斤

上五味，杵为散，酒饮服方寸匕，日再服。妊娠常服即易产，胎无疾苦。产后百病悉主之。

【病机】血虚湿热。

【应用指征】面色不荣，指甲不泽，肌肤枯燥，头晕目眩，心烦，手足心热，失眠，或妊娠腹痛，舌淡红，苔薄略黄，脉弱。

【临床应用】①原治血虚夹热证。②现代临床本方用于习惯性流产、先兆流产、月经不调、过敏性血小板减少、再生障碍性贫血、点状角膜炎等临床表现符合血虚夹热证者。本方加补肾之品，如生地黄、熟地黄、桑寄生、续断、菟丝子、阿胶、杜仲等，可预防习惯性流产。本方加茵陈蒿、大黄、丹参等，预防母婴血型不合之新生儿溶血病。

【典型病案】一妇年三十余，或经住，或成形未具，其胎必堕。察其性急多怒，色黑气实，此相火太盛，不能生气化胎，反食气伤精故也。因令住经第三月，用黄芩、白术、当归、甘草，服至三月尽止药，后生一子。俞震．古今医案按［M］．达美君校注．北京：中国中医药出版社，1998.

【辨证思路解析】

病证辨析：本病为血虚夹热之堕胎，与《金匮要略》当归散方所述证型相似。患者性急多怒，乃是火热之邪上扰所致。妊娠期间，血液下注胞宫以养胎元，母体容易出现血虚。综上所述，应诊断为血虚夹热之堕胎。

病因病机分析：妊娠之后，母血养胎，故易致血虚；胎元渐充，每易阻滞气机，进而停湿化热。热扰心神，则患者性急多怒。火热邪气入于血脉，轻则加速血行而脉数，重者灼伤脉络，迫血妄行，引起各种血证，出现堕胎。病机为血虚气滞，郁而化热。

治法与方药分析：病属血虚夹热，气机郁滞，化湿化热。治以养血健脾，清热除湿。选用当归散加减。方中当归养血益阴，复以黄芩清热，令火清而胎无妄动之虞；白术祛湿，俾土实而母健胎固。合而用之，则血虚得养，湿去热清，血气调和，孕妇服之，可保胎前产后之平安。

【参考病案】徐某，女，21岁，农民，1978年5月29日初诊。妊娠6月，近来少腹疼痛不固定，腰部疼痛，头晕，纳食不多，脉小滑，苔薄糙。治宜养血健脾，补肾安胎，用当归散加味。方用当归9g，炒白芍12g，川芎3g，炒白术9g，黄芩9g，炙甘草6g，山药15g，桑寄生12g，菟丝子12g，杜仲叶12g，砂仁3g（杵，后入）。4剂。6月2日复诊，腹痛好转，但右侧腰仍酸痛，脉滑，苔薄黄质红。再以前法去温药可也，前方去川芎、砂仁，4剂。连建伟.连建伟手书医案[M].北京：中国中医药出版社，2017.

白术散

【原文】妊娠养胎，白术散主之。(《金匮要略·妇人妊娠病脉证并治第二十》)

白术散方（见《外台》） 白术四分 芎䓖四分 蜀椒三分（去汗） 牡蛎二分

上四味，杵为散，酒服一钱匕，日三服，夜一服。但苦痛，加芍药；心下毒痛，倍加芎䓖；心烦吐痛，不能食饮，加细辛一两，半夏大者二十枚。服之后，更以醋浆水服之。若呕，以醋浆水服之；复不解者，小麦汁服之；已后渴者，大麦粥服之。病虽愈，服之勿置。

【病机】脾虚寒湿。

【应用指征】脘腹时痛，恶心，呕吐，不欲饮食，四肢不温，或困重，或带下量多，或腰痛，或胎动不安，舌淡，苔白润或滑，脉缓滑。

【临床应用】①原治脾胃寒湿证。②现代本方治疗慢性胃炎、胃及十二指肠溃疡、习惯性流产、妊娠中毒症、慢性盆腔炎、慢性附件炎等临床表现符合脾胃寒湿证者。

【典型病案】周某，女，37岁。有多年慢性盆腔炎病史，屡屡服用中西药，未能达到预期治疗目的，近因带下量多加重前来诊治。刻诊：带下色白量多，阴部潮湿，阴痒，少腹拘急，舌质暗淡，苔白略腻，脉沉弱。辨为寒湿浸淫证，治当温阳散寒除湿。给予白术散与薏苡附子败酱散合方加味。处方：白术12g，川芎12g，花椒10g，牡蛎6g，附子6g，薏苡仁30g，败酱草15g，山药15g，车前子15g，炙甘草6g。6剂，水煎服，每日1剂，每日3服。

二诊诉带下减少，阴痒减轻，以前方6剂。三诊时，阴部潮湿基本解除，以前方6剂。四诊则少腹拘急止，以前方6剂。五诊则带下、潮湿、阴痒止，以前方6剂。之后为了巩固疗效，以前方治疗20余剂。随访1年，一切尚好。王付.经方合方辨治疑难杂病[M].郑州：河南科学技术出版社，2014.

【辨证思路解析】

病证辨析：根据带下色白量多、潮湿辨为寒湿，再根据少腹拘急辨为寒湿肆虐，因脉沉弱辨为气虚，以此辨为寒湿浸淫证之带下量多。与《金匮要略》白术散方所述的证型相似。

病因病机分析：湿性重浊，湿邪为患，易出现分泌物和排泄物秽浊不清的特征。湿

邪下注，出现妇女带下量多。寒性收引，寒邪客于经络关节，则挛急作痛，出现少妇拘急。脏腑虚弱，气血不足，升举鼓动无力，不能统运营血于外，故脉沉而无力。其病机为脾虚寒湿。

治法与方药分析：病属脾脏虚弱，寒湿浸淫。治以温阳散寒除湿，选用白术散与薏苡附子败酱散合方加味。方中白术健脾除湿，川芎和肝舒气，花椒温中散寒，牡蛎收敛固涩，合而用之，共收健脾燥湿、温阳止痒之功。合以薏苡附子败酱散温阳散寒解毒，加山药益气止带，车前子利湿止带，炙甘草益气和中。方药相互为用，以奏其效。

【参考病案】马某，女，28岁，已婚，1989年8月5日就诊。停经2个月，恶心呕吐半月。患者以往月经正常，停经2个月，近半月来恶心呕吐，心中烦热，纳呆食少，食则呕吐重，吐食物或黄绿苦水，伴头晕、四肢乏力、精神不振，眼球凹陷，尿量减少。尿酮体试验（+）。舌质红苔黄，脉象滑数。诊断为妊娠呕吐。证属痰热内蕴，胃失和降。治宜清胃化痰，降逆止呕。处方：白术10g，黄芩10g，藿香10g，苏梗9g，佛手9g，砂仁9g（后下），川黄连9g，清半夏9g，白芍9g，当归6g，竹茹6g，白蔻仁6g（后下），甘草6g。水煎服，12剂痊愈。弭阳．妇科病治验［M］．济南：山东大学出版社，2015.

第二十八章　妇人产后病

妇人产后常见疾病有产后腹痛、产后中风、烦乱呕逆及下利虚极等。在治疗方面既强调针对产后气血亏虚的特点以补其不足，又要根据临床证候，因证制宜，体现了勿忘于产后、不拘泥于产后的辨治思路。

枳实芍药散

【原文】产后腹痛，烦满不得卧，枳实芍药散主之。(《金匮要略·妇人产后病脉证并治第二十一》)

枳实芍药散方　枳实（烧令黑，勿太过）　芍药等分

上二味，杵为散，服方寸匕，日三服，并主痈脓，以麦粥下之。

【病机】气血瘀滞。

【应用指征】气血郁滞腹痛证，胸胁脘腹胀痛，或痛处固定，心烦，急躁，不得卧，或失眠，胸中烦闷，或少腹痛，或恶露不尽，舌淡或暗，苔薄，脉弦或沉；肝脾气郁证，胸胁脘腹胀痛，不思饮食，因情绪不佳加重，或乳房胀痛，苔薄，脉弦。

【临床应用】①原治肝气郁滞证。②本方为行气和血散结之剂，对气滞血凝，恶露不尽者有良效，现代临床上除用于产后气血郁滞之腹痛外，凡气血郁滞，气机不畅的腹痛均可加减使用。慢性肝炎、慢性胆囊炎、胆结石、冠心病心绞痛、淋巴结核、毛囊炎等临床表现符合气血郁滞证者亦可使用。

【典型病案】吴某，24岁。因产后腹痛，经服祛瘀生新药而愈。继因深夜贪凉，致皮肤浮肿，气息喘急。余意腹痛虽愈，究是瘀血未尽，为今病皮肤肿胀之远因。是荣血瘀滞于内，复加外寒滞其卫气，且产后腹痛，病程已久，元气必亏。治应行血而勿伤正，补虚而莫助邪。用《金匮》枳实芍药散，以枳实行气滞，芍药行血滞，大麦粥补养正气，可算面面周到。服完后，肿消喘定，夙疾皆除。湖南省中医药研究所.湖南中医医案选辑（第一集）[M].长沙：湖南人民出版社，1960.

【辨证思路解析】

病证辨析：患者产后腹痛，与《金匮要略》枳实芍药散证所述症状相似，经服祛瘀生新药而愈，现因感寒出现浮肿气急的症状，乃由外寒滞其卫气，腹痛虽已去，瘀血未尽所致。临床治疗仍可参照条文。

病因病机分析：妇人产后具有多虚多瘀的特点。一方面，产后元气耗伤，推动血行无力而致血瘀，瘀血阻滞，气血运行不畅所致“不通则痛”；另一方面，产后气血亏虚，

全身脏腑经络失养所致“不荣则痛”。患者经过祛瘀药物的治疗，腹痛得以缓解，说明患者腹痛乃是由瘀血阻滞所致。患者又出现稍感寒就水肿、气急的症状，说明体内瘀血未尽。瘀血阻滞，体内水液代谢障碍，出现水肿。肺主气、司呼吸，肺在体合皮，其华在毛，寒邪侵袭，肺宣降失调，出现气息喘急。寒邪侵袭仅是一个诱发因素，疾病的本质仍为体内瘀血未尽，故其病机为气血瘀滞。

治法与方药分析：病属外有寒侵袭引动体内瘀血所致的气滞血瘀。治以行气散结，和血止痛。选用枳实芍药散。方中以枳实破气散结，芍药和血止痛，佐以大麦粥，和其胃气，因产后定无完气故也。经用本方下气调荣，兼顾正气，终于肿消喘定，确实药简效宏。

【参考病案】啼泣症，仅见于女性。新中国成立前，妇人从人不专主，常受打骂，哭泣入睡，因而罹此疾者不甚罕见。症状为恸哭后，时而抽噎，余悲不止，夜眠往往因抽噎而醒，昼则发作频频不能自禁，本人苦之，他人厌之。余诊之，概从肝郁论治，肝木火炽，反来刑金，肺之志为悲，悲不能胜怒，故抽噎啼泣不止。以《金匮要略》枳实芍药散改为汤剂，枳实、芍药各 50g，轻则 3 剂，重则 5 剂，无一不愈。夏洪生．北方医话［M］．北京：北京科学技术出版社，2015.

下瘀血汤

【原文】师曰：产妇腹痛，法当以枳实芍药散，假令不愈者，此为腹中有干血着脐下，宜下瘀血汤主之；亦主经水不利。(《金匮要略·妇人产后病脉证并治第二十一》)

下瘀血汤方　大黄二两　桃仁二十枚　䗪虫二十枚（熬，去足）

上三味，末之，炼蜜和为四丸，以酒一升，煎一丸，取八合，顿服之，新血下如豚肝。

【病机】瘀血内结。

【应用指征】少腹满或硬或痛，固定不移，大便硬反易，色如漆状，喜忘，身热，舌质暗淡，脉沉或涩。

【临床应用】①原治下焦瘀热缓证。②现代本方常用于产后恶露不下、闭经、盆腔炎、宫外孕等属瘀血内结者。产后恶露不下属正虚邪实的，可与人参汤、四君子汤、当归补血汤合用。本方作为活血化瘀的基础方，适当加减还可治疗多种与瘀血有关的病证，如慢性肝炎、肝硬化、跌打损伤、肠粘连等。

【典型病案】金某，女，27 岁，农民，1985 年 8 月 20 日诊。6 年前产后，至今一直少腹疼痛如锥刺，无一日停歇，且白昼不痛，每至入夜即痛，小便自利，大便干结难解，脉涩，舌苔薄黄。此血证谛也。幸其形气壮实，可予攻下，宜下瘀血汤合桃核承气汤加味。方用桃仁 12g，制大黄 6g，地鳖虫 6g，桂枝 9g，朴硝 4.5g（冲），生甘草 4.5g，当归尾 12g，赤芍 12g，丹皮 10g。8 月 25 日患者前来，谓服药后少腹已不痛，但大便溏，嘱其停药可也。6 年之病，服药 6 剂即愈，实属罕见。连建伟．连建伟手书医案［M］．北京：中国中医药出版社，2017.

【辨证思路解析】

病证辨析：患者产后腹痛如锥刺，与《金匮要略》下瘀血汤证所述的症状相似，结合患者疼痛时间长达6年之久，入夜尤甚、脉涩等症状可知乃为瘀血内结，故应诊为产后腹痛之瘀血内结。

病因病机分析：瘀血一旦停滞于某脏腑组织，多难以及时消散，故其致病具有病位相对固定的特征，如局部刺痛、固定不移。产后瘀阻胞宫，患者出现腹痛日久、痛如锥刺、入夜尤甚的症状。瘀血阻络，气血运行不畅，形体官窍因脉络瘀阻可见脉涩不畅。瘀血阻滞，体内津液运行受阻，大肠失于濡养，出现大便干结。瘀血内结，日久化热，故患者出现舌苔薄黄。上述均是由瘀血内结所致，故其病机为瘀血内结。

治法与方药分析：病属产后瘀阻胞宫。治以破血逐瘀，泄热止痛。选用下瘀血汤合桃核承气汤加味。方中大黄荡逐瘀血，桃仁润燥活血化瘀，䗪虫（地鳖虫）破结逐瘀。三药相合，破血之力峻，故以蜜为丸，缓和药性。朴硝咸寒软坚，助大黄攻逐瘀热；牡丹皮、赤芍清热凉血，活血化瘀，以助药力；桂枝通行血脉，助桃仁破血逐瘀，又防寒药遏血凝瘀之弊；生甘草益气和中，缓诸药峻烈之性；当归尾补血活血，以防逐瘀伤正。

【参考病案】

1.病案一：杨某，32岁。产后四月，恶露行而不畅，有时夹有血块，少腹胀满、拒按，脘闷恶心，自觉有气上冲，舌质红，右边缘有紫斑，苔灰白。病乃恶露瘀阻难行，有瘀血上冲之势，治宜急下其瘀血。方以下瘀血汤加味：大黄6g，桃仁10g，䗪虫6g，当归10g，川芎6g，赤芍10g，牛膝10g，甘草5g。连服2剂，恶露渐多，夹有紫血块，腹痛减轻。守原方，改桃仁6g，大黄4g，加艾叶3g。再服2剂，腹痛解除，胀满消失，病即痊愈。张谷才．从《金匮》方来谈淤血的证治［J］．辽宁中医杂志，1980（7）：1.

2.病案二：蔡某，女，32岁，1971年3月10日初诊。流产之后，未有瘀血排出，小腹胀满难忍，大便4日未下，身热37.8℃。近日阴道出血、色暗，口干目赤，体素健壮，以下瘀为先。生大黄9g，桃仁9g，生甘草4.5g，银花12g，牛膝6g，丹皮6g，制香附9g，䗪虫5g（炒微焦）。2剂。3月12日复诊，前药服1剂后，大便解2次，身热已平，续服1剂，大便又下极多，小腹胀满尽解，阴道出血少量。以调理为续。桃仁4.5g，当归6g，赤白芍各6g，银花12g，生甘草6g，桂枝4.5g，茯苓12g，丹皮6g，制香附9g，蜂蜜30g（冲）。5剂。老中医经验整理研究小组．何任医案［M］．杭州：浙江科学技术出版社，1978.

竹叶汤

【原文】产后，中风发热，面正赤，喘而头痛，竹叶汤主之。（《金匮要略·妇人产后病脉证并治第二十一》）

竹叶汤方 竹叶一把 葛根三两 防风 桔梗 桂枝 人参 甘草各一两 附子一

枚（炮） 大枣十五枚 生姜五两

上十味，以水一斗，煮取二升半，分温三服，温覆使汗出。颈项强，用大附子一枚，破之如豆大，煎药扬去沫。呕者，加半夏半升洗。

【病机】产后中风，兼有阳虚，虚实夹杂。

【应用指征】发热，恶风寒，汗出，头痛，面色赤，气喘，乏力，舌淡或红，苔薄或黄白相兼，脉弱或浮。

【临床应用】①原治太阳中风证与阳虚夹热证相兼。②现代临床本方用于感冒、流行性感冒、食管炎、慢性胃炎、慢性胆囊炎、慢性支气管炎、肺气肿、产后发热、妊娠发热、产后缺乳、慢性附件炎、慢性盆腔炎等临床表现符合表寒里热证者。

【典型病案】邓某，女，40岁。产后四五日，恶寒发热，头痛气喘，面赤如妆，大汗淋漓，语言迟钝，脉象虚浮而弦，舌苔淡白而润，饮食二便无异常。此产后中风虚阳上浮之证，用《金匮要略》竹叶汤原方1剂。处方：竹叶9g，葛根9g，桂枝5g，防风5g，桔梗5g，西党参9g，附片6g，甘草5g，生姜3片，大枣5枚。翌日复诊，喘汗俱减，热亦渐退，仍以原方再进1剂。三诊病已痊愈。刘俊士．古妙方验案精选［M］．北京：人民军医出版社，1992.

【辨证思路解析】

病证辨析：患者产后恶寒发热，头痛气喘，面赤如妆，与竹叶汤证所述的症状相似。发热头痛为病邪在表，面赤气喘乃是虚阳上越之象，故应诊为产后中风之阳虚中风。

病因病机分析：产后气血亏虚，卫外不固，复感外邪，以致正虚泻实。外邪袭表，正邪相争，阻遏卫气的宣发、温煦功能，故见恶寒发热；外邪束表，经气郁滞不畅，故有头身疼痛；肺气失宣，故有气喘。虚阳上越，患者出现面赤如妆；热迫津外泄，出现大汗淋漓。舌苔淡白而润，说明体内并非实热而是虚热。其病机为产后中风，虚阳上浮。

治法与方药分析：病属产后气血亏虚，感受外邪，虚阳上浮。治以扶正祛邪，标本兼顾。选用竹叶汤。方中竹叶甘淡轻清为君，辅以葛根、桂枝、防风、桔梗疏风解表，党参、附子温阳益气，甘草、生姜、大枣调和营卫。诸药合用，共奏扶正祛邪、表里兼顾之功。使用此方时需注意“温覆使汗出”，使风邪随汗而出。临床上当根据病情变化随症治之，颈项强急者重用附子以扶阳祛风，呕者加半夏以降逆止呕。

【参考病案】

1.病案一：宁某，女，26岁。产后十余日，恶露已净，因洗澡受凉，致发热恶寒，头痛项强，身疼无汗，舌质淡，苔薄白，脉象浮紧无力。此正气内虚，风寒外束，宜解肌祛邪，益气扶正。方用《金匮》竹叶汤：竹叶6g，党参15g，附片5g，葛根10g，防风10g，桂枝6g，桔梗6g，甘草3g，生姜3片，大枣3枚。服2剂，汗出热退，头身痛止。谭日强．金匮要略浅述［M］．北京：人民卫生出版社，1981.

2.病案二：曾某，23岁，化州镇纱布商店职工家属，1959年8月26日初诊。患者于8月23日初产一女孩，第2天即觉发热，曾作风热感冒治疗而投清热解表药1剂，服后热反加甚，仍见恶风、头痛、微咳、有汗、骨节疼痛、口干、食欲不振、小腹闷痛等。恶露未净，面赤，脉数，舌红，苔薄白。因考虑前医以寒凉剂不能退热，乃拟竹叶汤与之：桂枝 6g，炮附子 6g，防党 12g，葛根 9g，桔梗 6g，防风 6g，竹叶 9g，炙草 4.5g，生姜 3 片，大枣 4 枚。1 剂而症状大减，复与 1 剂而愈。杨卓群，陈贤．竹叶汤治产后发热的临床体会［J］．广东医学，1966（4）：43.

竹皮大丸

【原文】妇人乳中虚，烦乱呕逆，安中益气，竹皮大丸主之。（《金匮要略·妇人产后病脉证并治第二十一》）

竹皮大丸方 生竹茹二分 石膏二分 桂枝一分 甘草七分 白薇一分

上五味，末之，枣肉和丸弹子大，以饮服一丸，日三夜二服。有热者，倍白薇，烦喘者加柏实一分。

【病机】中焦气阴不足，虚热内扰，胃气上逆。

【应用指征】恶心，呕吐，心烦，四肢倦怠，乏力，或口干，或大便干，或小便赤，舌红少津，脉虚数。

【临床应用】①原治（产后）脾胃虚热烦逆证。②现代将本方用于妊娠呕吐、妊娠中毒症、病毒性肝炎、急性胃炎、消化性溃疡、反流性食管炎等临床表现符合虚热烦逆证者。

【典型病案】华某，女，31 岁，1979 年 7 月 10 日诊。产后 3 个月，哺乳，身热（38.5℃）已七八天，偶有寒栗状，头昏乏力，心烦恚躁，呕逆不已，但吐不出，脉虚数，舌质红苔薄。以益气安胃为主。处方：淡竹茹 9g，生石膏 9g，川桂枝 5g，白薇 6g，生甘草 12g，制半夏 9g，红枣 5 枚。2 剂。药后热除，寒栗解，烦乱平，呕逆止，唯略头昏，复予调治痊愈。陈明．金匮名医验案精选［M］．北京：学苑出版社，2000.

【辨证思路解析】

病证辨析：患者出现心烦恚躁、呕逆不已、但吐不出的症状，与竹皮大丸证所述的症状相似，当诊断为呕逆病。结合患者虚数脉、舌红苔薄等症状，可知此乃产后呕逆之脾胃虚热烦逆。

病因病机分析：妇人阴血上为乳汁，必赖水谷精微以成之。乳房乃阳明经脉所过之处，哺乳期中，乳汁去多，则阴血亏乏，中气亦虚。而中气虚弱，资生之源不足，使阴血益亏。阴亏则生内热，虚热上扰则烦乱，胃热上冲则呕逆。其病机为中焦气阴不足，虚热上扰所致。

治法与方药分析：病属中焦气阴不足，血热内扰，胃失和降所致。治以清热降逆，安中益气。方用竹皮大丸加味。方中竹茹味甘微寒，清热除烦止呕；石膏辛甘寒，清热除烦；白薇苦咸寒，善清阴分虚热；桂枝虽辛温，但用量极少，少佐之以防清热药伤阳，与甘药合用辛甘化阳，更能助竹茹降逆止呕；甘草、大枣安中，补益脾胃之气，使脾气旺则津血生。此方在仲景原方剂量上加以化裁，并加入制半夏一味，降阳明胃气以平呕逆。方证相对，故药到病除。

【参考病案】

1.病案一：李某，女，24岁，1973年5月10日诊。近1个月来夜不能寐，精神欠佳，面色少华，自觉心跳、心慌，心中懊侬，头晕，腰腿疼痛，舌淡苔白，脉沉数无力。患者素体血虚，病前又受精神刺激，良由阴虚火旺，肝横气滞，从而神不守舍，经络郁滞。用竹皮大丸5剂病即减半，再服3剂则病愈。邢素梅，董克伟．孙匡时运用竹皮大丸的经验[J]．中医杂志，1986（6）：13.

2.病案二：孙某，女，34岁，1959年10月3日初诊。患者自1987年以来，每于经前五六天，即感心烦意乱，心下空虚，胸中发闷，痛苦万分，反复发作已逾2年，久治罔效。月经按期而行，量少色黑无块，经后干咳，无呕逆，饮食、二便均正常，舌苔微黄而干，脉弦数。曾生一女，已4岁。此为虚热内扰，冲脉气盛，法宜清热安中。处方：竹茹20g，石膏15g，白薇15g，桂枝6g，甘草9g。3剂，水煎，早晚2次分服，嘱每于经前7日始服，连用2个月经周期而愈。妇人经前，太冲脉盛。冲为血海，起于胞中，胞脉络于心，太冲气血壅盛有余而为火，火热伤阴，上扰心神，故见烦乱，火盛又可耗气，所以用竹皮大丸清热以除烦乱。张显正．宋健民应用竹皮大丸的经验[J]．山东中医杂志，1993（1）：49.

白头翁加甘草阿胶汤

【原文】产后下利虚极，白头翁加甘草阿胶汤主之。(《金匮要略·妇人产后病脉证并治第二十一》)

白头翁加甘草阿胶汤方 白头翁 甘草 阿胶各二两 秦皮 黄连 柏皮各三两

上六味，以水七升，煮取二升半，内胶令消尽，分温三服。

【病机】湿热壅滞肠道，兼有气血津液不足。

【应用指征】下利，或利下脓血，里急后重，腹痛，口苦，渴欲饮水，四肢困重，面色不荣，肌肤枯燥，头晕，舌红，苔黄或腻，脉细数或沉弱。

【临床应用】①原治血虚热利证。②现代临床本方用于细菌性痢疾、阿米巴痢疾、急性肠炎、慢性结肠炎、肠伤寒、肝硬化、阿米巴性肝脓肿等临床表现符合血虚热利证者。

【典型病案】患者，女，60余岁。痢下赤白，日数十遍，里急后重，曾服呋喃西林2日，效果不显，发热不高，口干，尚不作渴，舌质淡红，舌边呈细小赤点，干而无津，脉象细数。认为老年津血不足，又患热痢，津血更易耗损。拟白头翁加甘草阿胶汤。处方：白头翁12g，黄连6g，川黄柏6g，秦皮9g，阿胶9g（烊），甘草6g。水煎，分2次服。上午服第1剂，至晚大便已变粪，续进1剂病愈。汤万春．论白头翁汤证[J]．中医杂志，1980（2）：58.

【辨证思路解析】

病证辨析：患者年老，痢下赤白，与《金匮要略》白头翁加甘草阿胶汤证所述的症状相似，结合患者口干、舌干而无津、脉象细数等阴血津液亏虚的症状，应当诊断为湿热痢兼阴血不足。

病因病机分析：湿热邪毒蕴结肠腑，与肠中气血相搏结，肠道传导失司，通降不利，气血壅滞，腐败化为脓血，而痢下赤白。气机阻滞，腑气不通，故见腹痛，里急后重。湿热之邪不在体表而是深结于里，故发热不明显，舌边呈细小红点。热灼津液，患者口尚不渴。患者年老，气血津液俱不足，加之体内热邪损伤津液，口舌失于濡养，患者出现口干，舌干而无津。脉细为阴血不足，脉数为血热。其病机为湿热蕴结，气阴亏虚。

治法与方药分析：病属湿热壅滞肠道，兼有阴血不足所致。治以清热利湿，凉血解毒，养血和中。选用白头翁加甘草阿胶汤。方中白头翁清热解毒，凉血止痢；黄连、黄柏清热解毒，泻火燥湿；秦皮收敛固涩，清热解毒；阿胶养血益阴；甘草补虚和中，并能缓解白头翁汤之苦寒，使清热不伤阴，养阴不恋邪。

【参考病案】王某，女，21 岁，学生，因患溃疡性结肠炎 3 年而辍学。1994 年 5 月因宿疾复作入院，症见下利脓血，血色鲜红，赤多白少，日行 5 ～ 6 次，腹痛后重，五心烦热，口干，舌红苔少，脉细弦数。湿热下利，日久伤阴，投白头翁加甘草阿胶汤加味：白头翁 30g，黄连 8g，黄柏 10g，秦皮 10g，甘草 6g，阿胶 18g（烊化），生白芍 15g。每日 1 剂，头煎及二煎药汁合并，纳阿胶烊化，留取药汁约 100mL，每晚保留灌肠，余分两次服用，14 天为 1 个疗程。1 个疗程后症减，3 个疗程后临床治愈。随诊 1 年未复发。本案病程 3 年，久痢必伤阴，方以白头翁汤寒以清热，苦以燥湿，以除湿热而绝其根，加阿胶滋阴养血，甘草缓中。另加白芍意在养阴柔肝，合甘草以酸甘化阴，且阿胶能固护肠黏膜，促进溃疡愈合。口服与灌肠并用，既可整体调理，又使药物直达病所，故有良效。刘永奇 . 运用经方治疗胃肠病验案 4 则［J］. 中国医药学报，2000，15（3）：5.

第二十九章 妇人杂病

妇人杂病的病因不外乎虚、积冷、结气；病证有热入血室、梅核气、脏躁、月经病、带下病、腹痛、转胞及前阴诸疾；论治原则有审阴阳、分虚实、行针药，具体有内治法和外治法，内治可用汤、丸、散、酒等剂，外治则有针刺、洗剂、坐药及润导之法。这些均为后世辨治妇人杂病奠定了重要基础。

半夏厚朴汤

【原文】妇人咽中如有炙脔，半夏厚朴汤主之。(《金匮要略·妇人杂病脉证并治第二十二》)

半夏厚朴汤方（《千金》作胸满，心下坚，咽中帖帖，如有炙肉，吐之不出，吞之不下） 半夏一升　厚朴三两　茯苓四两　生姜五两　干苏叶二两

上五味，以水七升，煮取四升，分温四服，日三夜一服。

【病机】痰凝气滞，搏于咽喉。

【应用指征】咽中如有物阻，咯之不出，吞之不下，因情绪不佳而加重，胸闷，或胁痛，或咳，或呕，舌淡，苔白腻，脉弦。

【临床应用】①原治梅核气（气郁痰阻证）。②现代本方用于慢性胃炎、胃及十二指肠溃疡、焦虑性神经症、精神抑郁症、过敏性哮喘、慢性咽炎、咽喉异感症、咽神经紧张综合征等临床表现符合梅核气证者。临床上本病患者常有精神抑郁，并伴胸闷、喜叹息等肝郁气滞之证，可合逍遥散加减，或加入香附、陈皮、郁金等理气之品，也可加化痰药，如瓜蒌仁、杏仁、海浮石等以提高疗效。

【典型病案】郑某，女，50岁。自觉胸闷不适，咽中梗塞，吞之不下，吐之不出，患者怀疑为心脏病、食管癌，思想包袱很重，常欲痛哭一场才快。经某军医院钡餐照片、心电图检查，食管、心脏均正常，诊断为癔病。据其家属称，患者平时或因劳累，或受刺激则加重，甚或晕倒，舌苔白滑，脉象弦缓。此情志抑郁，痰气阻滞所致，用半夏厚朴汤加味。处方：半夏10g，厚朴6g，茯苓10g，生姜3g，苏叶3g，炒枳壳6g，瓜蒌10g，郁金5g，射干10g，枇杷叶10g。嘱服3剂，咽中梗塞较好。后用解肝煎加枳壳、瓜蒌、郁金，胸闷亦除。谭日强．金匮要略浅述［M］．北京：人民卫生出版社，1981.

【辨证思路解析】

病证辨析：患者自觉有胸闷不适、咽中梗塞、吞之不下、吐之不出的症状，与《金

匮要略》半夏厚朴汤证所述的“妇人咽中如有炙脔”相似，均是梅核气的典型症状；患者舌苔白滑，为体内痰湿壅盛所致，故应诊为痰湿壅盛之梅核气。

病因病机分析：患者平时或因劳累，或受刺激所致情志不遂，情志不畅而引起肝失条达，肝气郁结，使得气机阻滞，肝气循着经络上逆，同时肝气乘脾犯胃，使得脾胃运化功能不正常，津液不能正常输布，凝结成痰，痰气结于咽喉，形成梅核气，故患者出现咽中梗塞、吞之不下、吐之不出的一系列症状。其病机为痰凝气滞，搏于咽喉。

治法与方药分析：病属情志抑郁，气郁生痰，痰气交阻，搏于咽喉所致。治以解郁化痰，顺气降逆。选用半夏厚朴汤加味。半夏厚朴汤中半夏燥湿化痰，降逆散结；厚朴下气开郁，行气化痰；生姜降逆化湿，和胃化痰。半夏、厚朴、生姜三药合用，辛以散结，苦以降逆。茯苓健脾和胃，渗湿利痰；苏叶疏利气机，开郁散结，合而用之使气顺痰消，则咽中炙脔感可以消除。

【参考病案】杨某，男，65岁，1965年10月28日初诊。10年来，自觉咽中梗阻，胸闷，经4个月的治疗已缓解。在1963年曾复发1次，近日来又自觉咽间气堵，胸闷不畅，经检查无肿瘤。六脉沉滑，舌正苔黄腻。属痰湿阻滞，胸中气机不利，此谓梅核气。治宜开胸降逆，理气豁痰。处方：苏梗3g，厚朴3g，法半夏6g，陈皮3g，茯苓6g，大腹皮3g，白芥子3g（炒），炒莱菔子3g，薤白6g，降香1.5g，路路通3g，白通草3g，竹茹3g。10剂，1剂两煎，共取160mL，分早晚食后温服。

11月8日二诊，服上药，自觉咽间堵塞减轻，但偶尔稍阻，食纳无味，晨起痰多色灰，失眠，夜间尿频量多，大便正常，有低热，脉转微滑，舌正苔秽腻。湿痰见消，仍宜降气、和胃、化痰为治。原方去薤白、陈皮，加黄连1.5g，香橼皮3g，白芥子加1.5g。10剂，煎服法同前。11月22日三诊，服药后，咽间梗阻消失，低热已退，食纳、睡眠、二便均正常。不再服药，避免精神刺激，饮食调理为宜。中医研究院．蒲辅周医疗经验［M］．北京：人民卫生出版社，1976.

甘麦大枣汤

【原文】妇人脏躁，喜悲伤欲哭，象如神灵所作，数欠伸，甘麦大枣汤主之。（《金匮要略·妇人杂病脉证并治第二十二》）

甘麦大枣汤方　甘草三两　小麦一斤　大枣十枚

上三味，以水六升，煮取三升，温分三服。亦补脾气。

【病机】脏阴不足，心神失养，虚热内扰。

【应用指征】精神恍惚，悲伤欲哭，心神不定，心烦不得卧，心悸，数欠伸，神疲乏力，食欲减退，大便失调，甚则言行失常，舌红，苔薄白，脉细弱。

【临床应用】①原治气血虚脏躁证。②现代本方用于神经衰弱、内分泌失调、抑郁症、围绝经期综合征等临床表现符合气血虚脏躁证者。

【典型病案】邓某，女，32岁。症状头昏冒，喜欠伸，精神恍惚，时悲时喜，自哭自笑，默默不欲食，心烦失眠，怔忡惊悸，多梦纷纭，喜居暗室，颜面潮红，舌苔薄白，脉象弦滑。诊断：子脏血虚，受风化热，虚热相搏，扰乱神明。拟养心缓肝法，宗《金匮》甘麦大枣汤与百合地黄汤加减。处方：粉甘草 18g，淮小麦 12g，大红枣 10 枚，炒枣仁 15g，野百合 60g，生牡蛎 30g。水煎服，日服 2 剂。数剂见效，20 剂痊愈。赖良蒲．蒲园医案［M］．南昌：江西人民出版社，1965.

【辨证思路解析】

病证辨析：患者喜欠伸、精神恍惚、时悲时喜、自哭自笑的症状，与《金匮要略》所述的“妇人脏躁，喜悲伤欲哭，象如神灵所作，数欠伸”相似，均是由脏阴不足，虚热上扰，故应诊为虚热内扰之脏躁。

病因病机分析：脏躁是因脏阴不足，虚热躁扰而致，一般表现为精神失常，无故悲伤哭泣，频作欠伸，神疲乏力，常伴有心烦失眠、情绪易于波动等。情志活动是脏腑精气对外界刺激的应答，适度的情志活动以气机调畅、气血调和为重要条件。《灵枢・平人绝谷》说：“血脉和利，精神乃居。”肝主疏泄，畅达气机，和调气血，对情志活动发挥调节作用。肝气疏泄，气机调畅，气血调和，则心情开朗，心境平和，情志活动适度。若肝气郁结或亢逆，疏泄失职或太过，则可导致情志活动的异常。前者常见情志抑郁、闷闷不乐；后者多见性情急躁、亢奋易怒等。另一方面，情志异常也可影响肝气疏泄，造成肝气郁结或抗逆。本病初起多由情志不舒或思虑过度，肝失疏泄，肝郁化火，久则伤阴耗液，心脾两虚所致。热扰心神，患者出现心烦失眠、怔忡惊悸、多梦纷纭等症状。“热者寒之”，故患者喜居暗室。热加速血行，则患者出现颜面潮红。综上，其病机为脏阴不足，心神失养，虚热内扰。

治法与方药分析：病属子脏血虚，受风化热，虚热相搏，扰乱神明所致。治以养心缓肝，补益心脾，宁心安神。选用甘麦大枣汤与百合地黄汤加减。方中甘草益气缓急；大枣益气生血；小麦养心安神；百合色白入肺，养肺阴而清气热；炒酸枣仁宁心安神，固敛止汗；生牡蛎具有敛阴、潜阳、止汗、化痰、软坚的功用，以助酸枣仁内敛营阴，以防外泄。诸药合用，心肺同治，阴复热退，百脉因之调和，病可自愈。

【参考病案】工程师柯某，于 1985 年仲秋某晚来我处促膝长谈。言及结婚已 10 余年，其妻 40 岁，昔年待人接物态度甚好，但近年来脾气越来越坏，常无端骂人，喜怒无常，或悲伤欲哭，且对性欲淡漠，即使行房，亦阴道干涩，缺少分泌物。余曰：此即仲景《金匮要略》所谓脏躁症也。处方：炙甘草 10g，淮小麦 30g，大枣 10 枚，煎汤服。越月余，柯某又来，言其妻服药 20 余剂，性情大见好转，行房时阴道分泌物增多。但时有口干舌燥、面红火升等症。嘱仍以原方加百合 15g、生地 15g，水煎服。其妻又守方服药月余，病遂告愈。连建伟．连建伟手书医案［M］．北京：中国中医药出版社，2017.

温经汤

【原文】问曰：妇人年五十所，病下利数十日不止，暮即发热，少腹里急，腹满，手掌烦热，唇口干燥，何也？师曰：此病属带下。何以故？曾经半产，瘀血在少腹不

去，何以知之？其证唇口干燥，故知之。当以温经汤主之。（《金匮要略·妇人杂病脉证并治第二十二》）

温经汤方 吴茱萸三两 当归二两 芎䓖二两 芍药二两 人参二两 桂枝二两 阿胶二两 生姜二两 牡丹皮二两（去心） 甘草二两 半夏半斤 麦门冬一升（去心）

上十二味，以水一斗，煮取三升，分温三服，亦主妇人少腹寒，久不受胎，兼取崩中去血，或月水来过多，及至期不来。

【病机】冲任虚寒夹瘀，血不归经。

【应用指征】少腹冷痛，受凉加重，暮即发热，唇口干燥，手足心热，经血量少色紫暗，或婚后久不受孕，或痛经，或闭经，或崩漏，舌质暗淡或紫，脉沉迟或涩。

【临床应用】①原治寒瘀证。②现代本方用于子宫卵巢发育不全、功能性子宫出血、围绝经期综合征、输卵管粘连、附件炎、盆腔炎、中枢神经性闭经、子宫内膜异位症等临床表现符合寒瘀证者；也可用于男子精室虚寒、精少、精子活动率差所致的不育症，以及睾丸冷痛、疝气等，颇有效验。

【典型病案】周某，女，51岁，河北滦县人，1960年5月7日初诊。患者已停经3年，于半年前偶见漏下，未予治疗，1个月后病情加重，经水淋沥不断，经色浅，夹有血块，时见少腹冷痛。唐山市某医院诊为功能性子宫出血，经注射止血针、服用止血药，虽止血数日，但少腹胀满时痛，且停药后复漏下不止。又服中药数十剂，亦罔效。身体日渐消瘦，遂来京诊治。诊见面色㿠白，五心烦热，午后潮热，口干咽燥，大便秘结。7年前曾小产1次。舌质淡红，苔薄白，脉细涩。证属冲任虚损，瘀血内停。治以温补冲任，养血祛瘀，投以温经汤。处方：吴茱萸9g，当归9g，川芎6g，白芍12g，阿胶9g（烊化），丹皮6g，半夏6g，生姜6g，炙甘草6g，麦冬9g。

服药7剂，漏下及午后潮热减轻，继服上方，随症稍有加减。服药20剂后，漏下忽见加重，夹有黑紫血块，血色深浅不一，腹满时轻时重，病家甚感忧虑。岳老诊其脉象转为沉缓，五心烦热、口干咽燥等症大为减轻，即告病家，脉症均有好转，下血忽见增多，乃为佳兆，系服药之后，体质增强，正气渐充而带血行之故。此瘀血不去，则新血不生，病亦难愈。并嘱继服原方6剂，隔日1剂。药后连续下血块5日，之后下血渐少，血块已无，腹胀痛基本消失。又服原方5剂，隔日服。药后下血停止，唯尚有便秘，但亦较前好转，以麻仁润肠丸调理2周而愈。追访10年，未见复发。王明五，岳沛芬．岳美中验案选录［J］．北京中医，1985（1）：7.

【辨证思路解析】

病证辨析：患者51岁，出现经水淋沥不断，经色浅，夹有血块，少腹冷痛，伴有口干咽燥，7年前有小产史，脉细涩，与温经汤证所述症状相似，故诊为冲任虚寒夹瘀之月经病。

病因病机分析：妇人50余岁，气血已衰，冲任脉虚，经水当绝。患者停经3年，却又偶见漏下，继而经水淋沥不断，此属崩漏。从唇口干燥来判断患者体内有瘀血，乃重申《金匮要略·惊悸吐衄下血胸满瘀血病脉证治第十六》对瘀血的诊断。究其病因，乃是患者7年前小产所致，瘀血停留于少腹。瘀血不去，故见经水夹有血块，少腹里急、腹满，或伴有刺痛、结块，脉细涩等症。冲任本虚，加之漏血数十日，阴气一伤再伤，以致阴虚生内热，故见五心烦热，午后潮热。瘀血不去则新血不生，津液无以上润，故见唇口干燥；大肠失于濡养，故见大便秘结。因此，其病机为冲任虚寒夹瘀，血不归经。

治法与方药分析：病属冲任虚寒夹瘀，血不归经所致。治以温养气血，活血祛瘀，兼以滋阴清热。方用温经汤加减。方中吴茱萸功擅散寒止痛，为君药。当归、川芎活血祛瘀，养血调经；牡丹皮既助诸药活血散瘀，又能清血分虚热，共为臣药。阿胶甘平，养血止血，滋阴润燥；白芍酸苦微寒，养血敛阴，柔肝止痛；麦冬甘苦微寒，养阴清热，三药合用，养血调肝，滋阴润燥，且清虚热，并制吴茱萸之温燥。甘草益气健脾，以资生化之源，阳生阴长，气旺血充；半夏、生姜辛开散结，通降胃气，以助祛瘀调经，其中生姜又温胃气以助生化，且助吴茱萸以温经散寒，以上均为佐药。甘草尚能调和诸药，兼为使药。诸药合用，共奏温经散寒、养血祛瘀之功。

【参考病案】

1. 病案一：邵某，50岁，1981年3月16日初诊。不规则阴道出血2年，有时量多，有时淋沥不断，排卵期又少量流血1～2天。西医诊断为更年期子宫出血，用丙酸睾丸酮及黄体酮等激素治之无效，求中医治疗。除上述症状外，自觉头晕，虚烦少眠，手足心热，腰酸腿软，少腹冷痛，喜暖喜按，白带稍多，舌淡尖红，苔薄白，脉细滑，诊为上热下寒型崩漏。拟温经汤加川断、菟丝子、补骨脂治之。服药42剂则经绝。自觉症状亦基本消失。后服归芍地黄丸和乌鸡白凤丸以调养之。杨耀兰．崩漏论治［J］．辽宁中医杂志，1982（7）：27.

2. 病案二：郭妇，年30岁，于1956年6月来我处就诊。患者自述2月间，小腹胀痛，间有赤白带下，草医作“风气”医治，服草药3剂，忽然血大下，抬至人民医院针药兼施，治疗月余，小腹仍痛，流血不止。予按其脉弦迟，询其所下之血紫红色，或成块，或腥臭，伴有手心发热、口干不欲饮。断为血海虚寒，冲任受损，拟用《金匮》温经汤。服5剂，腹痛减轻，下血亦少，神色好转，症状大减，续服前方10剂，诸症悉愈，形神健旺。湖南省中医药研究所．湖南省老中医医案选［M］．长沙：湖南科学技术出版社，1980.

大黄甘遂汤

【原文】妇人少腹满如敦状，小便微难而不渴，生后者，此为水与血俱结在血室也，大黄甘遂汤主之。(《金匮要略·妇人杂病脉证并治第二十二》)

大黄甘遂汤方　大黄四两　甘遂二两　阿胶二两

上三味，以水三升，煮取一升，顿服之，其血当下。

【病机】水血并结于血室。

【应用指征】（妇人）少腹满痛膨大如敦状，小便难，口不渴，或产后瘀血不去，恶露不尽，舌紫或暗，脉涩或脉沉。

【临床应用】①原治胞宫水血证。②现代本方用于胎盘滞留、子宫瘀血不去、恶露不尽、急性盆腔炎、附件炎、肥胖症、肝硬化腹水、神经性水肿等临床表现符合胞宫水血证者。有报道用大黄甘遂汤改丸剂，治疗肝硬化腹水实中夹虚证，药用大黄40g，生甘遂20g，阿胶珠20g，研末，温开水调为丸，如梧桐子大，每日2g，效果良好；也可用治附睾淤积症。

【典型病案】癸未6月，有店伴陈姓者，其妻患难产，两日始生，血下甚少，腹大如鼓，小便甚难，大渴，医以生化汤投之，腹满甚，且四肢头面肿，延予诊治。不呕不利，饮食如常，舌红苔黄，脉滑有力，断为水与血结在血室，投以大黄甘遂汤，先下黄水，次下血块而愈。病家初疑此方过峻，予曰：小便难，知其停水，生产血少，知其蓄瘀，不呕不利，饮食如常，脉滑有力，知其正气未虚，故可攻之。若泥胎前责实、产后责虚之说，迟延观望，俟正气既伤，虽欲攻之不能矣。病家坚信之，故获效。易巨荪．易巨荪医案选录［J］．新中医，1962（8）：34.

【辨证思路解析】

病证辨析：妇人少腹满，有蓄水与蓄血之别。若满而小便自利，为蓄血；口渴而小便不利，为蓄水。今腹满甚而小便甚难，且在产后，此属水与血俱结在血室，与《金匮要略》所述“妇人少腹满如敦状，小便微难而不渴，生后者”症状相似，均为水与血互结于血室所致。

病因病机分析：患者难产，两日始生，血下甚少，提示患者体内可能有瘀血阻滞。患者腹大如鼓，小便难，大渴，也有可能是血液停于胞宫，血行不畅所致。医以生化汤投之，却表现为腹满甚，说明此病不是由单纯的血瘀所致。患者四肢头面肿，小便不利，则是体内有水液停留的重要表现。因此，本案患者乃水与血互结于血室所致。同时，根据妇人少腹满、蓄水与蓄血之别，亦可知患者腹满甚而小便甚难的症状为水与血互结与胞宫。水与血互结于胞宫则腹满甚，影响膀胱气化，出现小便难。水与血内停，津液运行失司，不能上荣则大渴。水与血互结日久，稍有化热倾向，故有苔黄的症状。不呕不利、饮食如常乃是患者脾运有权，且脉滑有力，可任攻逐。因此，其病机为水血结于血室。

治法与方药分析：病属水血并结于血室所致。治以破血逐水。选用大黄甘遂汤。方中大黄苦寒泄热攻瘀，甘遂苦寒逐水，配阿胶养血扶正，使邪去而正不伤。证情复杂，用药尤需精练。本证症状复杂，然所用大黄甘遂汤药仅三味，唯药力精专，方收效明显。

【参考病案】龚某，女，28岁。病由经行时赴塘边洗衣，失足落入水中，月经即止，因而小腹胀满如鼓，剧痛不已，前阴肿，二便不利。此水与血瘀留不去故也。治宜逐水祛瘀，佐以补虚养血。处方：大黄12g，甘遂6g，阿胶6g。3剂。

服上方后，大便下如米泔水，小便下血水，腹胀渐消，但小腹仍痛。此水结已解而瘀未化也。治宜逐瘀。处方：大黄10g，虻虫5g，水蛭10g，桃仁6g。3剂。三诊时诉连服上方，药后下瘀血块甚多。嗣后经色逐渐如常，但小腹稍有疼痛，以小建中汤加当归，数剂痊愈。湖南省中医药研究所．湖南省老中医医案选［M］．长沙：湖南科学技术出版社，1980.